脊柱椎体强化、椎体成形术及后凸成形术

Vertebral Body Augmentation, Vertebroplasty and Kyphoplasty in Spine Surgery

原　著　Stefano Telera　Laura Raus　Valerio Pipola
Federico De Iure　Alessandro Gasbarrini

主　译　李水清　张学学　王德全

副主译　王　凯　王立奎

北京大学医学出版社

JIZHU ZHUITI QIANGHUA, ZHUITI CHENGXINGSHU JI HOUTU CHENGXINGSHU

图书在版编目（CIP）数据
脊柱椎体强化、椎体成形术及后凸成形术 / （意）斯特凡诺·特莱拉（Stefano Telera）等原著 ； 李水清等主译. -- 北京 ： 北京大学医学出版社，2025. 7.
ISBN 978-7-5659-3338-7

Ⅰ. R687.3

中国国家版本馆CIP数据核字第2025R8J998号

北京市版权局著作权合同登记号：图字：01-2024-5990

脊柱椎体强化、椎体成形术及后凸成形术

主　　译：李水清　张学学　王德全
出版发行：北京大学医学出版社
地　　址：（100191）北京市海淀区学院路38号　北京大学医学部院内
电　　话：发行部 010-82802230；图书邮购 010-82802495
网　　址：http://www.pumpress.com.cn
E-mail：booksale@bjmu.edu.cn
印　　刷：北京信彩瑞禾印刷厂
经　　销：新华书店
责任编辑：冯智勇　**责任校对**：靳新强　**责任印制**：李　啸
开　　本：850 mm × 1168 mm　1/16　**印张**：12.5　**字数**：370千字
版　　次：2025年7月第1版　2025年7月第1次印刷
书　　号：ISBN 978-7-5659-3338-7
定　　价：160.00元

译者名单

主　译　李水清　张学学　王德全

副主译　王　凯　王立奎

译　者（按姓名汉语拼音排序）

曹雪中（南昌大学第一附属医院）
李水清（北京大学第三医院）
容晓莹（北京大学第三医院）
商澜镨（北京大学第三医院）
宋　阳（安徽医科大学第一附属医院）
王德全（新疆维吾尔自治区人民医院）
王　凯（北京大学第三医院）
许　刚（南昌大学第一附属医院）
张瑾瑾（南昌大学第一附属医院）
张鹏超（新疆维吾尔自治区人民医院）
张学学（南昌大学第一附属医院）
赵　丹（北京大学第三医院）
朱梦叶（南昌大学第一附属医院）

译者前言

《脊柱椎体强化、椎体成形术及后凸成形术》由多位专业领域的专家精心撰写而成，全面更新了椎体成形术、后凸成形术等椎体强化技术在骨科、疼痛科、神经外科和介入放射科中的应用。它涵盖了材料使用的前沿进展及其与其他微创技术相结合的方式，揭示了这些技术如何成为治疗椎体压缩骨折或其他椎体疾病的重要工具。

本书介绍了这些技术的发展历史，并对椎体成形术、后凸成形术等椎体强化技术的生物力学基础、解剖学特点和适应证进行了详细介绍。此外，书中还对典型案例进行了重点讲解，以增强读者对每个主题的理解，特别是这些技术的创新演变以及它们与支架植入技术和短程放疗技术等其他微创技术的联合应用。

本书为所有涉及脊柱疾病及其治疗的骨科、疼痛科、神经外科和介入放射科医生提供了宝贵的指导。

我们希望本书能够成为您在专业实践中的宝贵资源，并帮助您更好地理解和应用这些先进的脊柱外科技术。愿您的专业技能因此得到提升，愿您的患者因此受益。

译　者

原著序言

脊柱是人体的主要支撑结构。

脊柱不是由单一的柱体结构组成的，而是像古希腊多立克神庙一样，由几个部分组成，一部分建立在另一部分上面。

脊柱椎体与它相似，并且是可移动、铰接式的。当椎体发生了塌陷，则需要外部或内部的修复才能再次“抬起”脊柱，这一过程称为“重建”。坍塌或部分破损的多立克式柱体可以用环形金属支架进行修复和支撑，脊柱也是如此。

多立克式柱体也可通过向圆环之间或石头内部的空间注入复合材料进行修复，以维持其美丽的轮廓。

脊柱也可采用类似的方法：用外部椎体间融合器和螺钉固定脊椎，或者在适应证和技术可行的情况下，通过被称为椎体成形术和球囊后凸成形术的微创手术，向椎体内部注射稳定材料（丙烯酸骨水泥或其他物质），从而固定椎体。

本书旨在详细描述可应用在日常实践中的脊柱成形技术，以处理脊柱的创伤性、退行性或肿瘤病理性改变，进而改善脊柱的功能，恢复脊柱特殊的生理形态。

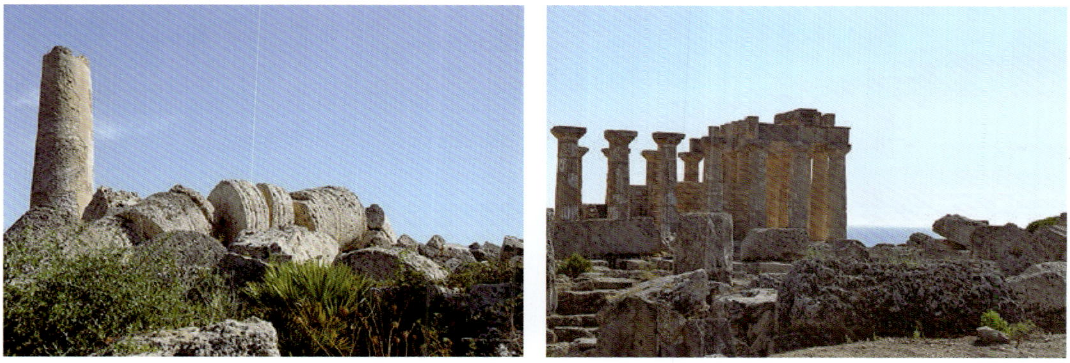

意大利特拉帕尼塞利农特考古遗址内的古希腊多立克神庙

Alfredo Pompili
Department of Neurosurgery
IRCCS National Cancer Institute, ‘Regina Elena”
Rome, Italy

原著前言

在过去的几十年里，由于微创外科手术的蓬勃发展，脊柱外科医生和介入放射科医生在椎体压缩骨折治疗中的作用逐渐增加，同时适合微创手术治疗的患者数量也显著增加。这类微创手术通常可迅速缓解疼痛、降低围手术期并发症发生率和改善患者早期活动。

本书旨在对椎体成形术和球囊后凸成形术等椎体强化技术进行全面的概述，阐述它们在手术技术、器械创新、填充材料和其他联合治疗策略方面的新发展和演变。

本书共包括 14 章，每一章都涵盖了一个特定的主题，并根据文献中报道的证据和作者的经验，描述不同手术的适应证、禁忌证、优势、局限性和并发症。采用文字与绘图和照片相结合的方式，尽可能多地阐述文中提及的各种方法和设备，并介绍与之相关的应用技巧。

本书面向开始学习这些微创技术的脊柱外科和介入放射科医生，同时也面向经验丰富的外科医生和其他临床工作者，以帮助他们简单、快捷地更新这一不断发展领域中的知识。

Stefano Telera
Laura Raus
Valerio Pipola
Federico De Isure
Alessandro Gasbarrini

致　谢

作者要感谢：

绘图师：Mrs. Maria di Santo，Mrs. Federica Falcioni，Mr. Carlo Piovani

编辑助理：Mrs. Marzia Piccoli

统计分析：Mrs. Isabella Sperduti

这本书献给我们亲爱的朋友和同事：Fabrizio Caroli 博士（1954—2017），他曾在 IRCCS 国家癌症研究所“Regina Elena”工作中引进了椎体强化技术。

目　录

第 1 章　椎体成形术和后凸成形术概述

1.1　引言

椎体压缩骨折（vertebral compression fracture，VCF）是指由于各种原因导致椎体高度减少 20% 以上的一种疾病，其原因可包括骨质疏松症、血管瘤、血液系统实性肿瘤（骨髓瘤、淋巴瘤、转移瘤）、骨坏死和创伤等（图 1.1）。

这种病理状况会导致背痛，使人衰弱并严重影响患者的生活质量、神经功能、身体功能、社会心理表现、心理健康及生活的方方面面。在工业化国家中，每年约有 520 万人发生非创伤性骨折，其中 280 万例为髋关节骨折或脊柱骨折（Tsoumakidou 等，2017）。

在一项对 1985—1989 年明尼苏达州罗切斯特市的人群调查研究中发现，每 10 万人就有 117 人出现椎体压缩骨折（95%CI：105～130），其中 14% 与严重创伤有关，83% 与中度创伤或者无创伤有关，剩余 3% 与癌症有关（Cooper 等，1992）。

在过去 30 年间，椎体成形术（vertebroplasty，VP）和球囊后凸成形术（balloon kyphoplasty，BKP）作为一种微创技术，在治疗椎体压缩骨折中发挥了关键作用（图 1.2）。

椎体成形术是采用穿刺针经皮沿椎弓根入路，或椎弓根旁入路，把填充物注入受损椎体的治疗手段。可选填充物包括骨水泥聚甲基丙烯酸甲酯（PMMA）、磷酸钙、羟基磷灰石或硅胶。治疗目的是稳定受损椎体，防止进一步压缩骨折以及缓解疼痛。填充物注射时的压力必须超过局部骨小梁的应力（图 1.3 和图 1.4）。

球囊扩张成形术是对椎体成形术的改良，经皮将一个小型球囊置入伤椎后充气，创造出一个空间并压实周围的松质骨，然后放气并撤出球囊，注入填充物。

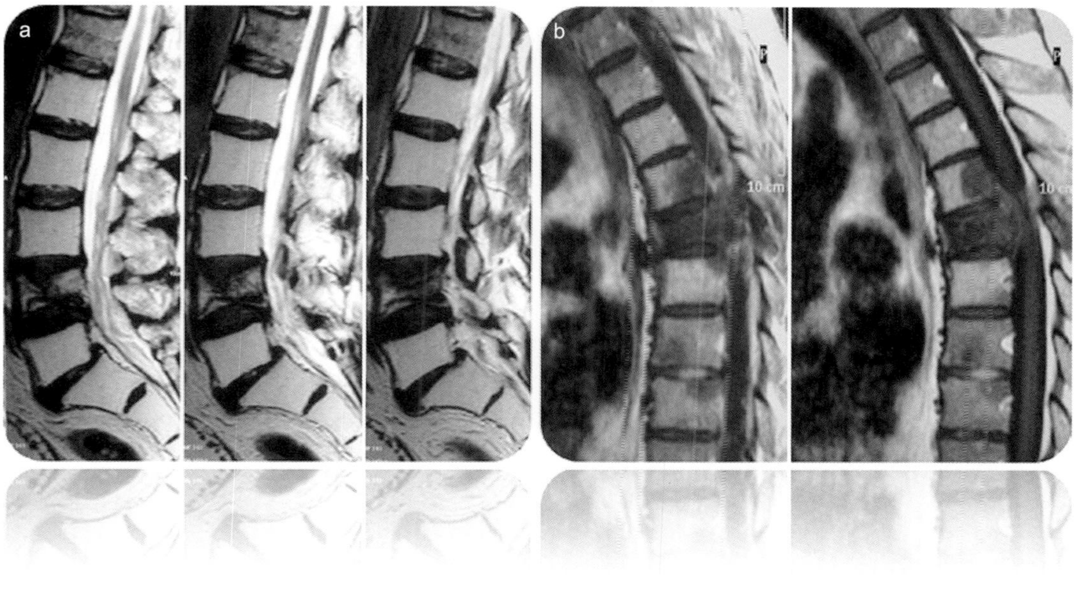

图 1.1　（a）L4 双面凹陷性骨折；（b）继发于肺癌骨转移的 T6 病理性骨折

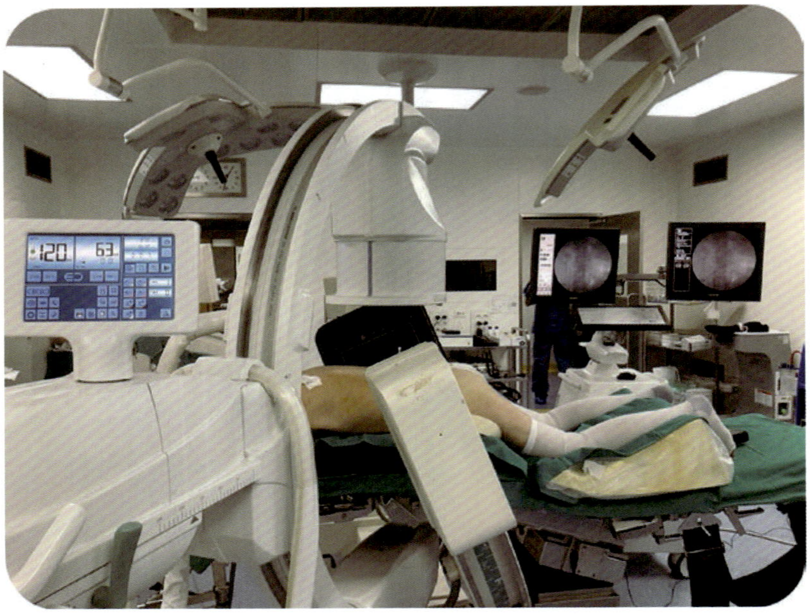

图 1.2 椎体强化技术手术环境（椎体成形术或后凸成形术），有 2 个方便定位的 C 臂机

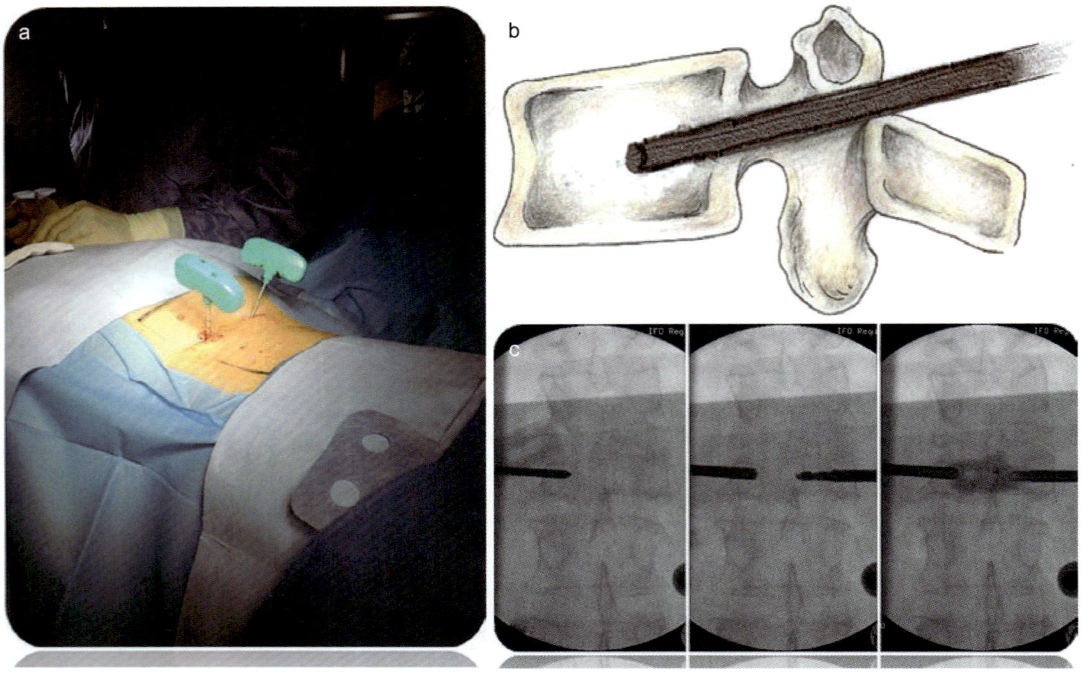

图 1.3 椎体成形术（VP）：（a）经皮将工作套管插入椎体；（b）克服伤椎局部骨小梁压力注入骨水泥；（c）套管置入和注入骨水泥后的术中透视影像 (Federica Falcioni 绘）

尽管 BKP 比 VP 花费更高，但带来的可能益处包括：①可以纠正部分后凸畸形，提升椎体终板；②在创造的空间中使用黏性更高的材料，降低传导压力，从而降低骨水泥渗漏的风险；③降低邻近节段继发性骨折的风险（Xing 等，2013；Ruiz Santiago 等，2014；Lee 等，2009；Hulme 等，2006；Garfin 等，2001a, b；Taylor 等，2007）（图 1.5 和图 1.6）。

在发明如 VP 和 BKP 之类的椎体强化技术前，椎体压缩骨折唯一的手术选择是开放减压融合术。

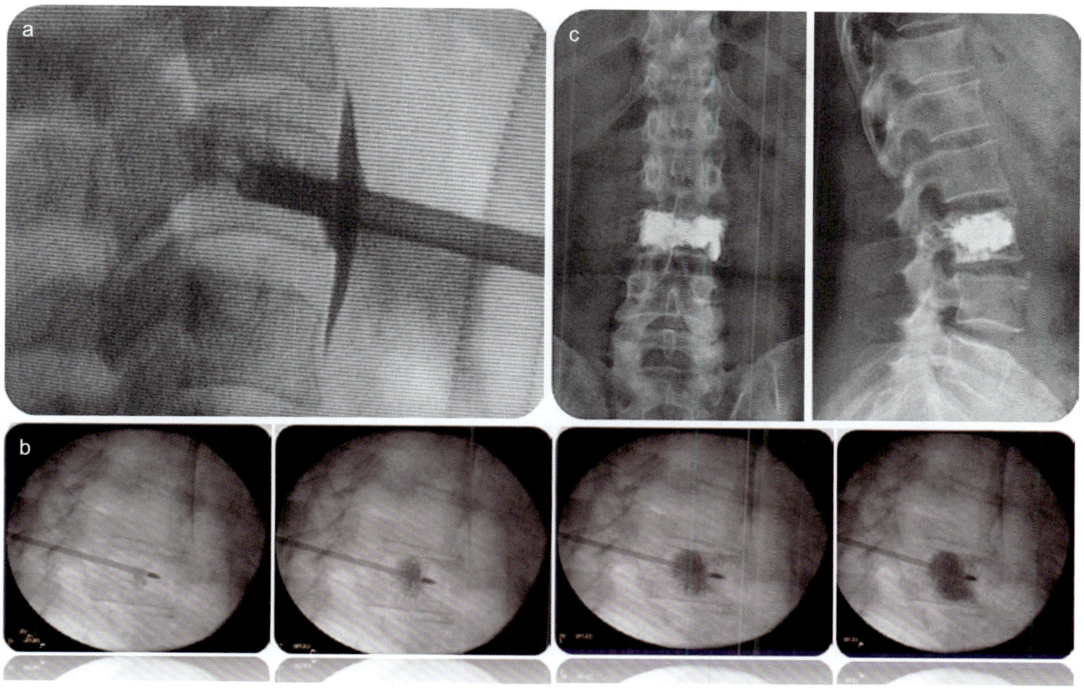

图 1.4　（a）颈椎前路椎体成形术；（b）T11 椎体成形术。经皮将套管从背侧置入 T11 椎体逐步注入骨水泥；（c）L3 腰椎椎体成形术结束时影像

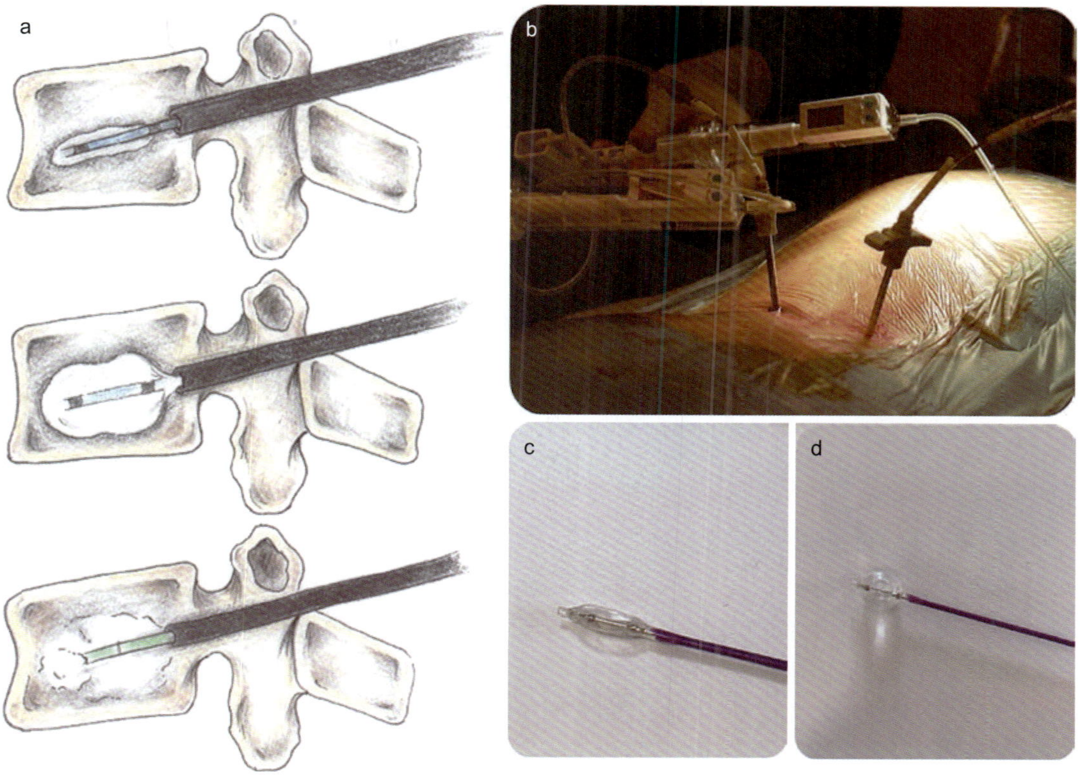

图 1.5　后凸成形术（KP）：（a）经皮置入球囊并在骨折椎体中充气，在其内形成空腔。在移除球囊之后，将骨水泥注入空腔；（b）在严格的透视引导和压力监测下，将球囊置入椎体并通过注射器缓慢打入对比剂；（c）放气的球囊和（d）充气的球囊 (Federica Falcioni 绘)

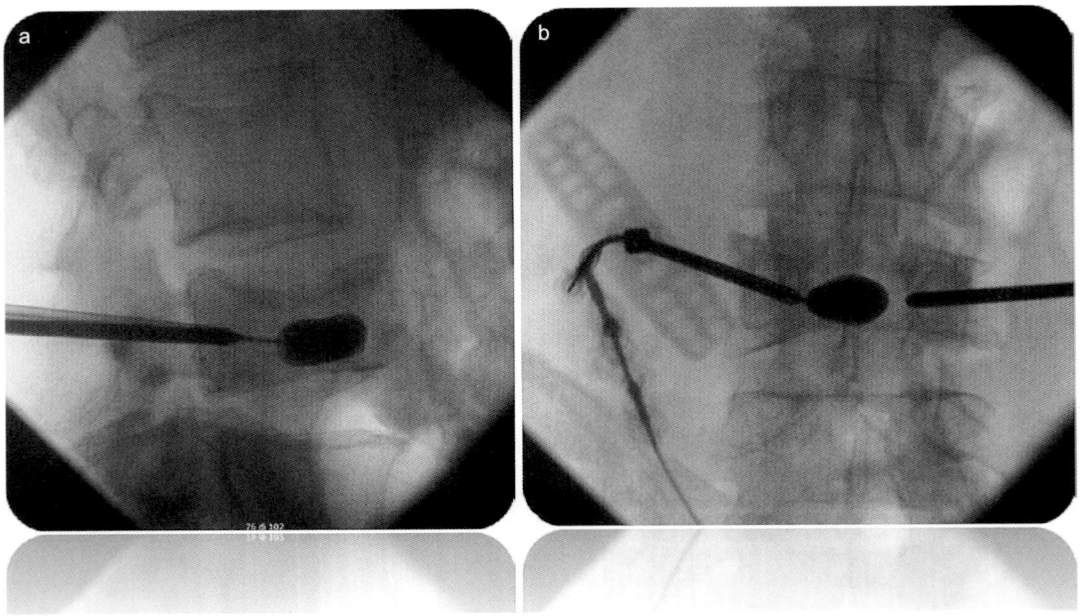

图 1.6 腰椎后凸成形术的（a）术中侧位和（b）前后位影像，显示球囊在椎体中充气

然而，在老年或患有骨质疏松症的患者中，由于骨量稀少，内固定经常失效，并且对于那些身体情况不佳的患者，如肿瘤患者，也不是一个可行的治疗方案。

一种由甲基丙烯酸甲酯聚合物组成的新型塑料材料，即骨水泥聚甲基丙烯酸甲酯（PMMA），具有新颖的结构性能和良好的生物相容性，在 20 世纪早期由化学家 Otto Röhm 所发明。

1958 年，John Charnley 爵士开始在全髋关节置换术中使用自固化 PMMA 为骨水泥来固定股骨和髋臼。PMMA 作为填充物来填充金属假体和骨骼之间的空隙。从那时候起，丙烯酸黏固剂就被用于各种骨科手术，用来强化或修补局部缺损的骨骼。

在脊柱手术中，PMMA 可被用于加强椎弓根螺钉把持力，或在脊柱肿瘤患者行全椎体或部分椎体切除术后用作椎体替代物。1981 年，Harrington 介绍了 14 例脊柱转移癌患者开放手术治疗中使用骨水泥强化椎体的手段（Harrington，1981）。良好的生物相容性、操作的方便性、机械强度高和成本效益低等优点使 PMMA 成为骨水泥的理想选择。

1984 年，Galinbert 和 Deramont 在法国 Amiens 大学医院放射科开展了首例 VP 手术。患者为一名 54 岁女性，患有巨大 C2 椎体血管瘤，并压迫硬膜。她接受了颈椎椎板切除术，切除了压迫硬膜的部分血管瘤，并通过前外侧入路经皮注射了 3 ml PMMA。疼痛缓解的结果令人满意，因此其他 6 名患者也采用了该术式。1987 年，Galimbert 等首次报道了 VP 的成功经验（Galibert 等，1987；Mathis 等，2001；Deramond 等，1998）。

该技术随后被进一步做了如下改良：①向 PMMA 中添加对比剂，以显示注射过程中骨水泥的分布；②选择经椎弓根入路，以降低骨水泥渗漏和神经组织受损的风险。

由于在缓解疼痛和强化椎体方面取得的良好效果，这种创伤很小的手术方式在欧洲和美国受到欢迎。在 20 世纪 90 年代其适应证已经包括恶性和良性肿瘤、血管瘤、创伤性和骨质疏松性 VCF 等。1989 年，Kaemmerlen 等使用这种技术治疗椎体转移癌患者并取得了良好的镇痛效果，于是该技术被进一步用于骨质疏松性 VCF 患者中，并由 Gangi 等于 1994 年进行了报道（Kaemmerlen 等，1989；Gangi 等，1994；Armsen and Boszczyk，2005；Lieberman 等，2001）。

美国于 1993 年引入 VP 术式，1997 年，来自弗吉尼亚州立大学的介入神经放射科医师团队报道了美国首个病例系列。2004 年，美国食品药品监督管理局（FDA）正式批准使用骨水泥治疗与骨质疏松相关的椎体压缩骨折和肿瘤（Jensen 等，1997；He 等，2015）。

椎体压缩骨折（VCF）引起的剧烈疼痛是一个很常见的医疗问题，仅在美国，每年就有 70 万至 100 万名患者受到影响，而欧洲的人口统计情况与之类似。随着年龄增长，原发性骨质疏松症逐渐进展，导致骨矿物质流失，大多数骨折正是由此引起。然而，治疗药物、分解代谢类固醇、抗惊厥药和肝素等药物的使用，以及癌症及化疗所引起的继发性骨质疏松症也成为越来越多骨折的原因（Burton 等，2011；Eichholz 等，2006）。

在引入 VP 之前，骨质疏松性 VCF 的治疗方案包括卧床休息、佩戴脊柱矫形器和疼痛治疗。VP 带来的良好即时和长期镇痛效果逐渐改变了此类患者的治疗方案，并在世界范围内被广泛应用。据报道，VP 可使 90%～95% 的骨质疏松性 VCF 患者的疼痛在 48～72 小时内得到缓解，同时还能显著改善活动能力，减少镇痛药物的使用。

由于较低的手术风险，VP 也越来越多地被用于病理性 VCF 的姑息治疗，从而减轻疼痛，增强因溶骨性病变而受损的椎体，并在一定程度上维持日常生活中的行动和负重能力。与骨质疏松症患者相比，转移性肿瘤患者的成功率略微降低，只有 65%～80% 的患者报告疼痛评分显著改善（Eichholz 等，2006）。尽管如此，这在晚期转移性脊柱疾病（metastatic spine disease，MSD）患者中仍然非常重要，因为该类患者对姑息治疗的需求增加，以改善或维持其剩余时间的生活质量。

VP 和 BKP 在外伤导致的 VCF 患者中的应用研究较少，因为其损伤原因复杂、患者差异性较大。超过一半的患者年龄小于 60 岁，这些患者的主要诉求是控制疼痛，增强脊柱强度，并尽快恢复日常活动，取得持久的效果（Knavel 等，2009）。

VP 镇痛作用的机制尚不完全明确。PMMA 的聚合反应是放热的，温度可达 122°C。在过去，疼痛缓解被认为是 PMMA 的毒性和（或）热效应的功劳，这种假定的前提是疼痛源自骨内神经末梢。然而，对疏松椎体骨的尸体研究发现，VP 产生的热量可能不足以导致成骨细胞或神经末梢广泛的坏死。更可能的是，填充材料在凝固后通过与骨组织交叉和骨小梁微骨折的固定，起到内固定的作用。提升机械稳定性可以防止骨膜和骨髓的炎症。无论何种机制，将骨水泥注射到疼痛的 VCF 中都是一种成功的技术，其临床疗效已被广泛证明（Lavelle 等，2007；Denaro 等，2009）。

随着时间推移，VP 的一些缺点也被发现，如在伤椎内注入黏性的骨水泥需要较高的压力，这有可能导致骨水泥外渗漏，从而造成严重的神经损伤；或骨水泥从椎静脉通道进入肺，引起栓塞。此外，VP 也被认为不足以恢复椎体高度。

为了解决这些问题，20 世纪 90 年代初，骨科医生 Mark Reiley 提出了更彻底治疗 VCF 的想法，即在注射骨水泥之前，在椎体内插入一个可充气的球囊，以期恢复椎体高度，减少后凸畸形。KyphX® 充气球囊（Kyphon Corporation，Sunnyvale，CA）的初始生物力学研究是由 Reiley 和介入神经放射学家 JM Mathis 共同完成的，并在 1998 年获得了 FDA 批准。首例骨质疏松性骨折 BKP 手术是由 Garfin 等于 2001 年进行报道的。该报道还进行了描述性文献回顾，发现在接受 BKP 或 VP 治疗的患者中，95% 的病例疼痛明显改善。如果在骨折或疼痛发作 3 个月以内进行 BKP 治疗，还可使伤椎高度和后凸畸形改善约 50%（Garfin 等，2001a；Garfin 等，2001b）。

Lieberman 等在 2001 年发表了在 BKP 中使用充气球囊的第一阶段研究结果。共 30 名患者，70 例 BKP 手术被纳入研究。术后疼痛评分显著改善，从 11.6 分提高到 58.7 分（P=0.0001）。身体功能评分也明显改善，SF 36 评分从 11.7 分提高至 47.4 分（P=0.002）。8.6% 的病例有骨水泥渗漏，但无严重并发症（Lieberman 等，2001）。

2003 年，Ledlie 和 Renfro 对 133 名 BKP 术后患者进行了为期 1 年的随访。该研究发现，视觉模拟疼痛评分（VAS 评分，10 分满分）明显降低，从术前的平均 8.6 分降低到术后的 1.6 分。术前仅有 35% 的患者可以无辅助行走，而术后这一比例提高到了 90%。一项多中心研究表明，接受 BKP 治疗的患者，90% 的人术后能够恢复其基线活动，也有 90% 的人能够摆脱麻醉药物依赖（Lavelle 等，2007；Ledlie and Renfro，2003）。从那时起，大量研究开始评估和比较这两种手术方式。实际上，VP 和 BKP 是两种虽然技术上相似但又有明显不同的术式，包括手术花费和并发症发生率。真正的难点是如何正确地评估和比较两种手术的适应证和优缺点，并根据不同患者的需求选择合适的技术（Lavelle 等，2007）。

最近的系统回顾性分析有助于帮助大家厘清两种手术在疗效、并发症发生率和适应证选择方面的差异。VP 和 BKP 之间的主要争议点是关于后者所提供的椎体高度恢复的临床意义。进行清醒镇静的日间手术患者，BKP 的花费大约是 VP 的 5 ~ 10 倍。BKP 的额外费用包括装置本身的费用、手术持续时间较长导致的麻醉和手术费用，以及患者的住院费用。

1.2 VP 和 BKP 的比较：文献回顾

Taylor 等在 2007 年发表了一篇系统性回顾文章，对骨质疏松症或肿瘤所致 VCF 病例中应用 VP 和 BKP 进行了比较，其中包括一项将 VP 与医疗护理进行比较的前瞻性研究、一项将 BKP 与医疗护理相比较的前瞻性研究和两项回顾性研究、对两种手术进行比较的一项前瞻性研究以及 70 个病例系列。在包含 4861 例 VP 治疗和 1070 例 BKP 治疗骨折的合并数据库中，VP 组在长达 5 年的随访中获得了明显的疼痛缓解，BKP 组在长达 2 年的随访中获得了相似的结果。BKP 组在应用 Oswestry 评分（Oswestry Disability Score）和背功能指数（Index of Back Function）对预后进行评估时，其活动功能较术前明显提高，而 VP 组则缺乏经有效评估工具评估的数据报告。此外，在使用 SF-36 量表评估生活质量时，BKP 组在全 8 个领域的其中 6 个都获得了提高。VP 组的生活质量在 4 项研究中的其中 3 项也得到提高，但由于使用了不同的评估手段，结果无法汇总。与药物治疗相比，BKP 组在改善疼痛和功能方面均优于前者，而 VP 组在改善功能方面优于药物治疗，改善疼痛方面则并不占优势。在唯一一项直接比较 VP 和 BKP 的研究中，作者发现，通过视觉模拟量表（VAS）进行评估，两种手术之间的疼痛缓解程度相似，但在术式选择上存在明显的偏差，更严重的压缩骨折会选择 BKP 手术。在对比研究和病例分析中，BKP 组能显著改善椎体高度和后凸畸形，而数据显示 VP 组也可在一定程度上改善椎体高度和后凸角（Taylor 等，2007）。

第二篇系统回顾是由 Hulme 等于 2006 年发表的，囊括了 69 项临床研究，包括 4456 例 VP 和 1624 例 BKP 手术。为了方便将研究纳入分析，至少 80% 接受治疗的椎体压缩骨折病例都与骨质疏松有关。疼痛至少“部分缓解”的患者占比在 VP 组（87%）和 BKP 组（92%）大致相仿。大多数纳入的研究随访期均较短（<1 年），但在一项回顾性研究中，疼痛缓解在随访 15 ~ 18 个月后仍持续存在。作者无法解释这是患者本身的因素还是手术的因素，因为手术会明显影响疼痛缓解的结果。两种手术均可改善身体功能评分和残疾评分，但由于采用的评估量表种类繁多，结果无法合并。从质量上讲，如果出现活动性骨折或椎管内裂，VP 和 BKP 在椎体高度方面也有类似的改善。在合并数据中，两种手术的平均后凸角恢复为 6.6°；然而，34% 的 BKP 手术患者和 39% 的 VP 手术患者的椎体高度或后凸畸形没有得到改善。一些作者认为，椎体高度的恢复可能取决于治疗骨折的年龄，但这一结论并未获广泛认可（Hulme 等，2006）。

2007 年，根据美国介入治疗神经放射学会、介入放射学会、美国神经外科医师协会 / 神经外科医师大会和美国脊柱放射学会制定的专家共识，VP 被认为是对保守治疗无效、具有疼痛症状的 VCF 患者的一项安全妥当的治疗手段（Jensen 等，2007）。

然而，在 2009 年，《新英格兰医学杂志》发表了两项安慰剂随机对照试验的研究，结果表明在骨质疏松性 VCF 患者中，VP 与脊髓旁注射局麻药相比没有任何优势，这引发了对 VP 在该领域临床疗效的批评和质疑。从那时起，这种治疗方案一直被争论不休。由于公认的试验设计缺陷，如样本量小、交叉病例数多、疼痛评分低或选择的非急性骨折病例比例高，使得这些研究可信度降低。尽管随后又发表了许多前瞻性随机对照研究和两项荟萃分析，结果显示椎体强化技术疗效优于保守治疗，但争议却仍然存在（Kallmes 等，2009；Buchbinder 等，2009；Ruiz Santiago 等，2014）。

Schroeder 等（2011）在其文献综述中分析了 VP 和 BKP 治疗病理性 VCF 的结果。作者指出，文献主要由病例系列组成，只有两项研究比较 VP

和 BKP。随访至少术后 1 年，两个治疗组的疼痛评分均显著降低。研究指出，两组治疗后镇痛药的使用也明显减少，但无法确定一种治疗方法是否优于另一种治疗方法（Schroeder 等，2011）。

Ma 等对 KP 和 VP 进行了随机对照试验（RCTs）和非随机对照试验研究，证实了两种方法的安全性和临床疗效。共 12 项研究和 1081 名患者符合入组标准。根据试验设计进行亚组荟萃分析。他们发现，对于脊柱后凸角度大、脊柱骨折、椎体后缘骨折或骨折椎体高度明显下降的患者，BKP 效果可能优于 VP。然而他们也意识到，由于现有证据质量较差，仍需要高质量的 RCTs 来强化证明他们的结论（Ma 等，2012）。

Vogl 等在 2013 年进行了一项随机、对照、非双盲临床试验，共入组 77 名患者，对 VP 和 BKP 治疗疼痛性骨质疏松性 VCF 的疗效进行了比较。他们发现，与 VP 组相比，BKP 组发生骨水泥渗漏的节段数量和总量均显著降低。特别是当椎体高度和邻近节段骨折情况相当时，后者发生椎旁和椎管内渗漏更少（Vogl 等，2013）。

Stevenson 等在 2014 年发表了一篇系统性回顾文章，对 VP 和 BKP 在缓解骨质疏松性 VCFs 患者疼痛和降低残疾方面的疗效进行了评估。纳入标准是用一种或两种方法治疗 VCF 的随机对照试验。主要评估指标是与健康相关的生活质量；功能状态 / 活动能力；疼痛 / 镇痛药使用；椎体高度和成角畸形；新发椎体骨折的概率和治疗病变的进展。共 9 项随机对照试验入组，并纳入了临床有效性评估。只有两项双盲、手术安慰与局部麻醉（operative placebos with local anesthetic，OPLA）对照试验相关的偏倚风险很低。其余试验最主要的方法学问题是研究参与者和结果评估者均未实施盲法。该文献综述表明，在开放标签试验中，VP 和 BKP 都比由应用镇痛药、卧床休息和支具固定组成的最佳疼痛管理方案（optimal pain management，OPM）优势更大。然而，在双盲试验中，VP 并没有比应用局部麻醉剂更有效，且没有 BKP 与应用局部麻醉剂进行对比的试验。作者推断，对于疼痛性骨质疏松性 VCFs 且镇痛治疗效果不佳的患者，VP 和 BKP 在非盲法 OPM 试验中，在改善生活质量和减轻疼痛、降低残疾率方面表现明显更好。但是，没有令人信服的证据表明这两种方法比 OPLA 效果更好。作者进一步指出，由于关键数据的不确定性以及可能产生混淆，故难以得出明确结论（Stevenson 等，2014）。

在另一项系统性回顾和荟萃分析中，Gu 等（2016）比较了 VP 和 BKP 治疗骨质疏松性 VCFs 的结果。共 29 项研究被纳入分析，包括前瞻性随机试验、非随机试验和回顾性比较分析，入组患者总数为 2838 人（BKP 组 1384 人，VP 组 1454 人）。两组术后（P=0.39）和 12 个月随访（P=0.64）的平均疼痛评分无统计学差异。两组术后（P=0.74）和 12 个月随访（P=0.70）的残疾率无统计学差异。BKP 组新发骨折的概率较低，但没有统计学意义（P=0.06）。不过 BKP 组可明显降低骨水泥渗漏发生率（P<0.01）和减少成角畸形（P<0.01）。作者还指出，在短期和长期疼痛缓解以及残疾率方面，两组并无显著差异。但是，仍有必要进行深入研究，以阐明在治疗骨质疏松性 VCFs 方面，是否有特定的个人或人群将从 VP 或 BKP 治疗中受益更多（Gu 等，2015）。

安大略省健康质量中心在 2016 年发表了一篇系统性回顾文章，对 VP 和 BKP 在缓解与癌症相关的 VCFs 病例中的有效性和安全性进行了评估。由于临床研究的差异性，作者搭建了基于与癌症相关 VCFs 类型和椎体强化干预多样性的分析框架并进行了叙述性整合。共评估了 111 份临床研究（4235 名患者），以确定 VP（78 份研究，2545 名患者）或 BKP（33 份研究，1690 名患者）对混合性原发脊柱转移癌、多发性骨髓瘤或血管瘤患者治疗的有效性。尽管研究结论不尽相同，但总的来说，患者在椎体强化术后 48 小时内平均疼痛强度显著降低，镇痛药的使用量也明显减少。术中骨水泥渗漏常见，但多没有症状。严重并发症较为少见。作者得出结论，这两种技术都能明显快速降低与癌症相关 VCFs 患者的疼痛强度。在不同的癌症患者和被研究的椎体骨折中，并发症发生率均较低（Health Quality Ontario，2016）。

Li 等在 2018 进行了 PRISMA 荟萃分析，以评估经皮 VP 或 BKP 治疗骨质疏松性 VCFs 是否会增加新发椎体骨折的发生率。共纳入 12 项研究、1328 例患者：768 例行手术治疗，560 例行非手术治疗。对于新发椎体骨折，荟萃分析发现两种方法之间无显著差异，包括新发骨折总数

（P=0.55）和相邻骨折数（P=0.5）。对于既存椎体骨折，两组（手术组和非手术组）之间无显著差异（P=0.24）。与保守治疗相比，分析未发现不同椎体强化手术使椎体骨折风险增加的证据，特别是那些与治疗椎体邻近节段的椎体（Li 等，2018）。

Sadeghi-Naini 等在 2018 年进行的系统回顾中，对接受 VP 或 BKP 治疗，以及保守治疗或其他治疗的转移性脊柱疾病（MSDs）患者，在疼痛缓解、残疾率和生活质量方面的效果分别进行了比较。定性分析包括 9 个试验，共纳入 622 例患者。其中 432 例纳入手术治疗组［92 例接受 KP，97 例接受 VP，134 例接受 VP 和化疗（CHT），68 例接受 VP 和放疗（RT），41 例接受 Kiva 植入］，190 例纳入非手术治疗组（83 例接受 CHT，46 例接受 RT，61 例接受其他治疗）。使用 GRADE 评估系统，VP 联合 CHT 组在疼痛改善（低质量证据）和功能评分（极低质量证据）上比单独使用 CHT 更有优势。与非手术治疗相比，BKP 在疼痛、残疾和健康相关生活质量（HRQoL）方面有明显改善。与单独应用 VP 相比，VP 联合碘 -125 治疗在疼痛和残疾方面效果更佳。与常规 RT 和 CHT 相比，VP 联合 RT 和 CHT 在疼痛缓解和 HRQoL 方面更好。作者推断，与非手术治疗相比，低质量证据表明手术治疗可显著减轻疼痛，改善 MSDs 患者的功能评分和 HRQoL。根据目前公布的试验数据分析，尚不清楚 VP 是否优于 BKP（Sadeghi-Naini 等，2018）。

Wang 等在 2018 年完成了一项荟萃分析，旨在通过 16 项随机对照试验、前瞻性或回顾性研究，对比分析 BKP 与 VP 治疗骨质疏松性 VCFs 的总体安全性和有效性。与 VP 相比，BKP 可明显改善后凸成角，增加术后椎体高度和降低骨水泥渗漏的风险。然而，两组之间的视觉模拟评分（VAS）和 Oswestry 残疾指数评分（ODI）并没有统计学差异。由于放射学差异不会显著影响临床结果（VAS 评分和 ODI 评分），因此 BKP 和 VP 被认为在治疗骨质疏松性 VCF 中同样有效（Wang 等，2018）。

Sorensen 等在 2019 年发表的一篇系统回顾中，评估了椎体强化技术治疗病理性 VCFs 的有效性和安全性。该研究囊括了 2 项随机对照试验、16 项前瞻性研究、44 项回顾性研究和 25 项病例系列，共纳入 3426 名患者。在最早期的随访中，VP 治疗组的疼痛评分从 7.48 改善到 3.00，BKP 治疗组的疼痛评分从 7.05 改善到 2.96。VP 治疗组的 ODI 评分从 74.68 改善至 17.73，BKP 治疗组的 ODI 评分从 66.02 改善至 34.73。包括 VP 和 BKP 治疗组的所有患者的 KPS 评分从 66.99 提高到 80.28。VP 和 BKP 治疗组的骨水泥渗漏发生率分别为 37.9% 和 13.6%。然而，有症状的并发症发生率仅有 1.25%。作者得出结论，VP 或 BKP 在治疗病理性 VCFs 时，在临床相关指标中，如疼痛、ODI 评分和 KPS 评分，均有明显改善。骨水泥渗漏很常见，但很少引起症状。经皮 VP 和 BKP 是治疗恶性脊柱病变患者疼痛性 VCFs 的安全有效的姑息治疗方法（Sorensen 等，2019）。

2019 年，美国骨与矿物研究学会（ASBMR）发布了关于椎体强化技术有效性和安全性的第二份报告。尽管 VP 和 BKP 是目前治疗骨质疏松性 VCFs 所引起疼痛的标准手段，且 2005 年至 2010 年间美国进行了约 30 万次手术（73%BKP *vs.* 27%VP），但有关其功效和安全性的专家共识仍然缺乏。在这项全面评估中，作者无法证明 VP 在临床疗效方面明显优于安慰剂。同时，作者也指出，没有足够的证据支持 BKP 优于非手术治疗、VP 或椎体支架术。明确与椎体强化技术相关的严重并发症发生率的证据非常有限。此外，研究也表明佩戴脊柱支具是否能够改善患者的身体功能和残疾，结果同样尚不明确。作者的结论是，需要设计更好、样本量更大的研究，以降低偏倚和方法缺陷的风险（Ebeling 等，2019）。

Epstein 等在 2019 年发表了 VP、BKP 或非手术治疗对创伤 / 非创伤导致的骨质疏松性 VCFs 治疗效果的回顾。他们得出结论，虽然大多数此类患者可以通过非手术治疗进行处理，但其中有不小比例（40%）患者伴有明显的疼痛、椎体高度丢失和其他问题，而这部分患者本可以从经皮 VP 或 BKP 治疗中受益。在大多数研究中，与非手术治疗相比，这两种技术可以更好地缓解疼痛，提高生活质量评分，恢复术后椎体高度。分析系列的一个子集证明了椎体强化技术 BKP 优于 VP，并与保守治疗进行了比较。然而，从远期来看，大多数研究认为这三种方式结果是相近的（Epstein，2019）。

1.3　经皮椎体成形术和后凸成形术相关指南

2003 年，国家临床优化研究所（National Institute for Clinical Excellence，NICE）发布了关于 VP 的指南。NICE 的结论是，在伴有严重疼痛的骨质疏松症和（或）椎体压缩骨折患者中，目前的证据似乎足以支持 VP 用于 VCFs 治疗的安全性和有效性。NICE 建议，该术式应限用于伴有难治性疼痛的患者。2006 年，NICE 发布了针对 BKP 用于 VCFs 治疗的指南。该指南指出，目前 BKP 应用安全性和有效性的证据不足。2008 年，NICE 推荐，当保守治疗和镇痛药物不足以缓解患者的机械性疼痛时，可将 VP 用于无脊髓压迫和脊柱不稳定表现的椎体转移瘤患者。2013 年，NICE 发表的骨质疏松性椎体压缩骨折治疗指南推荐，结合体格检查和影像学检查结果，给予最佳疼痛治疗方案后，仍伴有严重持续性疼痛的椎体骨折未愈合的患者和疼痛水平达到骨折级别的患者，应给予 VP 或 BKP 治疗。

2010 年，美国放射学会（American College of Radiology，ACR）发布了关于 VCFs 的管理指南。该指南认为，保守治疗是疼痛性 VCFs 的首选治疗。然而，对于难治性疼痛患者，可给予 VP 和 BKP 治疗。2013 年更新版指南中，ACR 强调，经过 4～6 周的一线保守治疗，包括应用非甾体类抗炎药，大多数 VCFs 患者可以治愈。口服镇痛药物治疗 6～12 周无效视为保守治疗失败。

2010 年，美国骨科医师学会（American Academy of Orthopedic Surgeons，AAOS）发布了一篇关于治疗骨质疏松性椎体压缩骨折的临床实践指南。基于对 2009 年 9 月以前文献的广泛回顾，AAOS 强烈反对将 VP 用于未累及神经的骨质疏松性压缩骨折患者。

2012 年，美国放射学会（ACR）、美国神经放射学会（American Society of Neuroradiology，ASN）、美国脊柱放射学会（American Society of Spine Radiology，ASSR）、介入放射学会（Society of Interventional Radiology，SIR）和神经介入外科学会（Society of Neurointerventional Surgery，SNIS）发布了针对 VP 和 BKP 的联合实践指南。这两项技术被认为是安全的，并选定了适应证。在 2014 年的进一步声明中强调，对于有症状的骨质疏松性和肿瘤性骨折患者，经皮椎体成形术是一种安全、有效且持久的手术方法。仅在保守治疗无效或疼痛严重影响患者生活质量时推荐使用。

2017 年，欧洲心血管和介入放射学会（Cardiovascular and Interventional Radiological Society of Europe，CIRSE）发布的经皮椎体成形术指南指出，推荐在普通的 VCFs 病例中应用 BKP 而不是 VP（证据级别不强）。当患者对高度恢复要求较高时，BKP 可能更合适，如年轻患者的急性后凸骨折（Tsoumakidou 等，2017）。

尽管治疗的适应证、有效性和骨强化技术的选择仍存在较多争议，基于已发表的同行评议文献、临床实践、医学会相关指南，当前科学证据似乎支持将 VP 或 BKP 用于保守治疗无效的难治性骨质疏松性 VCFs 和由脊柱溶骨性疾病引起的进行性椎体塌陷（多见于多发性骨髓瘤或转移性恶性肿瘤）。Chen 等通过对医疗保险数据的大数据回顾性研究，对比了保守治疗、VP 和 BKP 治疗的结果，发现所有治疗方案均能提高生存率（接受 VP 和 BKP 治疗的患者，调整后死亡风险比例较保守治疗分别降低 15.5% 和 32.3%）（Chen 等，2013）。

VP 和 BKP 均可安全有效地控制疼痛和恢复脊柱稳定性。实验室和临床相关研究数据表明，BKP 较 VP 对骨质疏松患者的身高补偿效果更好。类似报道也见于骨髓瘤和转移瘤患者。对于转移瘤患者，目前两种治疗方案均缺乏级别较高的证据支持。BKP 比 VP 更贵，且耗时。对于椎体平面轻微塌陷的患者，首选 VP。相反，对于多发性椎体楔形骨折的患者，BKP 可能更合适。与 VP 相比，BKP 的骨水泥渗漏风险更低（7% *vs.* 19.7%），因为它创造了高黏度骨水泥可进入的低压空间。因此，在治疗转移性脊柱疾病和病理性 VCFs 时，部分研究更倾向于后者。许多研究也支持将 BKP 用于椎体高度恢复和后凸角校正（Tsoumakidou 等，2017）。

1.4　椎体强化材料与技术的改良

应进一步改良后凸成形术以更好地将其应用于临床特殊病例的治疗。例如 VCFs 和肿瘤占位性病变患者，骨折后受累的椎体后方骨皮质损伤/骨碎片向后可能压迫硬脊膜，不适合传统的经皮 BKP。因为患者高龄、骨质疏松严重、合并症较多，也不适合进行切开内固定术。这时，另外的微创手术可能更适合，即开放后凸成形术（Hsiang，2003；Telera 等，2019）。该术式首先完成单侧/双侧椎板开窗、脊髓减压，再进行后凸成形术，从而有效控制疼痛、复位骨折和稳定椎体。后路切开后暴露椎管，可有效清除骨碎片，避免聚甲基丙烯酸甲酯在手术过程中通过骨折后损伤的后方皮质渗漏入椎管，显著拓宽了姑息性手术的适应证（图 1.7）（Hsiang，2003；Telera 等，2019）（另见第 12 章）。

Heini 和 Orler 介绍的椎体成形术是治疗 VCFs 的又一有效方法，治疗单个椎体骨折需用到 6 根双椎弓根套管针。用 VP 对伤椎上下相邻椎体进行部分强化。注入骨水泥后，经椎弓根入路的穿刺套管为杠杆，以小关节为枢轴施加前凸力矩。保持这种套管力矩，直到伤椎与骨水泥融合，骨水泥固化。前期报告中，30 例患者的后凸角平均修正达到 14°（Heinn 和 Orler，2004；Armsen 和 Boszczyk，2005）（图 1.8）。

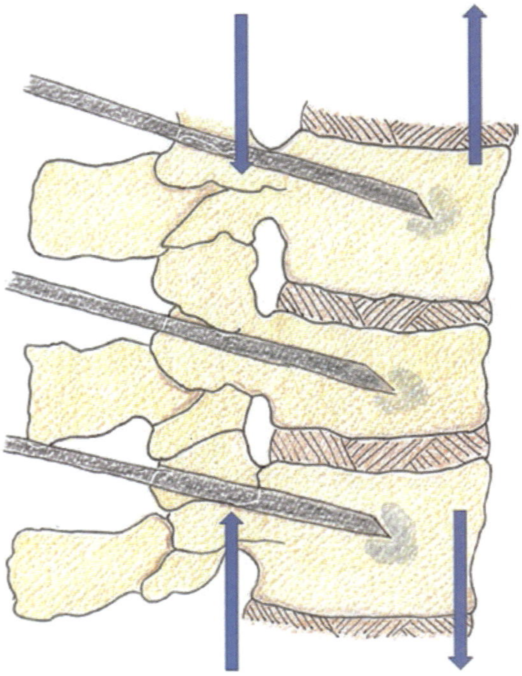

图 1.8　前凸成形术：该技术治疗单个椎体骨折需用到 6 根双椎弓根套管针。用 VP 对伤椎上下相邻椎体进行部分强化。注入骨水泥后，经椎弓根入路的穿刺套管为杠杆，以小关节为枢轴施加前凸力矩。保持这种套管力矩，直到伤椎与骨水泥融合，骨水泥固化（Maria Di Santo 绘）

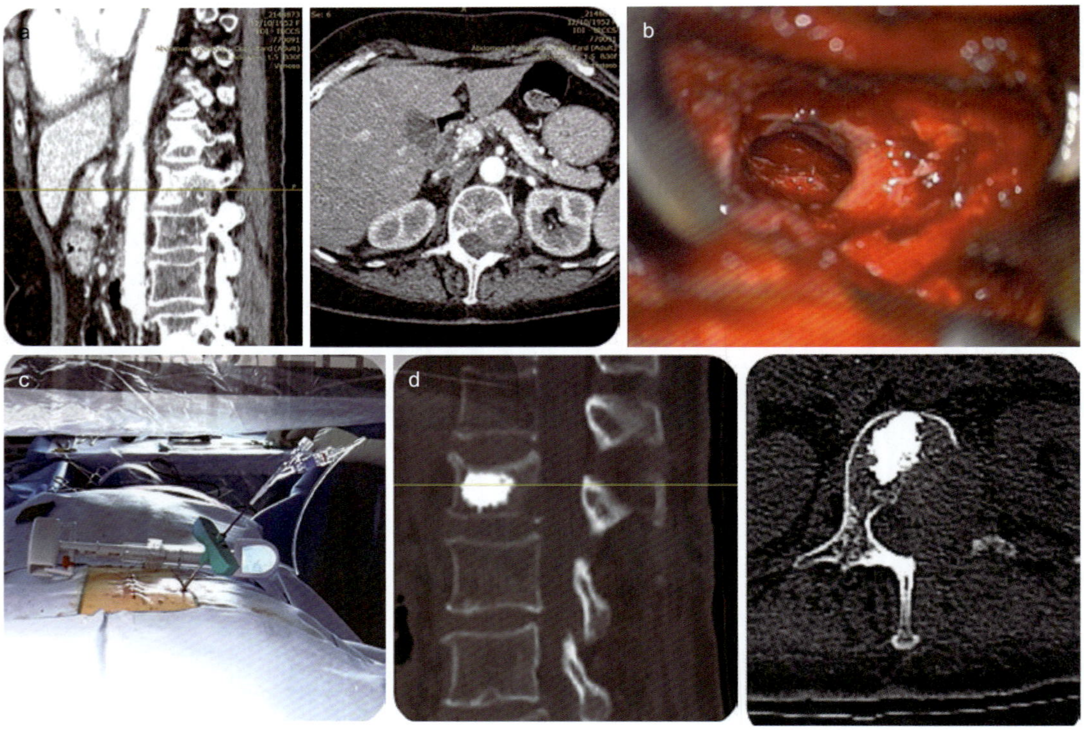

图 1.7　开放后凸成形术：（a）一名 57 岁女性肾癌患者的症状性 L1 MSD 的矢状面和轴向 CT 扫描图像。观察左侧椎体受累并压迫硬膜囊；（b）左半椎板切除和椎弓根部分切除术，减压神经结构；（c）暂时闭合伤口，对侧后凸成形术；（d）术后 CT 扫描

为进一步提高椎体强化技术的安全性和有效性，很多公司都在研发和生产新设备和新材料。PMMA 仍被认为是 VPs/ BKPs 填充剂的金标准。然而，磷酸钙和羟基磷灰石等其他骨水泥材料也已经被 FDA 批准（在美国），并获得 CE 认证（在欧洲）。它们具有成骨作用，不产生热效应，且黏合度更高。近期，VK100®（BONWRx Ltd., Lansing Michigan，USA）作为一种注射用自固化硅胶、Cortoss®（Stryker，Kalamazoo MI，USA）作为一种注射用不可吸收的合成生物材料，具有与骨皮质相似的力学特性，也可替代骨水泥强化椎体。目前，新型聚合物 / 陶瓷复合材料的生物力学研究也在进行中，与第一代和第二代骨替代材料相比，第三代骨科生物材料与天然骨的性能匹配度更高。

近年来引入的经皮植入技术（percutaneous implant techniques，PITs），主要是可防止 BKP 术中椎体球囊扩张与骨水泥注入期间的椎体高度再次丢失。这些技术的适应证和禁忌证与 VP 和 BKP 相似。与 BKP 相似，血管成形术®、Jack® 或 Kiva® 椎体置入等支撑及固定扩张技术，主要用于恢复和维持骨折椎体的高度（El Fiki，2016）。在 VBS® 这些套组中（Synthes Gmbh Oberdorf, Switzerland），可膨胀的金属支架被安装在球囊导管上，推入骨折椎体中心后扩张，在透视下注入骨水泥，并留在椎体内，防止渗漏发生。盾牌后凸成形术套组®（Sorieta Inc. Ma USA）是一种由镍钛诺、纺织品和聚合物制成的自膨胀支架，可以接合和引导高黏度 PMMA 骨水泥，避免其流向强化椎体的背侧。新型骨囊袋填充椎体成形术®，也称高级后凸成形术，是将一个多孔聚对苯二甲酸乙二醇酯球囊插入椎体，同时作为椎体扩张器和骨水泥容器。在目标位置，骨水泥可将其膨胀至高达 20 ~ 25 mm，用于抬高椎体终板并骨水泥固定。骨水泥可以通过 100 μm 大小的孔，穿出球囊，与小梁骨接合。Spine Jack®（Vexim，Balem，France）是一种可扩张的椎体内植入物，由钛合金制成，可通过标准的椎弓根入路植入伤椎。可视下将植入物锁定于目标位置后，用特殊工具使其向上下方向打开。扩张至所需高度后留置，周围填充 PMMA 骨水泥（图 1.9）。Optimesh®（Spineology Inc.，Stillwater, OK，USA）是一种无须骨水泥的 PIT，经椎弓根入路将聚乙烯网置入椎体，碎骨填充。Osseofx®（Alphatec Spine Inc.，Carlsbad，CA，USA）是一种钛合金可膨胀网，可配合脊柱情况伸缩至不同大小（Lewis，2018；Noriega 等，2019）。改良的后凸成形术用塑料管替代填充物创建空腔。进入椎体后，塑料管手风琴式压缩，呈爆米花样构造后在椎体内形成空腔（Peh 等，2008）。

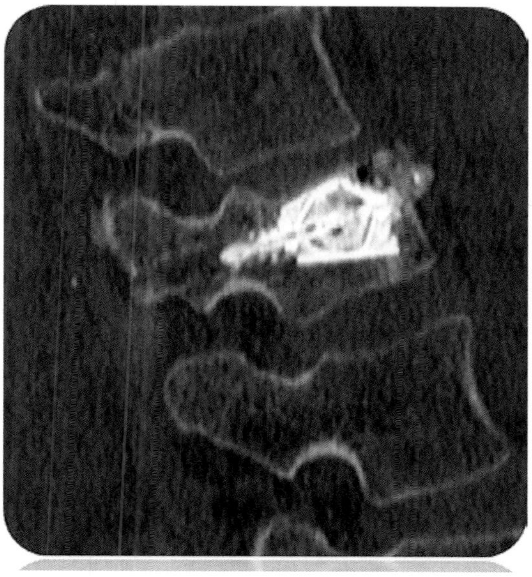

图 1.9　矢状面 CT 扫描图显示 Spine Jack® 到位。该装置是一种可膨胀的椎体内植入物，由钛合金制成，可以通过标准的经椎弓根入路植入骨折的椎体。可视下将植入物锁定于目标位置后，用特殊工具使其向上下方向打开。扩张至所需高度后留置，周围填充 PMMA 骨水泥

据报道，PITs 可以降低局部后凸角，恢复椎体高度。Anselmetti 和 Diel 等观察到，在手术后即刻随访至术后 1 年，椎体高度均显著增加，疼痛水平均显著降低（Anselmetti 等，2013；Diel 等，2013）。Korovessis 等比较了补充植入系统（KIVA）与 BKP，发现 BKP 组的局部后凸角＞5° 的残余率较高。KIVA 组的单个椎体骨水泥渗漏率低于 BKP 组。两组患者再发骨折率相似（Korovessis 等，2014）。

PITs 的最佳适应证是创伤性骨折急性期患者（7 天）和后凸角明显的年轻患者，畸形矫正需求较高。然而，现有文献数据仍然不足，随访时间往往不到 12 个月，因此这种替代手术方案相关指南的临床可靠性仍需谨慎看待（Lewis，2018）（另

见第 7 章)。

影像学引导下射频消融术(radiofrequency ablation,RFA)用于治疗良性(骨样骨瘤)和转移性脊柱肿瘤。手术在 CT 引导下进行,放置部分绝缘电极后连接适当的射频(RF)发生器,电极非绝缘部分(即暴露尖端)在最靠近靶点位置发出射频电流。为了达到稳定椎体又无痛的目的,联合应用 RFA 和 VP 的技术已开发。VP 前的射频消融,可通过破坏肿瘤组织、促使椎旁和椎内静脉丛血栓形成,进一步降低骨水泥渗漏的风险(Ofuoglu,2009;Munk 等,2009)(另见第 13 章)。

其他研究中有联合 VP 和 BKP 治疗转移性脊柱疾病的局部治疗方法。例如,联合短程放射治疗和椎体内粒子植入术,或结合开放后凸成形术和其他微创技术,可能有望应用于转移性脊柱疾病患者(另见第 13 章)。

目前,现代化的 X 线设备也能进行锥形束 CT 扫描,可以更好地在 VP 前评估骨折和邻近椎间盘的真空征,并在 VP 后及时发现骨水泥渗漏。锥形束 CT 也可用于辅助引导穿刺规划。如条件允许,也可以联合多探头 CT(multidetector CT,MDCT)和实时 X 线扫描(双引导)。对于存在穿刺困难的特殊解剖结构(如肿瘤破坏椎弓根、颈椎 / 上胸椎和骶骨),MDCT 可辅助穿刺及骨水泥注射(Tsoumakidou 等,2017)。有关机器人辅助经皮后凸成形术的可靠数据显示,随着机器人学习曲线的增加,穿刺的准确性增高,手术时间减少,并发症的发生率很低(Yuan 等,2020)。

新科技的快速发展,吸引着脊柱外科医生和介入放射科医生深入了解不同手术方式和材料,从而为每一个不同病情的患者提供合适的选择,为多学科诊疗做出贡献。

(王 凯 译 李水清 审校)

参考文献

Anselmetti GC, Manca A, Tutton S, Chiara G, Kelekis A, Facchini FR, Russo F, Regge D, Montemurro F. Percutaneous vertebral augmentation assisted by PEEK implant in painful osteolytic vertebral metastasis involving the vertebral wall: experience on 40 patients. Pain Physician. 2013;16(4):E397–404.

Armsen N, Boszczyk B. Vertebro/Kyphoplasty history, development, results. Eur J Trauma. 2005;5:433–40.

Buchbinder R, Osborne RH, Ebeling PR, et al. A randomized controlled trial of vertebroplasty for painful osteoporotic vertebral fractures. N Engl J Med. 2009;361:557–68.

Burton AW, Mendoza T, Gebhardt R, Hamid B, Nouri K, Perez-Toro M, et al. Vertebral compression fracture treatment with vertebroplasty and kyphoplasty: experience in 407 patients with 1156 fracture in a tertiary cancer center. Pain Med. 2011;12:1750–7.

Chen AT, Cohen DB, Skolasky RL. Impact of nonoperative treatment, vertebroplasty, and kyphoplasty on survival and morbidity after vertebral compression fracture in the medicare population. J Bone Joint Surg Am. 2013;95:1729–36.

Cooper C, Atkinson EJ, O'Fallon WM, et al. Incidence of clinically diagnosed vertebral fractures: a population-based study in Rochester, Minnesota, 1985–1989. J Bone Miner Res. 1992;7:221–7.

Denaro V, Longo UM, Maffulli N, Denaro L. Vertebroplasty and kyphoplasty. Clin Cases Miner Bone Metab. 2009;6(2):125–30.

Deramond H, Depriester C, Galibert P, et al. Percutaneous vertebroplasty with polymethylmethacrylate: technique, indications, and results. Radiol Clin North Am. 1998;36:533–46.

Diel P, Röder C, Perler G, Vordemvenne T, Scholz M, Kandziora F, Fürderer S, Eiskjaer S, Maestretti G, Rotter R, Benneker LM, Heini PF. Radiographic and safety details of vertebral body stenting: results from a multicenter chart review. BMC Musculoskelet Disord. 2013;14:233.

Ebeling PR, Akesson K, Bauer DC, et al. The efficacy and safety of vertebral augmentation: a second ASBMR task force report. JBMR. 2019;34:3–21.

Eichholz KM, O'Toole J, Christie SD, Fessler RG. Vertebroplasty and kyphoplasty. Neurosurg Clin N Am. 2006;17:507–18.

El Fiki M. Vertebroplasty, kyphoplasty, lordoplasty, expandable devices and current treatment of painful osteoporotic vertebral fractures. World Neurosurg. 2016;91:628–32.

Epstein N. A comparison of kyphoplasty, vertebroplasty, or non-surgical treatment of traumatic/atraumatic osteoporotic vertebral compression fractures: a short review. Surg Neurol Int. 2019;10(54):3–5.

Galibert P, Deramond H, Rosat P. Preliminary note on the treatment of vertebral angioma by percutaneous acrylic vertebroplasty. Neurochirurgie. 1987;33:166–8.

Gangi A, Kastler BA, Dietemann JL. Percutaneous vertebroplasty guided by a combination of CT and fluoroscopy. AJNR Am J Neuroradiol. 1994;15:83–6.

Garfin S, Lin G, Lieberman I, et al. Retrospective analysis of the outcomes of balloon kyphoplasty to treat vertebral body compression fracture (VCF) refractory to medical management. Eur Spine J. 2001a;10(Suppl):S7.

Garfin SR, Yuan HA, Reiley MA. New technologies in spine: kyphoplasty and vertebroplasty for the treatment of painful osteoporotic compression fractures. Spine. 2001b;26:1511–5.

Gu CN, Brinjiikji W, Evans AJ, Murad MH, Kallmes DF. Outcomes of vertebroplasty compared with kyphoplasty: a systematic review and meta-analysis. J Neurointerv Surg. 2016;8(6):636–42.

Harrington KD. The use of methylmethacrylate for vertebral-body replacement and anterior stabilization of pathological fracture-dislocations of the spine due to metastatic malignant disease. J Bone Joint Surg Am. 1981;63(1):36–46.

He Z, Zhai Q, Hu M, Cao C, Wang J, Yang H, Li B. Bone cements for percurtaneous vertebroplasty and balloon khyphoplasty: current status and future development. J Orthopaed Transl. 2015;3:1–11.

Health Quality Ontario. Vertebral health technology involving vertebroplasty or kyphoplasty for cancer-related vertebral compression fractures: a systematic review. J Neurointerv Surg. 2016;16(1).

Heini PF, Orler R. Vertebroplasty in severe osteoporosis. Technique and experience with multi-segment injection. Orthopade. 2004;33(1):22–30.

Hsiang J. An unconventional indication for open kyphoplasty. Spine J. 2003;3:520–3.

Hulme PA, Krebs J, Ferguson SJ, Berlemann U. Vertebroplasty and Kyphoplasty: a systematic review of 69 clinical studies. Spine. 2006;31(17): 1983–2001.

Jensen ME, Evans AJ, Mathis JM, Kallmes DF, Cloft HJ, Dion JE. Percutaneous polymethylmethacrylate vertebroplasty in the treatment of osteoporotic vertebral body compression fractures: technical aspects. AJNR Am J Neuroradiol. 1997;18:1897–904.

Jensen ME, McGraw JK, Cardella JF, et al. Position statement on percutaneous vertebral augmentation: a consensus statement developed by the American Society of Interventional and Therapeutic Neuroradiology, Society of Interventional Radiology, American Association of Neurological Surgeons, Congress of Neurological Surgeons, and American Society of Spine Radiology. Am J Neuroradiol. 2007;28:1439–43.

Kaemmerlen P, Thiesse P, Bouvard H, Biron P, Momex F, Jonas P. Percutaneous vertebrolasty in the treatment of metastases. Technic and results. J Radiol. 1989;70:557–62.

Kallmes DF, Comstock BA, Heagerty PJ, et al. A randomized trial of vertebroplasty for osteoporotic spinal fractures. N Engl J Med. 2009;361:569–79.

Knavel EM, Thielen KR, Kallmes DF. Vertebroplasty for the treatment of traumatic nonosteoporotic compression fractures. Am J Neuroradiol. 2009;30(2):323–7.

Korovessis P, Vardakastanis K, Vitsas V, et al. Is Kiva implant advantageous to balloon kyphoplasty in treating osteolytic metastasis to the spine? Comparison of 2 percutaneous minimal invasive spine techniques: a prospective randomized controlled short-term study. Spine. 2014;39:E231–9.

Lavelle W, Carl A, Lavelle ED, Khaleel MA. Vertebropalsty and kyphoplasty. Anesthesiol Clin. 2007;25(4):913–28.

Ledlie JT, Renfro M. Balloon kyphoplasty: one-year outcomes in vertebral body height restoration, chronic pain, and activity levels. J Neurosurg. 2003;98(1 Suppl):36–42.

Lee MJ, Dumonsky M, Cahill P, Stanley T, Park D, Singh K. Percutaneous treatment of vertebral compression fractures: a meta-analysis of complications. Spine. 2009;34(11):1228–32.

Lewis G. Alternatives to balloon Kyphoplasty for surgical treatment of vertebral compression fractures: a state-of-the-art review. J Adv Med Med Res. 2018;26(12):1–19.

Li HM, Zhang RJ, Gao H, Jia CY, Zhang JX, Dong FL, Shen CL. New vertebral fractures after osteoporotic vertebral compression fracture between balloon kyphoplasty and nonsurgical treatment. PRISMA. 2018;97:40.

Lieberman IH, Dudeney S, Reinhardt MK, Bell G. Initial outcome and efficacy of "kyphoplasty" in the treatment of painful osteoporotic vertebral compression fractures. Spine. 2001;26:1631–8.

Ma XL, Xing D, Ma JX, et al. Balloon kyphoplasty versus percutaneous vertebroplasty in treating osteoporotic vertebral compression fracture: grading the evidence through a systematic review and meta-analysis. Eur Spine J. 2012;21(9):1844–59.

Mathis JM, Barr JD, Belkoff SM, et al. Percutaneous vertebroplasty: a developing standard of care for vertebral compression fractures. Am J Neuroradiol. 2001;22:373–38.

Munk PL, Rashid F, Heran MK, Papirny M, Liu DM, Malfair D, Badii M, Clarkson PW. Combined cementoplasty and radiofrequency ablation in the treatment of painful neoplastic lesions of bone. J Vasc Interv Radiol. 2009;20(7):903–11.

Noriega D, Rodriguez Monsalve F, Ramajo R, Sanchez-Lite I, Toribio B, Ardura F. Long-term safety and clinical performance of kyphoplasty and SpineJack® procedures in the treatment of osteoporotic vertebral compression fractures: a pilot, monocentric, investigator-initiated study. Osteoporos Int. 2019;30(3):637–45.

Ofluoglu O. Minimally invasive management of spinal metastases. Orthop Clin N Am. 2009;40:155–68.

Peh WC, Munk PL, Rashid F, Gilula LA. Percutaneous vertebral augmentation: vertebroplasty, kyphoplasty and skyphoplasty. Radiol Clin North Am. 2008;46:611–35.

Ruiz Santiago F, Chinchilla AS, Alvarez LG, Abela ALP, Castellano Garcia MDM, Lopez MF. Comparative review of vertebroplasty and kyphoplasty. World J Radiol. 2014;6:329–43.

Sadeghi-Naini M, Aarabi A, Shokranesh F, Janani L, Vaccaro AR, Rahimi-Movaghar V. Vertebroplasty and kyphoplasty for metastatic spinal lesions. Clin Spine Surg. 2018;31(5):203–10.

Schroeder JE, Ecker E, Skelly AC, Kaplan L. Cement augmentation in spinal tumors a systematic review comparing vertebroplasty and kyphoplasty. Evid Based Spine Care J. 2011;2(4):33–43

Sorensen ST, Kirkegaard AO, Carreon L, Rousing R, Andersen MO. Vertebroplasty or kyphoplasty as palliative treatment for cancer-related vertebral compression fractures: a systematic review. Spine J. 2019;19(6):1067–75.

Stevenson M, Gomersall T, Lloyd JM, Rawdin A, Hernandez M, Dias S, Wilson D, Rees A. Percutaneous vertebroplasty and percutaneous balloon kyphoplasty for the treatment of osteoporotic vertebral fractures: a systematic review and cost-effectiveness analysis. Health Technol Assess (Winch Eng).

2014;18(17):1–290.

Taylor R, Fritzell P, Taylor RJ. Balloon kyphoplasty in the management of vertebral compression fractures: an update systematic review and meta-analyses. Eur Spine J. 2007;16(8):1085–100.

Telera S, Gorgoglione N, Raus L, Vidiri A, Villani V, Pace A, Fabi A, Crispo F, Castiglione M, Sperduti I, Boccaletti R. World Neurosurg. 2019;127:751–60.

Tsoumakidou G, Too CW, Koch G, Caudrelier J, Cazzato RL, Garnon J, Gangi A. CIRSE guidelines on percutaneous vertebral augmentation. Cardiovasc Intervent Radiol. 2017;40:331–42.

Vogl TJ, Pflugmacher R, Hierholzer J, et al. Cement directed kyphoplasty reduces cement leakage as compared with vertebroplasty: results of a controlled, randomized trial. Spine. 2013;38(20):1730–6.

Wang B, Zhao CP, Song LX, et al. Balloon kyphoplasty versus percutaneous vertebroplasty for osteoporotic vertebral compression fracture: a meta-analysis and systematic review. J Orthop Surg Res. 2018;13(1):264.

Xing D, Ma JX, Ma XL, Xu WG, Chen Y, Song DH. A meta-analysis of balloon kyphoplasty compared to percutaneous vertebroplasty for treating osteoporotic vertebral compression fractures. J Clin Neurosci. 2013;20(6):795–803.

Yuan W, Cao W, Meng X, Zhu H, Liu X, Cui C, Tao L, Zhu Y. Learning curve of robot-assisted percutaneous kyphoplasty for osteoporotic vertebral compression fractures. World Neurosurg. 2020;138:e323–9.

第 2 章　椎体成形术和后凸成形术相关胸腰椎外科和放射解剖学

2.1　引言

人体脊柱是一个长约 72 cm 的复杂结构，作为中轴骨，位于躯干后部的正中矢状面。

脊柱由 33 块中间有孔的不规则骨组成，称为椎骨，纤维软组织组成的间盘夹在中间起缓冲作用。脊柱由 7 对椎间韧带相连，并被脊柱周围肌群包绕。所有这些解剖结构结合，赋予脊柱具有相当大的灵活性和弹性，可以过滤掉传至大脑的冲击和振动。

运动节段又称功能性脊柱单元，是脊柱最小的功能单元，由两个相邻的椎体组成，包括椎间盘、关节突关节和韧带组织（Louis，1989；Balboni 等，1987）。在生理条件下，椎间盘和韧带组织处于功能平衡状态，也称为韧带间稳定性（Oehmke，1986）。脊柱的固有稳定性由椎间盘和周围的韧带结构提供，由发挥张力带作用的脊柱周围肌肉组织进行补充协同。

虽然相邻椎体之间的活动性有限，但运动节段结合在一起，使脊柱作为一个整体能够在较大范围内伸展、侧弯和旋转。

脊柱的主要功能有：

（1）保护脊髓和马尾神经；

（2）为躯干提供灵活性和支持；

（3）是背部和肋骨周围肌肉的附着点；

（4）将负重从头部和躯干转移到骨盆和下肢，吸收和缓解各种压力和冲击负荷；

（5）限制过度运动。

脊柱承担着作用于脊柱长轴的压力，椎体的大小从颈椎到腰椎逐渐增大（Adams 和 Dolan，2011）。腹侧柱吸收了约 80% 的脊柱轴向负荷如压缩力，其余 20% 的轴向负荷如剪切力由背侧柱承担。椎间盘与椎体的上、下终板和前纵韧带紧密相连，保持脊柱稳定。脊柱后部组织（椎板、关节突关节和棘突）对维持脊柱强度有重要作用，而脊柱后部肌肉连接后部其他组织结构，抵消屈肌负荷，稳定脊柱并重新分配负荷。

横突、棘突、韧带和背部深肌（背侧柱），特别是椎间关节和关节突关节在椎体（腹侧柱）的旋转中发挥着重要作用。随着年龄增长、创伤性或病理性疾病进展，这种协调的脊柱平衡可能会出现严重紊乱，导致脊柱失衡、疼痛和不稳定（Harms 等，1999）（图 2.1）。

颈椎位于颈部，共有 7 块椎体。与其他椎体不同，C1（寰椎）和 C2（枢椎）椎体的特殊几何形态使头颈连接处具有较大的活动度。

胸椎位于背部，共 12 块。腰椎位于腰部，共 5 块。24 个椎骨在整个生命过程中始终明确清晰，被称为真性或可移动椎骨（图 2.2）。

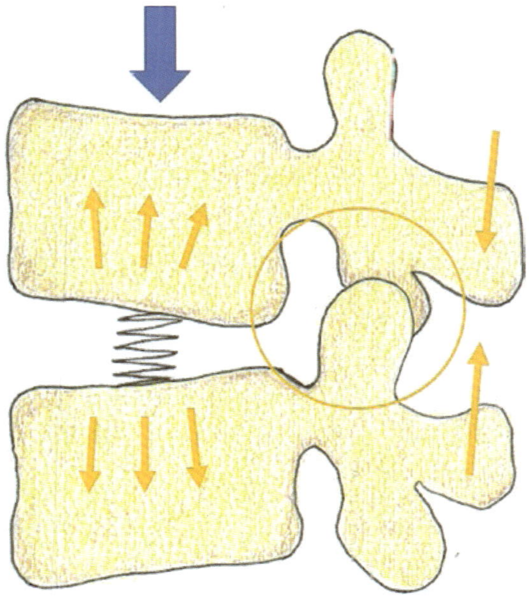

图 2.1　Junghanns 提出，脊柱最小的功能单元是由两个相邻椎体以及它们之间的椎间盘、关节突关节和韧带组织组成的活动椎段。大约 80% 的轴向负荷被腹侧柱吸收，20% 被背侧柱吸收（Maria Di Santo 绘）

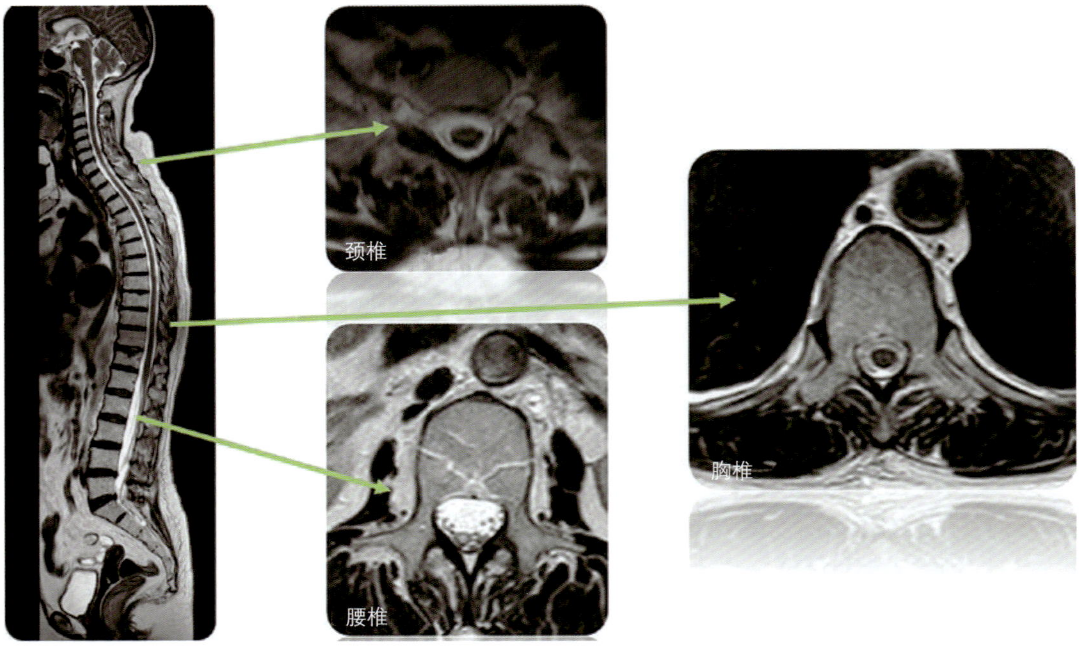

图 2.2　脊柱的 MRI 扫描。脊柱是中轴骨，位于躯干后部的正中矢状面

其余 5 块椎骨，位于骨盆区域，称为骶椎骨，相互融合为骶骨。3 个末端尾椎位于骨盆区域，融合为尾骨。

在矢状面上，脊柱有向前和向后的 4 个弯曲：颈、腰椎曲线向前凸，称为前凸曲线；胸、骨盆曲线向后凸，称为后凸曲线。

腰椎和骨盆曲线连接呈钝角，称为腰骶角。腰椎或颈椎的前凸异常增加称为前凸，胸椎的后凸异常增加称为后凸。

颈椎和腰椎的负荷及活动性较大，创伤和退变发生率高。胸椎是胸腔的组成部分，该结构稳定性强，活动性差。骶尾骨在骶髂关节处与左右髂骨相连，形成骨盆。

除第 1 和第 2 颈椎外，典型的椎体由前面的椎体和后面的环状椎弓组成。椎体和椎弓共同形成的孔称为椎孔。所有椎孔叠加形成椎管，内有脊髓。

椎体大致呈圆柱形，由内部的骨松质和外部的骨密质组成。

椎体上下表面增宽，并被一块薄薄的关节软骨所覆盖。

脊柱关节中，椎体被无血管的纤维组织性间盘组织分开，椎间盘约占脊柱总长度的 1/4。椎间盘必须承受由体重和肌肉活动产生的巨大压力，以及在脊柱弯曲和扭转时产生的应力。为完成此功能，椎间盘呈现一种特殊形态，由内部的胶质状髓核和外部的纤维环组成。椎间盘的主要功能是均匀地分配压力，并允许较小的椎间运动。髓核在分散压力中起主要作用，而纤维环用于固定髓核（Adams 和 Dolan，2011）。

髓核由疏松亲水的、富含蛋白聚糖的胶原蛋白组成。髓核的特点是它能结合水并膨胀。纤维环是一个层状结构，由 15 ~ 26 个不同的同心纤维软骨层组成，有交叉通道。纤维走向在不同层面之间变化，在中间呈 30° 角，相邻层之间呈 120° 角。由于其解剖形状，椎间盘能够通过前柱转移和分散负荷，并限制椎间关节的运动。从环的外部到内部，Ⅰ型胶原的含量降低，Ⅱ型胶原的含量增加，因此环的力学性能存在区域变化。由于髓核是不可压缩的，受压变扁，在环内可能产生相当大的拉伸应力，达到施加于髓核的 4 ~ 5 倍。作用于纵向韧带和环上的压力被髓核内的渗透膨胀压平衡，其与亲水蛋白聚糖的浓度成正比。随着年龄的增长，蛋白聚糖含量和椎间盘含水量因退变作用而减少。椎间盘退变对椎间盘的负荷传递机制影响巨大。随着退变，椎间盘脱水导致黏

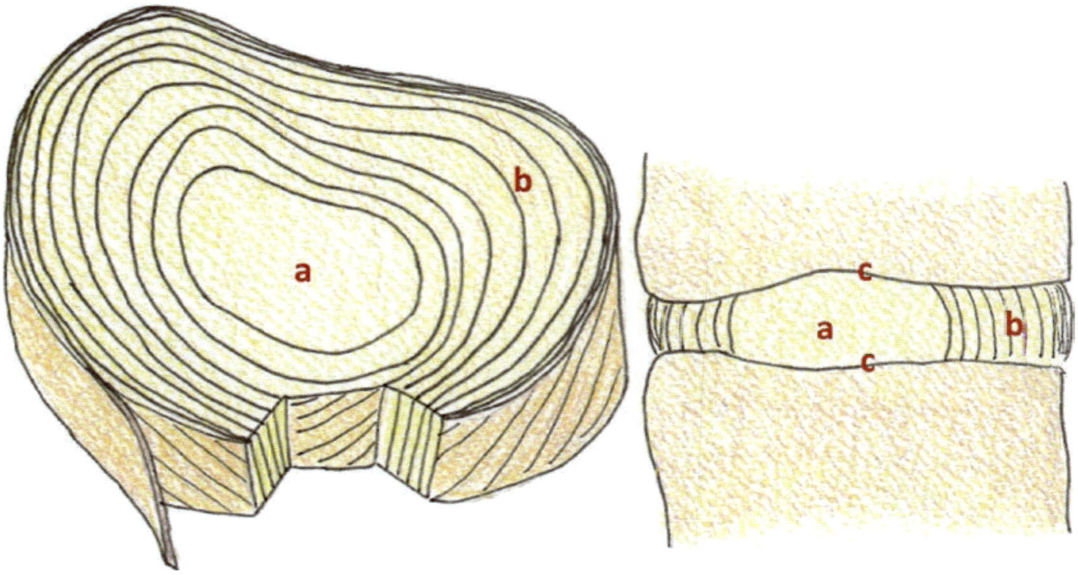

图 2.3　运动节段也称为功能性脊柱单元，由两个相邻的椎体和中间的软组织组成。椎间盘呈特殊形态，内部为半透明的髓核（a），外层被含纤维软骨组织的纤维环（b）包绕，并被上下椎体终板（c）分隔（Maria Di Santo 绘）

弹性降低。负荷分布不均匀，椎间盘储存和耗散能量的能力逐渐降低（图 2.3）。

椎弓由 2 个椎弓根和 2 个椎板组成，它们分出 4 个关节突、2 个横突和 1 个棘突。椎弓根是短而粗的突起，从椎体后面的上外侧向两侧、向外突出（图 2.4a）。椎弓根的上下表面都是凹形的，被称为椎切迹。通过与上下椎骨的连接，切迹之间形成椎间孔，内有脊神经和血管通过。宽大的椎板从椎弓根指向后正中方向。后部组织引导脊柱节段的运动，限制了扭转范围和前后剪切力（Louis，1989）（图 2.4b）。

横突和棘突是韧带和肌肉的重要附着点，它们启动脊柱运动，对脊柱的稳定性有重要作用。

横突从椎弓根和椎板的连接处向后外侧突出。棘突从后中线的椎板连接处向后下方突出；它们在不同的脊柱水平上呈现出不同的大小、形状和方向。这些突起为韧带和骨骼肌提供了附着点，而关节突关节则起到了限制脊柱节段间运动的作用。大多数椎间韧带位于矢状面旋转中心的后方，其主要作用是限制过度的腰椎活动。来自前柱椎体和椎间盘的压力，能使其纤维张力增加 100%。

发自椎弓根和椎板连接处的 4 个关节突，包括 2 个上关节突和 2 个下关节突，相邻椎体上下关节突相连。4 个关节突的关节表面覆盖着纤维软骨，称为关节面。在典型的脊椎骨中，每个上关节突在其后表面都有一个关节面，每个下关节突在其前表面都有一个关节面。椎体不同区域的关节突关节平面方向不同，且在同一椎体内经常变化。

关节突之间的关节被称为椎骨关节突关节或关节间关节。这些小的滑膜关节起到稳定脊柱，防止相邻椎骨之间的过屈和平移的作用。在胸椎和上腰椎的关节面近似垂直，在 L4-L5 和 L5-S1 处逐渐倾斜。这就解释了为什么低位的关节突关节能够分担椎间盘中央 20% 的垂直应力（Adams 和 Dolan，2011）。关节突关节压力与椎间盘高度相关：椎间盘高度降低 1 mm 可导致关节突关节压力增加 36%；椎间盘高度降低 4 mm，关节突关节压力增加 61%。由于关节突关节囊具有丰富的神经支配，椎间盘退变也可能诱发关节突关节疼痛（图 2.4c）。

椎体终板是椎间盘的边界，一层薄的（约 0.5 mm）半多孔软骨下骨，前薄后厚，含许多小孔，允许代谢物从骨进入无血管的椎间盘髓核。终板的主要功能是防止椎间盘挤压到多孔的椎体中，将来自椎间盘的压缩负荷均匀地分布到椎体，是一种半透膜，以满足椎间盘的代谢。由于孔的存在，终板是胸腰椎椎体最薄弱的组成部分，特别是骨密度降低时，如骨质疏松。椎体压缩骨折

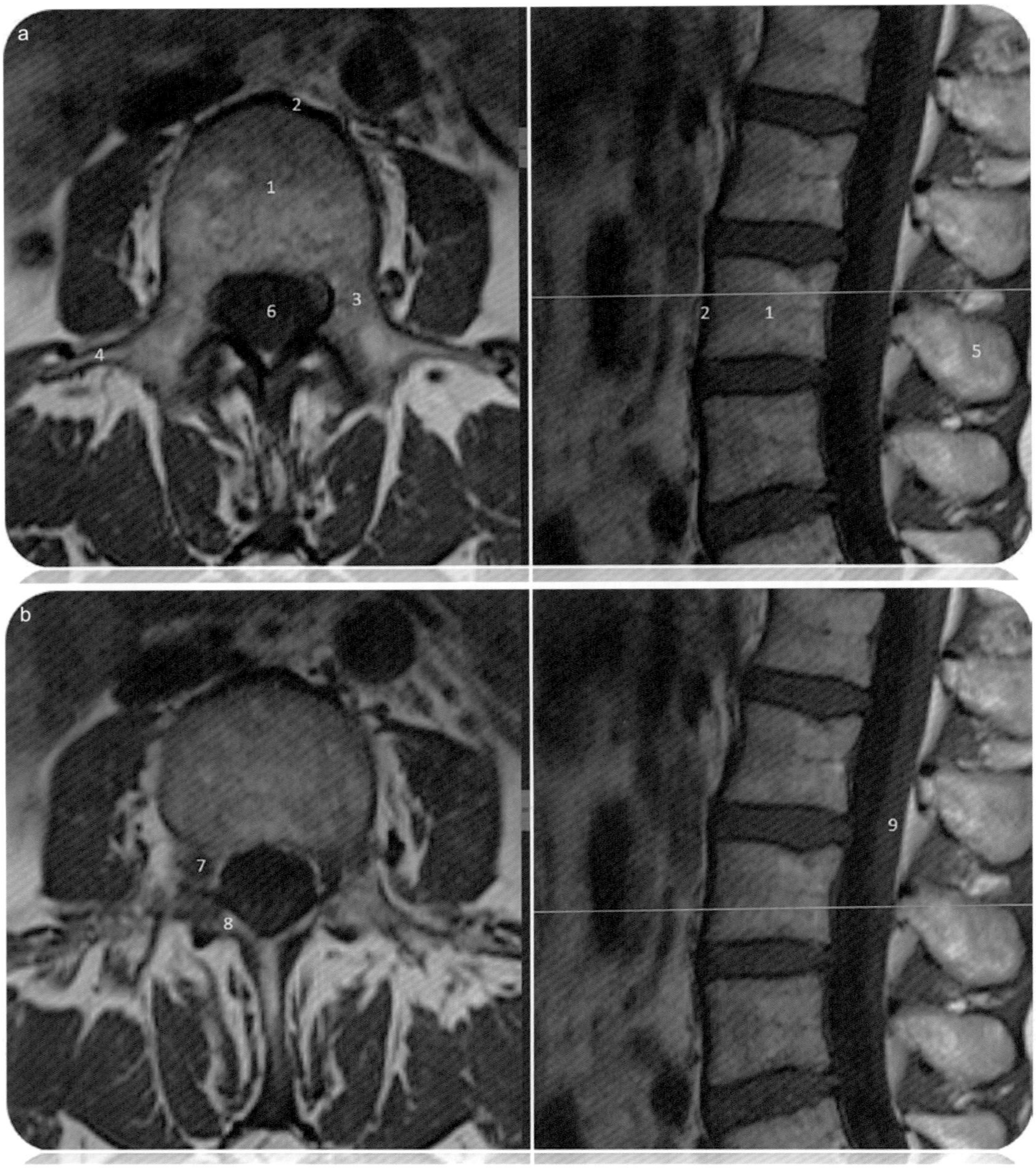

图 2.4　椎体解剖。(a)椎弓根水平，(b)椎间孔和椎板水平，(c)椎间盘及关节突水平。1 椎体，2 前纵韧带，3 椎弓根，4 横突，5 棘突，6 椎管，7 神经根，8 椎板，9 马尾神经(下页续)

时负荷过高，髓核加压可导致终板损伤。骨折后，髓核常被挤压至相邻椎体(许莫氏结节)，从而导致骨内压力增加，引起疼痛(Adams 和 Dolan，2011；Roberts 等，1989)(图 2.5)。

脊柱是一种弹性柱，由于脊柱复杂的弯曲(后凸和前凸)、纵向韧带的支持、韧带的弹性和肌肉的辅助力量，使脊柱具有较强的稳定性。躯干的伸肌和屈肌提供的外部支撑可以稳定脊柱并重新分配负荷力，使脊柱能够承受比体重高几倍的负荷。

躯干的屈肌是腹肌(腹直肌、腹内外斜肌、腹横肌)和腰肌。

躯干的主要伸肌是背部的深层肌群，可分为骶棘(竖脊) 肌群、横脊肌群和背短肌群(Andersson 和 Lanved，1997)。

骶棘肌群外侧到内侧由髂肋肌、最长肌和棘肌组成。在深方，横脊肌群由半棘肌、多裂肌和旋转肌组成。背短肌群包括横突间肌和脊柱间肌

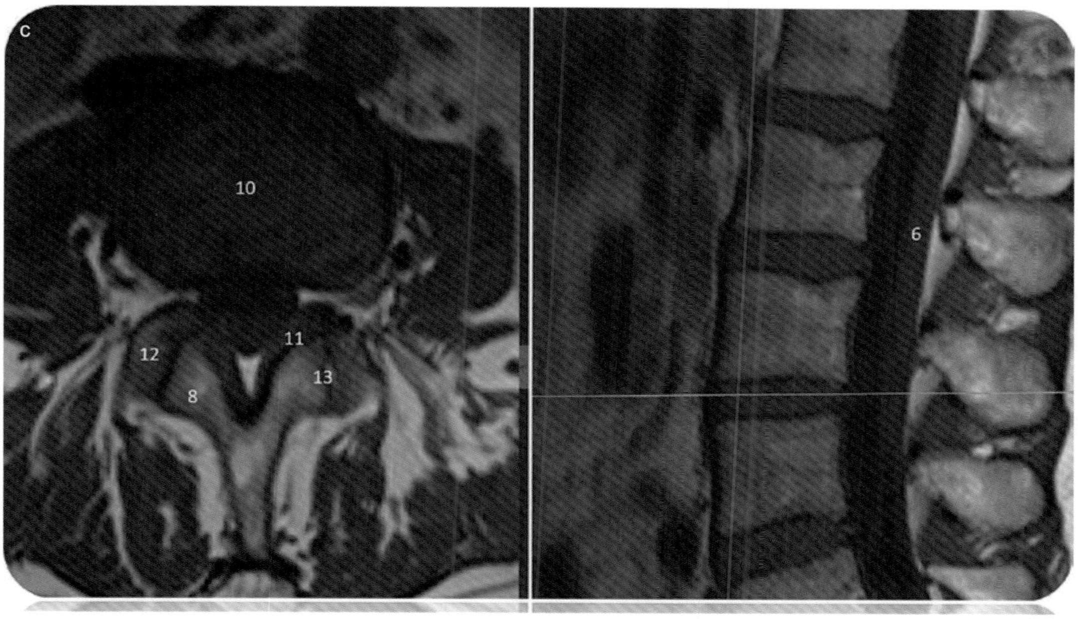

图 2.4 （续）10 椎间盘，11 黄韧带，12 下椎上关节突，13 上椎下关节突

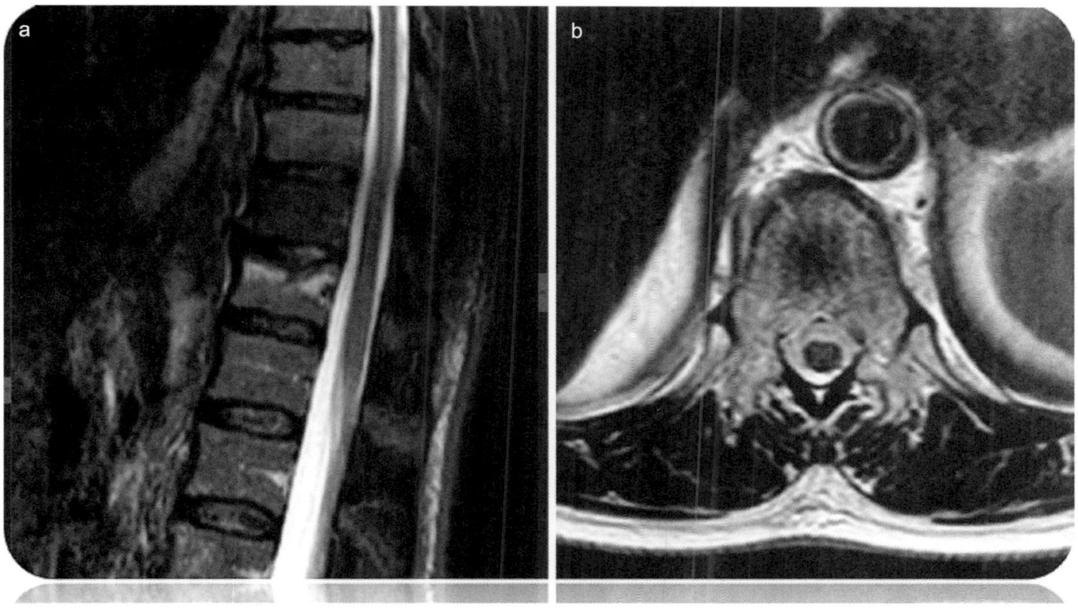

图 2.5 （ a ）矢状面和（ b ）轴向 T1 加权 MRI 显示骨质疏松性椎体压缩骨折的终板损伤

（Adams 和 Dolan，2011；Louis，1989）（图 2.6）。

韧带可以限制过度的节段性运动，增强脊柱的内在稳定性。节段内韧带将单个椎体固定在一起，包括黄韧带、小关节囊、棘间韧带和横突间韧带。节段间韧带将不同的椎体连接在一起，包括前纵韧带、后纵韧带和棘上韧带。黄韧带连接两个相邻的椎弓，即使在其中立位置，也始终处于张力下，对椎间盘施加预应力。黄韧带、关节囊韧带和棘间韧带在前纵韧带拉伸时紧张。在侧弯过程中，对侧横突间韧带、黄韧带和关节囊韧带被拉紧，旋转脊柱时关节囊韧带受力（Panjabi 等，1982）。

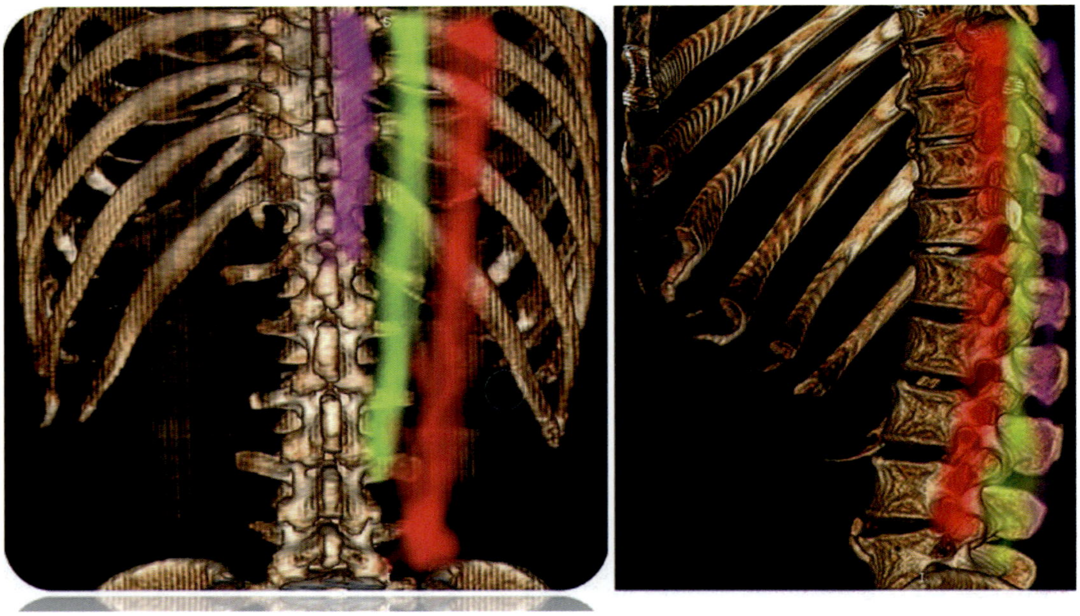

图 2.6　竖脊肌群是脊柱深层肌肉的一部分，包括髂肋肌：起源于竖脊肌腱膜、骶骨和髂嵴，向最后 10 根肋骨和腰椎横突延伸（红色）；最长肌：起源于骶骨、腰椎棘突和胸椎横突，向肋骨后弓、胸椎肋骨突起和腰椎横突延伸（绿色）；棘肌：起源于第 10 胸椎到第 2 腰椎的棘突，向第 2 至第 8 胸椎的棘突延伸（紫色）

2.2　椎体结构

椎体的结构包括高度多孔的骨小梁，周围是致密而薄（0.5 mm）的皮质骨壳。骨小梁承担了大部分的垂直压缩负荷，而外壳形成了致密的结构，能够抵抗扭转和剪切。前皮质比后皮质更厚，孔隙更少，可能是因为前屈运动时它必须抵抗更大的力（Adams 和 Dolan，2011）。生物力学研究表明，皮质和小梁核同时分担压缩负荷，然而，据报道，去除骨皮质的外壳只会降低 10% 的椎体强度。单个小梁以垂直方向为主，与主要负荷方向一致，相邻水平小梁稳定垂直小梁柱。与衰老相关的骨丢失可导致水平小梁的永久性丢失，增加单个小梁因弯曲和塌陷而断裂的风险（图 2.7）。

2.3　血管解剖

在每个椎体的背侧水平，椎体由直接来自主动脉背侧、沿着脊椎左右两侧走行的两条节段动脉提供血液供应。这些血管在椎体前方呈纵向弯曲，其小分支进入骨髓。在横突前，节段动脉分叉为背侧支和肋间支。有研究表明，在椎弓根外侧入路术中，损伤节段动脉的风险较高，特别是在腰椎（详见第 8 章）。神经根动脉来自节段动脉的背侧分支，可在任意胸腰椎水平发现，个体间变异不可预测。解剖学和血管造影研究表明，供应脊髓的神经根动脉，虽然在进入硬膜囊的椎间孔水平上有所不同，但几乎无一例外地沿出口神经根在椎间孔的上部和中部行进。通常，只有 6～8 根较大的神经根动脉参与脊髓前动脉和脊髓后动脉的形成，这些动脉通过其中央分支和穿支使髓质连通，而较小的神经根动脉仅连通神经根（图 2.8）。

Adamkiewicz 动脉（根最大动脉）是胸腰椎区与髓质最相关的传入动脉。在 80% 的病例中，它是左肋间动脉的分支，并到达 T9 和 L2 之间的髓质。马尾则是由来自腰动脉、髂腰动脉和骶动脉的分支血管供养。

与动脉分支相比，静脉分支在各个层次上都更多。每根脊椎骨周围都有两个相互交通的静脉丛，称为外静脉丛和内静脉丛，且没有任何静脉瓣膜。外静脉丛由椎体前的前外静脉丛和后外静脉丛构成，前外静脉丛接收来自椎基底静脉的支脉，后外静脉丛环绕棘突、椎板和关节突。内静

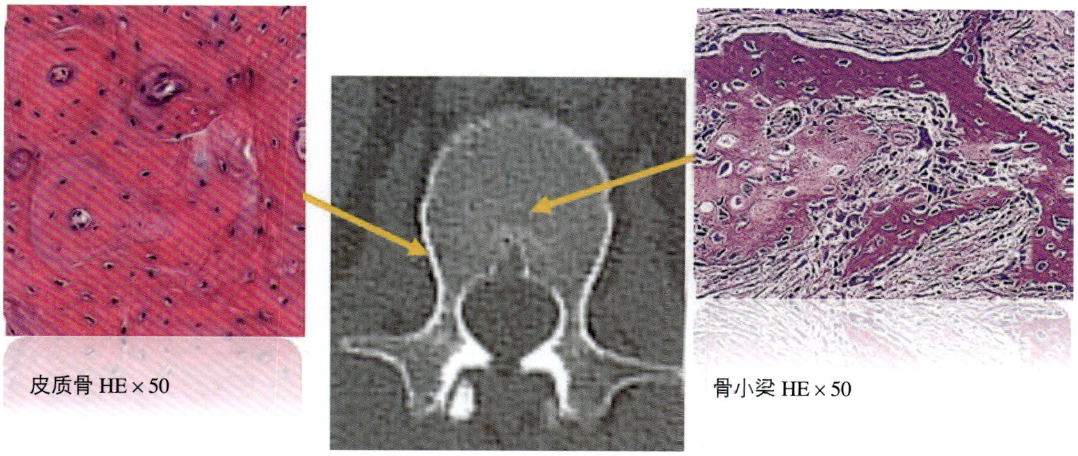

图 2.7　椎体的结构包括多孔的骨小梁，周围是致密而薄（0.5 mm）的皮质骨

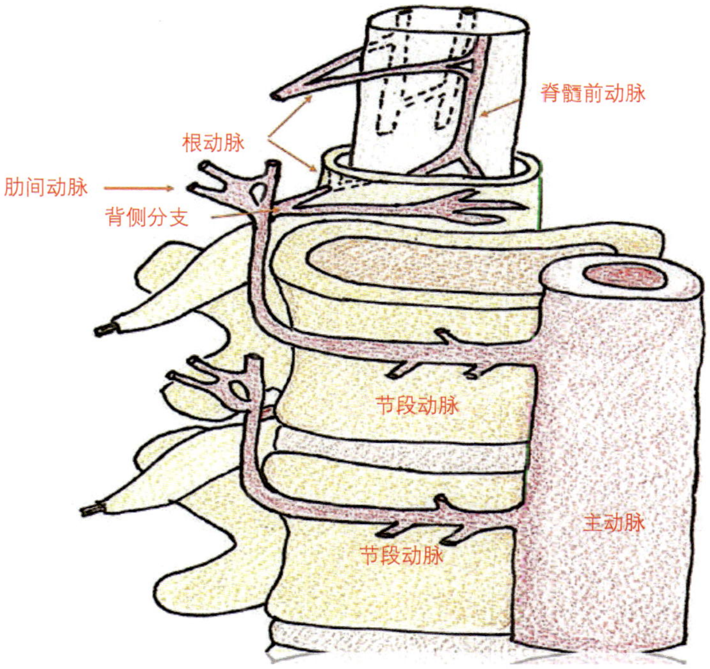

图 2.8　椎体和脊髓的动脉血管（Maria Di Santo 绘）

脉丛是一团静脉，位于椎管内的硬膜外间隙。基底静脉穿过椎体小梁骨组织，汇合成一条中央静脉，个别情况下，会形成两条中央静脉，并在椎体前缘和外侧缘与前外静脉丛相通。

椎旁静脉位于椎体侧缘，垂直或水平方向走行，连接前中心静脉单元和后硬膜外静脉系统。

椎间静脉大部分来自髓质和内外静脉丛的血液。它们通过椎间孔到达椎体、后肋间静脉、腰侧静脉和骶外侧静脉。

由奇静脉组成的大中心静脉通道形成前中心静脉系统，前中心静脉系统最终流入下腔静脉，使静脉血到达心脏，然后到达肺部。所有椎体血管系统都与骨小梁间隙和骨内间隙有严格的关系，在正常静脉压下，骨小梁间隙含有脂肪和血液成分，并与血液相通。在椎体成形术或后凸成形术中，骨水泥以一定的压力注入这些小梁内间隙，给这些高度相互连接的血管通路带来发生骨水泥栓塞的潜在风险。椎体后血管系统的危险性更高，因为前侧和外侧的交通支通常比后基底静脉丛的交通支小得多。因此，缓慢注入和使用高黏度骨水泥可以更好地控制其固定及分布（图 2.9）。

2.4　椎体强度

尸体标本的体外试验报告，由于骨密度、骨结构和椎体几何形状的差异，椎体强度可能在 0.8 ~ 15.0 kN 之间变化。定量体积骨密度和椎体强度之间已被证明有很强的相关性。椎体的几何形状和结构是决定椎体强度同样重要的因素。尾侧椎体强度的增加主要是由于椎体尺寸的增加，因为不同椎体之间的骨密度相对稳定。椎骨的疲劳寿命和在重复负荷中的抗破坏能力取决于压缩负荷的大小和持续时间。

Brinckmann 等记录了椎体疲劳强度的体外测量，为预测体内骨折风险提供了有价值的信息。

2.5　椎体形状

每一组活动椎体都有一定的解剖特征，在进行椎体 X 线摄影时必须加以考虑。

2.5.1 颈椎

所有下颈椎都有 3 个孔：左、右横突孔和椎孔。下颈椎的椎弓根向椎体后外侧伸出，其上、下椎槽深度几乎相等，椎板窄而薄，棘突短，有一对尖端，指向后方和稍下方。它们可触及的尖端位于它们所在的椎体下面的间隙水平。

上、下关节突位于横突的后方，在椎弓根和椎板相连的位置，这些突起一起形成又短又粗的骨柱，称为关节柱。关节柱的纤维软骨关节面包含与正中矢状面呈直角的关节突关节，并在侧位投影中清晰显示。颈椎椎间孔与身体正中矢状面呈 45° 角指向前方。椎孔也与身体的冠状面呈一个 15° 的夹角。横突在椎孔两侧，在上 6 个椎体中，它们中有小的横突孔，其中有椎动脉和椎静脉，以及交感神经丛穿行（图 2.10）。

在颈椎中，骨质疏松性骨折非常罕见，更常见的是外伤性和病理性病变。在颈椎成形术中，推荐 CT 和镜检相结合。对于 C1 和 C2 应采用直接经口入路，这是避开神经和血管结构的最直接的途径。C2 以下，可采用开放或经皮前外侧入路。

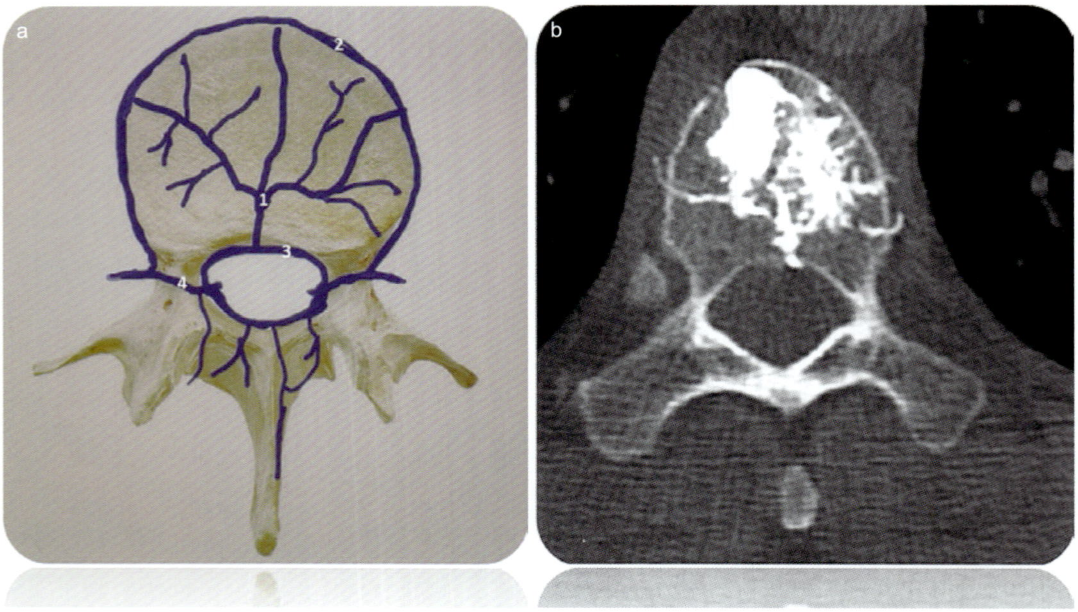

图 2.9　（a）椎体静脉血管：1 椎基底静脉；2 外静脉丛；3 内静脉丛；4 椎间静脉；（b）在椎体成形术中，骨水泥沿后静脉血管系统分布，向外静脉丛方向渗漏。为了将静脉渗漏的风险降至最低，建议缓慢注射高黏度骨水泥

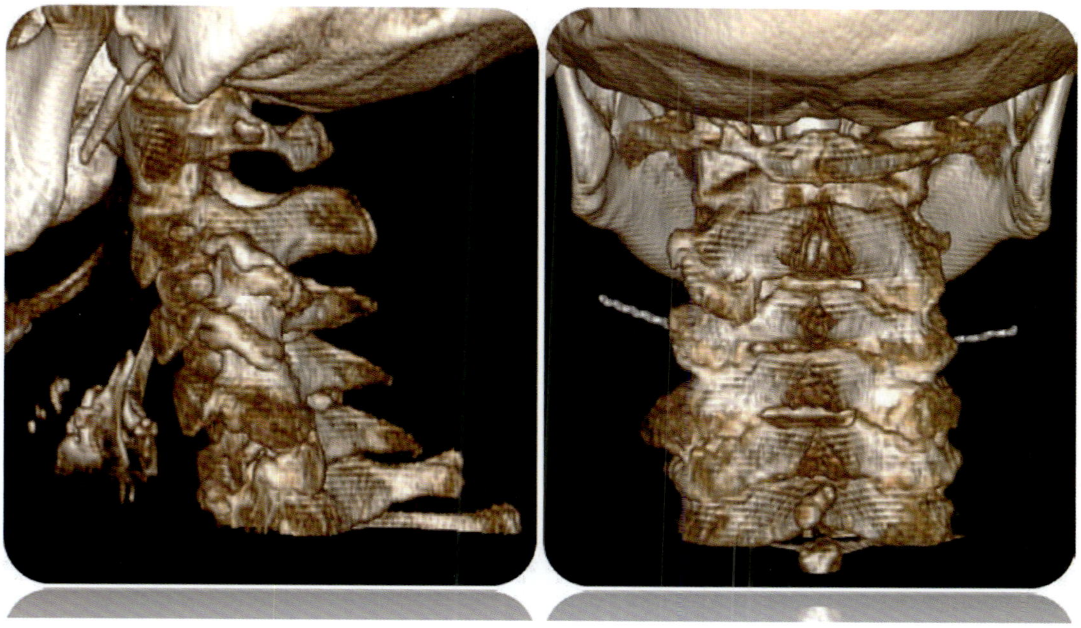

图 2.10 颈椎段侧位及正位三维 CT 重建

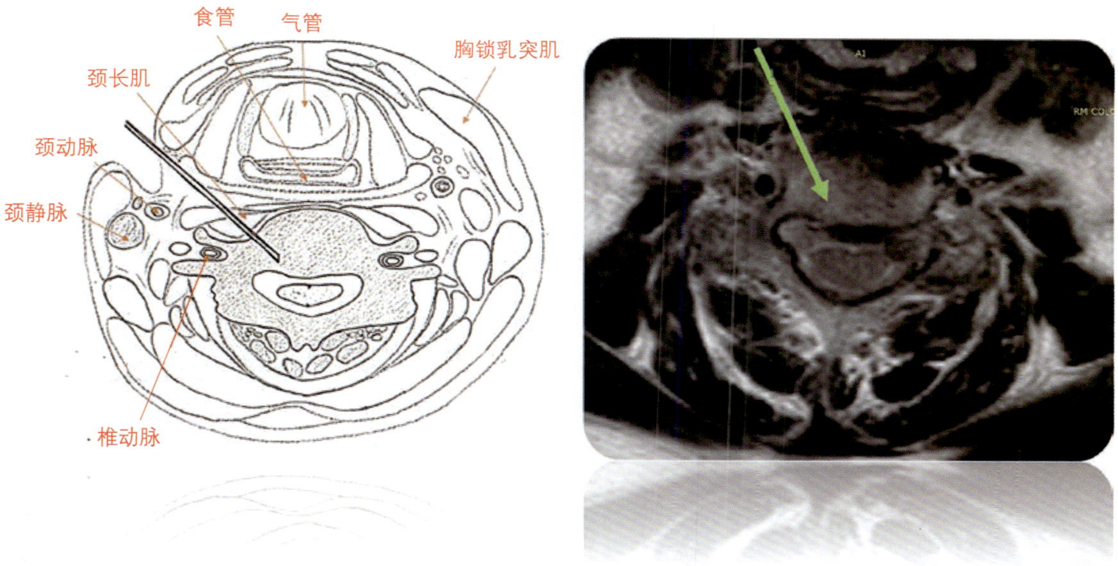

图 2.11 颈椎前路：针迹位于颈动脉鞘、甲状腺和食管之间。通常选择右侧入路以避免套管针损伤紧靠气管后方或左侧的食管（Maria Di Santo 绘）

将患者置于仰卧位，针迹位于颈动脉鞘（由操作者手指向外侧推入）、甲状腺和食管之间。

通常选择右侧入路以避免套管针损伤紧靠气管后方或左侧的食管（图 2.11）。

2.5.2 胸椎

胸椎椎体的大小从第 1 到第 12 椎骨逐渐增大。它们的形态也各不相同，上胸椎椎体与颈椎椎体相似，下胸椎椎体与腰椎椎体相似。典型的胸椎椎体（第 3 ~ 9 胸椎）大致呈“灶台”状，其表面从一侧到另一侧呈凹形。

胸椎很容易辨别，因为胸椎椎体的每一外侧缘都有用于与肋骨头连接的肋侧关节面。胸椎横突向斜向、横向和后方伸出。

胸椎椎弓根高而窄。它们在外侧与肋椎韧带和肋骨相连。相邻的神经孔由椎弓根上下界连接形成。第 1 胸椎和第 12 胸椎之间的平均椎弓根大小为 4.5 ~ 8 mm。第 4 椎弓根最小（平均直径 4.5 mm），第 11 椎弓根最大（平均直径 8 mm）。椎弓根角度在横切面成角逐渐下降，从 T1 时的 30° 变成 T12 时的 0°。椎弓根在矢状面由后上方向前下方倾斜，倾斜度为 20° 左右。

除第 11 对和第 12 对横突外，每个横突在其肢端前侧都有一个小的凹关节面，用于与肋骨连接。椎板宽而厚，与下位椎板重叠。

胸椎棘突很长。从第 5 至第 9 胸椎，棘突突出并相互重叠：每个棘突可触及的尖端对应于它所在椎体下方的椎间隙。在第 4 胸椎以上和第 9 胸椎以下，棘突相对较小。与颈椎相比，神经孔较小且呈椭圆形（图 2.12）。

经椎弓根入路是 VP 和 BKP 最安全和最常用的技术，但在较小的椎弓根中使用 10 ~ 11 号针是困难的。由于椎弓根收敛，Jamshidi 针应开始插入椎弓根，紧靠正位图像上的椎弓根外侧，对应右侧 1 ~ 3 点钟方向和左侧 9 ~ 11 点钟方向，皮肤进针点应定位在此点外侧约 1cm 处。双椎弓根入路在水平面上的倾斜度较小。单椎弓根入路需要较大的倾斜度。

当椎弓根尺寸小且正位方向上难以经椎弓根进入椎体中线或由于溶解病变、骨质疏松或成像质量差而不能充分显示椎弓根时，可使用椎弓根外入路，特别是在 T8 水平以上时。针放置在椎弓根外侧的横突上方，这样就可以像在后凸成形术中那样置入更大的器械。

目标靶点为肋椎关节，位于椎弓根的上外侧（右侧入路为 1 点钟方向，左侧入路为 11 点钟方向）。针尖从肋骨头和胸膜线内侧穿过椎弓根外侧的椎后壁。肋骨头固定针的位置。AP 和 LL 视图应显示椎体后上外侧角的针尖，指向头侧。最终位置在椎体前部中线。由于胸椎体前壁倾斜，只有穿刺向椎体中线倾斜度良好时，针才能进入椎体前半段；否则，前外侧皮层很容易受到损伤。报道的该入路并发症主要为节段动脉穿刺出血或气胸（图 2.13）。

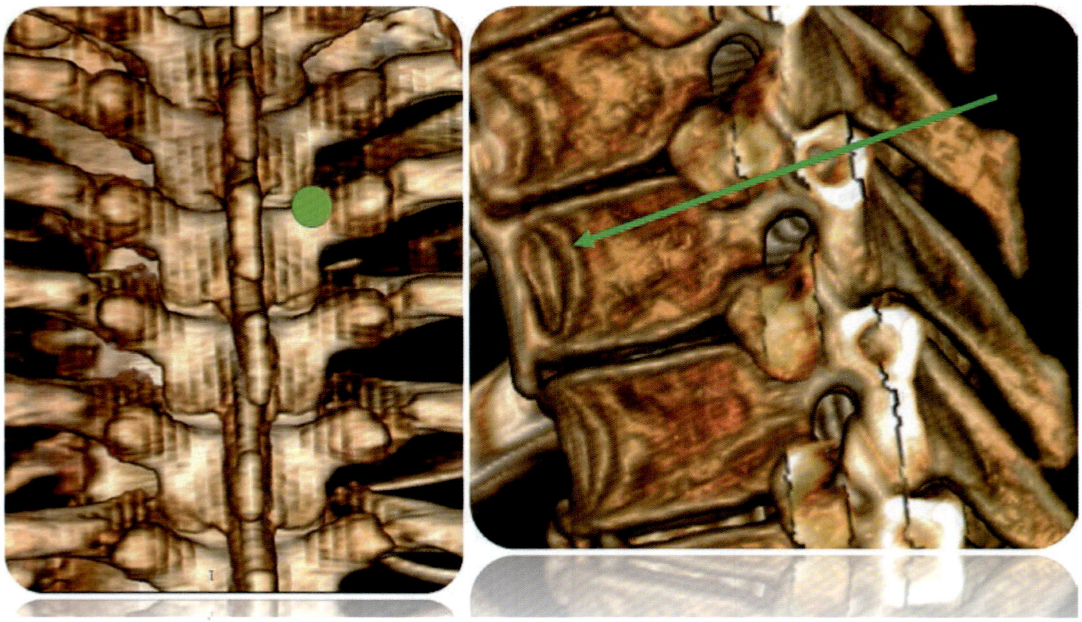

图 2.12 脊柱背段正位和侧位三维 CT 重建。绿色箭头示经椎弓根入路

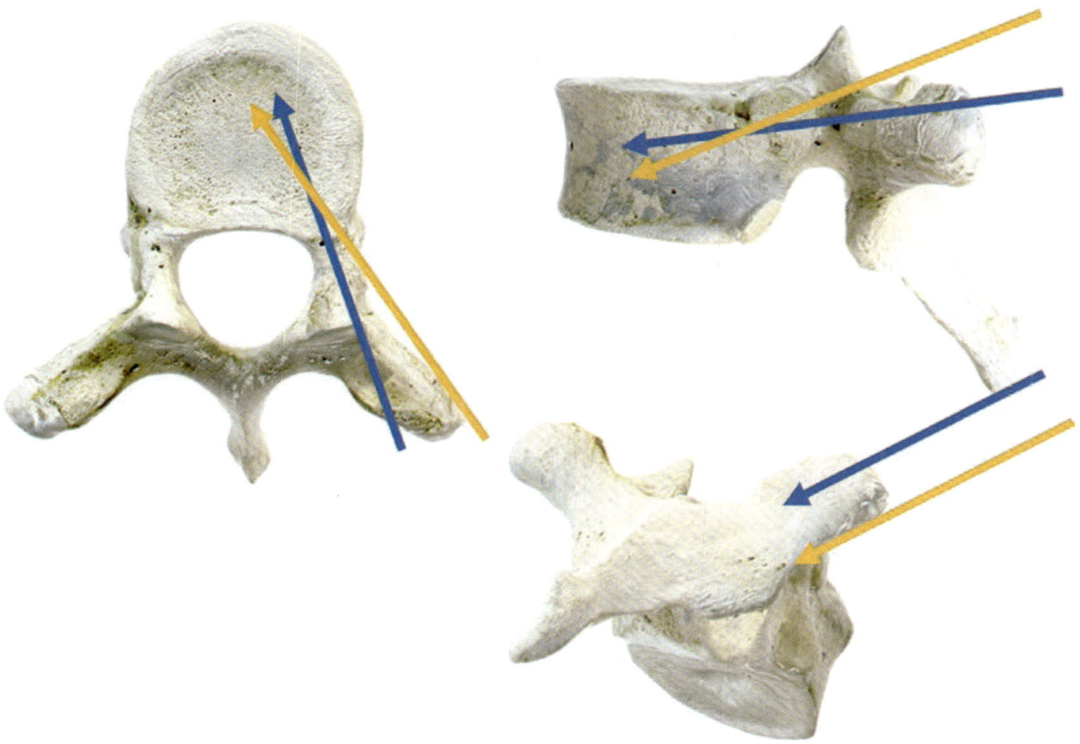

图 2.13　经椎弓根入路（蓝色箭头）和椎弓根外入路（黄色箭头）进入胸椎

2.5.3　腰椎

腰椎有较大的豆状的椎体，从第 1 腰椎到第 5 腰椎逐渐增大，它们的上下表面呈肥厚或微凹。前表面和外侧表面从上到下是凹的。

腰椎的横突比胸椎的横突小。上面的 3 对几乎完全是横向的，而下面的 2 对则略微向上方倾斜。强壮的椎弓根呈椭圆形，指向后方；它们通常由椎体上 1/3 处发出。椎板厚，而棘突大、厚、钝，在后方几乎水平发出。每个棘突可触及的尖端与它所在椎体下方的间隙位置一致（图 2.14）。

腰椎管呈三角形，比胸椎管大，但比颈椎管小。椎板位于椎弓根和横突的后方。上、下关节突之间的椎板部分称为峡部。

关节突关节从冠状面向后倾斜，与身体正中矢状面形成 30°～60° 的平均角度（向后开放）。这种几何形态的结构可利于屈伸运动，但阻碍旋转。腰椎的椎间孔与身体的正中矢状面呈直角，除了第 5 腰椎间孔略微向前旋转。

第 5 腰椎段的前部比后部厚得多，这使它呈楔形，适应与骶骨的连接。这个节段的椎间盘也比腰椎的其他椎间盘更呈楔形。第 5 腰椎棘突小而短，横突比上一节粗得多，下关节突几乎呈水平分布。

一般来说，椎弓根矢状径在腰椎逐渐增大，L5 处达到 18 mm。上腰椎的椎弓根与下胸椎的椎弓根角度相同，椎弓根近乎垂直向后。下腰椎的椎弓根呈现更斜的角度，在 L5 处达到最大。

VP 或 BKP 的椎弓根入路几乎都是经椎弓根。大的腰椎椎弓根允许使用 10～11 号针，通常穿刺没有困难。目标靶点为椎弓根外侧中点（右侧入路为 3 点钟方向，左侧入路为 9 点钟方向）。在开始时，正位和侧位视图显示针尖位于椎弓根外缘（正位）外侧和椎弓根后 1/3（侧位）；随后当针在椎弓根内推进时，针尖在椎弓根中心（正位）和椎弓根中间 1/3（侧位）处；当针即将进入椎体时，针尖位于椎弓根内缘（正位）的内侧和椎体后壁（侧位）的腹侧。

如果观察到针尖穿过椎弓根的内侧边界，必须非常小心，因为这可能造成椎弓根皮质缺口，从而进入椎管。理想情况下，针尖应分别到达正位和侧位视图上的中线和椎体的前 1/3。当针尖在

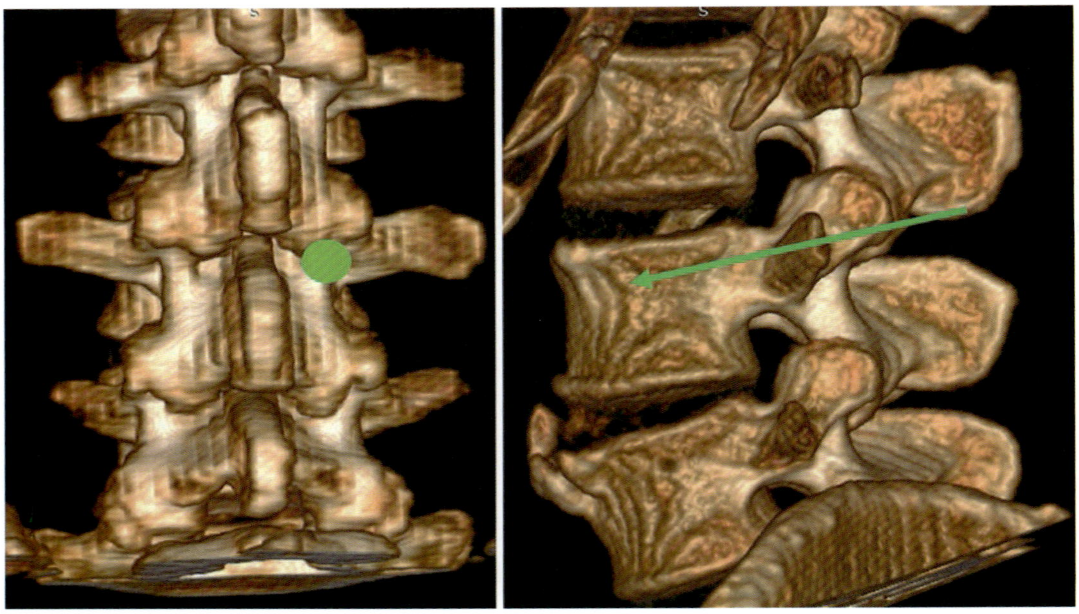

图 2.14 腰椎段正位和侧位三维 CT 重建。绿色箭头示经椎弓根入路

椎体内时，在侧位上不应向前推进超过中间和前 1/3 的交界处，以避免前壁皮质缺口和腹膜后器官损伤。因此，针在椎弓根内的推进主要由正位 X 线引导，而在椎体内的推进主要由侧位 X 线引导。腰椎很少采用椎弓根旁入路，因为相关手术风险较高（Tsoumakidou 等，2017）（图 2.15）。

2.6 放射解剖学

大多数经皮脊柱手术，包括椎体骨折的骨水泥强化技术，都需要 X 线透视影像引导（也称为 C 臂）进行精确和安全的操作。在侧位片上，颈段和腰段显示前凸，胸段和骶段显示轻度后凸。因

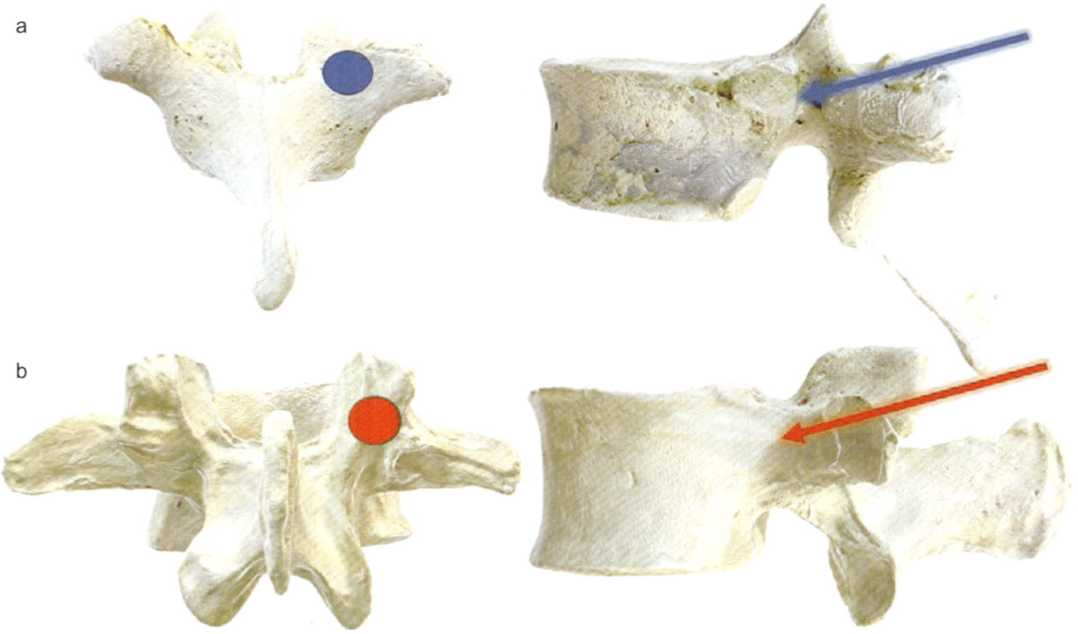

图 2.15 胸椎（a）和腰椎（b）三维模型显示经椎弓根入路正位和侧位视图

此，每个椎体有不同的空间方向。这些曲度的变化很明显，使得单个椎体的标准椎弓根解剖方向不同。在透视引导下的脊柱手术中，根据患者独特的生理和病理曲度，正位和侧位切面通常应根据每个不同的椎体水平有不同的定义。

在开始任何 VP 或 BKP 操作之前，C 臂确定正确的脊柱节段是至关重要的，在目标节段拍摄精确的脊柱前后位视图，并确定看到清晰的骨性标志：椎弓根、棘突、终板、前壁和后壁。在目标节段，C 臂角基本上是沿着两个轴进行调整：左右和头尾（在 AP 和 LL 位）（图 2.16）。目标节段应该定位在图像的中间，以避免误差，并减少辐射和散射。必要时可放大，但代价是增加辐射暴露（Laredo 和 Hamze，2005；Cianfoni 等，2011）。

2.6.1　椎弓根视图

在某些情况下，由于脊柱的生理和病理性弯曲程度，在前后位透视图中获得正确的椎体标志点可能是极其困难的。在这些情况下，可以使用椎弓根视图技术来安全而精确地插入针。使用这种技术时，C 臂沿针头从皮肤到目标靶点的投影路径（即穿刺路径）倾斜。然后将针平行于 X 射线束插入，在椎弓根上形成一个不透射线的点。在进针过程中，可以反复利用前后视图来确定器械尖端的确切位置（见第 5 章）。

2.6.2　手术的解剖标志

椎弓根：在图像增强器的正位成像上见到的椎弓根（椎弓根环或椎眼），代表椎弓根最狭窄的部分。在正位图像上，Jamshidi 针应选择椎弓根环外作为起始点。椎弓根应出现在椎体的上 1/3，以确定椎体在矢状面上不倾斜。经典经椎弓根入路有几个优点：为针定位提供了明确的解剖标志，固有的安全性，只要在椎弓根内行进，就不会有其他邻近解剖结构（神经根、肺）受到针损伤的风险。然而，在穿透后壁之前，套管针的尖端应始终保持在连接椎弓根内侧边缘的假想线的外侧，这条线代表椎管和硬膜囊的外侧边缘。

椎弓根在横断面上的角度随着头尾位置的变化而变化，胸椎椎弓根角度小于 10°，腰椎椎弓根角度增大至 30°。胸椎椎弓根朝向头侧 15° ~ 17°，腰椎大部分为中立位，L5 椎弓根朝向尾侧 18°。椎体前缘皮质到椎弓根后缘的平均距离胸椎为 40 ~ 45 mm，腰椎为 50 mm。

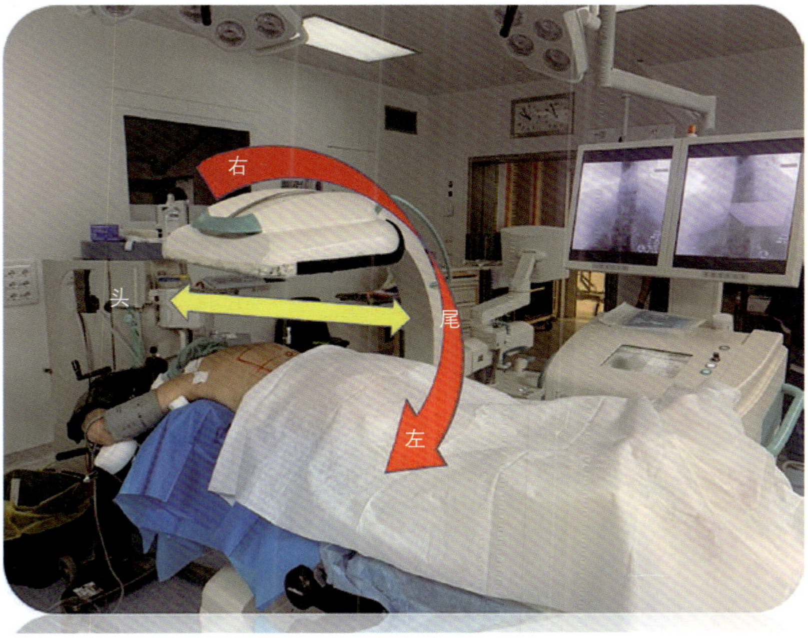

图 2.16　在开始任何 VP 或 BKP 操作之前，C 臂确定正确的脊柱节段是至关重要的，在目标节段拍摄精确的脊柱前后位视图，并确定看到清晰的骨性标志：椎弓根、棘突、终板、前壁和后壁

棘突：棘突应该出现在正位图像的中央部分。通过使用C臂调整，可以将手术台或图像增强器侧向倾斜，直到棘突位于中线。最后的视图，椎体应该像一个“盒子”，棘突在中心。在侧位图像上，椎弓根应重叠。

终板和椎体后壁：通过C臂头尾向调整，使得它们在前后位上平行，在侧位上成为一条线重叠，清晰地显示椎间盘间隙。良好的后壁图像尤其重要，检查工作套管总是位于后壁的腹侧，以避免骨水泥渗漏。终板和（或）椎体后壁的双重外观提示侧位视图不正确，这可能会导致对基础解剖结构的错误判断和危险地置入穿刺针。

同样重要的是要考虑到L5-S1的椎间盘终板由于前凸曲度通常向前发散，因此，它们不能在X线透视中在同一正位视图上显示。当C臂头尾方向倾斜时，L5椎间盘下终板倾向于最先出现，其次为S1椎间盘上终板轮廓，倾斜度较大。因此，对于L5-S1椎间盘，C臂的最佳倾斜角度介于这两个标志点之间。

椎间孔：为了获得椎间孔的良好侧位视图，有时需要调整每个受累椎体的C臂透视图。在侧位时，有必要对椎间盘终板进行定位，使椎弓根垂直。在侧位通过左右C臂调整将后壁和关节突重叠。如果操作正确，椎体呈盒子状，椎间孔应清晰可见。

在脊柱侧凸的情况下，棘突在正位中间的显示是不可能的。在这种情况下，图像增强器或工作台应该倾斜，直到透视获得通过椎弓根可进入椎体的顺向视图（椎弓根视图）。

椎体前壁：在侧位视图中椎体前壁应能很好地显示。特别是在胸椎中，在到达前壁理想位置之前，通过前后椎弓根方向笔直穿刺有破坏前外侧壁的风险。事实上，由于椎体前壁的倾斜，只有当它在正位出现在中线附近时，在侧位视图上，将针尖穿过椎体的中间部分才是可取的。否则，针会损伤椎体前外侧皮质（图2.17）。

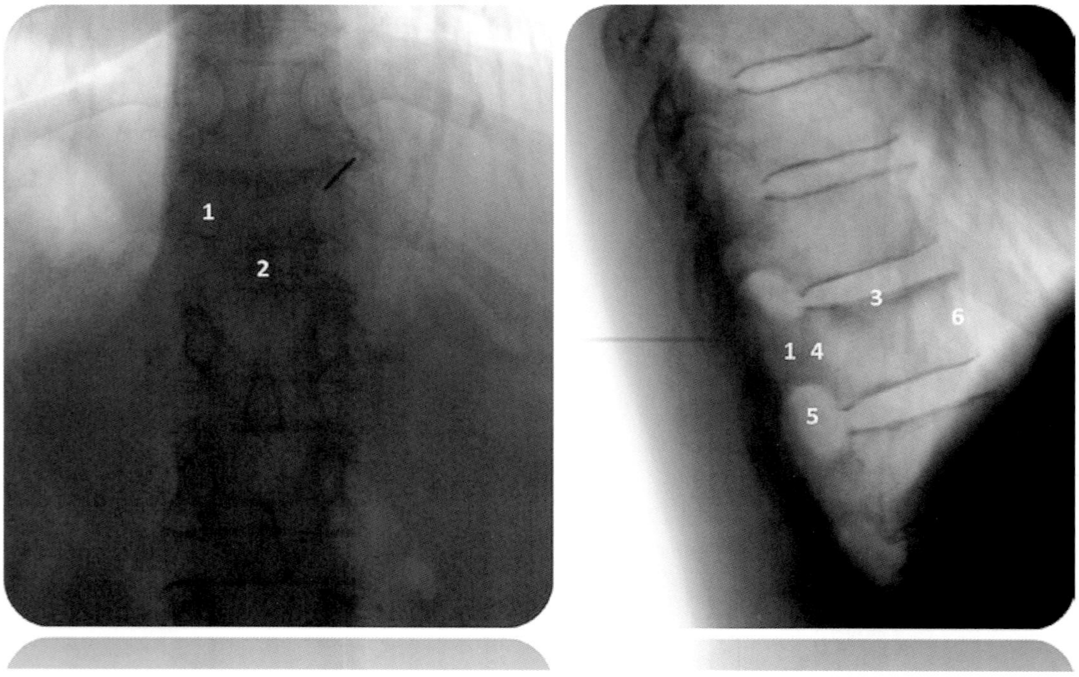

图2.17 在目标水平，C臂角度沿两个轴进行调整：左、右、头尾（在AP和LL位）。手术目标水平应该定位在图像的中心，以避免误差，以减少辐射和散射。脊柱手术标志的正确透视显示：1脚；2棘突；3终板；4椎体后壁；5椎间孔；6椎体前壁

（宋 阳 赵 丹 译
王 凯 李水清 容晓莹 审校）

参考文献

Adams MA, Dolan P. Biomechanics of vertebral compression fractures and clinical application. Arch Orthop Trauma Surg. 2011;131:1703–10.

Andersson GBJ, Lavender SA. Evaluation of muscle function. In: Frymoyer JW, editor. The adult spine: principle and practice. New York: Lippincott- Raven; 1997.

Anselmetti GC, Manca A, Montemurro F, Tutton S, Chiara G, Battistella M, et al. Vertebroplasty using transoral approach in painful malignant involvement of the second cervical vertebra (C2): a single-institution series of 25 patients. Pain Physician. 2012;15:35–42.

Balboni GC, Bastianini A, Brizzi E, Comparini L, et al. Anatomia Umana. Milan: Ed. Edi-Ermes; 1987. p. 167–246.

Brinckmann P, Biggemann M, Hilweg D. Prediction of the compressive strength of human lumbar vertebrae. Spine. 1989;14(6):606–10.

Christenson PC. The radiologic study of the normal spine: cervical, thoracic and lumbar and sacral. Radiol Clin North Am. 1977;15:133–54.

Cianfoni A, Boulter DJ, Rumboldt Z, Zapton T, Bonaldi G. Guidelines to imaging landmarks for interventional spine procedures: fluoroscopy and CT anatomy. Neurographics. 2011;1:38–47.

Harms J, Tabasso G, Cinanni R. Instrumented Spinal Surgery: Principles and technique. Stuttgart, New York: Thieme; 1999.

Laredo JD, Hamze B. Complications of percutaneous vertebroplasty and their prevention. Semin Ultrasound CT MRI. 2005;26:65–80.

Lasjaunias P, Berenstein A. Surgical neuroangiography. New York: Springer; 1990.

Louis R. Chirurgia del rachide. Padova: Piccin Nuova Libreria SPA; 1989.

McBroom RJ, Hayes WC, Edwards WT, Goldberg RP, White AA. Prediction of vertebral body compressive fracture using quantitative computed tomography. J Bone Joint Surg Am. 1985;67(8):1206–14.

Murthy NS, Maus TP, Behrns CL. Intraforaminal location of the great anterior radiculomedullary artery (artery of Adamkiewicz): a retrospective review. Pain Med. 2010;11:1756–64.

Nevitt MC, Ross PD, Palermo L, et al. Association of prevalent ertebralfractures, bone density, and alendronate treatment with incident vertebral fractures: effect of number and spinal location of fractures. Bone. 1999;25:613–9.

Oehmke HJ. Statik und Funktion der Wirbelsäule [static equilibrium and function of the spine]. Unfallchirurgie. 1986;12(6):332–6.

Panjabi MM, Goel V, Takata K. Physiologic strains in the lumbar spinal ligaments. An in vitro mechanical study. Spine. 1982;7:192–203.

Panjabi MM, Goel V, Oxland T, et al. Human lumbar vertebrae. Quantitative three-dimensional anatomy. Spine. 1992;17:299–306.

Roberts S, Menage J, Urban JP. Biomechanical and structural properties of the cartilage end-plate and its relation to the intervertebral disk. Spine. 1989;14(2):166–74.

Schupfner R, Koniarikova K, Pfeifer C, Grechenig P, Bakota B, Staresinic M, Kerner MA, Müller M. An anatomical study of transpedicular vs. extrapedicular approach for kyphoplasty and vertebroplasty in the thoracic spine. Injury. 2020;6. S0020–1383(20)30942–30946.

Tong FC, Cloft HJ, Joseph GJ, et al. Transoral approach to cervical Vertebroplasty for multiple myeloma. Am J Roentgenol. 2000;175:1322–4.

Tsoumakidou G, Too CW, Koch G, Caudrelier J, Cazzato RL, Garnon J, Gangi A. CIRSE guidelines on percutaneous vertebral augmentation. Cardiovasc Intervent Radiol. 2017;40:331–42.

第3章 脊柱生物力学和材料学在椎体成形术、后凸成形术和椎体强化术中的应用

3.1 脊柱生物力学

单个椎体压缩骨折（VCF）的发生涉及骨骼和脊柱生物力学变化，使再次骨折的风险增加4～7倍，若既往有多个椎体骨折史，则风险呈指数级别增加（Lunt等，2003；Ross等，1991，1993）。

脊柱形状和形态的变化反映了松质骨结构和生物力学的变化。Briggs等将这些宏观和微观变化定义为"椎体级联骨折"（Briggs等，2007a）。

通过双能X射线吸收仪（dual energy X-ray absorptiometry，DEXA）评估骨密度（bone mineral density，BMD）并不能预测再次骨折的风险。单纯BMD并不能解释为什么具有相同BMD值的受试者，有的容易发展为VCF（Hordon等，2000）。

根据文献证据，"椎体级联骨折"的病因可以追溯到包括骨骼、神经生理学和脊椎特性在内的几个因素相互作用。

3.2 骨骼特性

通过背向散射电子显微镜评估患有/不患有VCFs的个体髂嵴松质骨矿化水平，结果显示骨折组和非骨折组平均骨形成量相似，但矿化分布模式不同。这些发现支持这样一种假设，即VCF的发生受到椎体内骨矿化分布的影响，可能会增加VCF患者骨小梁力学性能的可变性（Ciarelli等，2003）。虽然显示出区域差异，但传统的骨密度分析并没有评估每个节段椎体骨矿化的分布不同。运用组织形态计量学、定量计算机断层扫描（QCT）和亚区域DXA扫描进行的研究突出显示了随年龄增长椎体骨小梁分离程度更大，中央和前缘区域骨密度更低（Thomsen等，2002；Banse等，2001；Briggs等，2006a）。

难以评估和量化的一个参数是骨质量，在椎体强度中存在10%～30%的差异（Singer等，1995）。骨质量代表一个通用术语，在该术语下，几个参数会趋同，如微结构、微损伤、骨转换、骨矿化、皮质孔隙度、骨细胞健康和密度、骨髓细胞数量。

患有VCF的个体表现出微结构各向异性（沿不同方向轴物理特性可变性）。微结构各向异性与机械各向异性有关，导致骨骼不能承受主负荷轴以外方向的机械负荷（Oleksik等，2000）。骨小梁连接性的丧失可能导致小梁网络应力、疲劳和微损伤的累积增加（Recker，1993）。VCF患者的骨细胞密度下降，可能导致小梁微损伤，从而增加骨折风险（Qiu等，2003）。

骨密度分布改变和松质骨微结构受损可以解释"椎骨级联骨折"内部的变化。

3.3 脊柱特性

脊柱随年龄增长发生退行性变是"椎体级联骨折"的一个方面。

Sornay-Rendu等最先强调，椎间盘间隙变窄与椎体骨折风险显著增加有关（Sornay-Rendu等，2004）。随后，Adams等分析了19个年龄在62～94岁的人胸腰段脊柱的41个运动节段（2个椎体以及椎间盘和韧带），发现在直立姿势下，椎弓的承载力从椎间盘未退变标本的8%增加到椎间盘退变程度最大标本的63%。

相反，椎体前半部的承载力从43%降低到10%。如组织形态计量学测量所示，根据适应性骨重塑的"沃尔夫定律"，椎体前半部分特别容易产生"应力屏蔽"效应和骨密度丢失。另外，在存在严重椎间盘退变的情况下，屈曲会使施加在椎体前缘的压力增加430%，而骨量和骨结构的减少会导致椎体强度大大降低（Adams等，2006）。这些

变化可以解释椎体楔形骨折的发生。椎体骨折导致胸椎后凸加剧。同时，脊柱后凸是椎体骨折进展的独立风险因素（Huang 等，2006）。

椎骨的大小和截面积（cross-sectional area，CSA）与骨强度直接相关。据报道，与没有 VCF 病史的年龄和身高相当的女性相比，患有 VCF 的女性椎骨小 7%（Mazess 等，1994）。当与对照组在年龄、身高、体重和骨密度方面相匹配时，患有 VCF 的女性椎体体积较小（15%）（Duan 等，1999）。一项比较是否患有 VCF 的女性研究表明，骨折组 T12-L4 的 CSA 显著低于在年龄、身高、体重和 BMD 方面相匹配的对照组 5% ~ 12%（Gilsanz 等，1995）。

Briggs 等对是否患有 VCF 的椎体之间生理负荷特性进行了活体比较研究，观察到骨折处的屈曲力矩和剪切力更大；骨折下方平面的屈曲力矩和压缩力增加；骨折上方平面的屈曲力矩和剪切力增加（Briggs 等，2006b）。与那些没有 VCF 病史的患者相比，VCF 患者脊柱负荷明显更大。

3.4 神经生理特性

脊柱肌肉活动的改变被认为是另一个导致“椎体级联骨折”的因素。

肌电图评估研究显示，老年人和 VCF 患者躯干肌肉共同收缩。拮抗肌（伸肌和屈肌）共同收缩可能会产生一系列后果，如脊柱负荷增加，无法避免在高强度动作时恢复平衡所需的躯干协调运动。Briggs 等通过一项活体研究评估了自然发生的胸椎后凸如何影响脊柱负荷曲线图，以及如何影响躯干肌肉维持直立所需的力，他们发现基于节段屈曲力矩、压缩力和剪切力，胸椎后凸和脊柱负荷之间存在强线性关系。负荷增加与胸椎后凸导致的躯干主体向前平移有关（Briggs 等，2007b），主体向前平移增加了从椎体中心到复合运动中心（center of motion，COM）的力臂距离。由此增加的屈曲力矩被更大的肌肉力所抵消，这些肌肉力加上重力，可以三角分解为更大的剪切力和压缩力矢量。胸椎后凸增加与胸腔扩张受限（Culham 等，1994）、平衡受损、老年人跌倒风险增加（Sinaki 等，2005）和背部伸肌无力（Sinakii 等，1996）有关。肌肉无力会导致疲劳的早期发生，从而使胸椎弯曲度进一步增加，加剧了先前解释的机制。

负荷增加与衰老脊柱退行性变化增加有关，这些变化使椎体前半部分承载负荷减少，“应力屏蔽”机制增加，导致松质骨微结构的改变，从而引发级联骨折。

总之，在退变的脊柱中，椎间盘间隙的退行性变化和胸椎后凸增加通过改变椎弓根上的负荷，以及影响椎体间骨密度的分布和局部骨量，导致椎体强度受损。这些与骨质疏松个体 BMD 降低相关的发现导致生理负荷降低，椎体更易退变，这构成 VCF 的发生基础。VCF 一旦确诊，椎旁肌肉的改变、与其共同收缩相关的负荷增加以及局部后凸增加都有助于发生持续性恶性循环，这就解释了骨质疏松个体随后发生 VCF 的风险增加。这种恶性循环被称为“椎体级联骨折”。脊椎由多块紧密相连的骨组成，鉴于其独特的结构和复杂的组织，椎体似乎是观察级联骨折的最佳结构（图 3.1）。

3.5 填充材料

Galibert 等于 1987 年首次使用丙烯酸基骨水泥治疗脊椎血管瘤（Galibert 等，1987）。继而聚甲基丙烯酸甲酯（PMMA）成为微创填充扩张技术治疗 VCF 最广泛使用的填充材料。PMMA 与松质骨的性质不同，导致一些作者将其使用与相邻椎体 VCF 的风险增加联系起来。尽管 PMMA 和相邻 VCF 之间的联系仍然是一个有争议的问题，但这一问题促使研究人员和行业人员开发出具有不同性能的新材料。

本部分内容旨在概述目前使用的材料及其生物力学性能。

3.5.1 聚甲基丙烯酸甲酯

PMMA 由固相和液相组成。固相由预聚的 PMMA 聚合物粉末组成，该聚合物粉末包括催化剂（过氧化苄基）和选定的放射性遮光剂，如硫酸钡、二氧化锆、钽和（或）钨。液相由含有活化剂（最常见的是 N, N- 二甲基对甲苯胺）的甲基丙烯酸甲酯单体组成。当两相混合时，除了骨水泥黏

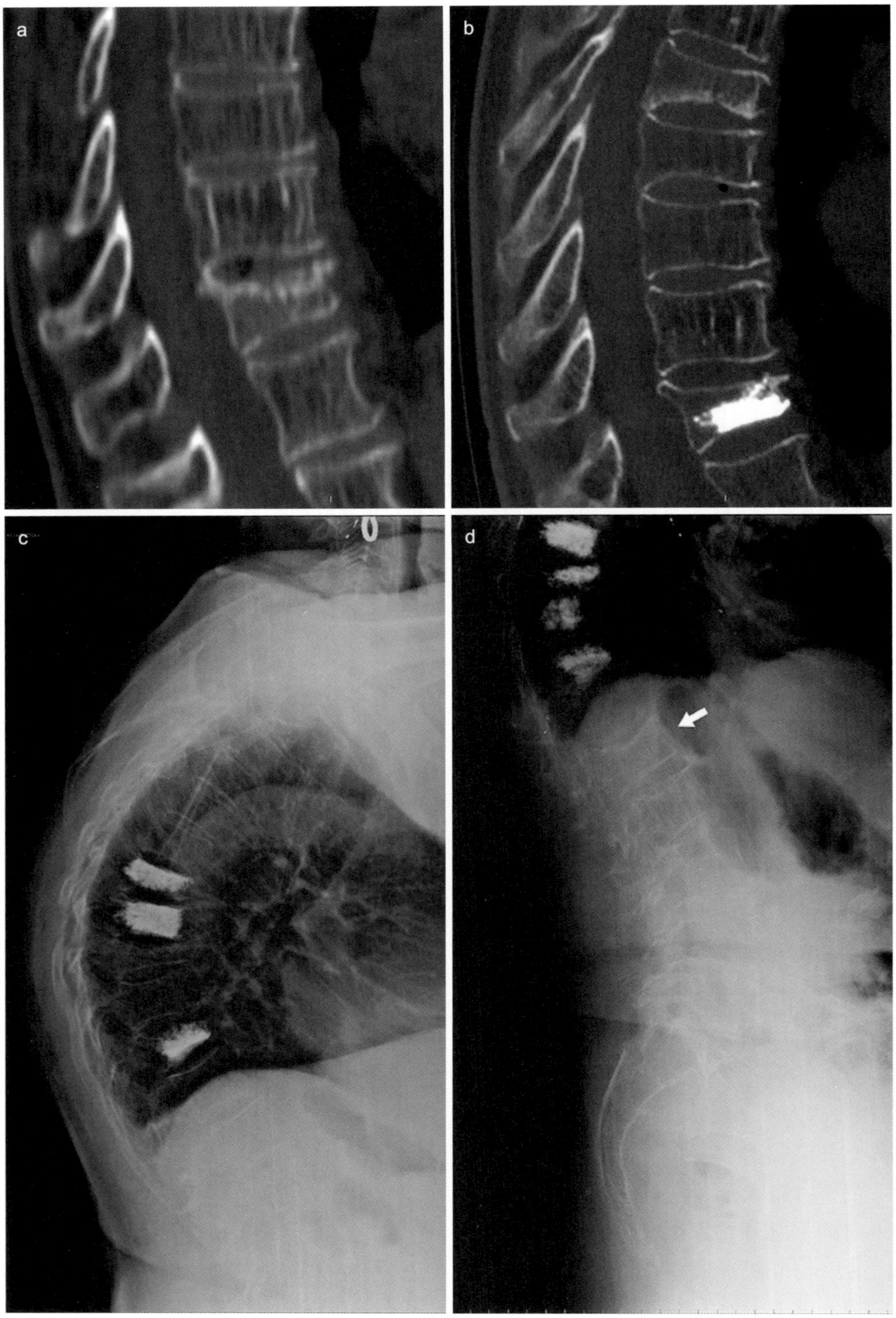

图 3.1　（a，b）69 岁老年女性椎体级联骨折，股骨颈 T 值为 -3.6，T11 骨质疏松性 VCF 开始接受椎体成形术；（c）患者 T7 和 T8 出现了新的骨折；（d）在短时间内，T9 和 T10（箭头）出现了新的骨折

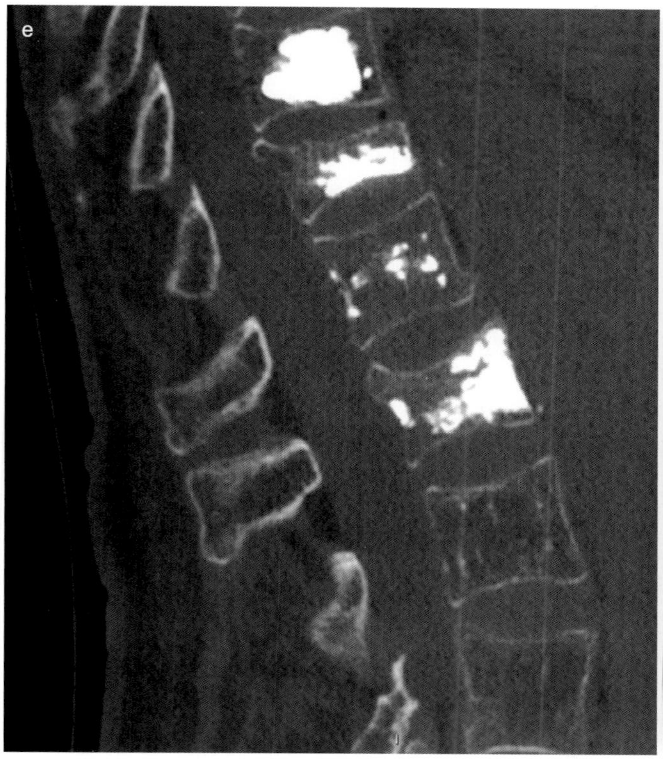

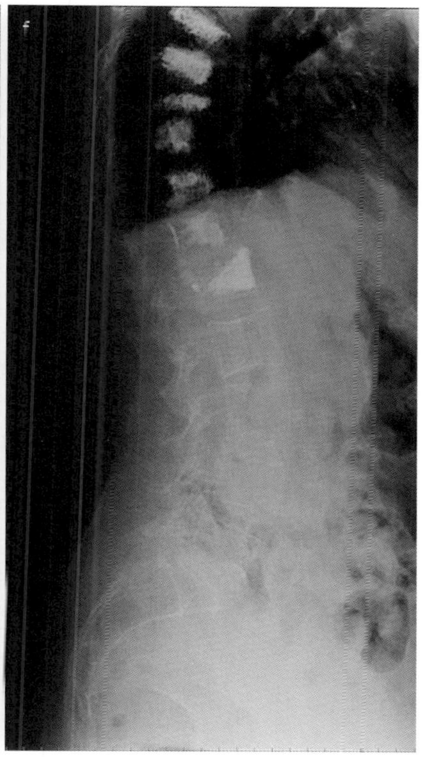

图 3.1 （续）(e) 需要对 T9 和 T10 椎体行椎体强化术，然后是 L1 椎体；(f) 最后一次填充手术后的矢状位 X 线片显示了 T7-L1 椎体

度增加外，固化过程中还会释放热量。骨水泥经过 3 个不同的阶段。第一阶段是从搅拌到骨水泥不粘手套的那一刻，这被称为“面团时间”（通常是固化过程的前3分钟）。第二阶段是“工作时间”，即骨水泥具有足够的黏度，可以进行操作和注入，而不会过于黏稠无法控制注入力（这一阶段持续时间不到 15 分钟）。第三阶段称为“凝结时间”，持续约 8 分钟，直到骨水泥表面的放热反应温度达到其最大值的 50%（Ashmmakhi 等，2019）。PMMA 在椎体内达到温度 55 ℃（Deramond 等，1999）。

两相必须按通常为 2.18 份固体和 1 份液体的计算比例混合。如果在混合阶段出现错误，并且混合物没有适当平衡，骨水泥可能会过早或不充分硬化，最终导致化合物强度不够或硬化所需时间不正确（Yimin 等，2013）。

PMMA 注射导致椎体硬度和应力增加。在骨质疏松的椎体中，直到不可逆变形为止的最大可耐受力增加，而在 BMD 值正常的椎体中则没有增加。在骨质疏松的椎体中，即使骨水泥体积为 6～7 ml，也能观察到显著的效果，这大约填充了椎体体积的 1/4（Heini 等，2001）。PMMA 的杨氏模量范围为 2000～3000 MPa，远高于松质骨的杨氏模量（松质骨在 50～800 MPa 的范围内）。PMMA 是一种惰性材料，不具有骨传导特性。

3.5.2 磷酸钙

将磷酸钙（CP）粉末添加到水溶液中以产生可注射的黏性水泥浆。CP 水泥的特点是提高了骨传导性、生物降解性和非放热反应。CP 具有低的杨氏模量和低的压缩力。根据最终水化产物的性质（取决于水泥浆的 pH），CP 水泥可分为两类：在 pH>4.2 时形成的磷灰石（羟基磷灰石，HA；或贫钙羟基磷灰石，CDHA）；在 pH<4.2 时形成的亚磷酸二钙（DCPD）(Krüger 和 Groll，2012)。在生理 pH 下，钙磷石的可溶性比磷灰石高 1～2 个数量级，降解速度更快。由于凝固时间短、机械强度低和注射性差，钙磷石水泥的临床应用有限（Dorozhkin，2008）。在体内，CP 水泥可能会

经历被动和（或）主动吸收。被动吸收主要依赖于材料的溶解性和分散性。主动吸收与破骨细胞的活性有关。一旦主动和（或）被动CP吸收开始，骨形成就开始了。根据CP水泥的特殊特性，植入部位可能在几个月到几年内几乎完全转化为骨骼（Tsai等，2008）。CP水泥可能具有类似骨骼的弹性模量，有助于防止应力屏蔽并保持足够的韧性以防止循环载荷下的疲劳骨折。然而，生物水泥由于其高黏度而价格昂贵难以操作。尽管一些作者发现，生物水泥对剪切力、屈曲力和牵引力的抵抗力较低，机械故障率会增加，但仍推荐用于年轻患者（Blattert等，2009；Ruiz Santiago等，2014）。

3.5.3 VK100®

VK100是一种生物相容性、生物耐久性、非热性和更具弹性的填充材料。它是一种不透射线的硅聚合物，能黏附在骨上。除胃酸外的身体物质不能降解硅聚合物。VK100在应用过程中由两种糊状成分混合组成。组分A由二甲基甲基乙烯基硅氧烷（86%）、硫酸钡粉末（14%）和铂催化剂（15 ppm，金属）组成。组分B由二甲基甲基乙烯基硅氧烷（78%）、硫酸钡粉末（15%）和甲基氢硅氧烷交联剂（7%）组成（Mauri等，2018）。温度是VK100的一个重要参数，因为工作时间强烈依赖于温度，温度可以决定黏度或工作时间。通常，VK100的工作时间比PMMA长20～30分钟。然而，在正常体温下，VK100的交联速度是室温下的4倍，因此，一旦进入体内，它就会迅速固化，变得过于黏稠而无法移动。与PMMA相比，VK100黏度较低可能需要更小心地将其注射到椎体中避免渗漏，也可使材料注射量更少。其性能与天然骨非常相似，其硬度低于PMMA，所以它的载荷传递更均匀，从而降低相邻椎体VCF的风险（Bornemann等，2016）。

3.5.4 Cortoss®

Cortoss是一种具有生物活性的磷酸钙微玻璃水泥，与PMMA相比，它更具骨结合性和亲水性，固化温度更低。从生物力学的角度来看，它比PMMA更强，黏度更低，可以更弥漫性地扩散到微骨折中，其强度与皮质骨相似。Cortoss在生物学上与骨骼形成结合，并具有骨传导特性，促进骨折部位骨骼重建（Jacobson等，2017）。在不产生局部刚性水泥块的情况下，Cortoss可以提供更弥漫、均匀分布的支撑，为相邻椎体提供更少的局部压力和更多的均布压力。

2012年发表的一项随机对照前瞻性试验评估了Cortoss水泥与PMMA相比的非劣效性。骨质疏松性VCF患者按2∶1随机分组纳入，162名患者使用Cortoss进行椎体成形术，94名患者使用PMMA进行椎体成形术。随访时间为24个月。观察对比Cortoss与PMMA的非劣效性，发现Cortoss治疗的患者在3个月时疼痛显著缓解（P=0.0395），在24个月时功能得到更好的维持或改善（P=0.0299）（Bae等，2012）。

（赵　丹　译　商澜镨　审校）

参考文献

Adams MA, Pollintine P, Tobias JH, Wakley GK, Dolan P. Intervertebral disc degeneration can predispose to anterior vertebral fractures in the thoracolumbar spine. J Bone Miner Res. 2006;21(9):1409–16.

Ashmmakhi N, Clerk-Lamalice O, Baroud G, Darabi MA, Georgy B, Beall D, Wagoner D. Spine intervention—an update on injectable biomaterials. Can Assoc Radiol J. 2019;70(1):37–43.

Bae H, Hatten HP Jr, Linovitz R, Tahernia AD, Schaufele MK, McCollom V, et al. A prospective randomized FDA-IDE trial comparing Cortoss with PMMA for vertebroplasty: a comparative effectiveness research study with 24-month follow-up. Spine (Phila Pa 1976). 2012;37(7):544–50.

Banse X, Devogelaer JP, Munting E, Delloye C, Cornu O, Grynpas M. Inhomogeneity of human vertebral cancellous bone: systematic density structure patterns inside the vertebral body. Bone. 2001;28(5):563–71.

Blattert TR, Jestaedt L, Weckbach A. Suitability of a calcium phosphate cement in osteoporotic vertebral body fracture augmentation: a controlled, randomized, clinical trial of balloon kyphoplasty comparing calcium phosphate versus polymethylmethacrylate. Spine (Phila Pa 1976). 2009;34(2):108–14.

Bornemann R, Rommelspacher Y, Jansen TR, Sander K, Wirtz DC, Pflugmacher R. Elastoplasty: a silicon polymer as a new filling material for Kyphoplasty in comparison to PMMA. Pain Physician. 2016;19(6):E885–92.

Briggs AM, Wark JD, Kantor S, Fazzalari NL, Greig AM, Bennell KL. Bone mineral density distribution in thoracic and lumbar vertebrae: an ex vivo study using dual energy X-ray absorptiometry. Bone. 2006a;38(2):286–8.

Briggs AM, Wrigley TV, van Dieën JH, Phillips B, Lo SK, Greig AM, Bennell KL. The effect of osteoporotic vertebral fracture on predicted spinal loads in vivo. Eur Spine J. 2006b;15(12):1785–95.

Briggs AM, Greig AM, Wark JD. The vertebral fracture cascade in osteoporosis: a review of aetiopathogenesis. Osteoporos Int. 2007a;18:575–84.

Briggs AM, van Dieën JH, Wrigley TV, Greig AM, Phillips B, Lo SK, Bennell KL. Thoracic kyphosis affects spinal loads and trunk muscle force. Phys Ther. 2007b;87(5):595–607.

Ciarelli TE, Fyhrie DP, Parfitt AM. Effect of vertebral bone fragility and bone formation rate on the mineralization levels of cancellous bone from white females. Bone. 2003;32(3):311–5.

Culham EG, Jimenez HA, King CE. Thoracic kyphosis, rib mobility, and lung volumes in normal women and women with osteoporosis. Spine (Phila Pa 1976). 1994;19(11):1250–5.

Deramond H, Wright NT, Belkoff SM. Temperature elevation caused by bone cement polymerization during vertebroplasty. Bone. 1999;25(2 Suppl):17S–21S.

Dorozhkin SV. Calcium orthophosphate cements for biomedical application. J Mater Sci. 2008;43:3028–57.

Duan Y, Parfitt AM, Seeman E. Vertebral bone mass, size, and volumetric density in women with spinal fractures. J Bone Miner Res. 1999;14(10):1796–802.

Galibert P, Deramond H, Rosat P, Le Gars D. Preliminary note on the treatment of vertebral angioma by percutaneous acrylic vertebroplasty. Neurochirurgie. 1987;33(2):166–8.

Gilsanz V, Loro ML, Roe TF, Sayre J, Gilsanz R, Schulz EE. Vertebral size in elderly women with osteoporosis. Mechanical implications and relationship to fractures. J Clin Invest. 1995;95(5):2332–7.

Greig AM, Briggs AM, Bennell KL, Hodges PW. Trunk muscle activity is modified in osteoporotic vertebral fracture and thoracic kyphosis with potential consequences for vertebral health. PLoS One. 2014;9(10):e109515.

Heini PF, Berlemann U, Kaufmann M, Lippuner K, Fankhauser C, van Landuyt P. Augmentation of mechanical properties in osteoporotic vertebral bones—a biomechanical investigation of vertebroplasty efficacy with different bone cements. Eur Spine J. 2001;10(2):164–71.

Hordon LD, Raisi M, Aaron JE, Paxton SK, Beneton M, Kanis JA. Trabecular architecture in women and men of similar bone mass with and without vertebral fracture: I. Two-dimensional histology. Bone. 2000;27(2):271–6.

Huang MH, Barrett-Connor E, Greendale GA, Kado DM. Hyperkyphotic posture and risk of future osteoporotic fractures: the rancho Bernardo study. J Bone Miner Res. 2006;21(3):419–23.

Jacobson RE, Granville M, Hatgis J, Berti A. Low volume vertebral augmentation with Cortoss cement for treatment of high degree vertebral compression fractures and vertebra Plana. Cureus. 2017;9(2):e1058.

Krüger R, Groll J. Fiber reinforced calcium phosphate cements—on the way to degradable load bearing bone substitutes? Biomaterials. 2012;33(25):5887–900.

Lunt M, O'Neill TW, Felsenberg D, Reeve J, Kanis JA, Cooper C, et al. Characteristics of a prevalent vertebral deformity predict subsequent vertebral fracture: results from the European prospective osteoporosis study (EPOS). Bone. 2003;33(4):505–13.

Mauri G, Nicosia L, Sconfienza LM, Varano GM, Vigna PD, Bonomo G, et al. Safety and results of image-guided vertebroplasty with elastomeric polymer material (elastoplasty). Eur Radiol Exp. 2018;2(1):31.

Mazess RB, Barden H, Mautalen C, Vega E. Normalization of spine densitometry. J Bone Miner Res. 1994;9(4):541–8.

Mullender MG, Tan SD, Vico L, Alexandre C, Klein-Nulend J. Differences in osteocyte density and bone histomorphometry between men and women and between healthy and osteoporotic subjects. Calcif Tissue Int. 2005;77(5):291–6.

Oleksik A, Ott SM, Vedi S, Bravenboer N, Compston J, Lips P. Bone structure in patients with low bone mineral density with or without vertebral fractures. J Bone Miner Res. 2000;15(7):1368–75.

Qiu S, Rao DS, Palnitkar S, Parfitt AM. Reduced iliac cancellous osteocyte density in patients with osteoporotic vertebral fracture. J Bone Miner Res. 2003;18(9):1657–63.

Recker RR. Architecture and vertebral fracture. Calcif Tissue Int. 1993;53(Suppl 1):S139–42.

Ross PD, Davis JW, Epstein RS, Wasnich RD. Pre-existing fractures and bone mass predict vertebral fracture incidence in women. Ann Intern Med. 1991;114(11):919–23.

Ross PD, Genant HK, Davis JW, Miller PD, Wasnich RD. Predicting vertebral fracture incidence from prevalent fractures and bone density among non-black, osteoporotic women. Osteoporos Int. 1993;3(3):120–6.

Ruiz Santiago F, Chinchilla AS, Alvarez LG, Abela ALP, Castellano Garcia MDM, Lopez MP. Comparative review of vertebroplasty and kyphoplasty. World J Radiol. 2014;6:329–43.

Sinaki M, Itoi E, Rogers JW, Bergstralh EJ, Wahner HW. Correlation of back extensor strenght with thoracic kyphosis and lumbar lordosis in estrogen-deficient women. Am J Phys Med Rehabil. 1996;75(5):370–4.

Sinaki M, Brey RH, Hughes CA, Larson DR, Kaufman KR. Balance disorder and increased risk of falls in osteoporosis and kyphosis: significance of kyphotic posture and muscle strenght. Osteoporos Int. 2005;16(8):1004–10.

Singer K, Edmondston S, Day R, Braidahl P, Price R. Prediction of thoracic and lumbar vertebral body compressive strength: correlations with bone mineral density and vertebral region. Bone. 1995;17(2):167–74.

Sornay-Rendu E, Munoz F, Duboeuf F, Delmas PD. Disc space narrowing is associated with an increased vertebral fracture risk in postmenopausal women: the OFELY study. J Bone Miner Res. 2004;19(12):1994–9.

Thomsen JS, Ebbesen EN, Mosekilde L. Zone-dependent changes in human vertebral trabecular bone: clinical implications. Bone. 2002;30(5):664–9.

Tsai CH, Lin RM, Ju CP, Chern Lin JH. Bioresorption behavior of tetracalcium phosphate-derived calcium phosphate cement implanted in femur rabbits. Biomaterials. 2008;29(8):984–93.

Yimin Y, Zhiwei R, Wei M, Jha R. Current status of percutaneous vertebroplasty and percutaneous kyphoplasty—a review. Med Sci Monit. 2013;19:826–36.

第 4 章　椎体成形术和后凸成形术的适应证和禁忌证

4.1　引言

椎体成形术（VP）和后凸成形术（BKP）是一种微创手术，包括在严格的透视引导下，在骨折或受伤椎体内经皮经椎弓根或椎弓根外注射不同类型的骨水泥（PMMA、PMMA 加羟基磷灰石、磷酸钙或纯硅）。其目的是加强椎体并改善机械性疼痛。如果这些能够实现，患者将获得许多益处：①减少或停止使用止痛药及其相关的药物耐受性差、副作用或药物间相互作用的风险；②改善患者的整体身体功能和生活质量；③与制动相关的并发症风险降低，包括深静脉血栓形成、肺炎以及需要进一步住院治疗的褥疮（Berenson 等，2011）。

BKP 与 VP 的不同之处在于，在骨水泥增强之前，将可充气气囊经皮插入椎体，以形成空腔并压实周围的松质骨。虽然 BKP 比 VP 更昂贵，但据报道，其优点包括有可能随着椎体终板的升高而矫正后凸，并通过将填充材料以较低压力输送到先前创建的空腔中来降低骨水泥渗漏率（Xing 等，2013；Ruiz Santiago 等，2014；Lee 等，2009；Hulme 等，2006；Bouza 等，2009）。出于这些原因，一些作者倾向于在具有溶解性病变的癌症患者或受近期创伤性或骨质疏松性 VCF 影响的患者中使用后一种技术，希望恢复和维持其解剖功能结构（Mendel 等，2009；Fourney 等，2003；Pflugmacher 等，2008；Burton 等，2011）。

4.2　患者选择

仔细选择患者对于提高治疗效果的可能性至关重要。在进行任何增强手术之前，必须进行准确的既往病史、临床病史采集和神经系统检查，以确认 VCF 是患者所述背痛的原因，并排除任何其他鉴别诊断，包括退行性脊柱疾病（有症状的椎间盘突出、椎间孔狭窄、脊椎病、脊椎滑脱）、感染性或伴随的全身性疾病。通常，VCF 会引起中线非放射性背痛，运动、呼吸行为改变，尤其是负重会加剧疼痛。用手按压受累椎体的后部常会引起局部疼痛，并可能有助于指导后续的影像学研究（Mathis 等，2001；Stallemeyer 等，2003）。

在外伤性和骨质疏松性 VCFs 中，疼痛主要是由于骨小梁和皮质微骨折在塌陷体水平的运动引起的骨膜纤维沿皮质骨的拉伸，并且通过降低与重量和活动相关的机械应力而减轻，而在病理性 VCF 中，它由多因素原因引起（Mathis 等，2001；Teyssédou 等，2014）（见第 11 章）。术前成像需要确定骨折的位置和数量，以及骨折时间、解剖分类，并确认椎体后壁是否完整。

4.3　神经放射学

脊柱的标准 X 线片可初步估计疾病过程中涉及的层面数量，有助于评估椎体塌陷的程度（骨折分级），并指导进一步的神经放射学研究。平片表现包括椎体畸形（楔形、双凹、受压）、椎弓根侵蚀（猫头鹰眨眼征）、椎旁软组织阴影和病理性骨折脱位。然而，需要超过 50% 的局部骨破坏才能检测到病变，并且不可能在标准射线照片上区分急性和慢性 VCF（Jacobs 和 Perrin，2001）（图 4.1）。

基于骨折形态和塌陷程度，Genant 等提出了轻度（1 级，高度压缩减少 20%～25%）、中度（2 级，高度压缩减少 26%～40%）和重度（3 级，高度压缩减少＞41%）椎体骨折的半定量分类（Genant 等，1993）（图 4.2）。

在几乎所有病例中，尤其是在多个椎体病变、持续疼痛的复杂情况下，以及有恶性肿瘤史或非典型临床特征的患者中，脊柱的 MR（磁共振）是

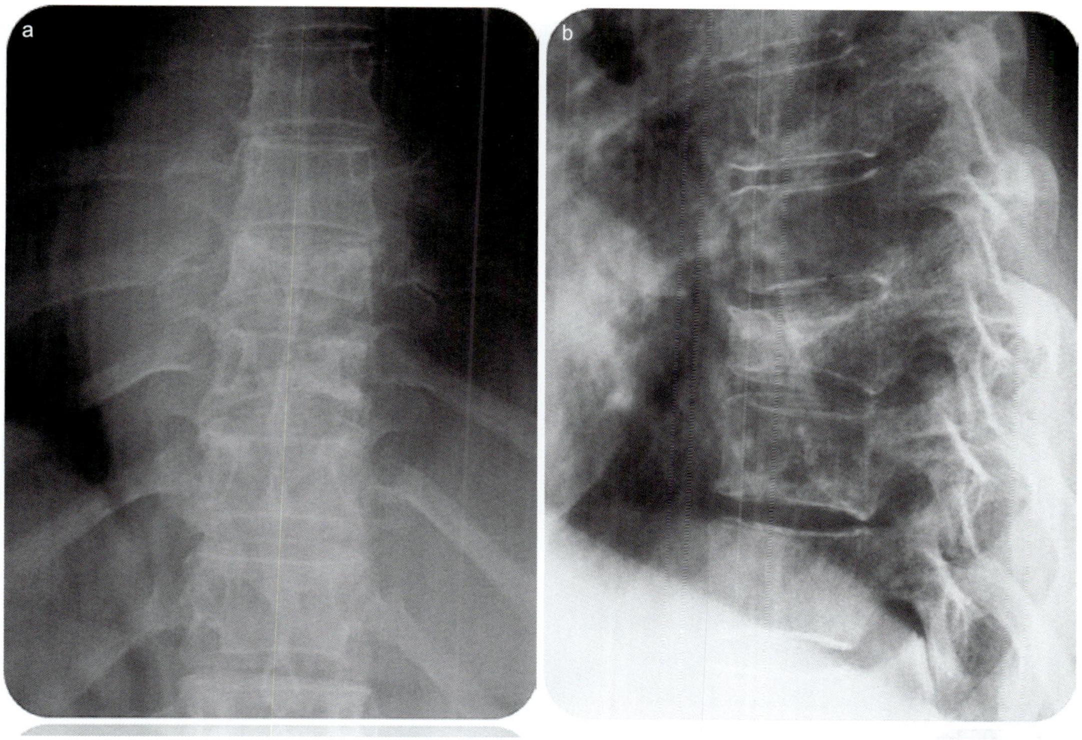

图 4.1　多发性骨髓瘤患者 T8-T9 椎体压缩骨折的（a）AP 和（b）LL X 线图像。病变的确切病因不能仅根据平片推断

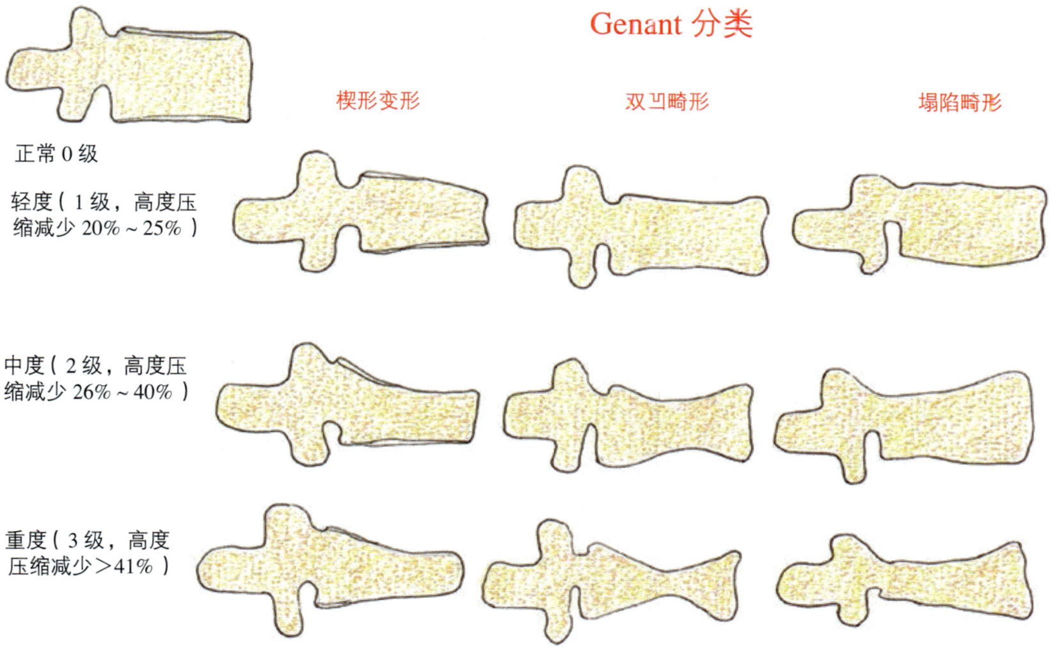

图 4.2　脊椎骨折的半定量 Genant 分类（Maria Di Santo 绘）

首选的成像模式。它显示了解剖椎体塌陷和急性骨折椎体骨髓空间的正常信号丢失，提供了其他伴随椎体异常（如椎管狭窄或椎间盘突出）的精确解剖细节和数据，可指导手术决策。它可以检测完全局限于骨髓腔的早期转移，并有助于区分良性和恶性骨折，因为骨质疏松性 VCF 可能发生在

恶性肿瘤患者中，可高达 30%。在轴向和矢状面上使用 T1W、T2W 和 STIR（短 tau 反转恢复）序列的脊柱 MR 提供了关于骨折时间和愈合状态的宝贵信息（急性与慢性、不完全愈合与巩固）。在矢状位 T1 加权序列上，与急性、亚急性和未愈合骨折相关的水肿产生低（暗）信号，而在骨髓脂肪中通常观察到高（亮）信号。重 T2 加权序列，如 STIR 序列，是检测骨髓水肿最敏感的序列，骨髓水肿表现为高信号。没有脂肪饱和脉冲的标准 T2 加权快速自旋回波序列对识别骨髓水肿不太敏感，因为来自正常脂肪骨髓的信号强度相对较高。MR 图像上显示正常信号的椎骨不应治疗，因为在增强技术后通常很少或没有疼痛缓解。对比增强 MRI 可以更好地描述硬膜外、椎间孔、椎旁和鞘内疾病的进展，包括髓内疾病。与对比增强 MRI 图像相比，脂肪抑制序列可以提供更多信息。脂肪（包括脂肪骨髓、皮下和腹膜后脂肪）和 MR 造影剂在标准 T1W 图像上均呈现高信号（信号增强），这可能会掩盖异常。在脂肪抑制的图像上，仅保留来自注射的造影剂的信号（图 4.3 和图 4.4）。

骨闪烁扫描也可用于 VCFs 的困难病例，以确定 MR 禁忌证患者（存在金属植入物、起搏器）的骨折时间。放射性核素示踪剂的摄取增加高度预测 VP 或 BKP 治疗后的阳性临床反应（Tsoumakidou 等，2017；Maynard 等，2000）。然而，它被认为是第二选择检查，因为它的主要缺点是 VCF 愈合后的长期放射性核素摄取和可提供的解剖信息非常有限，与 MR 所能提供的不同（图 4.5）。

此外，MR 有助于区分良性病变和恶性浸润或感染性疾病。肿瘤侵入椎体骨髓间隙也会导致 MR 图像上 T1 加权信号的丢失。当整个椎体骨髓间隙呈黑色或在 MR 图像上呈现结节状或斑片状时，应怀疑存在肿瘤。形态学征象包括由于肿瘤从椎体偏心膨胀而出现的不对称椎旁病变和前后壁凸起边缘（图 4.6）。相反，在骨质疏松的情况下，通常只有紧邻塌陷的区域是黑色的，显示出软骨下水肿的带状模式。小的椎体后缘骨折块和椎体内裂隙征也可能提示骨质疏松性 VCF（图 4.7 和图 4.8）。然而，信号改变的重叠经常存在，使得 T1 加权图像上的低信号并不完全特异。同样，放射性核素骨扫描虽然对骨折和肿瘤侵袭都敏感，但无法区分两者。因此，建议在任何成形术期间进行骨活检（Mathis 等，2001；Ruiz Santiago 等，2014；Tsoumakidou 等，2017）。如果对椎体后壁的完整性和骨折的稳定性有任何疑问，应进行病变层面的 CT 扫描（Tsoumakidou 等，2017）。在

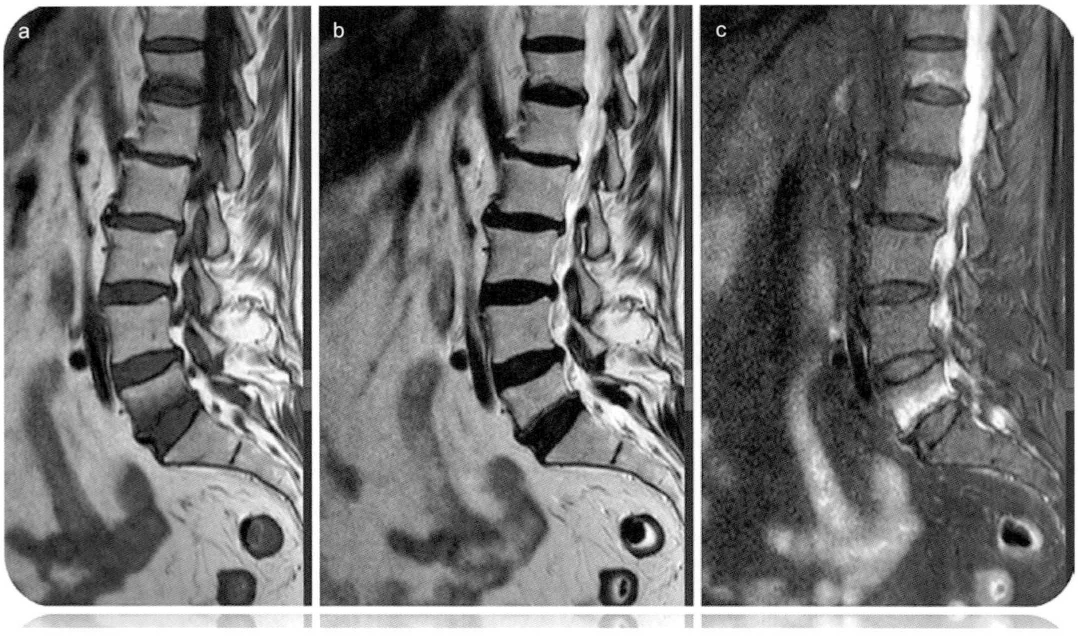

图 4.3 （a）近期 T12 和 L5 骨质疏松性骨折的 T1 加权、（b）T2 加权和（c）STIR MRI 序列图像。STIR 序列中的高强度显示骨折是近期的或未完全愈合

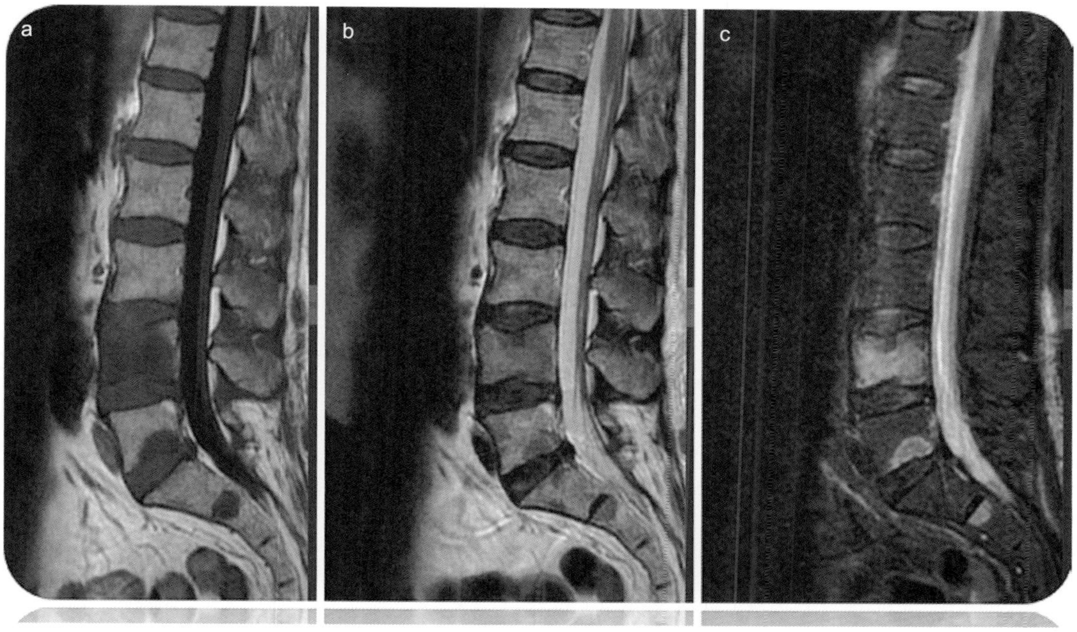

图 4.4　肺腺癌 L4 转移患者的（a）T1 加权、（b）T2 加权和（c）STIR MRI 序列图像。注意，STIR 序列中的弥漫性高信号也在 L5 和 S2 中观察到，部分与癌症相关

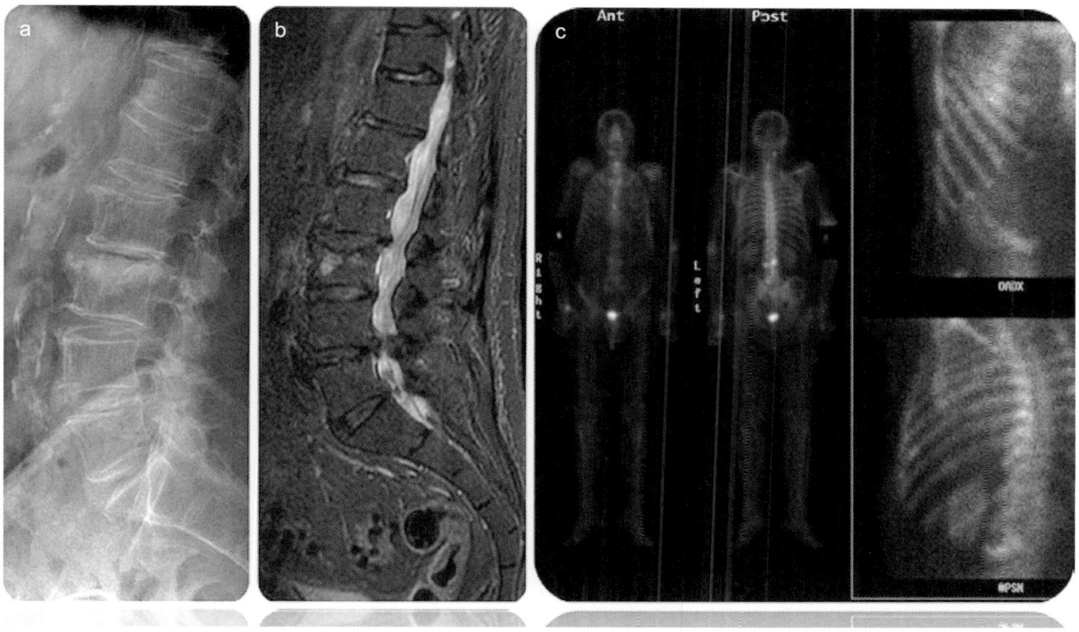

图 4.5　（a）LL X 线图像；（b）矢状 STIR MRI 序列和（c）L3 骨质疏松性 VCF 的骨显像。由于 STIR 序列中的高信号表现以及放射性核素锝 -99 的摄取增加，该病变被认为是新近的

创伤性疾病中，据报道，CT 扫描检测骨折的灵敏度为 99%，而平片摄影的灵敏度为 87%（Hauser 等，2003）。CT 可以以高空间分辨率评估椎体解剖和结构，详细分析 VCF 特征，并在进行椎体强化前对后壁皮质和椎弓根进行可靠评估。这些数据对于合并有皮质破坏和椎间盘突出或其他病变导致的硬膜侵占的患者至关重要，这可能会增加并发症的发生率。增强造影不会为这些提供更多好处。CT 显示的骨骼细节具有空间分辨率（像素大小 0.25 ~ 0.5 mm）和三维重建，优于 MR 图

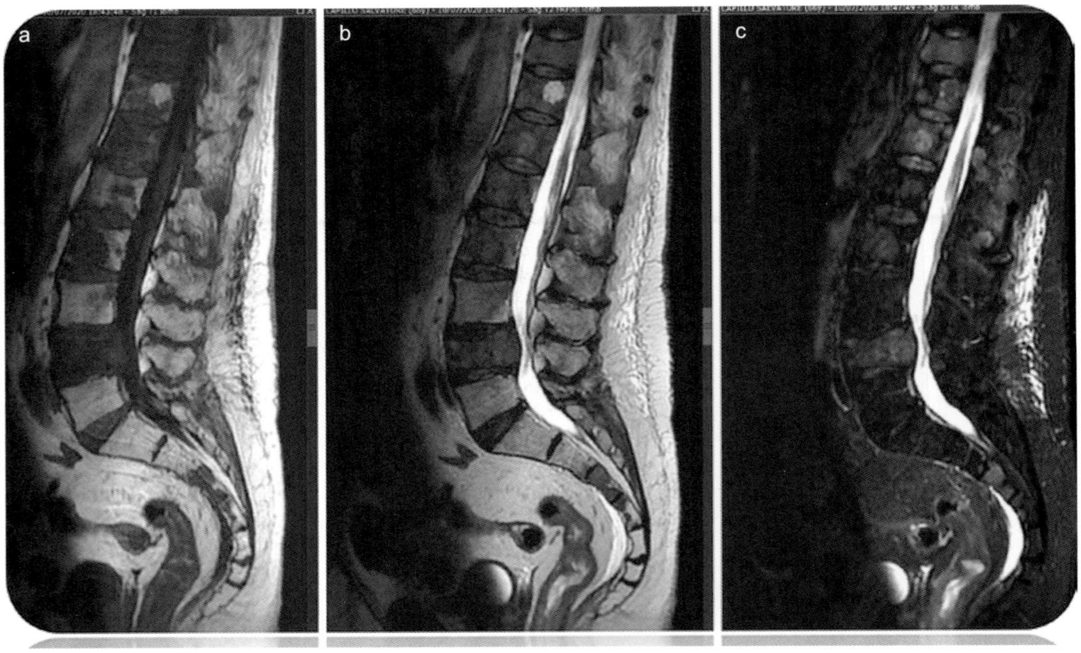

图 4.6 （ a ）前列腺癌多椎体转移患者的 T1 加权、（ b ）T2 加权和（ c ）STIR MRI 序列图像。注意 L4 中病变椎体完全替代了正常骨髓；在其他病变椎体中观察到结节状和斑片状的病变

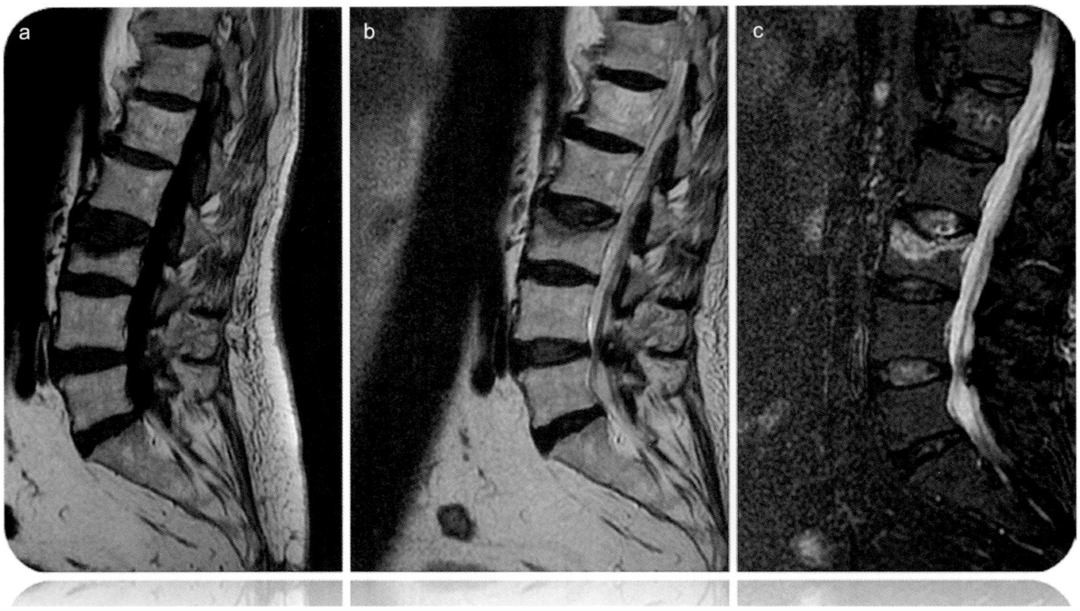

图 4.7 （ a ）L3 骨质疏松性 VCF 患者的 T1 加权、（ b ）T2 加权和（ c ）STIR MRI 序列图像。注意紧邻塌陷的区域显示软骨下水肿呈带状

像（ Burton 等，2005 ）（ 图 4.9 ）。如果存在骨固化和硬化，如成骨性脊柱转移瘤，穿刺针的放置和骨水泥的注射可能会更加困难，并可能产生次优的临床结果（ Tsoumakidou 等，2017；Stallemeyer 等，2003 ）（ 图 4.10 ）。VCF 疼痛干预的时机也必须因人而异。最初，VP/BKP 的治疗干预仅限于非

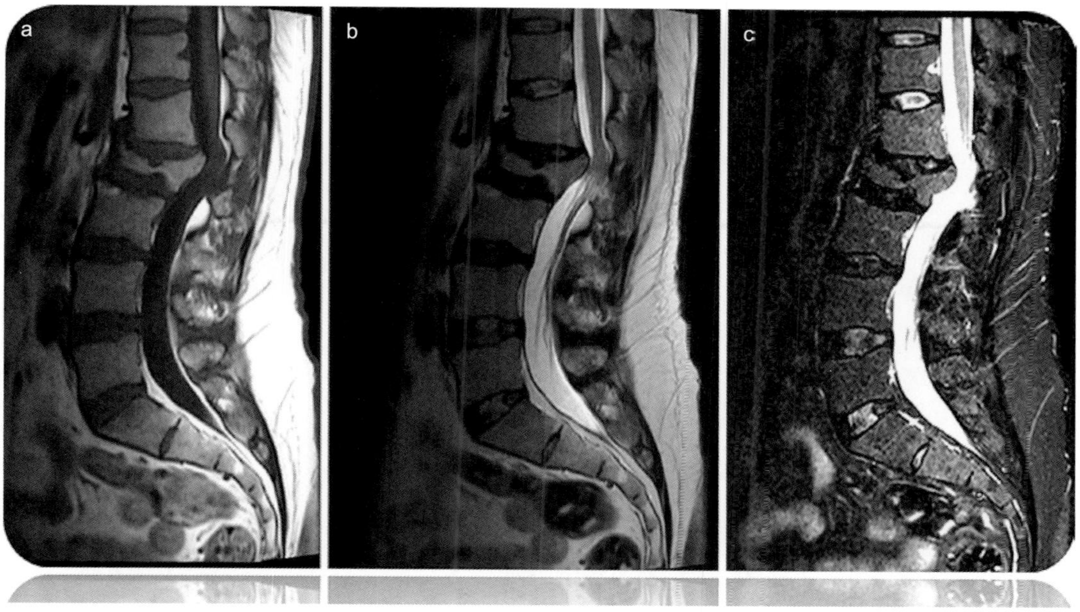

图 4.8　(a) L2 骨质疏松性 VCF 患者的 T1 加权、(b) T2 加权和 (c) STIR MRI 序列图像。注意椎体前后缘的骨折块

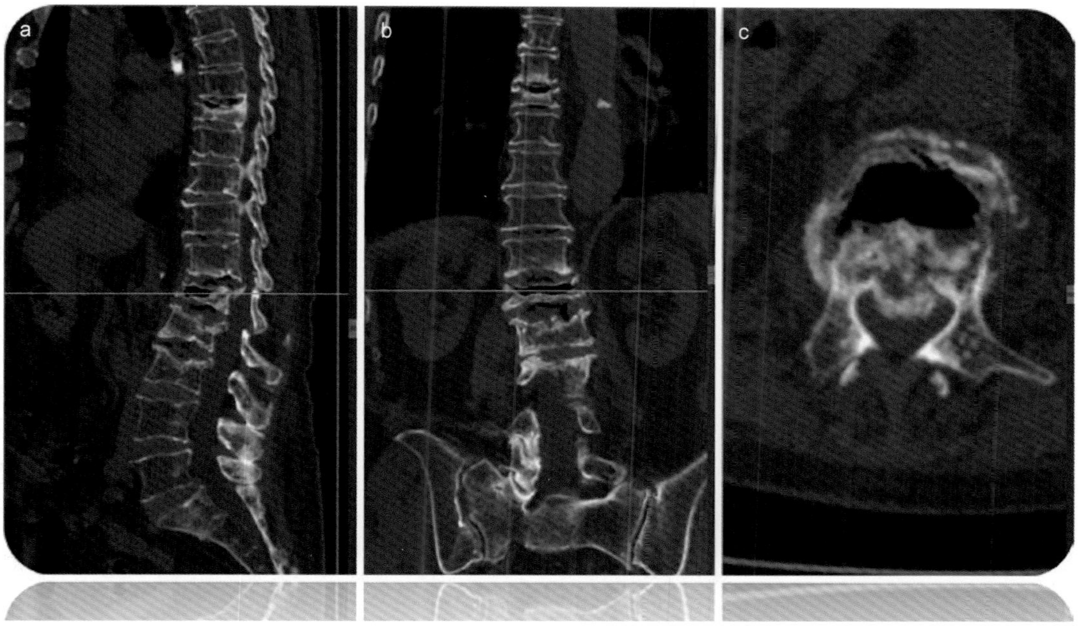

图 4.9　(a) 矢状面；(b) 一位 77 岁女性淋巴瘤患者的冠状位和 (c) 轴位 CT 扫描显示多发性骨质疏松性骨折：注意 L1 楔形骨折伴后缘骨折块、椎间盘内和椎体内裂隙征 (Kümmell 病)

手术治疗 (即止痛药、卧床休息、物理治疗、支撑) 失败的患者。然而，对于患有与残疾相关的系统性并发症 (如肺炎、血栓性静脉炎) 的高风险患者，或因镇痛药不耐受而导致的难治性疼痛以致无法行走的患者，也提倡早期干预 (Kaufmann 等，2001；Tsoumakidou 等，2017)。

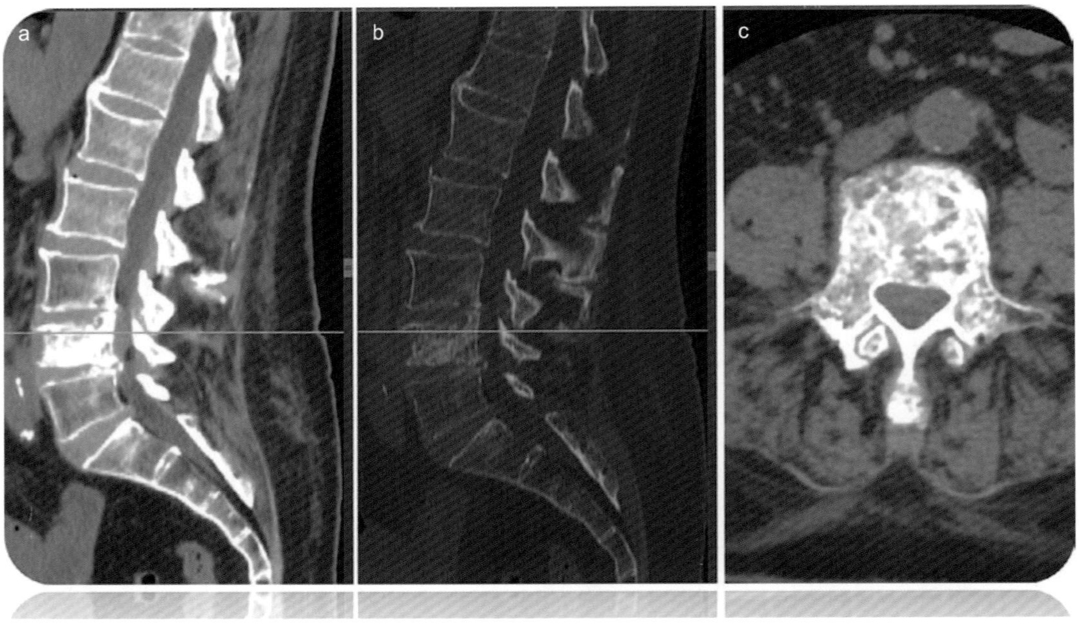

图 4.10 成骨细胞 VCF 的矢状和轴向 CT 扫描

4.4 经皮 VP/BKP 适应证

4.4.1 疼痛性骨质疏松 VCF 难治性镇痛治疗

症状性骨质疏松性 VCF 患者椎体成形术的适应证随着时间的推移而发展，目前仍存在争议。特别是 VP 的作用一再受到质疑，而 BKP 的作用仍待确定。

当保守治疗失败，患者仍然受到身体疼痛、活动能力受限的困扰，日常活动显著减少时，可考虑对骨质疏松性 VCF 采用增强技术。疼痛应局限于骨折部位，并与骨折程度相关。药物治疗失败可定义为在服用足量的止痛药至少 3 周后没有疼痛缓解或只能通过麻醉剂量达到疼痛缓解，或出现难以忍受的副作用（如明显的镇静、精神错乱或便秘）来实现疼痛覆盖。据统计，骨质疏松性 VCF 后，2/3 的患者倾向于在脊椎疼痛开始后 4～6 周内恢复和改善。然而，有一些特殊的骨折模式在保守治疗中不太可能得到改善，例如胸腰椎交界处骨折（T11～L2）、骨质疏松性爆裂骨折、MRI T2 加权图像上矢状角度＞30° 的楔形前压缩骨折以及骨折椎体的高强度或弥漫性低强度区域，据报道，这两种情况都预示着延迟愈合（Burton 等，2011；Hoshino 等，2019）（图 4.11 和图 4.12）。

在一系列由 BKP 治疗的 254 例骨质疏松性椎体骨折患者中，Majd 等报道 89% 的患者术后疼痛立即减轻，63% 的患者椎体高度恢复≥20%（Majd 等，2005）。

Vertos Ⅰ随机对照试验（RCT）得出结论，对骨质疏松症患者进行 VP 的时间窗没有绝对的限制：在症状急性发作后几周内进行 VP 比卧床休息和止痛药物能产生更好的效果，如果患者仍然疼痛并且 MR 显示典型的 T2 STIR 高强度在 6 个月后进行 VP 仍然是有效的（Voormolen 等，2007）。

Vertos Ⅱ研究是来自荷兰和比利时 6 家医院放射科的开放性前瞻性随机对照试验，包括 431 名 50 岁或以上的患者，受 VCF 影响，①身高下降至少 15%；② T5 或更低水平的骨折；MRI 显示骨水肿；③背部疼痛持续≥6 周，④视觉模拟量表（VAS）得分≥5 分。患者被随机分为经皮 VP 或保守治疗，结果表明，VP 后疼痛缓解迅速，术后至少维持 1 年，明显优于保守治疗，费用在可接受范围（Klazen 等，2010）。

最近的 Vapour 研究涉及受急性（＜6 周）骨质疏松性 VCF 影响的患者，该研究报告称，与安慰剂干预相比，VP 治疗患者的疼痛显著改善（Clark 等，2016）。一些作者主张，治疗脊椎骨

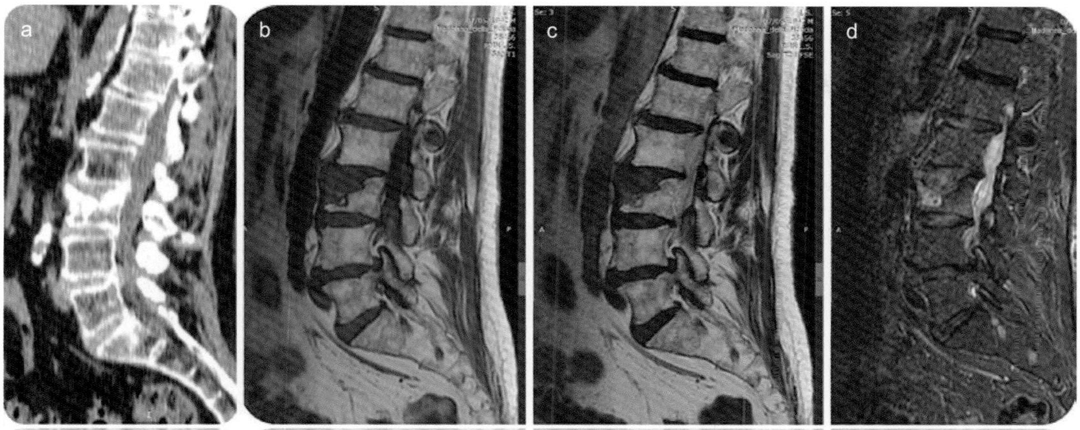

图 4.11　（a）矢状 CT 扫描；（b）矢状 T1 加权；（c）近期 L3 骨质疏松性 VCF 患者的 T2 加权和（d）STIR MRI 序列

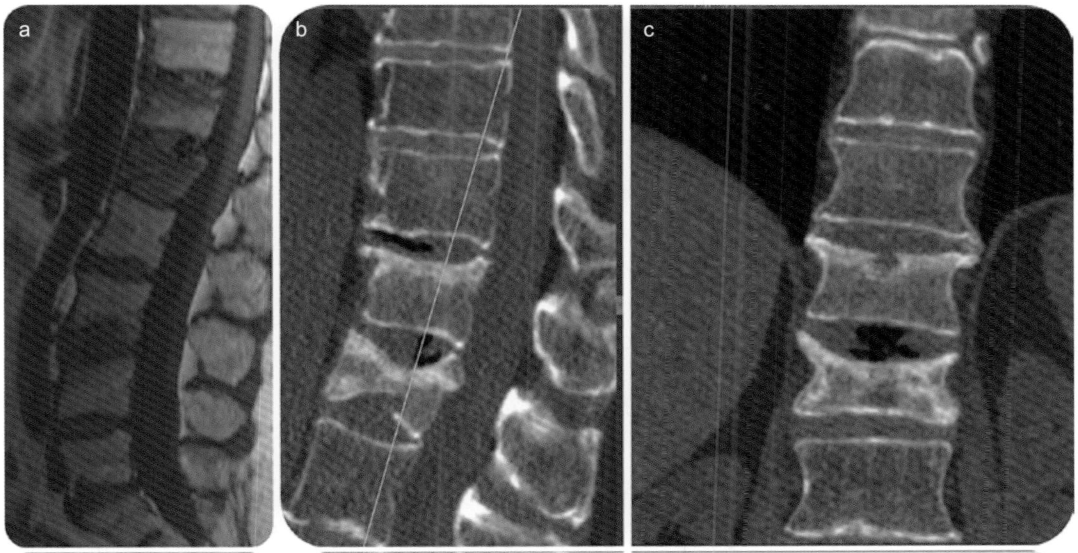

图 4.12　（a）矢状 T1 加权 MR 扫描；（b）L1 骨质疏松性骨折患者的矢状和（c）冠状 CT 扫描。胸腰椎交界处（T11 ~ L2）的 VCF 骨折经保守治疗后未改善。椎间盘上部可见气体

折的最佳时期是在疼痛开始后 4 个月内，其他报道显示在骨折 1 年后，即使脂肪抑制 MRI 序列或骨闪烁扫描显示有不完全愈合或骨坏死的影像学证据，也能取得良好的临床效果（Tsoumakidou 等，2017；Kaufmann 等，2001；Kim 等，2010；Nieuwenhuijse 等，2012；Lavelle 等，2007；Brown 等，2004；Guarnieri 等，2015）。

最近，Vertos Ⅳ 研究在一项随机、双盲、假对照临床试验中总共招募了 180 名患者，这项研究似乎与之前的结论相矛盾：在急性骨质疏松性 VCF 患者的 12 个月随访期间，经皮 VP 组并没有比假手术组更显著缓解疼痛（Firanescu 等，2018）。

Hoshino 等在倾向评分匹配分析中，从 2 项前瞻性多中心研究中获取数据，纳入 222 名急性骨质疏松性 VCF 患者，这些患者的预后较差。研究

表明，在受伤后6个月，BKP干预组患者的日常生活能力、生活质量和脊椎畸形的改善明显高于保守治疗组。他们建议根据是否存在预后不佳的MRI（T2加权图像上高强度骨折区域或弥漫低强度区域）进行BKP干预（Hoshino等，2019）。

早期开放标签的试验特别容易受到偏倚和安慰剂效应的影响，而早期假手术试验的目的是最小化其作用。然而，这些试验包括急性、亚急性和慢性骨折伴中度至重度疼痛的患者。多年来，有证据表明，VP更适用于严格筛选患者，如患有严重疼痛，从骨折开始至少治疗6周未成功。最近一项方法学上严格的假手术RCT验证了这一假设。因疼痛性VCF住院的老年患者代表一个从VP获益的亚组；来自国家数据集的最新数据也表明，VP可提前出院、降低再入院率和降低死亡率（Chandra等，2018）。

在新发骨折中，恢复椎体高度更为常见（Ledlie和Renfro，2003；Garfin等，2001）。在老年人中，椎体高度的恢复会更少。与VP治疗相比，BKP治疗的主要优点是可以恢复新发骨折的椎体高度，降低水泥渗漏的风险。然而，BKP不能保证骨折复位。许多临床病例的平均后凸角修复率较低，BKP和VP几乎相同（Rohlmann等，2006）。

如果在后续检查中保守治疗的压缩骨折恶化，尤其是胸椎和胸腰椎交界处，则可能需要增强技术。在这种情况下，目的是阻止高度缺失，避免过度后凸的发展。最近，Hinde等对接受VP治疗的骨质疏松性VCF患者与仅接受药物治疗的患者的死亡率结果进行了大型荟萃分析。在一项荟萃分析中，有7项研究对200多万患者的研究结果进行了分析，得出结论：接受椎体强化手术的患者在治疗后10年内死亡的可能性比接受非手术治疗的患者低22%。与VP相比，BKP提供了死亡率益处，风险比分别为0.77（95%CI：0.77，0.78；$P<0.001$）和0.87（95%CI：0.87，0.88；$P<0.0001$）（Hinde等，2020）。

De Leacy等最近回顾了最新的14次随机对照试验和4次前瞻性多中心假手术随机对照试验（INVEST 2009、Buchbinder试验2009、VAPOUR 2016、VERTOS Ⅳ 2018）的所有结果，评估了椎体增强对骨质疏松性VCF的作用。他们承认，方法设计、患者选择、VCF与治疗之间的时间差异、主要和次要终点以及结果评估中是否存在盲法可以解释在疼痛和功能结果方面的矛盾结果。总的来说，基于极低的手术并发症率（1.5%），可以合理地得出结论，VP和BKP都是安全的手术，不会影响后续骨折风险（De Leacy等，2020）。此外，最近的流行病学分析发现，在长达4年的随访中，接受椎体强化手术的患者与保守治疗的患者相比，具有显著的调整后生存益处（Edidin等，2015；Ong等，2018；McCullough等，2013），其对新试验的发展提出伦理关注，包括任何治疗疼痛VCF的假手术或非治疗措施。

4.4.2 骨坏死（Kümmell病）患者的疼痛性骨折

Hermann Kümmell于1891年描述的骨坏死是指严重创伤后，由于前椎体楔状骨折的缺血性坏死或萎缩性不愈合而导致的延迟性（通常为2周）椎体塌陷。它代表了骨折愈合过程的失败，对此没有良好的非手术治疗方法。上终板下方出现缺血性区域，消除愈合潜力，导致萎缩或无血管性骨不连。相关危险因素包括骨质疏松、使用皮质类固醇、酗酒和既往放疗。此类骨折实际发病率相当高（7%～37%），尤其是在老年人中（Freedman和Heller，2009）。

平片影像和CT扫描显示受累椎体塌陷，通常属于下胸椎或上腰椎节段。椎管内真空裂隙的同时存在被认为是不稳定和（或）坏死的迹象，通常是良性骨质疏松性骨折和创伤性VCF的并发症（Ruiz Santiago等，2014）。在脊髓MR上，椎间隙通常被视为所有序列中的低信号强度，而椎间液显示低T1信号和高T2信号。与仅有椎体内液体的患者相比，有椎体内气体的患者椎体塌陷的严重程度更高，这可能意味着椎体内气体的存在与疾病晚期有关（Yu等，2007；Mirovsky等，2005）。最近的前瞻性队列研究表明，VP和BKP都能通过稳定骨折裂口立即缓解疼痛。鉴于VP更经济，它被视为首选的治疗方法（Chang等，2020；Zhang等，2018）。如果出现神经压迫，也应考虑采用开放式减压和固定方法（Freedman和Heller，2009）（图4.13）。

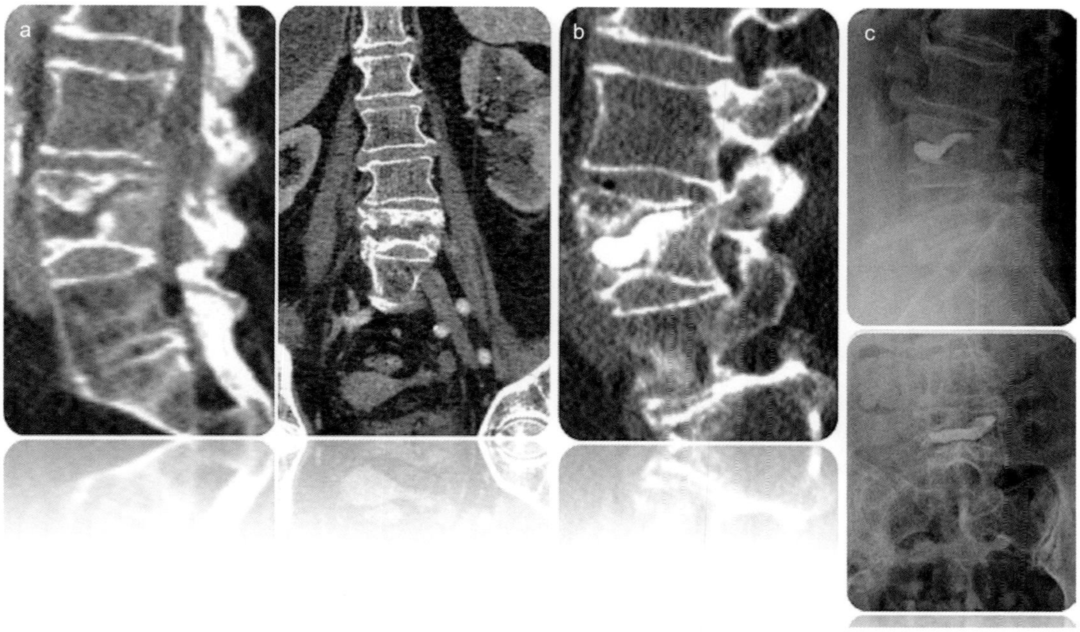

图 4.13 （a）L4 椎体塌陷的矢状和冠状术前 CT 扫描，可能是由于缺血性坏死（Kümmell 病）。注意伴随出现的椎体内真空裂，这被认为是不稳定和（或）坏死的征兆；（b）椎体成形术后的矢状 CT 扫描和（c）LL 和 AP X 线图像显示真空裂完全填充

4.4.3　良性骨肿瘤引起的脊椎疼痛

这种适应证很少见，主要涉及活动性椎体血管瘤的治疗，即有症状且无硬膜外受累。在这些病灶中，止痛、血液断流和骨强化是治疗的主要目标，VP/BKP 通常与血管内栓塞、SSRS、微创开放手术和内固定等其他手术和辅助技术结合进行（Mathis 等，2001）（图 4.14）。

4.4.4　受骨质溶解性转移性脊椎疾病或病理性骨折影响的脊椎疼痛

在转移性脊柱疾病（MSD）和血液肿瘤中，VP/BKP 被视为微创姑息治疗。

与骨质疏松和创伤性 VCF 相反，恢复椎体高度和矫正脊柱后凸，尽管是部分实现，但在转移性椎体病变中并不总是可行的，与重建椎体强度、缓解疼痛、改善活动性和整体生活质量相比，这并不是手术的主要目的（Papanastassiou 等，2014）。

就椎体增强技术而言，患者预后不佳并不一定妨碍这种治疗选择。

选择的患者包括：①受 MSD 影响，椎体后壁保留，无硬膜外压迫，无须开放式脊柱固定；②多发性病变影响标准稳定度；③由于医疗原因或预期寿命有限，无法容忍延长和（或）复杂的手术；④临床症状与影像学检查有关；⑤在视觉模拟量表中，疼痛强度至少为 4/10。为了实现更长时间的局部肿瘤控制，VP 和 BKP 通常与其他局部或全身肿瘤治疗相结合，如经皮热消融、SSRS、射频、化学激素治疗（Papanastassiou 等，2014；Barzilai 等，2020）（图 4.15）。

总之，高质量的证据似乎支持使用 VP 和 BKP 治疗症状性病理性 VCF（Berenson 等，2011；Mendel 等，2009；Fourney 等，2003；Dudeney 等，2002；Chew 等，2011）。

鉴于 BKP 似乎具有更高的安全性，一些学者主张优先选择病理性 VCF。最近的癌症患者骨折评估（Cancer Patient Fracture Evaluation，CAFE）项目包括 134 名转移性或骨髓瘤性脊椎骨折患者，这是一项遍布美国、欧洲、澳大利亚和加拿大的 22 个中心的研究，在这部分病例中，临床证明了 BKP 在缓解疼痛和提高生活质量方面优于非手术治疗（Berenson 等，2011）。

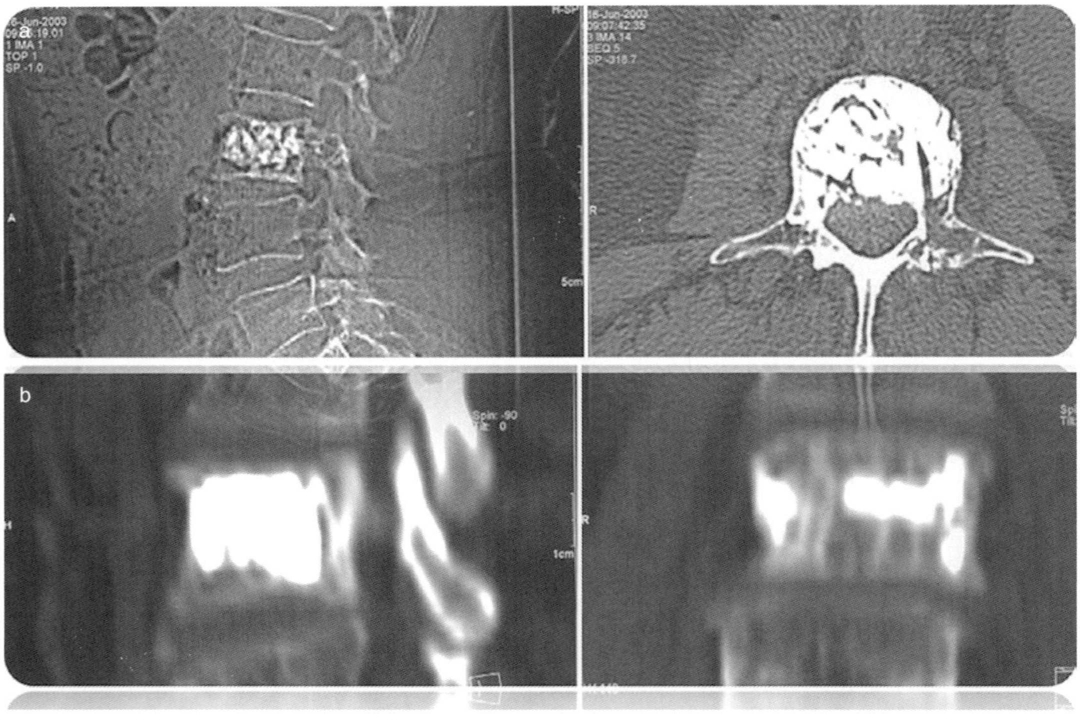

图 4.14　（ a ）症状性 L3 椎体血管瘤患者的矢状和轴向 CT 扫描；（ b ）椎体成形术后矢状和冠状 CT 扫描

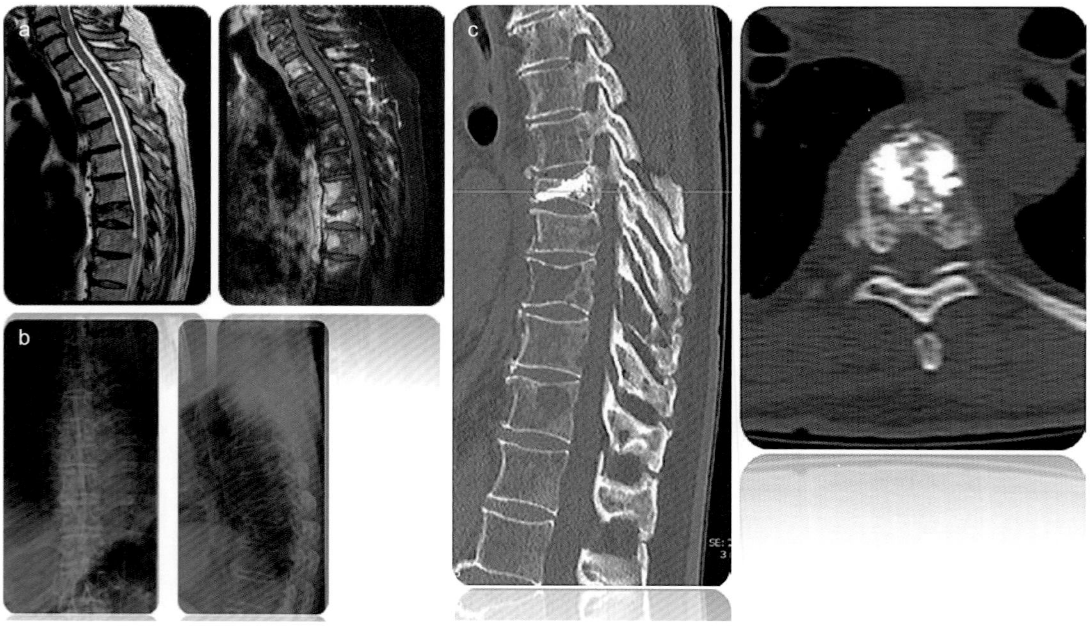

图 4.15　（ a ）一位 65 岁多发性骨髓瘤患者的矢状 T1 加权和 STIR MRI 序列以及（ b ）LL 和 AP X 线片。T7 累及多个椎体的疼痛性病理性骨折；（ c ）经皮椎体成形术后的矢状和轴向 CT 扫描。疼痛明显改善，患者迅速接受全身化疗

如果发生转移性疾病或椎弓根和关节明显延伸的骨折，应在椎体强化术中增加后路稳定，以确保脊椎后部得到支撑（ Barzilai 等，2020 ）。

4.4.5　急性稳定 A1 和 A3 创伤性骨折（Magerl 分型）

Magerl 将脊椎骨折细分为三种主要类型：A 型压缩性骨折（脊柱前部损伤）、B 型（牵张性损伤累及 2 节脊柱）和 C 型（旋转损伤累及 2 节脊柱）。根据 Magerl 分型，90% 的外伤性脊柱骨折发生在胸腰椎区域，其中 66% 为 A 型（A1 35%，A2 3.5%，A3 27.5%）压缩性骨折，主要累及椎体（Magerl 等，1994）（图 4.16）。对于那些没有神经损伤的骨折，合适的治疗方法仍在争论之中。保守措施不能迅速恢复脊柱平衡，椎体前部高度的降低可能会导致椎间盘退变加速和前部支撑丧失。在这种情况下，手术通常包括短的后路固定。VP 和 BKP 在治疗高能量椎体骨折中的作用尚不明确，而且由于损伤的复杂性和所涉及的患者群体的差异，其作用往往更加复杂。然而，椎体高度的恢复和终板的保存可以防止后凸畸形的发展，也可以降低慢性疼痛的风险（Magerl 等，1994；Vaccaro 等，2005）。使用 VP 和 BKP 在缓解疼痛和改善生活质量方面取得了良好的效果。保守治疗和 BKP 之间的一些比较研究显示后者快速恢复活动、更短的住院时间和休息时间。并发症发生率似乎很低，并且避免了穿紧身衣至少 3 个月的缺点（Ruiz Santiago 等，2014；Knavel 等，2009；Stadhouder 等，2008；Schmelzer Schmied 等，2009；Saget 等，2014）。

创伤增强技术的主要适应证包括：① A1 和 A3.1 型疼痛性骨折，涉及 T5 至 L5 椎体，无任何神经损害，单节段病变椎体局部后凸角至少为 15°，多节段骨折患者为 10°；②裂开小于 2 mm 的疼痛型 A2 骨折和 A3.2 骨折需要更多的独立外伤性后凸成形术经验，在大多数情况下建议使用 PMMA 骨水泥；③仅当与后路器械相关且椎管压缩小于 20% 时，才可考虑在 A3.3、B 和 C 型骨折中使用 VP 和 BKP（Maestretti 等，2007；Fuentes 等，2010；Korovessis 等，2008；Verlaan 等，2005）。BKP 可用于局部后凸角 >15° 的 A1 型创伤性急性（>10 天）VCF 患者的治疗（Tsoumakidou 等，2017）（图 4.17）。

4.4.6　增强技术结合后路固定

VP 或 BKP 结合椎弓根螺钉内固定，无论是经典的开放式后外侧入路，还是经皮入路，都可以治疗大量胸腰椎骨折，而无须前路复杂入路重建脊柱。在创伤中，增强技术允许经椎弓根复位和增强中央终板，以防止后路短节段结构的

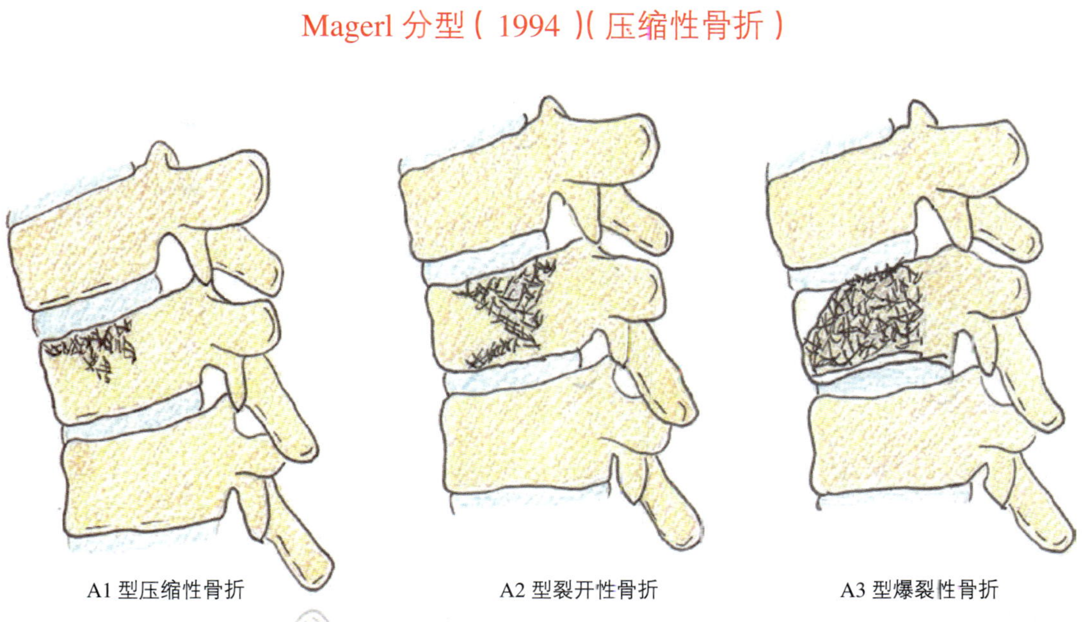

图 4.16　根据 Magerl 分型，90% 的外伤性脊柱骨折发生在胸腰椎区域，其中 66% 为 A 型（A1 35%，A2 3.5%，A3 27.5%）压缩性骨折（Maria Di Santo 绘）

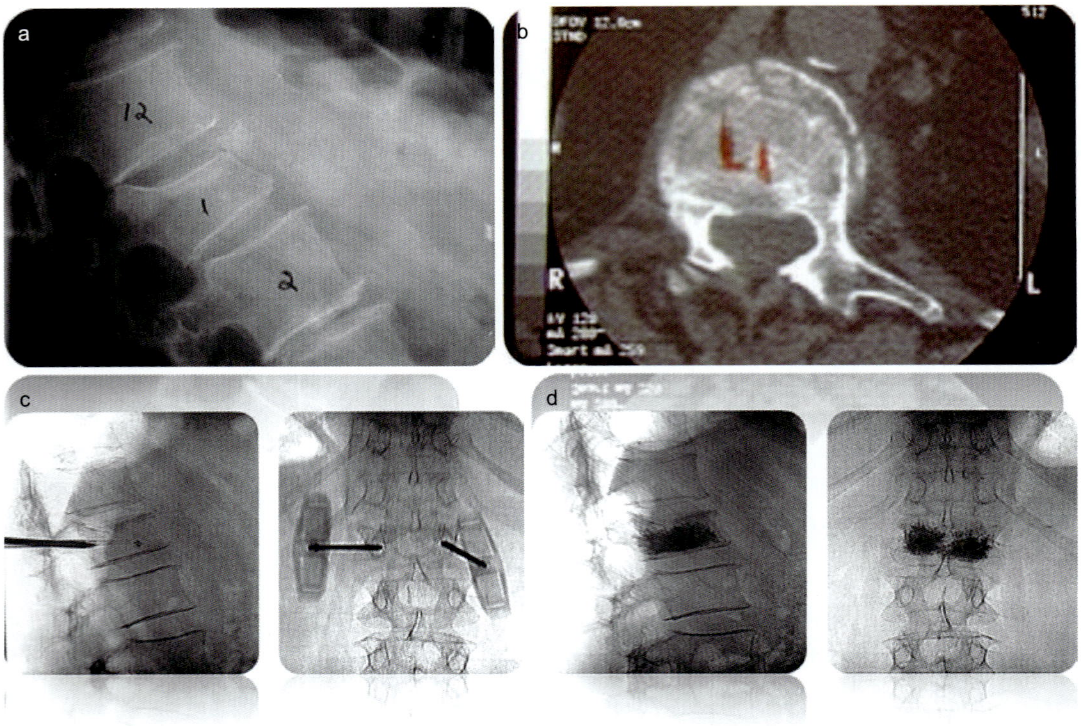

图 4.17　L1 疼痛 A1.2（AO Spine Magerl's Classification）患者的（a）LL X 线片和（b）轴向 CT 扫描，显示未影响椎管，可接受成形术；（c）L1 椎体成形术的术中放射学 LL 和 AP 视图；（d）手术后的 LL 和 AP 视图显示椎体填充良好

一些并发症，如退行性级联反应。在病理性脊椎骨折中，开放减压入路结合增强和后路固定可缩短术后恢复时间，并加速全身和放射治疗。在骨质疏松症等情况下，螺钉的握力可能会因较差的骨质量而减弱，填充材料也可以通过相同的经椎弓根通路插入椎体，从而确保固定装置的安全放置（Fuentes 等，2007，2010；Ruiz Santiago 等，2014；Telera 等，2016；Korovesis 等，2008；Verlaan 等，2005；Cho 等，2003）。

4.5　绝对禁忌证

1. 无症状骨质疏松性 VCF 的治疗或预防未来骨折（除非作为研究方案的一部分进行）存在争议（Berlocher 等，2014）。在一些指南中，这种情况被视为增强技术的绝对禁忌证；相反，一些作者主张将其用于无症状的骨折高危患者。目前，缺乏数据支持在骨折高危椎体中预防性使用 VP/BKP。随着能够刺激骨重塑的更多生理性骨水泥或药物的开发和应用，这些适应证可能会演变（Mathis 等，2001；Stallemeyer 等，2003）。
2. 患者通过药物治疗得到改善。
3. 局部或全身感染，如目标椎骨处的活动性骨髓炎或败血症。建议在感染治疗后至少等待 2 周，以将感染风险降至最低（Burton 等，2005）。
4. 未纠正的凝血病。在手术时，血小板计数应至少为 100 000/dl，尽管目前没有明确最低值的数据支持（Burton 等，2005，2011）。
5. 粉碎性爆裂骨折，椎管内骨后移位＞20%～30% 或椎体后壁溶解性损伤。
6. 除非在开放性后凸成形术（OKP）等脊柱减压手术后进行 VP/BKP，否则由于骨后突或肿瘤伸入椎管 / 硬膜外间隙并严重侵犯椎管而导致的脊髓病（参见第 12 章）（图 4.18）。
7. 对骨水泥或造影剂过敏（Teyssédou 等，2014）。
8. 无法正确定位疼痛源。

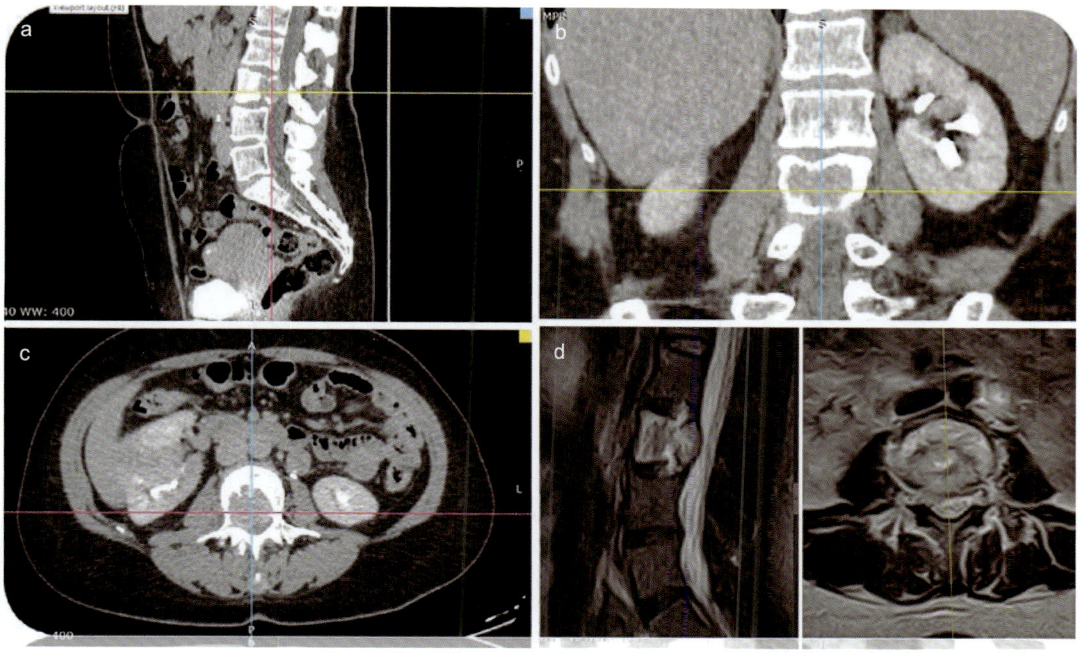

图 4.18　L3 病理性 VCF 伴有椎体后壁溶解和椎管肿瘤侵犯的（a）矢状、（b）冠状、（c）轴向 CT 扫描和（d）矢状和轴向 T2 加权 MRI，经皮增强技术的绝对禁忌证

4.6　相对禁忌证

1. 与椎体塌陷或严重退行性椎管狭窄或骨折碎片后突无关的压迫综合征引起的根性疼痛，导致严重的椎管损害（运动和 / 或神经感觉丧失，包括马尾综合征症状）。VP/BKP 也可以在脊柱减压手术后进行。
2. 在骨水泥渗漏并发症导致脊髓病的情况下，缺乏紧急减压的手术支持。
3. 症状性脊椎扁平症（VCF≥椎体高度缺失的 70%～90%）
4. 如椎体平坦或椎体完全塌陷，任何经皮椎体成形术都是困难的。获得术前成像，如矢状 CT 或 MRI 图像，以评估轨迹和皮质完整性通常是有帮助的（Lavelle 等，2007）。引入套管需要至少 8 mm 的剩余椎体高度，可以使用较小的针头进行 VP（图 4.19）。
5. 硬化椎骨或成骨细胞转移未被考虑用于增强技术，因为骨水泥渗漏的风险可能很高。然而也有研究表明，用 BKP 治疗成骨细胞损伤是可行的，甚至可以比破骨细胞损伤更好地缓解疼痛（Zhang 等，2017；Wang 等，2016；Tian 等，2016）。

4.7　VP 和 BKP 的经济负担

2010 年，美国骨科医师协会（AAOS）发布了一份指南，建议不要使用 VP，因为发表的 RCT 中没有显示出明显的疼痛改善。其他出版物对这些指南提出了质疑，因为未经治疗的椎体压缩骨折可能会产生严重的临床后果，对患者的生活质量和护理人员造成重大影响（Eddin 等，2015；Ong 等，2018；McCullough 等，2013）。从那以后，这个话题一直存在争议，VP 和 BKP 在不同病理条件下的适应证发生了变化，如骨质疏松症。临床疗效的这种不确定性阻碍了对 PVP 或 BKP 的成本效益得出明确结论的可能性。尽管如此，据报道，手术患者，尤其是急性骨质疏松性 VCF 获益更多（Stevenson 等，2014；Svedbom 等，2013；Lange 等，2014）。最近，多篇论文讨论了与手术步骤相关的经济负担。Lindquester 等在 2010 年发表了针对 VP 的建议后，对美国 VP 和 BKP 的使用情况进行了更新。他们分析了 2010—2018 年 Medicare Part B 批准的所有脊椎手术和医生报销申请，并报告说，在这段时间内，椎体成形术的总量减少了 61.2%（29 995 例至 11 654 例），而

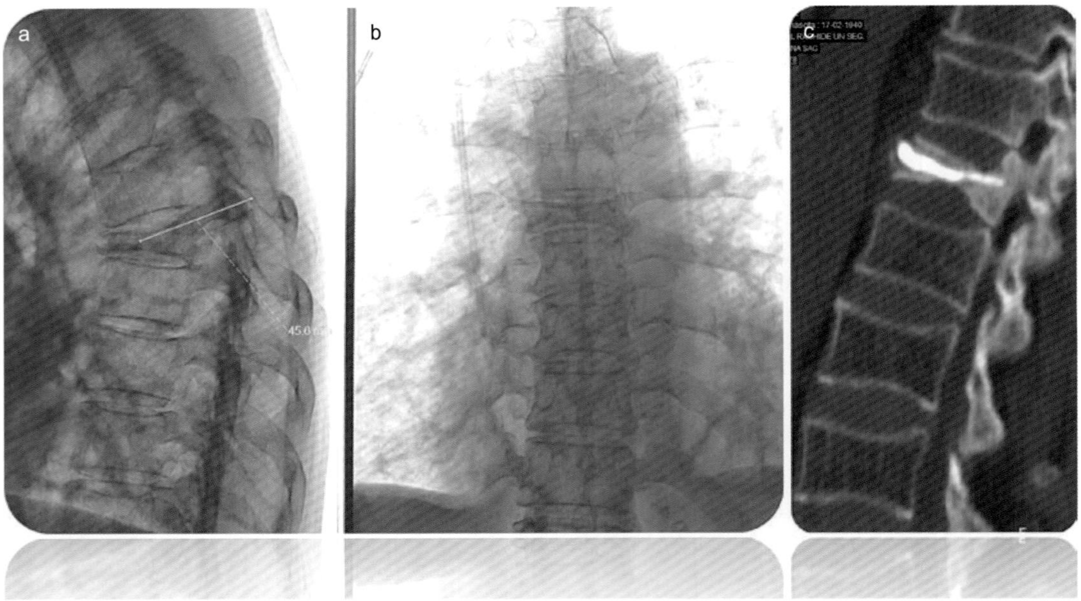

图 4.19 （a）LL 和（b）骨质疏松性疼痛的 T8 椎骨平面的 AP X 线图像；（c）术后矢状 CT 扫描显示椎体充盈

BKP 增加了 14.4%（59 691 例至 68 294 例）。在这段时间里，放射介入医生在这两种手术术者中所占的比例越来越大，椎体成形术从 68.5% 增加到 75.1%，BKP 从 28.9% 增加到 37.1%。椎体成形术的总花费从 2010 年的 1480 万美元下降到 2018 年的 380 万美元，下降了 74.3%；而后凸成形术增加了 235.3%，从 2670 万美元增加到 8970 万美元。医疗保险人群中 VP 的持续下降和 BKP 利用率的增加与门诊报销补偿的增加有关（Lindquester 等，2020；Cox 等，2016）。Lopez 等评估了年度医疗保险补偿和支付给外科医生的费用，并使用描述性统计和多元回归模型计算了基于年度医疗保险赔偿的手术量、利用率和报销率的趋势，得出了类似的结论。2012—2017 年，医疗保险人群共进行了 24 316 次 VP 和 138 778 次 BKP。每年椎体成形术量从 2012 年的 5744 次下降到 2017 年的 2987 次，下降了 48.0%，每年后凸成形术量也从 2012 年 24 986 次下降到了 2017 年的 21 681 次，下降 12.7%。2012—2017 年，单次后凸成形术的费用从平均 895 美元大幅上升至 1764 美元（Lopez 等，2020）。安大略省卫生质量局最近对健康经济研究进行了系统回顾，目的是研究 BKP 和 VP 治疗癌症患者椎体压缩性骨折与非手术治疗相比的成本效益和预算影响。建立了马尔可夫模型来预测治疗的益处和危害，以及相应的质量调整生命年和成本的方法。每增加 1 个质量调整生命年，椎体后凸成形术和椎体成形术的成本效益分别为 33 471 美元和 17 870 美元，这表明在普遍接受的支付意愿阈值下，对病理性 VCS 使用成形术可能是一种具有成本效益的策略。尽管如此，更广泛地使用 BKP（在较小程度上使用 VP）可能与医疗保健成本的净增长相关（安大略省健康质量 2016）。

4.8 总结

在 1987 年和 1998 年引入这两种技术后，VP 和 BKP 的适应证逐渐扩大，现在它们包括许多不同的应用，如骨质疏松症、外伤性损伤、病理性 VCF、脊柱固定或 SSRS 前的椎体增强。此外，由于众多团队积累的丰富经验、新仪器的可用性、填充材料和荧光透视指导的改进，一些适应证已逐步纳入以前被放弃的患者，比如那些患有脊椎扁平症的患者，或硬膜外疾病（Burton 等，2011）。椎体强化技术领域正在不断发展，并遵循国家和国际学会的指南不断更新与前进。

（容晓莹　译　李水清　审校）

参考文献

Barzilai O, Bilsky M, Laufer I. The role of minimal access surgery in the treatment of spinal metastatic tumors. Global Spine J. 2020;10(2S):79S–87S.

Berenson J, Pflugmacher R, Jarzem P, Zonder J, Schectman K, Tillman JB, et al. Balloon kyphoplasty versus non-surgical fracture management for treatment of painful vertebral body compression fractures in patients with cancer: a multicentre, randomized controlled trial. Lancet Oncol. 2011;12:225–35.

Berlocher MO, Saad WE, Dariushnia S, et al. Quality improvement guidelines for percutaneous vertebroplasty Standards of Practice. JVIR. 2014;25(2):165–70.

Bouza C, Lopez-Cuadrado T, Cediel P, Saz-Parkinson Z, Amate JM. Ballon kyphoplasty in malignant spinal fractures: a systematic review and meta-analysis. BMC Palliat Care. 2009;8:12.

Brown DB, Gilula LA, Sehgal M, et al. Treatment of chronic symptomatic vertebral compression fractures with percutaneous vertebroplasty. AJR Am J Roentgenol. 2004;182:319–22.

Burton A, Reddy S, Shah H, Tremont-Lukats I, Mendel E. Percutaneous vertebroplasty—a technique to treat refractory spinal pain in the setting of advanced metastatic cancer: a case series. J Pain Symptom Manage. 2005;30:87–95.

Burton AW, Mendoza T, Gebhardt R, Hamid B, Nouri K, Perez-Toro M, et al. Vertebral compression fracture treatment with vertebroplasty and kyphoplasty: experience in 407 patients with 1156 fracture in a tertiary cancer center. Pain Med. 2011;12:1750–7.

Chandra RV, Maingard J, Asadi H, Slater LA, Mazwi TL, Marcia S, Barr J, Hirsch JA. Vertebroplasty and Kyphoplasty for osteoporotic vertebral fractures: what are the latest data? AJNR Am J Neuroradiol. 2018;39(5):798–806.

Chang JZ, Bei MJ, Shu DP, Sun CJ, Chen JB, Xiao YP. Comparison of the clinical outcomes of percutaneous vertebroplasty vs kyphoplasty for the treatment of osteoporotic Kümmell's disease: a prospective cohort study. BMC Musculoskelet Disord. 2020;21(1):238.

Chew C, Craig L, Edwards R, Moss J, O'Dwyer PJ. Safety and efficacy of percutaneous vertebroplasty in malignancy: a systematic review. Clin Radiol. 2011;66:63–72.

Cho DY, Lee WY, Sheu PC. Treatment of thoracolumbar burst fractures with polymethyl methacrylate vertebroplasty and short-segment pedicle screw fixation. Neurosurgery. 2003;53(6):1354–60.

Clark W, Bird P, Gonsky P, et al. Safety and efficacy of vertebroplasty for acute painful osteoporotic fractures (VAPOUR): a multicentre, randomized, double-blind, placebo control trial. Lancet. 2016;388:1408–16.

Cox M, Levin DC, Parker L, Morrison W, Long S, Rao VM. Vertebral augmentation after recent randomized controlled trials: a new rise in Kyphoplasty volumes. J Am Coll Radiol. 2016;13(1):28–32.

De Leacy R, Chandra RV, Barr JD, et al. The evidentiary basis of vertebral augmentation: a 2019 update. J NeuroInterv Surg. 2020;12:442–7.

Dudeney S, Lieberman IH, Reinhardt MK, et al. Kyphoplasty in the treatment of osteolytic vertebral compression fractures as result of multiple myeloma. J Clin Oncol. 2002;20(9):2382–7.

Edidin AA, Ong KL, Lau E, Kurtz SM. Morbidity and mortality after vertebral fractures: comparison of vertebral augmentation and nonoperative management in the medicare population. Spine (Phila Pa 1976). 2015;40(15):1228–41.

Firanescu CE, de Vries J, Lodder P, Venmans A, Schoemaker MC, Smeets AJ, Donga E, Juttmann JR, Klazen CAH, Elgersma OEH, Jansen FH, Tielbeek AV, Boukrab I, Schonenberg K, van Rooij WJJ, Hirsch JA, Lohle PNM. Vertebroplasty versus sham procedure for painful acute osteoporotic vertebral compression fractures (VERTOS IV): randomised sham controlled clinical trial. BMJ 2018;361:1551.

Fourney DR, Shomer DF, Nader R, Chlan-Fourney J, Suki D, Ahrar K, Rhines LD, Gokaslan ZL. Percutaneous vertebroplasty and kyphoplasty for painful vertebral body fractures in cancer patients, J. Neurosurgery. 2003;98(Suppl. 1):21–30.

Freedman BA, Heller JG. Kummel disease: a not-so-rare complication of osteoporotic vertebral compression fractures. J Am Board Fam Med. 2009;22(1):75–8.

Fuentes S, Metellus P, Pech-Gourg G, Adetchessi T, Dufour H, Grisoli F. Open kypho- plasty for management of metastatic spine fracture. Neurochirurgie. 2007;53:49–53.

Fuentes S, Blondel B, Metellus P, Gaudart J, Adetchessi T, Dufour H. Percutaneous kyphoplasty and pedicle screw fixation for the management of thoraco-lumbar burst fractures. Eur Spine J. 2010;19(8):1281–7.

Garfin S, Lin G, Lieberman I, et al. Retrospective analysis of the outcomes of balloon kyphoplasty to treat vertebral body compression fracture (VCF) refractory to medical management. Eur Spine J. 2001;10(Suppl):S7.

Genant HK, Wu CY, van Kuij KC, et al. Vertebral fracture assessment using a semiquantitative technique. J Bone Miner Res. 1993;8:1137–48.

Guarnieri G, Masala S, Muto M. Update of vertebral cementoplasty in porotic patients. Interv Neuroradiol. 2015;21(3):372–80.

Hauser CJ, Visvikis G, Hinrichs C, et al. Prospective validation of computed tomography screening of the thoracolumbar spine in trauma. J Trauma. 2003;55:228–34.

Health Quality Ontario. Vertebral augmentation involving vertebroplasty or kyphoplasty for cancer-related vertebral compression fractures: an economic analysis. Ont Health Technol Assess Ser. 2016;16(12):1–34.

Hinde K, Maingard J, Hirsch JA, et al. Mortality outcomes of vertebral augmentation (Vertebroplasty and/or balloon Kyphoplasty) for osteoporotic vertebral compression fractures: a systematic review and Meta-analysis. Radiology. 2020;295(1):96–103.

Hoshino M, Takahashi S, Yasuda H, et al. Balloon Kyphoplasty versus conservative treatment for acute osteoporotic vertebral fractures with poor prognostic factors: propensity score matched analysis using data from two prospective multicenter studies. Spine. 2019;44(2):110–7.

Hulme PA, Krebs J, Ferguson SJ, Berlemann U. Vertebroplasty and Kyphoplasty: a systematic review of 69 clinical studies. Spine. 2006;31(17):1983–2001.

Jacobs BW, Perrin RG. Evaluation and treatment of spinal metastases: an overview. Neurosurg Focus. 2001;11(6):10.

Kaufmann TJ, Jensen ME, Schweickert PA, et al. Age of fracture and clincial outcomes of percutaneous vertebroplasty. AJNR Am J Neuroradiol. 2001;22:1860–3.

Kim HS, Kim SH, Ju CL, et al. The role of bone cement

augmentation in the treatment of chronic symptomatic osteoporotic compression fracture. J Korean Neurosurg Soc. 2010;48:490–5.
Klazen CA, Lohle PN, de Vries J, et al. Vertebroplasty versus conservative treatment in acute osteoporotic vertebral compression fractures (Vertos II): an open-label randomised trial. Lancet. 2010;376(9746):1085–92.
Knavel EM, Thielen KR, Kallmes DF. Vertebroplasty for the treatment of traumatic nonosteoporotic compression fractures. AJNR Am J Neuroradiol. 2009;30:323–7.
Korovessis P, Repantis T, Petsinis G, et al. Direct reduction of thoracolumbar burst fracturesby means of balloon kyphoplasty with calcium phosphate and stabilization with pedicle screw instrumentation and fusion. Spine. 2008;33:E100–8.
Lange A, Kasperk C, Alvares L, Sauermann S, Braun S. Survival and cost comparison of kyphoplasty and percutaneous vertebroplasty using German claims data. Spine (Phila Pa 1976). 2014;39(4):318–26.
Lavelle W, Carl A, Lavelle ED, Khaleel MA. Vertebopalsty and Kyphoplasty. Anesthesiol Clin. 2007;25(4):913–28.
Ledlie JT, Renfro M. Balloon kyphoplasty: one-year outcomes in vertebral body height restoration, chronic pain, and activity levels. J Neurosurg. 2003;98(1 Suppl):36–42.
Lee MJ, Dumonsky M, Cahill P, Stanley T, Park D, Singh K. Percutaneous treatment of vertebral compression fractures: a meta-analysis of complications. Spine. 2009;34(11):1228–32.
Lindquester WS, Warhadpande S, Dhangana R. Trends of utilization and physician payments for vertebroplasty and kyphoplasty procedures by physician specialty and practice setting: 2010 to 2018. Spine J. 2020;20(10):1659–65.
Lopez CD, Boddapati V, Lombardi JM, et al. Medicare utilization and reimbursement for vertebroplasty and kyphoplasty: a national analysis from 2012–2017. Spine (Phila Pa 1976). 2020;45(24):1744–50.
Maestretti G, Cremer C, Otten P, Jakob RP. Prospective study of standalone balloon Kyphoplasty with calcium phosphate cement augmentation in traumatic fractures. Eur Spine J. 2007;16(5):601–10.
Magerl F, Aebi M, Gertzbein SD, et al. A comprehensive classification of thoracic and lumbar injuries. Eur Spine J. 1994;3:184–201.
Majd ME, Farley S, Holt RT. Preliminary outcomes and efficacy of the first 360 consecutive kyphoplasties for the treatment of painful osteoporotic vertebral compression fractures. Spine J. 2005;5(3):244–55.
Mathis JM, Barr JD, Belkoff SM, et al. Percutaneous vertebroplasty: a developing standard of care for vertebral compression fractures. Am J Neuroradiol. 2001;22:373–81.
Maynard AS, Jensen ME, Schweichert PA, Marx WF, Short JG, Kallmes DF. Value of bone scan imaging in predicting pain relief from percutaneous vertebroplasty in osteoporotic vertebral fractures. AJNR Am J Neuroradiol. 2000;21:1807–12.
McCullough BJ, Comstock BA, Deyo RA, Kreuter W, Jarvik JG. Major medical outcomes with spinal augmentation vs conservative therapy. JAMA Intern Med. 2013;173(16):1514–21.
Mendel E, Bourekas E, Gerszten P, Golan JD. Percutaneous techniques in the treatment of spine tumors: what are the diagnostic and therapeutic indications and outcomes? Spine. 2009;34(22 Suppl):S93–S100.
Mirovsky Y, Anekstein Y, Shalmon E, Peer A. Vacuum clefts of the vertebral bodies. AJNR Am J Neuroradiol. 2005;26(7):1634–40.
Nieuwenhuijse MJ, van Erkel AR, Dijkstra PDS. Percutaneous vertebroplasty for subacute and chronic painful osteoporotic vertebral compression fracture can safely be undertaken in the first year after the onset of symptoms. J Bone Joint Surg Br. 2012;94:815–20.
Ong KL, Beall DP, Frohbergh M, et al. Were VCF patients at higher risk of mortality following the 2009 publication of the vertebroplasty "sham" trials? Osteoporos Int. 2018;29(2):375–83.
Papanastassiou ID, Filis AK, Gerochristou MA. Controversial issues in kyphoplasty and vertebroplasty in malignant vertebral fractures. Cancer Control. 2014;21:151–7.
Pflugmacher R, Taylor R, Agarwal A, Melcher I, Disch A, Haas NP, Klostermann C. Balloon kyphoplasty in the treatment of metastatic disease of the spine: a 2-year prospective evaluation. Eur Spine J. 2008;17:1042–8.
Rohlmann A, Zander T, Bergmann G. Spinal loads after osteoporotic vertebral fractures treated by vertebroplasty or kyphoplasty. Eur Spine J. 2006;15:1255–64.
Ruiz Santiago F, Chinchilla AS, Alvarez LG, Abela ALP, Castellano Garcia MM, Lopez MP. Comparative review of vertebroplasty and kyphoplasty. World J Radiol. 2014;6(6):329–43.
Saget M, Teyssedou S, Prebet R, Vendeuvre T, Gayet LE, Pries P. Acrylic kyphoplasty in recent non osteoporotic fractures of the thoracolumbar junction: a prospective clinical and 3D radiologic study of 54 patients. J Spinal Disord Tech. 2014;27(6):E226–33.
Schmelzer-Schmied N, Cartens C, Meeder PJ, Dafonseca K. Comparison of kyphoplasty with use of calcium phosphate cement and non-operative therapy in patients with traumatic non-osteoporotic vertebral fractures. Eur Spine J. 2009;18:624–9.
Stadhouder A, Buskens E, de Klerk LW, et al. Traumatic thoracic and lumbar spinal fractures: operative or nonoperative treatment—comparison of two treatment strategies by means of surgeon equipoise. Spine. 2008;33:1006–17.
Stallemeyer M, Zoarski G, Obuchowski A, et al. Optimizing patient selection in percutaneous vertebroplasty. Interv Radiol. 2003;14:683–96.
Stevenson M, Gomersall T, Lloyd Jones M, et al. Percutaneous vertebroplasty and percutaneous balloon kyphoplasty for the treatment of osteoporotic vertebral fractures: a systematic review and cost-effectiveness analysis. Health Technol Assess. 2014;18(17):1–290.
Svedbom A, Alvares L, Cooper C, Marsh D, Ström O. Balloon kyphoplasty compared to vertebroplasty and nonsurgical management in patients hospitalised with acute osteoporotic vertebral compression fracture: a UK cost-effectiveness analysis. Osteoporos Int. 2013;24(1):355–67.
Telera S, Caroli F, Raus L, Pompili A, Carosi MA, Di Santo M, et al. Spine surgery in patients with metastatic breast cancer: a retrospective analysis. World Neurosurg. 2016;90:133–46.
Teyssédou S, Saget M, Pries P. Kyphopasty and vertebroplasty. Orthop Traumatol Surg Res. 2014;100(1 Suppl):S169–79.
Tian QH, Sun XQ, Lu YY, et al. Percutaneous vertebro-

plasty for palliative treatment of painful osteoblastic spinal metastases: a single center experience. J Vasc Interv Radiol. 2016;27(09):1420–4.

Tsoumakidou G, Too CW, Koch G, Caudrelier J, Cazzato RL, Garnon J, Gangi A. CIRSE guidelines on percutaneous vertebral augmentation. Cardiovasc Intervent Radiol. 2017;40:331–42.

Vaccaro AR, Lehman RA Jr, Hurlbert RJ, et al. A new classification of thoracolumbar injuries: the importance of injury morphology, the integrity of the posterior ligamentous complex, and neurologic status. Spine. 2005;30:2325–33.

Verlaan JJ, Dhert WJ, Verbout AJ, Oner FC. Balloon vertebroplasty in combination with pedicle screw instrumentation: a novel technique to treat thoracic and lumbar burst fractures. Spine. 2005;30(3):E73–9.

Voormolen MH, Mali VP, Lohle PN, et al. Percutaneous vertebroplasty compared with optimal pain medication treatment: Short-term clinical outcome of patients with subacute or chronic painful osteoporotic vertebral compression fractures. The VERTOs study. Am J Neuroradiol. 2007;28:555–60.

Wang Y, Liu H, Pi B, Yang H, Qian Z, Zhu X. Clinical evaluation of percutaneous kyphoplasty in the treatment of osteolytic and osteoblastic metastatic vertebral lesions. Int J Surg. 2016;30:161–5.

Xing D, Ma JX, Ma XL, Xu WG, Chen Y, Song DH. A meta-analysis of balloon kyphoplasty compared to percutaneous vertebroplasty for treating osteoporotic vertebral compression fractures. J Clin Neurosci. 2013;20(6):795–803.

Yu CW, Hsu CY, Shih TT, et al. Vertebral osteonecrosis: MR imaging findings and related changes on adjacent levels. AJNR Am J Neuroradiol. 2007;28(1):42–7.

Zhang HT, Chen GD, Yang HL, Luo ZP. Percutaneous kyphoplasty in the treatment of osteoblastic-related spinal metastases. Clin Spine Surg. 2017;30(2):80–4.

Zhang J, Fan Y, He X, et al. Is percutaneous kyphoplasty the better choice for minimally invasive treatment of neurologically intact osteoporotic Kümmell's disease? A comparison of two minimally invasive procedures. Int Orthop. 2018;42(6):1321–6.

第 5 章　椎体成形术操作技术

椎体成形术（vertebroplasty，VP）涉及通过工作套管将填充材料（PMMA、磷酸钙、羟基磷灰石或最近的有机硅和 Cortoss 合成生物材料）注射到受伤的椎体中，通常通过经椎弓根或椎弓根外入路放置。注射必须达到高于骨折椎骨小梁的压力。

5.1　手术室设置和患者体位

手术可在局部麻醉（1% 利多卡因和 0.5% 布比卡因）、局部麻醉联合清醒镇静（咪唑安定加芬太尼）、硬膜外 / 蛛网膜下腔麻醉或全身麻醉下进行。在大多数情况下，在局部麻醉或清醒镇静的组合下进行椎体成形术，对于外科或临床高危因素较多的患者更为适用。

尽管大多数患者在中度镇静下能耐受手术，但对于呼吸困难或因习惯或不适而无法维持俯卧位的患者，应进行全身麻醉评估。

病理性椎体压缩骨折（VCF）或其他伴感觉困难病例的椎体成形术也可以在手术室进行全身麻醉，以便在椎管内骨水泥渗漏发生的情况下，迅速转换为开放手术。所有患者，尤其是骨质疏松症患者，都应该注意轻柔活动，以避免肋骨骨折。每一个受力点都应该被识别并充分保护。

俯卧位用于经椎弓根或椎弓根外入路治疗胸、胸腰椎或腰椎病变骨折（图 5.1）。在颈椎，对于 C1 ~ C2 水平和 C3 ~ C7 水平的罕见经口入路，需要仰卧位，以通过开放或闭合的前外侧入路进入，注意颈部延伸和血管移位（图 5.2）。

对免疫功能低下患者术中应强制性使用抗生素（即 Cefazolin 1 g）。在其他患者群体中，预防性抗生素使用没有明确的共识。在整个手术过程中，需要监测脉搏、血氧饱和度和血压（Tsoumakidou 等，2017）。

建议使用双平面荧光透视设备或两个高质量的易于定向的 C 臂荧光透视系统，以加快手术过程，从而能够同时获取脊柱的正位和侧位图像，而无需复杂的设备移动和投影重新校准（图 5.3）。

如今，现代固定式荧光透视设备也能够进行锥束 CT 扫描，这有助于评估 VP 前相邻椎间盘的断裂和真空现象，并在手术后识别任何骨水泥渗漏。当存在具有挑战性的解剖结构（即肿瘤、颈椎 / 上胸椎和骶骨破坏椎弓根）时，多探测器 CT 和荧光透视联合方法（双重引导）可用于放置针和注射骨水泥。通过这种方法，可以在 CT 引导下插入针头，在透视下进行骨水泥注射（Tsoumakidou 等，2017；He 等，2019）。

通过将患者置于胸部和骨盆水平的横向滚卷上，让患者处于伸展俯卧位，可以简单地获得后凸畸形的初始闭合复位，因为当腹部在两个滚卷之间下垂时，会间接诱发脊柱前凸。这种体位还能防止椎骨血流增加，并降低骨水泥或脂肪栓塞的风险（Marco 和 Kushwaha，2009；Hulme 等，2006）。当肩部阻碍胸椎的充分侧视时，可在患者胸部下方放置适当高度的枕头，以降低双肩，同时手臂与躯干平行悬挂或向前弯曲（Eleraky 等，2011）。在术前对患者行肠道准备，可以减少可能妨碍脊柱显像的肠道气体。为了提高成像的整体质量，使用碳纤维透视手术床可能非常有价值（图 5.4）。然后，患者准备好，并在手术入路区域以无菌方式覆盖，准备好手术器械。在整个过程中必须保持严格无菌。

5.2　手术标志

在开始手术之前，正确的术前 C 臂定位是必要的，以标记正确的脊柱水平，并在透视图像中找到相应的椎体标志物：椎弓根、棘突、终板和后壁（Laredo 和 Hamze，2005）。这些结构显示不

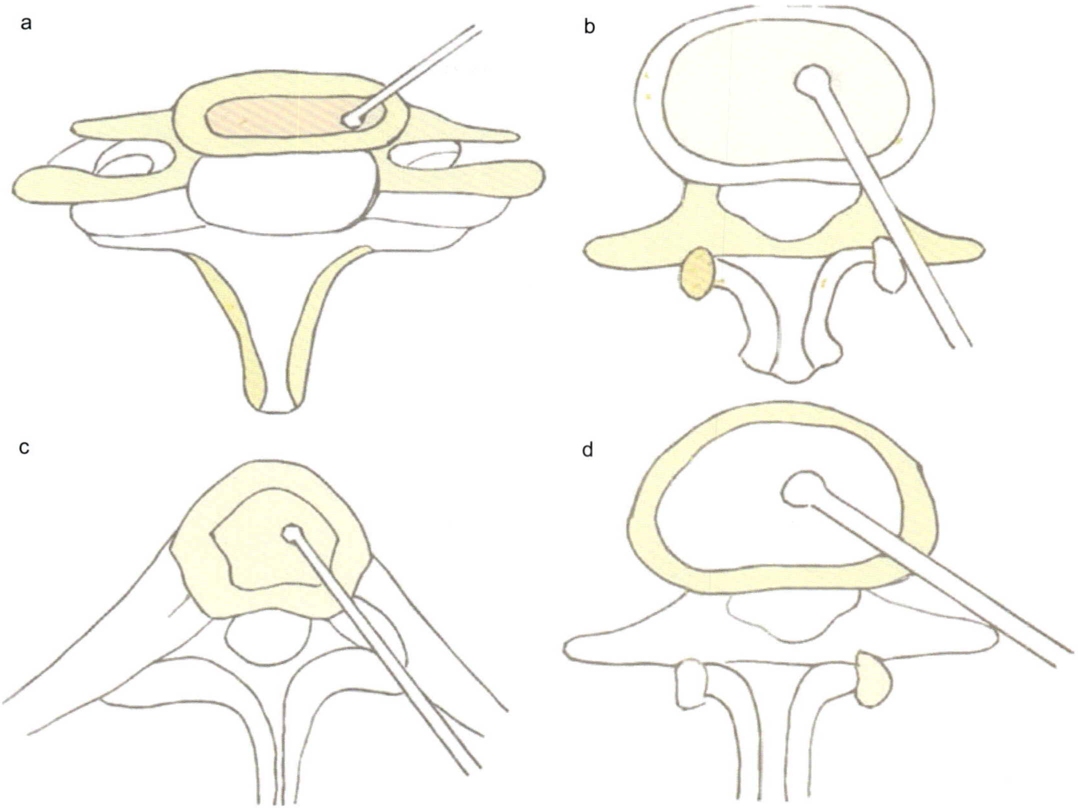

图 5.1　椎体成形术的脊柱手术入路：(a) 前外侧；(b) 经椎弓根；(c) 椎弓根外；(d) 后外侧入路 (Maria Di Santo 绘)

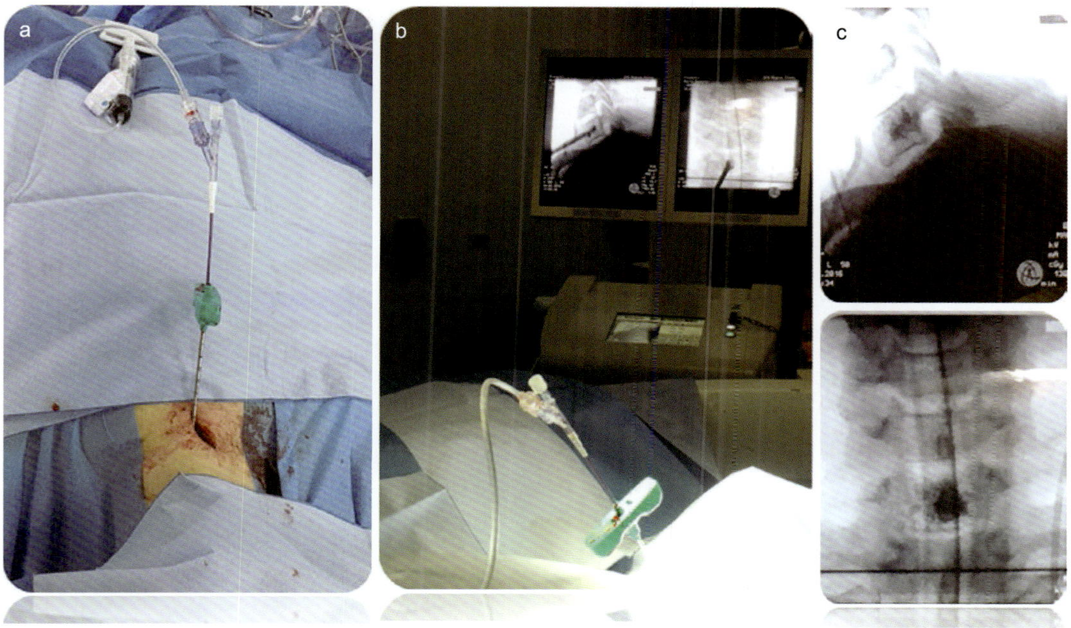

图 5.2　(a) 开放式 C6 球囊后凸成形术的术中设置，患者仰卧；(b) 在直视和透视引导下，通过前外侧入路将工作套管插入椎体；(c) 手术结束时的 LL 和 AP X 线图像

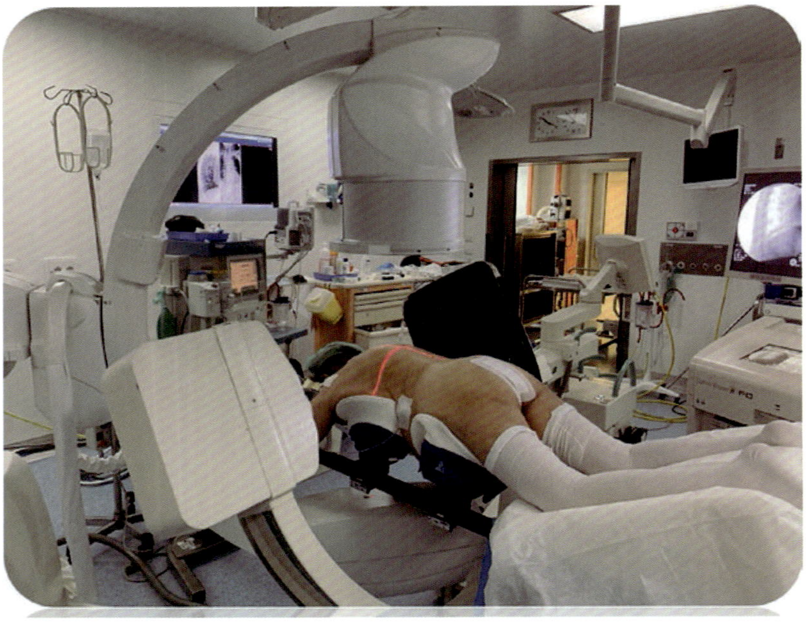

图 5.3 对于标准椎体成形术，患者俯卧在手术床上。建议使用双平面荧光透视设备或两个 C 臂荧光透视系统来加速手术过程，从而可以同时获取脊柱的正侧和侧位图像，而无须复杂的设备移动和重复的投影重新校准

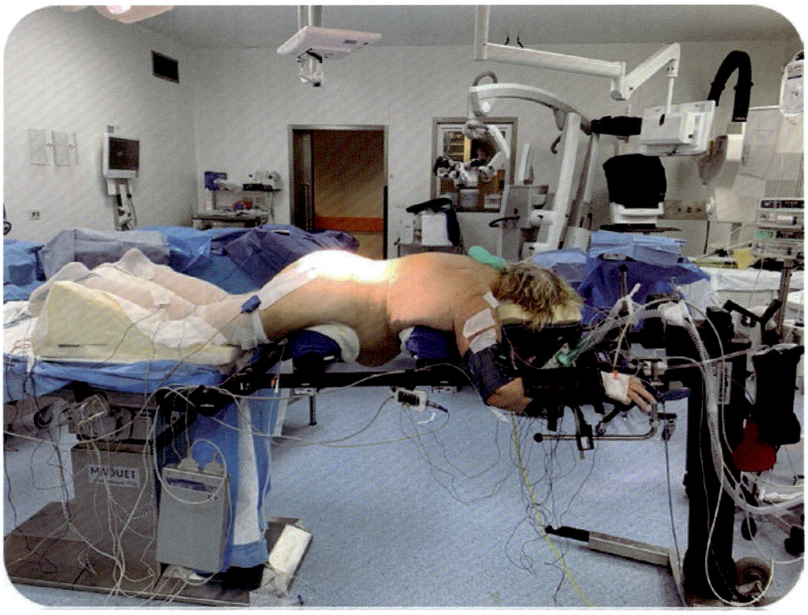

图 5.4 患者俯卧在透视手术床上，以优化术中荧光透视成像的质量；当腹部在滚轮中下垂时，可间接引导脊柱前凸，也可防止静脉充血

清可能会显著增加无法正确放置针头的风险。

为了获得良好的视野，有时有必要调整 C 臂荧光镜。透视图像应在侧位显示使上下终板和两个椎孔正确对齐。在 AP 投影中，目标椎骨应在图像的中心，棘突应在中线投影（另见第 2 章）（图 5.5）。

在脊柱侧凸的情况下，棘突的正位影像可能无法获得。这些情况下，应倾斜图像增强器或手术床，直到获得穿过椎弓根进入椎体的正视图（所谓的椎弓根视图）（图 5.6）。

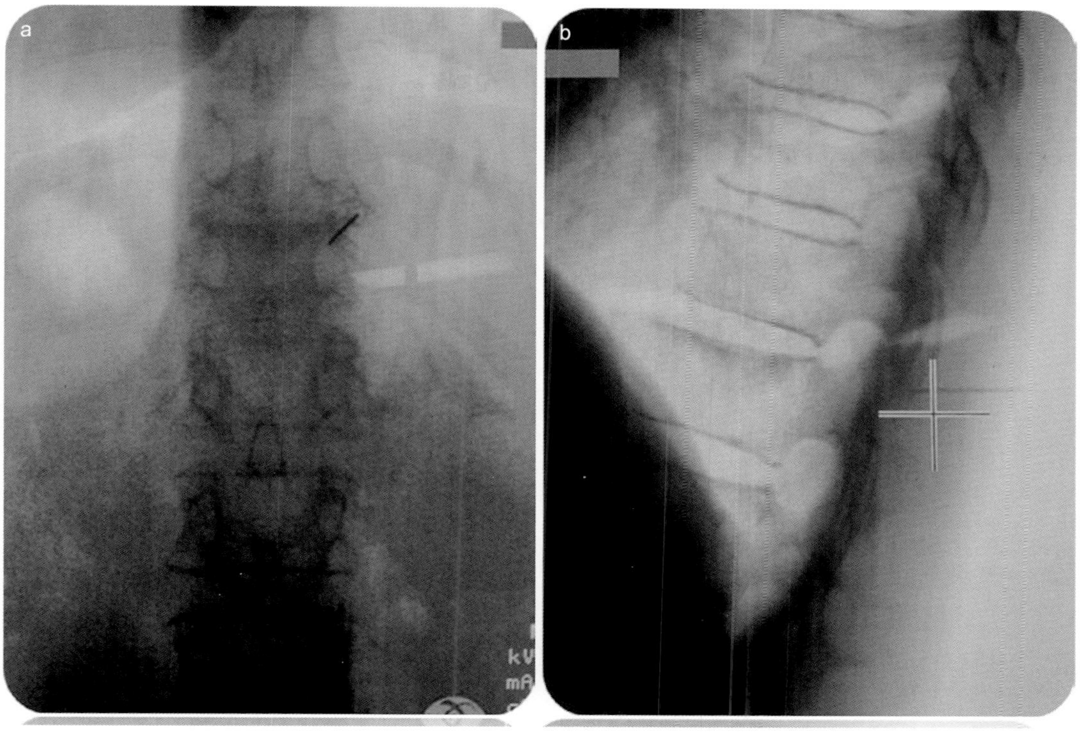

图 5.5　(a)椎体成形术前脊柱的 AP 和 LL X 线图。透视图像应在侧位显示使上下终板和两个椎孔正确对齐。在 AP 投影中，棘突应在中线投影

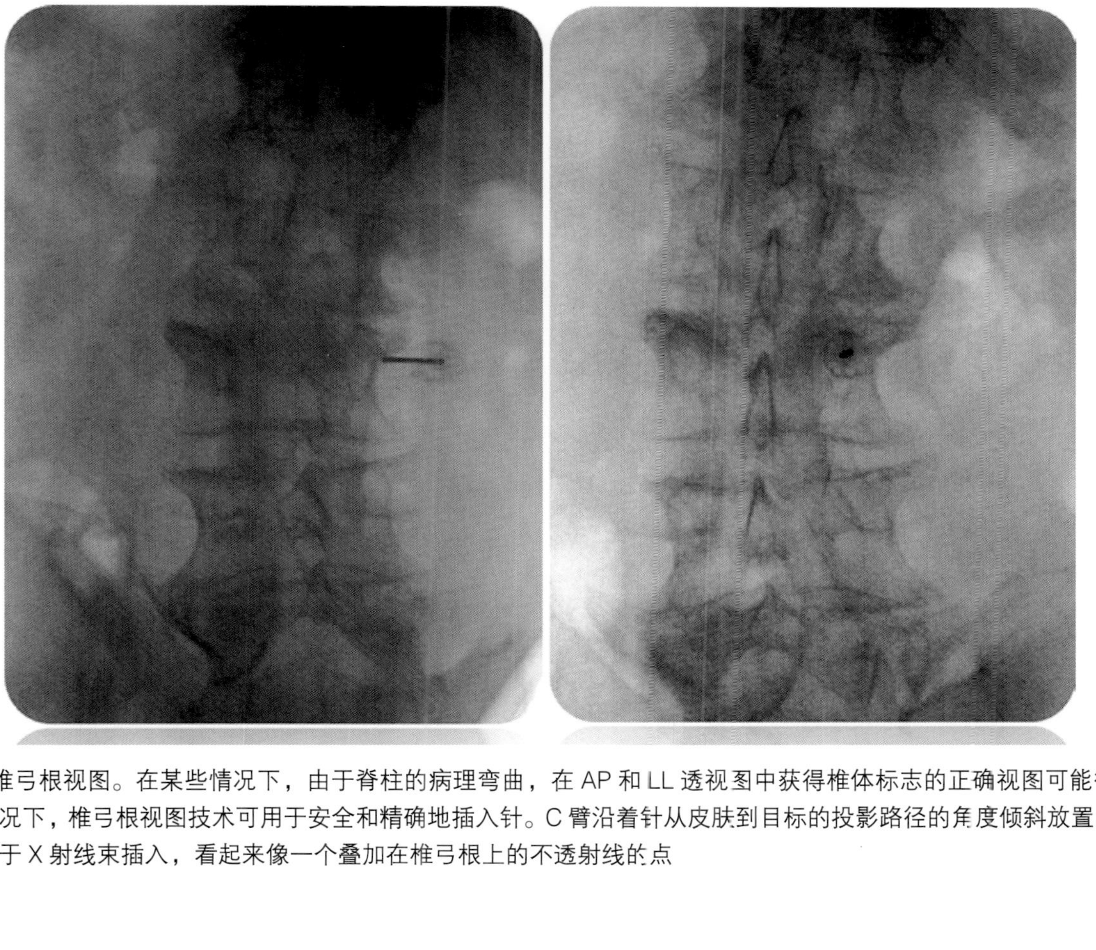

图 5.6　椎弓根视图。在某些情况下，由于脊柱的病理弯曲，在 AP 和 LL 透视图中获得椎体标志的正确视图可能很困难。在这些情况下，椎弓根视图技术可用于安全和精确地插入针。C 臂沿着针从皮肤到目标的投影路径的角度倾斜放置。然后，将针平行于 X 射线束插入，看起来像一个叠加在椎弓根上的不透射线的点

5.3 Jamshidi 针简介

椎体成形针（Jamshidi 针）通常是中空的直针，直径为 10 ~ 14 号。标准 VP 针尖为菱形，可提供更好的作用力；或斜面形状，增加了调整其方向的能力，因为这种情况利于针头向远离斜面方向移动，因此可以通过围绕轴线的简单旋转进行引导（图 5.7 和图 5.8）。

使用无菌外科锤定位椎体成形针内部的套管针或骨导入器系统。两件式 T 形手柄设计用于在针头插入过程中提供触觉反馈和增强控制。过去，克氏针也被用作中间通道，以引导工作套管的插入，其优点是在错位的情况下对后壁造成较少的损伤。然而，尤其是在骨质疏松症的情况下，应在椎体内部非常小心地操作克氏针，以避免在工作通道插入过程中出现滑脱和椎体前壁穿孔的风险。如今，大多数系统提供针可一步进入骨内，而不需要克氏针。

当选择椎体成形针时，较大的型号和较短的长度在注射骨水泥时会产生较小的阻力，从而在术中可以更好控制并获得反馈。

腰椎椎弓根可容纳 11 号针，胸椎椎弓根可容纳 13 号针。上胸椎和颈椎中较小的椎弓根可能需要 15 号针，这也适用于脊椎扁平症的治疗。然而，较小的针头需要较高的注射压力或较低黏度的骨水泥，这可能会导致骨水泥渗漏。

在大多数情况下，10 cm 的长度通常是足够的；除了肥胖患者外，很少使用 15 cm 长的针头。必须注意的是，大多数针头都有一个大的塑料手柄，用于旋转和拔出插管，如果荧光透视与针管呈平行角度，插管会遮挡针尖。当同时涉及多个椎体时，这些手柄也会相互碰撞。

更复杂的弯曲针系统也在开发中，以便进入传统直针难以到达的部位（骶骨体、髋臼后部）。应为 AP 图像设置图像增强器，以校正 X 射线管的角度，从而适应患者在手术台上的定位。穿透椎弓根的穿刺点应标记在皮肤表面上。手术过程始于将 Jamshidi 针或导针经皮插入骨折的椎骨。正确的皮肤切口非常重要，因为这决定了 Jamshidi 针随后向椎弓根的正确方向，并且还确保了在透

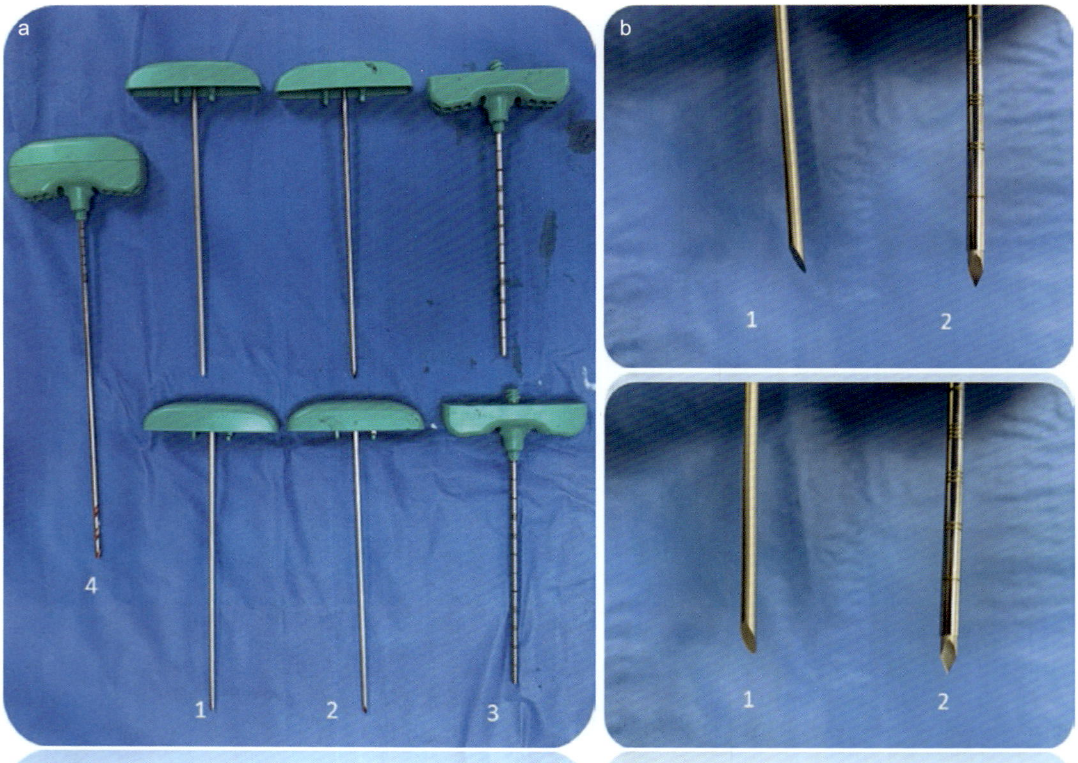

图 5.7 （a）获得经椎弓根椎体通路所需的器械。1. 标准斜面针，2. 标准菱形针，3.T 形手柄工作套管，4. 钻头。（b）1. 标准斜面针和 2. 标准菱形针的放大图

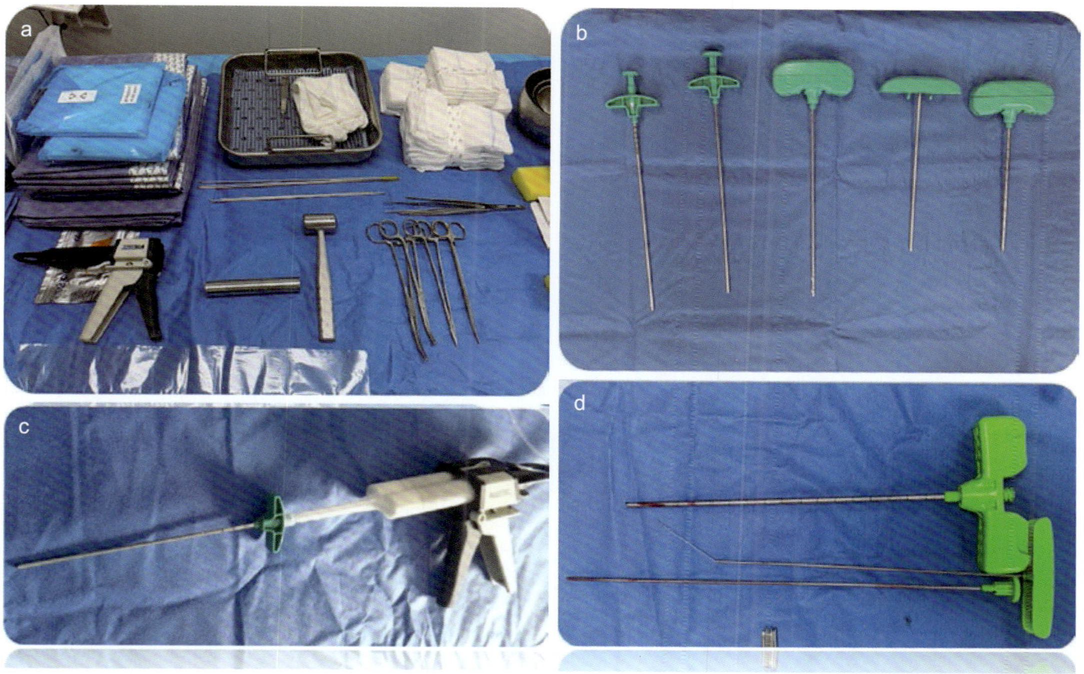

图 5.8　（ a ）椎体成形术的手术器械，包括用于引入工作套管的锤子，如有必要，还包括克氏针；（ b ）套管针骨导入器和直的定向骨填充装置；（ c ）骨水泥搅拌枪；（ d ）骨组织活检设备

视期间周围的肌肉和软组织不会使针转向。鉴于荧光图像采集的频率，建议在成像过程中使用夹子稳定针头，以尽量减少操作员手的暴露。

5.3.1　起点

大多数情况下，可在 T10 至 L5 之间选择**经椎弓根入路**。由于椎弓根的融合，Jamshidi 针开始刺入椎弓根应在 AP 图像上紧邻椎弓根外侧，对应于右侧 3 点钟和左侧 9 点钟位置点，皮肤切口位于该点外侧约 1 cm 处（图 5.9 和图 5.10）。

考虑到椎弓根尺寸相对较小以及与后凸相关的严重成角，上胸椎 VP 可能会带来特殊挑战（Eleraky 等，2011）。对于 T10，椎弓根短而窄，形状像心脏，单纯的经椎弓根入路通常是不可能的，起点可能不同。根据椎弓根的大小，可以选择**椎弓根外入路**。

当进入椎弓根外时，首先将套管针引入上外侧椎弓根壁处的近侧肋骨和横突之间的平面，并立即向其尾部推进。第一个接触的骨性结构是终板的颅背角，而不是像经椎弓根入路那样接触到椎弓根。因此，Jamshidi 针必须朝向椎体的相应颅骨角，在 AP 视图中，进针点位于椎弓根的外侧上缘，右侧约 1 点钟、左侧约 11 点钟方向，皮肤切口位于该点外侧约 1 cm 处。对于椎弓根外入路，单侧插管可能就足够了，因为更外侧的入路需要使用中心指向的针（图 5.11）。

椎弓根外入路具有较低的椎弓根骨折风险，因为针只穿过椎弓根的外侧。这允许针到达椎体中线，有时穿过中线。针穿过肋骨横关节、肋骨、头部和椎弓根的外侧边缘。椎弓根外入路的潜在并发症包括进入胸腔，导致肋骨骨折或椎骨旁血肿（Eleraky 等，2011；Mathis 和 Wong，2003；JVIR，Guarnieri 等，2015）

椎体后外侧入路也已被报道，但很少用于椎弓根松解时经椎弓根入路的病例。进针点位于中线外侧 7 ~ 8 cm 处，针的角度为 45° ~ 60°，并指向椎骨的前上缘（Kim 等，2005）。

在背部，由于胸膜损伤和血胸的风险，针应该位于胸膜反射线后侧。在腰椎水平，风险与椎体活检的风险相似：肾囊穿刺、腰大肌血肿和穿刺孔渗漏（Teyssédou 等，2014）。

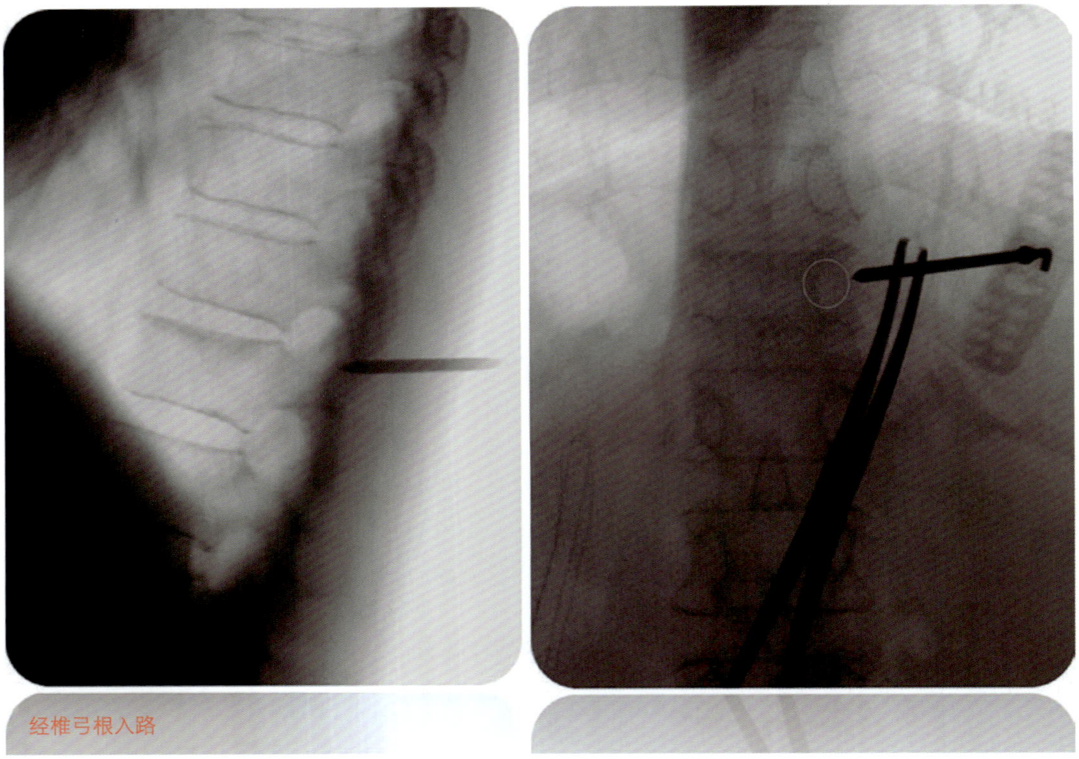

图 5.9 对于经椎弓根入路，Jamshidi 针应在 AP 图像上紧邻椎弓根外侧，对应于右侧 3 点钟和左侧 9 点钟位置点，皮肤切口位于该点外侧约 1cm 处

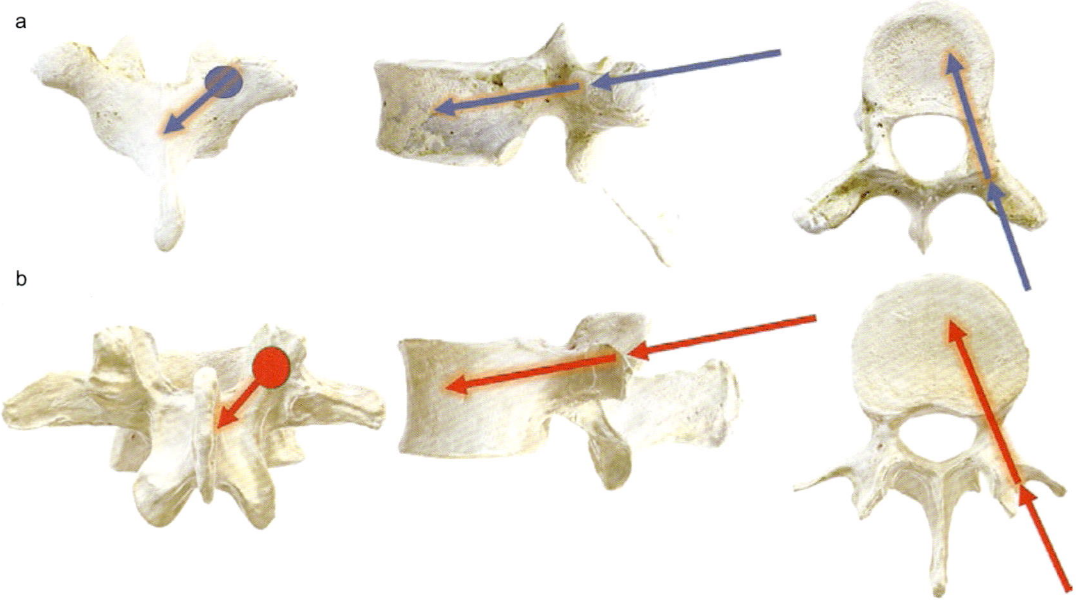

图 5.10 胸椎（a）和腰椎（b）的三维模型显示了经椎弓根入路的正视图、侧视图和轴视图

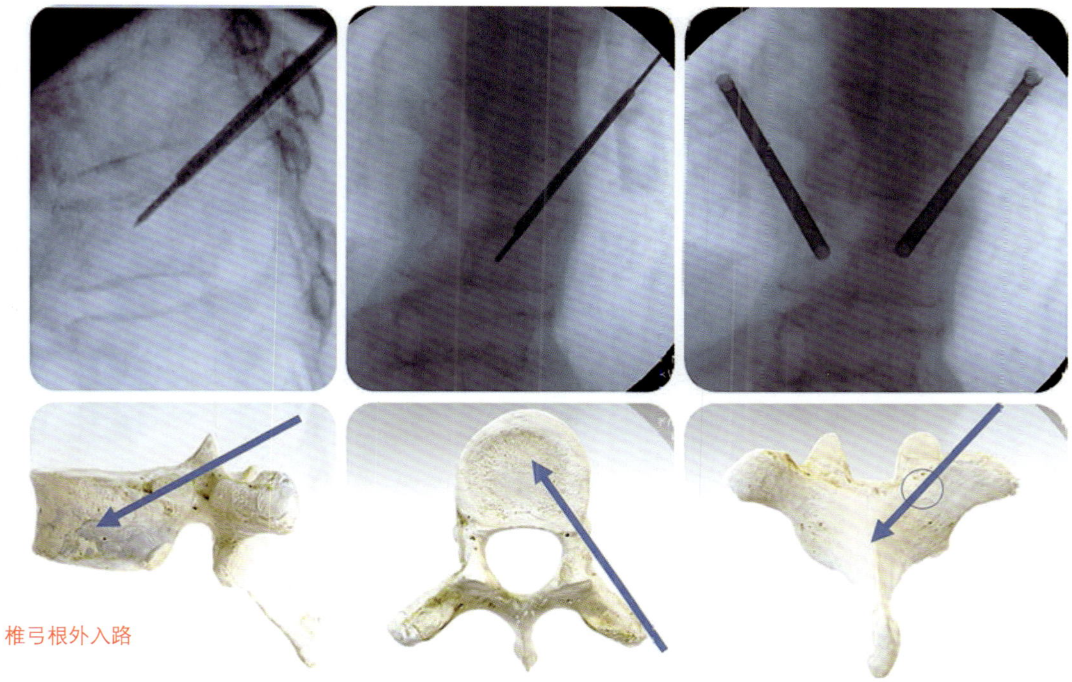

图 5.11　对于椎弓根外入路，将套管针引入上外侧椎弓根壁的近侧肋骨和横突之间的平面，并立即向其尾部推进。在 AP 视图中，进入点位于椎弓根外侧上缘，右侧约 1 点钟、左侧约 11 点钟方向，皮肤切口位于该点外侧约 1 cm 处

对于严重塌陷的椎骨，如果椎体的侧面比中间更清晰，可以考虑双侧入路。其目的是通过避免将针头放置在椎体中心，从而降低骨水泥渗漏的风险，椎体中心更容易发生椎间盘和静脉渗漏（Eleraky 等，2011）。

双椎弓根入路确保了椎体中最均匀、最完整的骨水泥分布，而在单侧入路中，针必须到达椎体中心位置，以完成骨水泥填充。

5.3.2　针的前进

当 Jamshidi 针在 AP 图像上正确定位后，椎弓根应轻微穿透，Jamshidi 针向前推进几毫米，然后用图像增强器拍摄侧位图像，以确认针是否正确到达椎弓根，具体取决于骨折的类型。在正常楔形椎体中，建议在在中间的凹形骨折中，Jamshidi 针平行于钢板对齐。

在交替的 AP 和 LL 视图（见第 2 章）C 臂荧光透视监测下控制针的进一步前进。

在透视 AP 视图中，穿过 LL 视图中的椎体后壁之前，针不得穿过椎弓根内侧壁，以避免穿透椎管。在任何情况下，针头都不应在侧视下进入脊椎管内，以避免损伤脊髓。

第一个骨阻力是 Jamshidi 针尖到达后壁的位置。穿过后壁后，针头进入椎体所需的压力较小。针尖应达到椎体的前 1/4，远离静脉汇合处，在 AP 视图中靠近棘突，而不越过中线（图 5.12）。

一旦工作套管穿过后壁，其位置不应改变。如果多次定位，套管易意外移动，或椎弓根在其与后壁的过渡点处穿孔，当套管被重新定位时，可能会在后壁上形成第二个孔，从而增加骨水泥渗入椎管的风险。

当使用单入路时，最好将针尖放置在中线、中间 1/3 和前 1/3 的交界处以及椎体中线上方或下方（以避免损伤基底椎静脉丛）。如果使用双入路，针头放置在中线两侧。

5.3.3　组织样本活检

可将活检针插入病变椎体中，以收集组织样本进行组织学检查。可以使用不同的器械来获得椎体内的物质。包括 13 号同轴活检针，配有插入

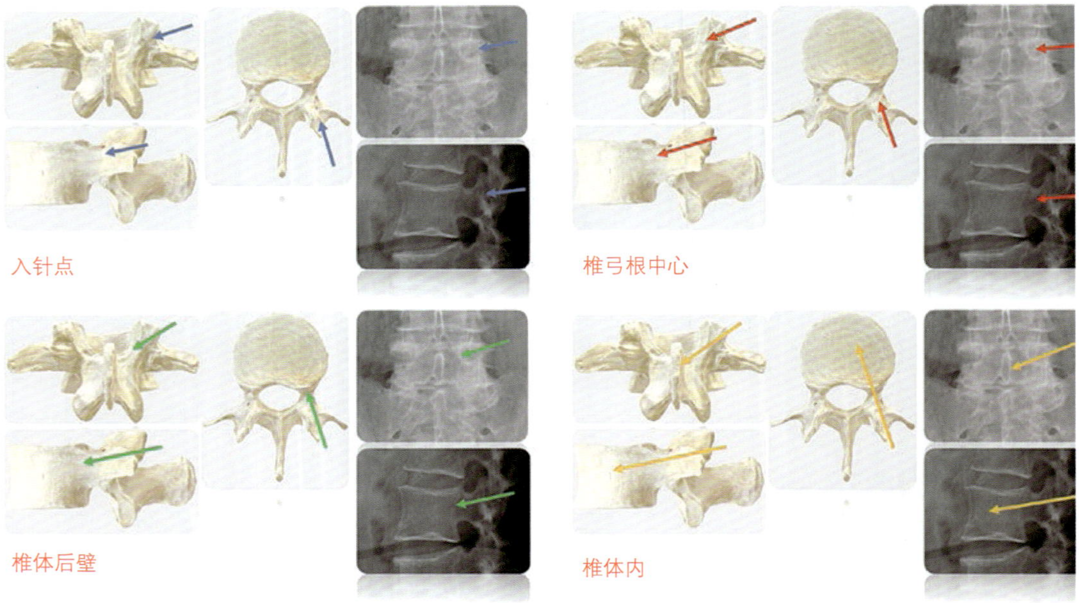

图 5.12 对于经椎弓根入路，目标是椎弓根的中间外侧边缘（右入路 3 点钟，左入路 9 点钟）。在开始时，AP 和 LL 视图显示针尖正好位于椎弓根外缘的外侧（AP）和椎弓根后 1/3（LL）；随后，当针在椎弓根内前进时，位于椎弓根中心（AP）和椎弓根中间 1/3（LL）；当针即将进入椎体时，正好位于椎弓根内边缘（AP）的内侧并且正好位于椎体后壁（LL）的腹侧。最后，针尖应达到椎体的前 1/4，在 AP 视图中靠近棘突，而不越过中线

式探针和 3 ml 注射器或旋转式探针（见图 5.8d）。当针头被拔出时，血液可以通过套管针渗出，这取决于椎静脉压，但渗出应迅速消退。一些学者主张在每一个病例中都进行活检，因为它可以对以前没有癌症诊断的未经怀疑的患者进行诊断，或对以前认为病情缓解的患者进行活动性疾病诊断；其他人则对常规活检的临床效用和成本效益提出了担忧（Allen 等，2009；Mukherjee 等，2014；Hershkovich 等，2020）。

可使用手动钻孔机在椎体中形成一条路径（见图 5.7a）。在骨水泥制备过程中，针头应留在套管针内，以避免大量失血。在相邻水平的多个椎骨正在接受治疗的情况下，在注射骨水泥之前，也可以对所有水平进行置管（Papanastassiou 等，2014；Muijs 等，2009）。

5.4 填充材料制备

当针头的位置满意时，可以准备将填充材料置入椎体。聚甲基丙烯酸甲酯（PMMA）由两种不同的成分组成，一种是粉末状的甲基丙烯酸甲酯聚合物，另一种是液体甲基丙烯酸甲酯单体，在剧烈混合后逐渐凝固。大多数市售产品包含一份不透射线的标记物（无菌钡、钽或二氧化锆），该标记物与 PMMA 结合，以便于在注射过程中可视化。一旦两种成分结合在一起，就会发生放热聚合反应，生成的化合物从液态转变为固态。平均作用时间因单个产品而异，根据温度和湿度，平均作用时间为 12～20 分钟。骨水泥通常在搅拌后 8～9 分钟达到最佳稠度，可在接下来的 6 分钟内使用。温度或湿度越高，固化时间越快。此后，骨水泥通常变得非常坚硬，无法穿过骨填充物，总共 20 分钟后，骨水泥达到其最终硬度。可使用不同的封闭式骨水泥混合仪器混合骨水泥，连续装载多个骨填料，同时减少操作团队暴露于骨水泥单体和溶剂。但是，如果使用搅拌机，骨水泥硬化时间可能会缩短，因此操作时间会变得更加有限。

VK100® 是一种可注射的自固化有机硅，由两种黏性液体组分组成，即二甲基甲基乙烯基硅氧烷和二甲基甲基氢硅氧烷，等量混合。在混合时，它们不会发生放热反应。15% 硫酸钡（$BaSO_4$）

作为放射标记。随后，使用手枪式混合装置混合 VK100 的两种成分，该混合装置仅允许混合所需量的硅酮（见图 5.8c）。通常需要不少于 15 分钟才能达到适合注入的浓度。作用时间比 PMMA 长，通常为 20～30 分钟，在困难情况下，无须任何压力即可进行手术，并制订周密的术中计划。应始终考虑室温，因为低温通常会延长作用时间。相反，高温将导致填充材料硬化加速。

填充材料应在达到牙膏稠度时注入；如果在液体过多的情况下插入，渗漏的风险会显著增加，特别是病理性骨折。一旦骨水泥或硅酮不再从注射器或骨填充物的尖端向下滴下，而是在针的末端结成球，或者当它们像口香糖一样不再粘在手术手套上时，它们就具有合适的稠度了（图 5.13）。

5.5　骨水泥注入

注射可以使用骨填充导管进行，该导管含有 1～1.5 ml 的骨水泥体积，使用不锈钢探针，也可以使用与 Luer–Lock 注射器连接到骨填充器的专用注射装置。骨水泥注入装置允许在连续流动中抽吸和直接注入骨水泥。虽然使用骨水泥注射装置增加了手术费用，但它比徒手注射更安全，并且对操作人员辐射更少。

探针和骨填充套管的使用使骨水泥的黏度大大高于过去通过 5 ml 注射器和 11 号针注射时的黏度（图 5.14）。理想情况下，在 VP 手术中，骨水泥应以受控的方式在椎体中扩散，就像透视下的“均匀膨胀的云”。

注入的骨水泥量取决于椎骨的大小及其特性，没有绝对的规则。在血管瘤患者中，最佳的填充是必要的，以完全栓塞血管病变并避免复发。在肿瘤疾病中，椎体成形术的目的是缓解重度疼痛，少量骨水泥通常就足够（Tsoumakidou 等，2017）。临床结果也与骨质疏松性椎体骨折中注射的骨水泥量密切相关。已经证明，为了恢复椎体强度，16% 的骨水泥填充物就足够，而为了恢复硬度，29% 的骨水泥填充也足够了。2 ml 的骨水泥注射量可以恢复强度，而更大量（胸段和胸腰椎区域为 4 ml，腰椎为 4～8 ml）有助于恢复椎体硬度

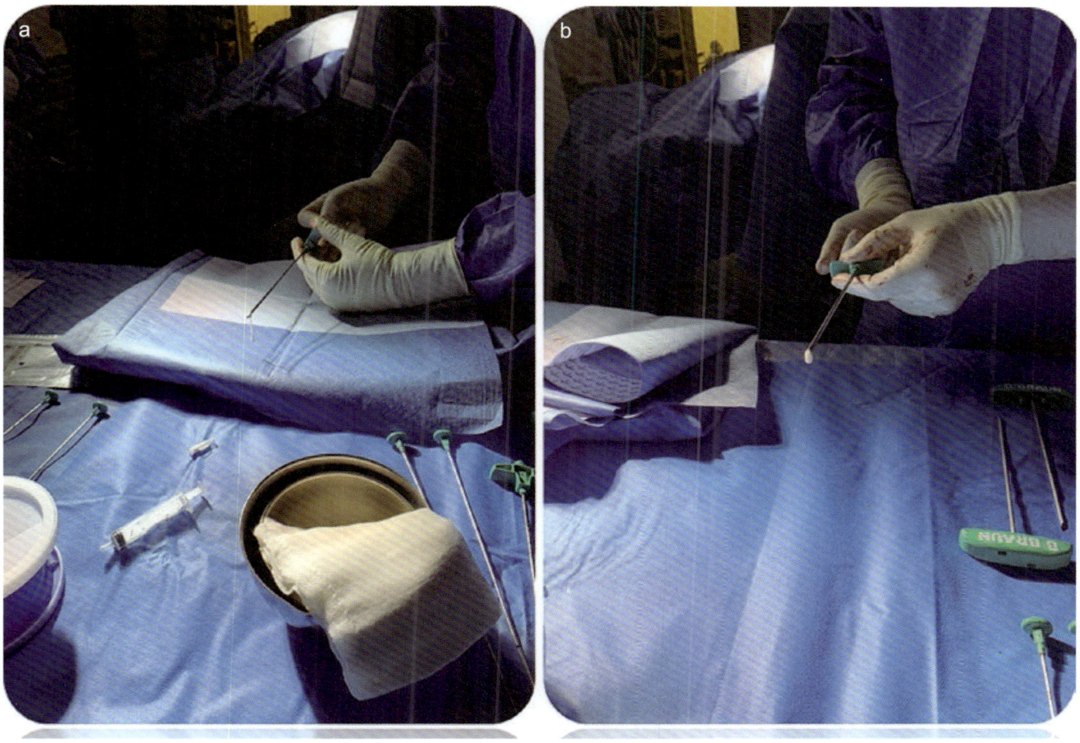

图 5.13　骨水泥只有达到牙膏稠度时才能注入；（a）、（b）一旦骨水泥不再从注射器尖端或骨填充物向下滴下，骨水泥就具有合适的稠度了

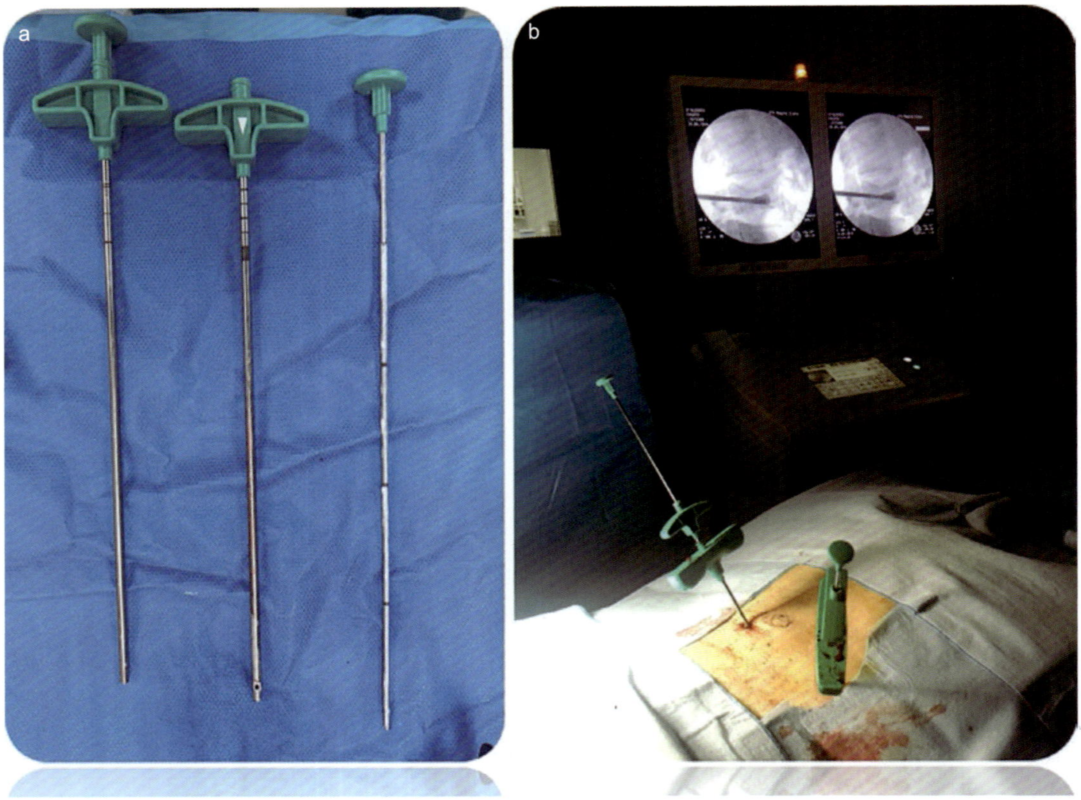

图 5.14 （a）定向骨填充套管。它们可能含有 1 ~ 1.5 ml 的骨水泥或硅酮。定向骨填充套管具有侧向开口，其有助于在目标方向上引导骨水泥分布；（b）在荧光透视下，插入带探针的骨填充套管的术中视图，填充材料可顺利导入

（Ofluoglu，2009；Denaro 等，2009）。

注射目标是通过中线从上到下使终板获得骨水泥填充物，以确保合理的生物力学加固，并达到椎体的前 2/3。然而，没有必要过度填充椎体，以免造成静脉栓塞或过度渗漏，或在病理性椎体骨折中，肿瘤组织移位到椎管中（Oflooglu，2009）。骨填充套管通过套管针（骨导入器）推进，填充材料缓慢挤出，手动推动活塞或使用骨水泥注射装置。

骨水泥注射在重复或连续的侧位透视下进行，以便在早期检测到任何硬膜外渗漏，并在间歇的 AP 透视下排除侧方渗漏并观察骨水泥分布。骨水泥开始注射时（当骨水泥处于液相时），骨水泥渗漏的风险更高。如果检测到渗漏，应立即停止注射。再等待 30 ~ 60 秒，通常会使骨水泥硬化并密封渗漏。如果渗漏持续存在，应修改针头位置和（或）斜面方向，以将流体重新引导至椎骨的其他区域。如果仍然可见渗漏，建议将套管移至另一椎弓根来终止渗漏。这通常可完成椎体填充而不会出现进一步的渗漏，因为最初的渗漏将被最初注射的硬化骨水泥堵塞（Mathis 和 Wong，2003）。建议在侧位透视图像上，当骨水泥到达椎体后皮质的 2/3 时停止注射，以避免发生椎管内渗漏。

在椎体两侧填充了所需数量的骨水泥后，应将骨填充物拉回，以避免骨水泥与骨填充物一起被拉出椎弓根。在骨水泥充分硬化之前移除套管也可能使骨水泥向后进入软组织，并可能产生局部疼痛。最后，通过扭转运动缓慢移除套管。在针头进入部位偶尔会出现静脉出血。取下所有套管后，局部加压 5 分钟即可轻松止血。完成术中记录（Mathis 和 Wong，2003）。对于单次手术中可治疗的多个椎体节段，没有明确的规定，但通常选择 3 ~ 4 个节段（Guarnieri 等，2015）（图 5.15）。

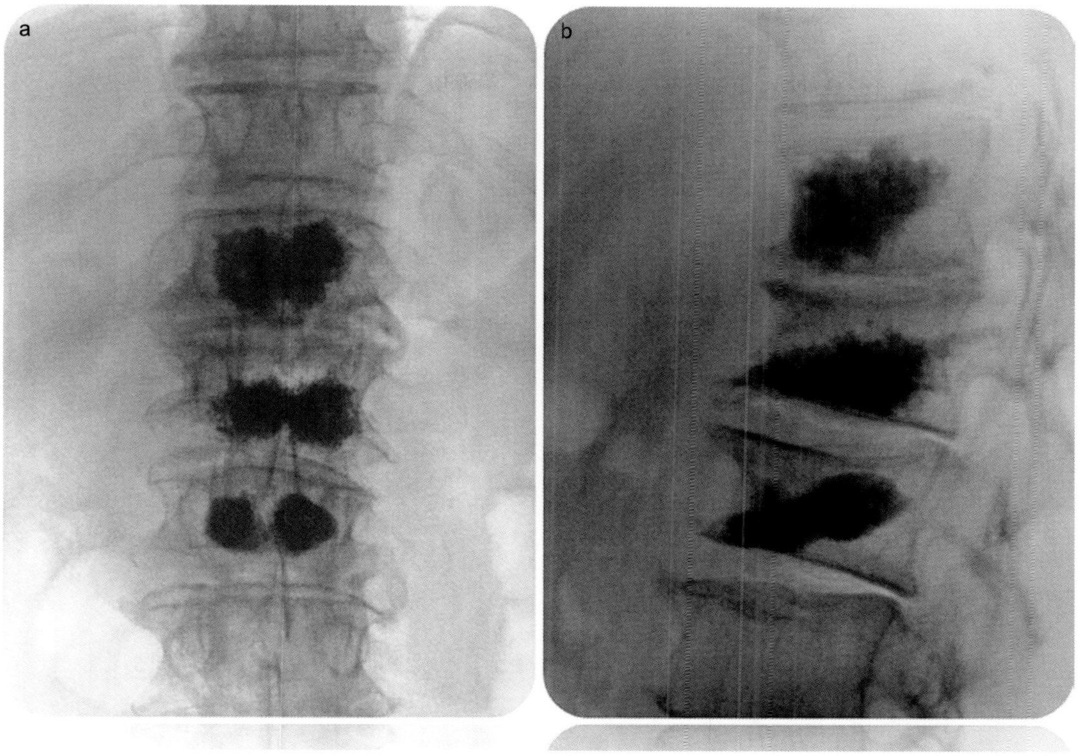

图 5.15　移除套管后 3 节椎体成形术的术后（a）AP 和（b）LL X 线图像。对于单次手术中可以治疗的多个椎体节段没有明确的规定，但通常 3 ~ 4 个节段是合理的

5.6　术后护理

手术后，患者通常需要保持平卧位 1 ~ 2 小时，并监测神经、心血管或呼吸功能的变化。任何的不良事件或副作用都需要通过脊柱或胸部 CT 扫描确定原因，以排除骨水泥渗漏或肺栓塞。伴有神经功能损害的大量骨水泥渗漏可能需要手术减压；1% ~ 2% 的患者在手术后局部疼痛会有短暂的加重。需要立即开始镇痛和血栓预防。单纯脊柱骨折患者通常都可以在 24 小时内下床。鼓励患者活动，并积极参与日常生活活动。在一些中心，任何情况下都会对脊柱治疗部位进行术后 CT 扫描，以评估椎体充盈程度，并排除任何隐性脊髓压迫。患者出院后服用非甾体抗炎药（NSAIDs）和肌肉松弛剂，避免抬重物和进行重体力劳动。建议采用放松按摩、等长肌肉强化和姿势练习等物理疗法。如果是良性病变，患者可以在 2 ~ 3 周后恢复工作和日常活动。在恶性病变的情况下，如果没有发生并发症，可以考虑在 1 周内进行辅助放化疗。

（容晓莹　译　李水清　审校）

参考文献

Allen RT, Kum JB, Weidner N, Hulst JB, Garfin SR. Biopsy of osteoporotic vertebral compression fractures during kyphoplasty: unsuspected histologic findings of chronic osteitis without clinical evidence of osteomyelitis. Spine (Phila Pa 1976). 2009;34(14):1486–91.

Denaro L, Longo UG, Denaro V. Vertebroplasty and kyphoplasty: reasons for concern? Orthop Clin North Am. 2009;40(4):465–71.

Eleraky M, Papanastassiou I, Setzer M, Baaj AA, Tran ND, Vrionis FD. Balloon kyphoplasty in the treatment of metastatic tumors of the upper thoracic spine. J Neurosurg Spine. 2011;14(3):372–6.

Guarnieri G, Masala S, Muto M. Update of vertebral cementoplasty in porotic patients. Interv Neuroradiol. 2015;21(3):372–80.

He G, Yu Q, Yang K, Gao Z, Han A. Clinical application of percutaneous kyphoplasty under the guidance of DynaCT in the treatment of compression fractures of thoracolumbar. J Musculoskelet Neuronal Interact. 2019;19(2):229–33.

Hershkovich O, Bayley E, Rudik O, Alexandrovsky V, Friedlander A, Daglen E, Lotan R. Cost-benefit analysis of routine bone biopsy during augmentation of osteoporotic vertebral compression fractures. Spine (Phila Pa 1976). 2020;45(23):1634–8.

Hulme PA, Krebs J, Ferguson SJ, Berlemann U. Vertebroplasty and Kyphoplasty: a systematic review of 69 clinical studies. Spine. 2006;31(17):1983–2001.

Kim KH, Kim KN, Yoon DH, et al. Posterolateral approach of percutaneous Vertebroplasty in thoracolumbar fractures. J Korean Neurotraumatol Soc. 2005;1(1):61–5.

Laredo JD, Hamze B. Complications of percutaneous vertebroplasty and their prevention. Semin Ultrasound CT MR. 2005;26(2):65–80.

Marco RA, Kushwaha VP. Thoracolumbar burst fractures treated with posterior decompression and pedicle screw instrumentation supplemented with balloon-assisted vertebroplasty and calcium phosphate reconstruction. J Bone Joint Surg Am. 2009;91(1):20–8.

Mathis JM, Wong W. Percutaneous vertebroplasty: technical considerations. J Vasc Interv Radiol. 2003;14(8):953–60.

Muijs SP, Akkermans PA, van Erkel AR, et al. The value of routinely performing a bone biopsy during percutaneous vertebroplasty in treatment of osteoporotic vertebral compression fractures. Spine. 2009;34(22):2395–9.

Mukherjee S, Thakur B, Bhagawati D, et al. Utility of routine biopsy at vertebroplasty in the management of vertebral compression fractures: a tertiary center experience. J Neurosurg Spine. 2014;21(5):687–97.

Ofluoglu O. Minimally invasive management of spinal metastases. Orthop Clin North Am. 2009;40(1):155–68.

Papanastassiou ID, Filis AK, Gerochristou MA, Vrionis FD. Controversial issues in kyphoplasty and vertebroplasty in malignant vertebral fractures. Cancer Control. 2014;21(2):151–7.

Teyssédou S, Saget M, Pries P. Kyphopasty and vertebroplasty. Orthop Traumatol Surg Res. 2014;100(1 Suppl):S169–79.

Tsoumakidou G, Too CW, Koch G, Caudrelier J, Cazzato RL, Garnon J, Gangi A. CIRSE guidelines on percutaneous vertebral augmentation. Cardiovasc Intervent Radiol. 2017;40:331–42.

第6章 后凸成形术操作技术

6.1 引言

自1998年美国FDA批准可膨胀骨填充技术以来，球囊后凸成形术（balloon kyphoplasty，BKP）已越来越多地用于治疗由创伤、骨质疏松、血管瘤和转移瘤引起的椎体压缩骨折（vertebral compression fractures，VCF）。

大量文献资料表明，该技术可迅速缓解疼痛，加固椎体结构且手术并发症发生率较低。

在BKP手术中，在注射填充材料之前，先将球囊插入椎体，目的是提升终板高度，至少部分恢复原始椎体高度，并在椎体内形成空腔（Ruiz-Santiago等，2014；Garfin等，2001；Taylor等，2007）（图6.1）。

虽然BKP比椎体成形术（VP）更昂贵，但据报道它的优势包括：①提升终板高度可以在一定程度上矫正后凸，②注入黏稠骨水泥的压力更低，以及空腔周围是压实的松质骨，从而降低骨水泥渗漏率（Xing等，2013；Ruiz-Santiago等，2014；Lee等，2009；Hulme等，2006；Mendel等，2009；Fourney等，2003；Pflugmacher等，2008；Eck等，2008）。

目前，BKP仅用于治疗胸腰和腰椎转移瘤，主要是因为即使是最小尺寸的球囊也太大而无法用于颈椎（Burton等，2005）。

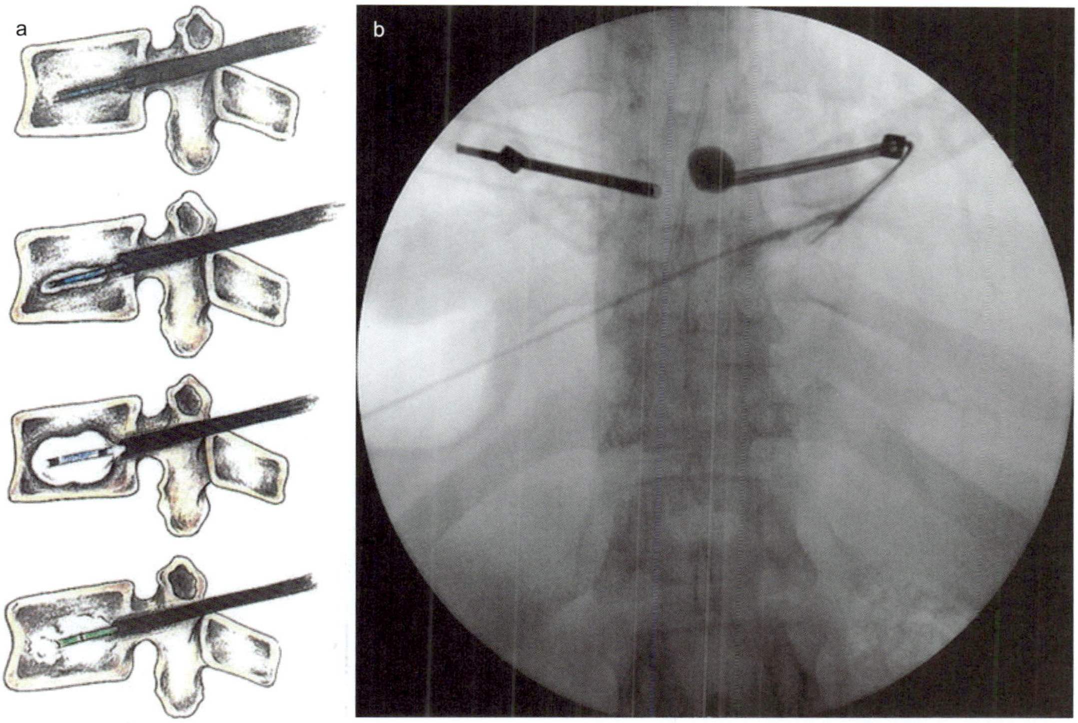

图6.1 （a）标准后凸成形术的手术顺序图：工作套管进入椎体后，在椎体内置入球囊并充气，目的是提升终板，至少部分恢复原始椎体高度，并在椎体内形成空腔。随后可以以较低的压力注入有黏性的填充材料；（b）后凸成形术中的正位X线片，显示两个工作套管位于椎体内，球囊在右侧充气（Federica Falcioni绘）

6.2 手术操作方法

后凸成形术与椎体成形术相比更常在全身麻醉下进行，因为在注射骨水泥之前需数个步骤保证放置的球囊位置正确（图 6.2）。病理性骨折的 BKP 手术通常在手术室全麻下进行，以便在出现椎管内骨水泥渗漏时可即刻转为开放减压手术。

使用双平面透视或两个高质量、易于定向的 C 臂透视系统可更好地进行该手术。从一开始就正确定位，将加快手术时间，并使患者和手术团队受到更少的辐射。据计算，将 X 线球管放置在外科医生的另一侧，将减少多达 10 倍的辐射（Choi，2011）。

BKP 最开始的手术步骤与标准 VP 相同（见第 5 章）。患者俯卧位，在胸部和骨盆下方垫枕，通过正侧位透视辨识手术椎体。

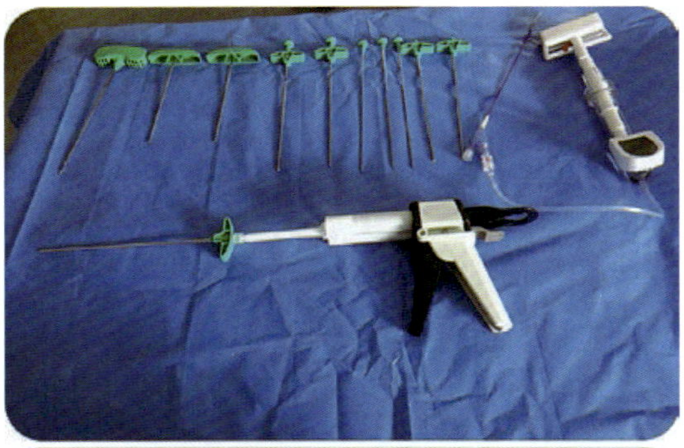

图 6.2　BKP 手术所需的设备，包括从左上到右侧的钻头、Jamshidi 针、骨水泥填充器及内芯、有锁定装置的气囊注射器、球囊以及下方的骨水泥搅拌枪

由于椎体周围静脉丛的解剖，体位保持只有胸部和骨盆与手术台接触而腹部悬空很重要。这有助于：①通过整复闭合复位骨折；②可能有助于椎体高度恢复；③防止椎体的血流增加。但反之可能会增加骨水泥或脂肪栓塞的风险。

正位应仔细调整，使目标椎体的棘突位于中线，终板平行，椎弓根的投影对称且位于椎体的上外侧象限。侧位使椎弓根重合、终板平行及椎体后壁对齐。

然后，在连续 C 臂透视下，通过单或双侧经椎弓根或椎弓根外入路将 Jamshidi 针插入骨折椎体内。双侧经椎弓根入路是胸腰段脊柱后凸成形术的标准入路，能够对称地复位和强化骨折的椎体（图 6.3）。

经椎弓根入路具有以下优点：①穿刺针定位有明确的解剖学标志；②可直接进入椎体内部进行病变活检和强化的有效方法；③安全，只要针头保持在椎弓根内，就不会使其他相邻的背部解剖结构有损伤或血肿的风险（神经根、肺、胸膜、腰大肌）。然而，在椎弓根损伤或存在内固定的情况下不可使用。

当通过椎弓根入路穿刺时，应瞄准椎弓根的上外侧，因为此处的缺口不如椎弓根下内侧的缺口明显。

通常，对于腰椎的双侧经椎弓根入路，开始时 Jamshidi 针应穿入椎弓根，在正位上位于椎弓

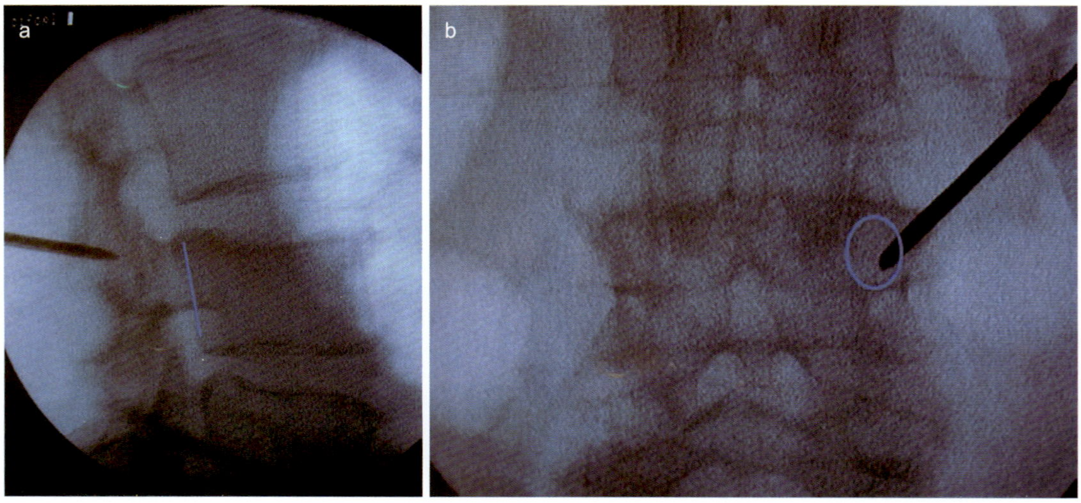

图 6.3　通过标准经椎弓根入路插入；（a）调整侧位使椎弓根重合、终板平行和椎体后壁对齐；（b）正位应仔细调整，使目标椎体的棘突位于中线，终板平行，椎弓根的投影对称且位于椎体的上外侧象限

根的外侧，相当于右侧在 3 点钟位置、左侧在 9 点钟位置，皮肤切口在此点外侧约 1 cm。在胸腰椎交界处，Jamshidi 针必须朝向椎体头侧角，在正位上，入点位于椎弓根的上外侧，皮肤切口在此点外侧约 1 cm。

在上胸椎或对于较瘦的患者，11 G 穿刺针相对椎弓根的尺寸可能太粗。在这种情况下，应使用 13 G 穿刺针。

工作套管的最大直径为 4.2 mm，可能不适用于上胸椎的椎弓根，据报道，T4 和 T6 之间的宽度为 2.5 ~ 7 mm（平均 4.5 ~ 5 mm）（Zindrick 等，1987）。特别是在白种人中，T4、T5 和 T6 椎弓根宽度小于 4.5 mm 的百分比分别为 33%、25% 和 17%。从头端到 T10，由于胸椎的大小和形态特点，通常不可能完全经椎弓根进入。在这种情况下可首选经椎弓根外侧入路。

在经椎弓根外侧入路中，是将 Jamshidi 针从椎弓根外侧在肋骨颈和横突之间穿刺进入椎体，到达椎体后壁前无阻力。在正位中，针尖应在椎弓根右侧 1 点钟和左侧 11 点钟位置，椎弓根皮质的上外侧边缘。针尖经过横突上方，并在椎弓根上外侧触及椎弓根。在相应的侧位透视图中，针尖应在椎弓根的上下缘之间、关节突关节前方且接近椎弓根基底部。在轴位中，针应穿过肋骨颈部和椎弓根外侧之间的肋椎间隙，朝向椎弓根基底部（见第 5 章）。

在单侧入路中，如果需要将球囊置于椎体更中心的位置，则穿刺针的角度必须大于标准经椎弓根入路的角度。通常需要在中线外 7 ~ 10 cm 处进行穿刺。采用这个角度穿刺更容易到达椎体中心。然后使用单个球囊进行复位，并如上所述用骨水泥填充空腔。

6.2.1　工作套管位置错误

穿刺时 Jamshidi 针过度向外和向内需及时发现，因为它有穿透椎体壁或椎弓根内侧的风险。

理想情况下，当 Jamshidi 针在侧位上已接近椎弓根中部时，针尖也应在正位上大致位于椎弓根中部。然而，如果针头已经突破椎弓根的内侧边缘，则有向内侧穿透椎弓根进入椎管的危险。如果在正位上，针仍然在椎弓根的外侧边缘，则工作套管可能偏外侧过多（图 6.4）。

在穿刺偏外侧时，在给球囊充气时必须小心，以免穿透椎体侧壁，但并非必须重新穿刺。由于椎体为圆形，因此在正位和侧位透视中，针头可能在椎体边缘内，但如果针头位置过于靠外侧，则针头可能实际上已经穿过椎体前方。如果在侧

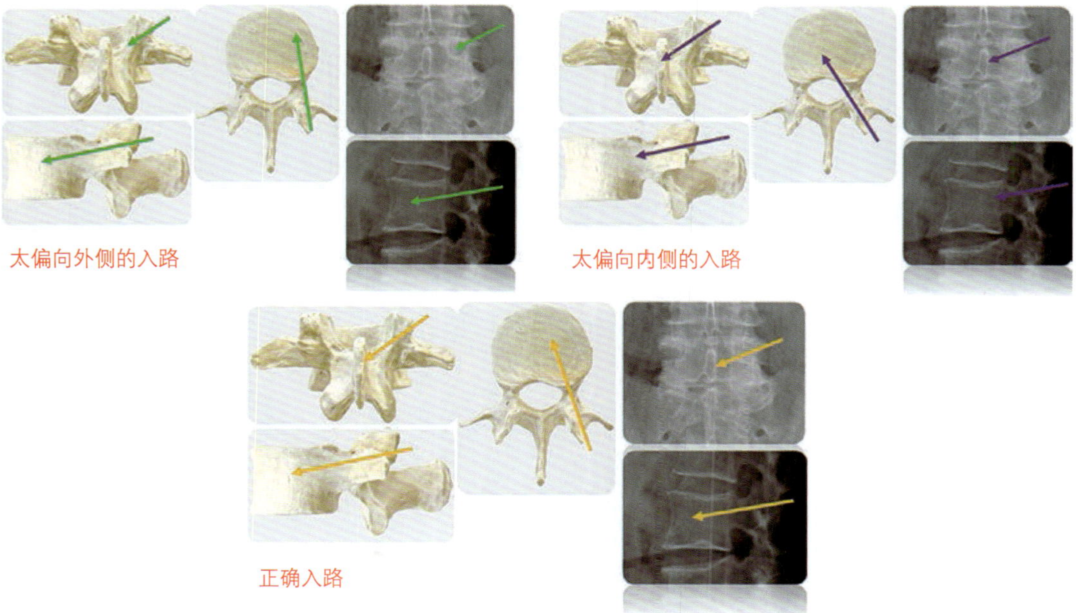

图 6.4　当侧位上 Jamshidi 针已大致到达椎弓根中部时，针尖也应在正位上大致位于椎弓根中部。在正位穿过椎体后壁之前，不应穿过椎弓根的内侧边界，否则，存在从内侧穿透椎弓根皮质骨并进入椎管的风险

位上 Jamshidi 针穿刺过深，可能会损伤胸膜和肺部，甚至胸部大血管（见第 8 章）。侧位透视时，Jamshidi 针不得穿刺进入椎弓根下方，因为神经根和肋间血管在该区域走行。

6.2.2 活检和球囊简介

应将活检针插入椎体，并采集组织样本进行组织学检查。然后，可以使用手钻小心地在椎体松质骨中制造出一条放置球囊的通道。

在某些譬如在成骨性椎体病变或老年骨折等病例中，可以使用定向刮匙进一步扩大该区域，以便更好地放置球囊。刮匙应始终在持续透视下工作，并保持朝向椎体内部的方向（图 6.5）。

当套管的位置满意时，使用相应的导丝将充气气囊通过工作套管置入椎体的前 2/3，且在侧位片上理想的位置应在塌陷的上终板下方几毫米处。

可以根据不同的椎体大小和解剖结构选择 10 mm（3 ~ 4 cc）、15 mm（4 ~ 5 cc）或 20 mm（5 ~ 6 cc）的适当大小的球囊。通常在腰椎需要 15 mm 或 20 mm 的球囊，而在胸椎区域，可以使用 10 mm 或 15 mm 的球囊。

通过球囊注射器，将造影剂（碘、对碘过敏时使用未稀释的钆）缓慢地注入球囊。所有步骤均在透视引导和压力监测下进行（Teyssédou 等，2014）（图 6.6）。

通过持续透视监测椎体形态。球囊中的压力可以用 psi（磅 / 英寸 ^{2}）或 atm（大气压）表示：1 atm=14.70 psi。使用带有压力计的专用压力注射器注射，开始时以约 50 psi 的压力对球囊进行注射，随后以 25 psi 的压力继续注射。之后可以拆下导线。

导丝可以确保球囊保持其最初的形态。拆除导丝是为了使球囊在没有阻碍的情况下沿着最低阻力的方向膨胀。建议在将 1 ml 造影剂注入球囊后，再次进行正位透视，以确保其不会从侧面

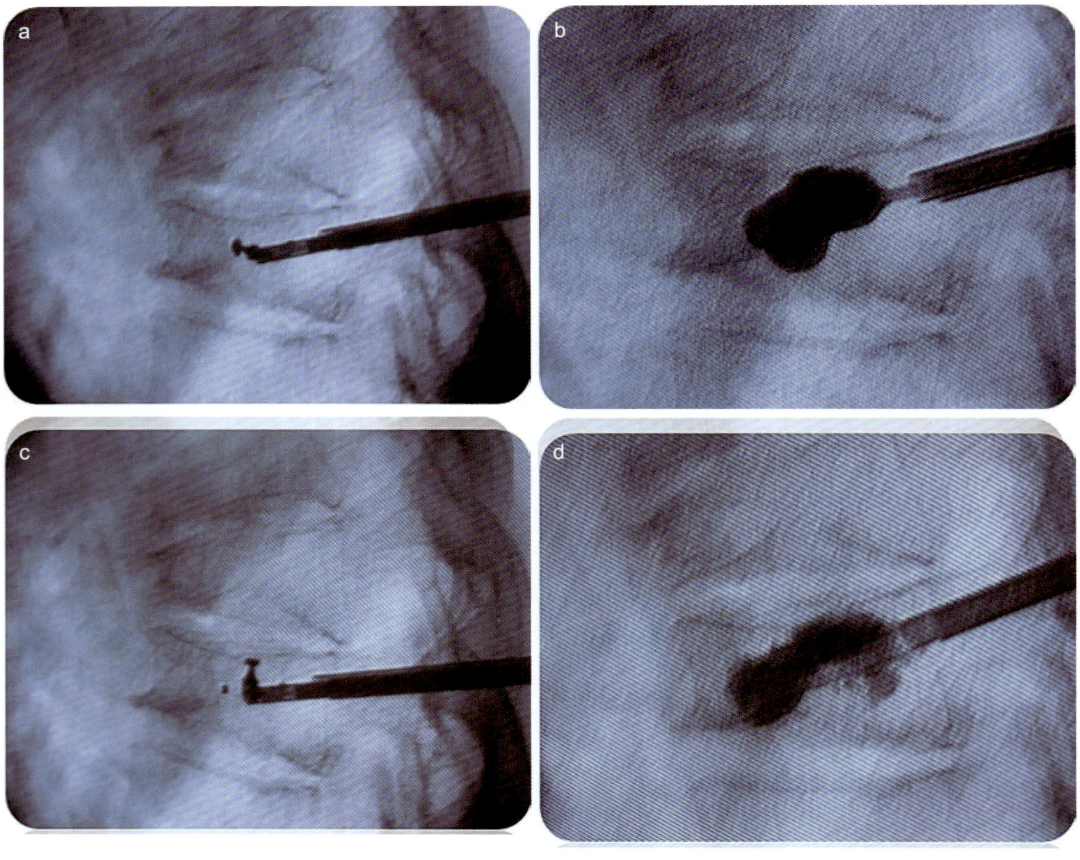

图 6.5 （a）可以通过椎体内的工作套管置入刮匙；（b）刮匙的尖端可朝向不同的方向，以便于最后放入球囊；在持续透视下保证刮匙在椎体内部工作；（c）将球囊置入椎体并充气，没有明显阻力；（d）骨水泥充分填充椎体

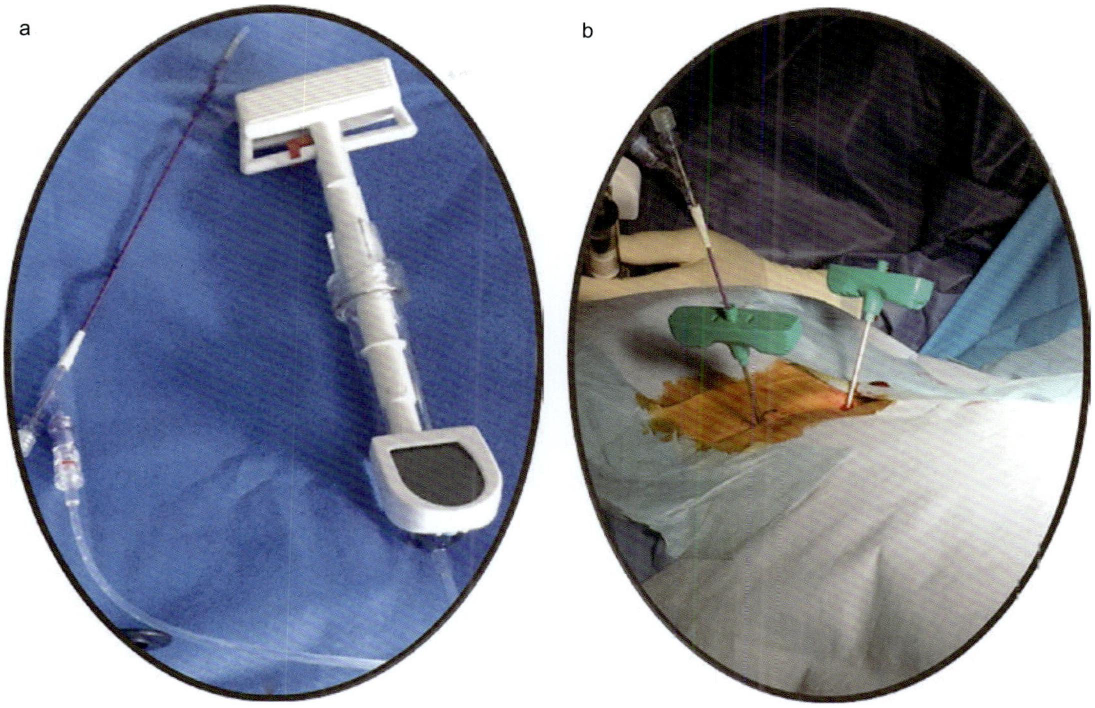

图 6.6 （a）与球囊连接的带锁定装置的球囊注射器和（b）术中图像显示在透视引导下插入椎体的装置

穿透皮质骨。对于新鲜骨折，150 psi 的球囊压力可能已足够，但对于部分愈合的压缩骨折有时需要高达 300 psi。对于急性骨折和骨质量良好的年轻患者，即使球囊注射量较低，也可以快速达到 300 psi 的高压（Maestreti 等，2007；Robinson 等，2011）（图 6.7）。

当①达到 400 psi 的压力时；②脊椎高度恢复；③球囊达到椎体的皮质表面；④球囊膨胀超过椎体边界时，停止注射。

在球囊到位并等待足够的时间后，球囊逐渐膨胀，椎体骨折逐渐矫正，起初的高压逐渐降低。在球囊注射过程中，应特别小心，以免终板或侧壁破裂，从而导致骨水泥渗漏。

一旦形成了足够大的空腔和（或）高度基本恢复，则应在制备填充材料的同时，抽出造影剂并移除球囊（Eichholz 等，2006）。可根据压力注射器上的刻度线确定注入球囊的体积（图 6.8）。

6.2.3 骨水泥简介

椎体内空腔的形成是 BKP 的关键步骤，该步骤可将非常黏稠、部分固化的骨水泥注射进入椎体。在骨质疏松性椎体压缩骨折患者中，在低压下将黏稠的骨水泥注射进入空腔中，骨水泥渗漏率较低（Lieberman 等，2001）。

骨填充物可能含 1 ~ 1.5 ml 的骨水泥，注入的填充材料的总量是由后凸成形术球囊的最大体积决定的。

只要骨水泥不再从注射器滴下，或者像口香糖一样，不再粘在外科医生的手套上，此时就是正确的黏稠度。然后在严格的正侧位持续透视引导下，进行骨水泥注入。通常每个节段总共可注入 2 ~ 6 ml。

如果有足够的经验，在器械进入椎体并通过后凸成形术球囊恢复其高度时制备的骨水泥可恰好达到最佳稠度。否则，最好等到套管位置和球囊扩张完成后再混合骨水泥，避免骨水泥硬化以及忽略其他可能的安全问题。

对于初学者建议双侧注入骨水泥，并在持续透视下，首先用骨水泥填充一侧，然后用骨水泥填充另一侧。这样确保一旦出现骨水泥渗漏可明确是哪侧引起的。

骨水泥达到适当的黏稠度前，球囊应一直保持在椎体内。这样可避免由于注射骨水泥而将血

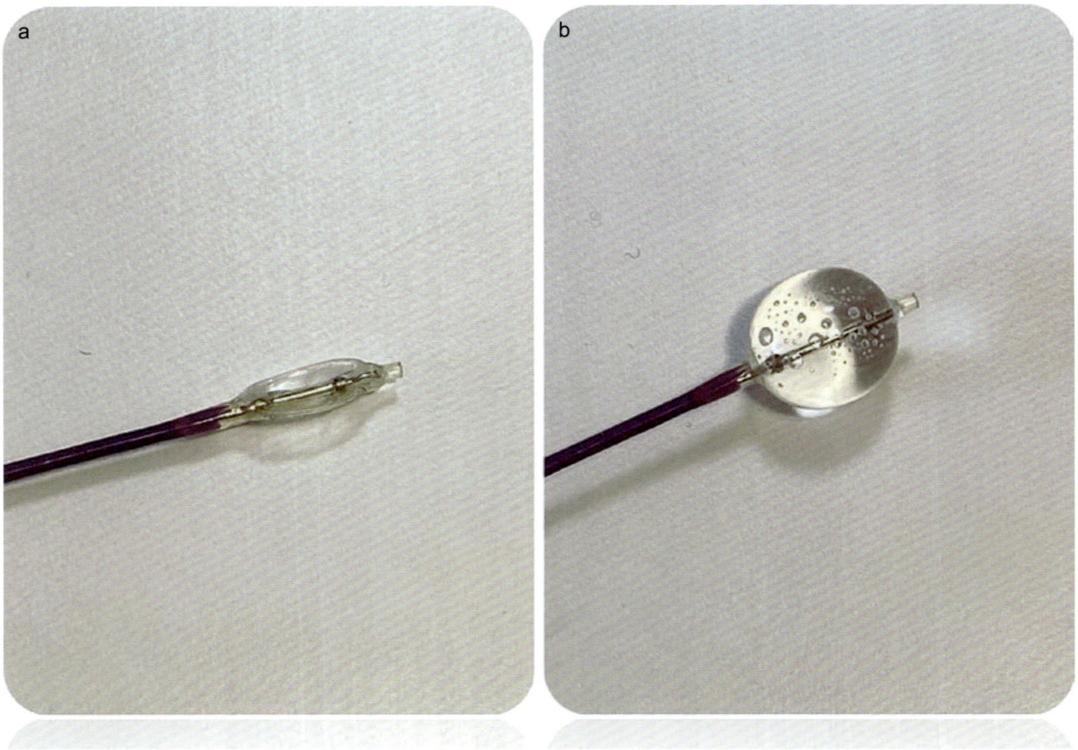

图 6.7　标准的 15 mm 后凸成形术球囊：（ a ）未注射状态；（ b ）注射术中透视可见的造影剂后的照片

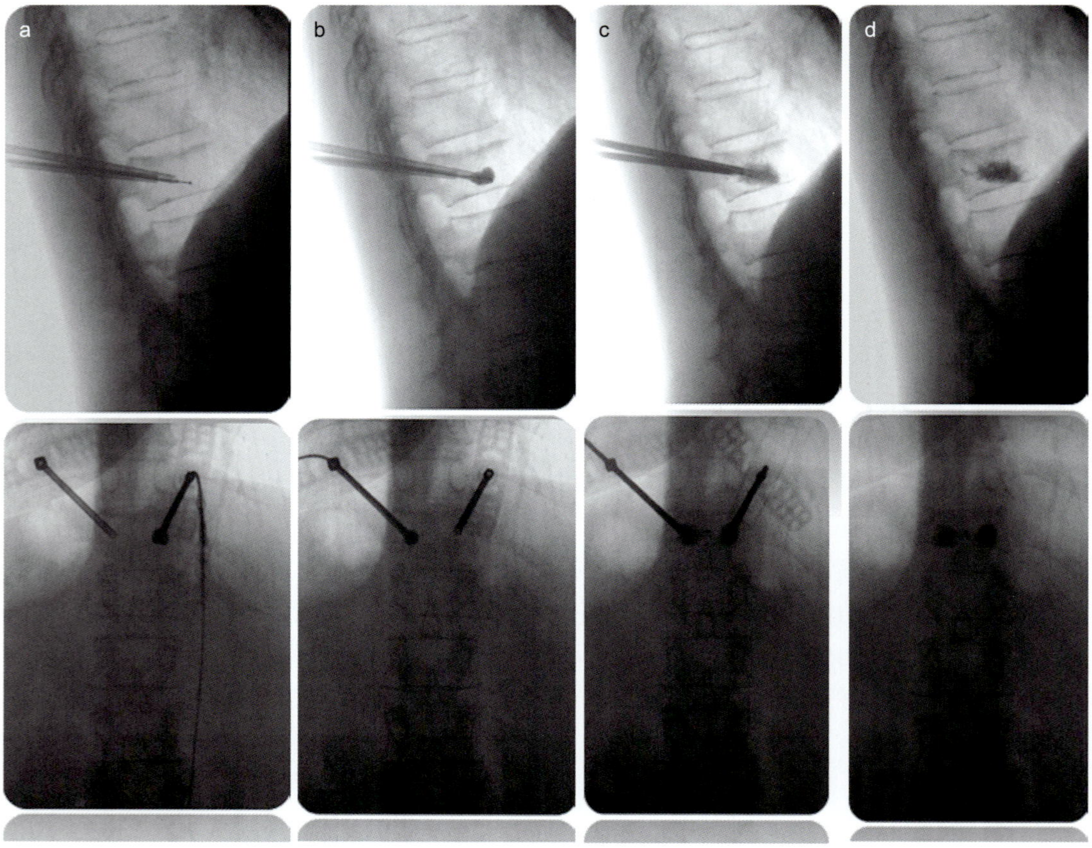

图 6.8　显示球囊后凸成形术手术顺序的正位和侧位透视图：（ a ）球囊置入椎体内；（ b 和 c ）球囊逐渐膨胀形成空腔和注入骨水泥；（ d ）示手术结束后，骨水泥填充球囊扩张形成的空腔

液或脂肪压入血液循环。必须挤压把手并将其拉回将球囊完全排空。抽出球囊时，可以用一只手握住工作套管，使其不会从椎弓根脱出。通常，骨水泥由两种化合物按常规混合而成，可直接应用于填充器械。

当椎体的前 2/3 被填充并且骨水泥均匀分布在椎体的外侧边缘内和终板之间时，停止注入骨水泥。在透视下插入针芯，以完全排空管腔，然后在透视下取出穿刺针，以确保骨水泥没有额外残留。

6.2.4　球囊位置

球囊在椎体内的位置应与骨折类型相符。如果在冠状面上骨折椎体呈凹形，则应采用一种称为“接吻球囊”的位置，两个套管插入时相互会聚，使球囊相互接触，从而形成一个中央较大的空腔。在这种情况下，相对于正位上椎弓根的投影，将穿刺入点横向移动 1 cm 或 2 cm，从而能够斜向插入套管（Maestretti 等，2007）（图 6.9）。

如果在冠状面上，骨折的压缩仅涉及椎体的一半，则受累侧的套管最好沿椎弓根轴穿刺，不向对侧会聚，使球囊处于骨折最严重的部位。在正位透视下于椎弓根投影处行皮肤切口。一般来说，另一个球囊向受累侧会聚以便形成单个空腔。

如果在矢状面透视见楔形骨折，则球囊应到达椎体前部，以便在球囊扩张时抬高上终板，但应远离皮质骨，以避免向前方渗漏的风险。在矢状面上，椎体可能呈双凹形，在这种情况下，球囊应位于椎体中心，最大骨折形变部位的下方。

确定最佳球囊位置还需要考虑的另一个因素是骨密度。例如，对于松质骨较厚的年轻患者，球囊的方向应靠近并几乎平行于塌陷的终板。如果球囊离终板太远，膨胀会受到骨阻力的限制，骨折复位可能不足；如果球囊太近，则有终板破裂的风险，骨水泥漏向椎间盘。相反，在骨质疏松患者中，球囊应远离塌陷的终板，以扩张周围足量的松质骨。这需要在侧位透视中取一陡峭的方向使工作套管朝向椎体前下边缘（Teyssédou 等，2014）。

Greene 等于 2007 年首次提出了“蛋壳法”，以防止 BKP 过程中通过大的皮质骨缺损导致骨水泥渗漏。尤其是对于严重的压缩骨折患者，在球囊扩张过程中可以观察到皮质骨缺损。这项技术

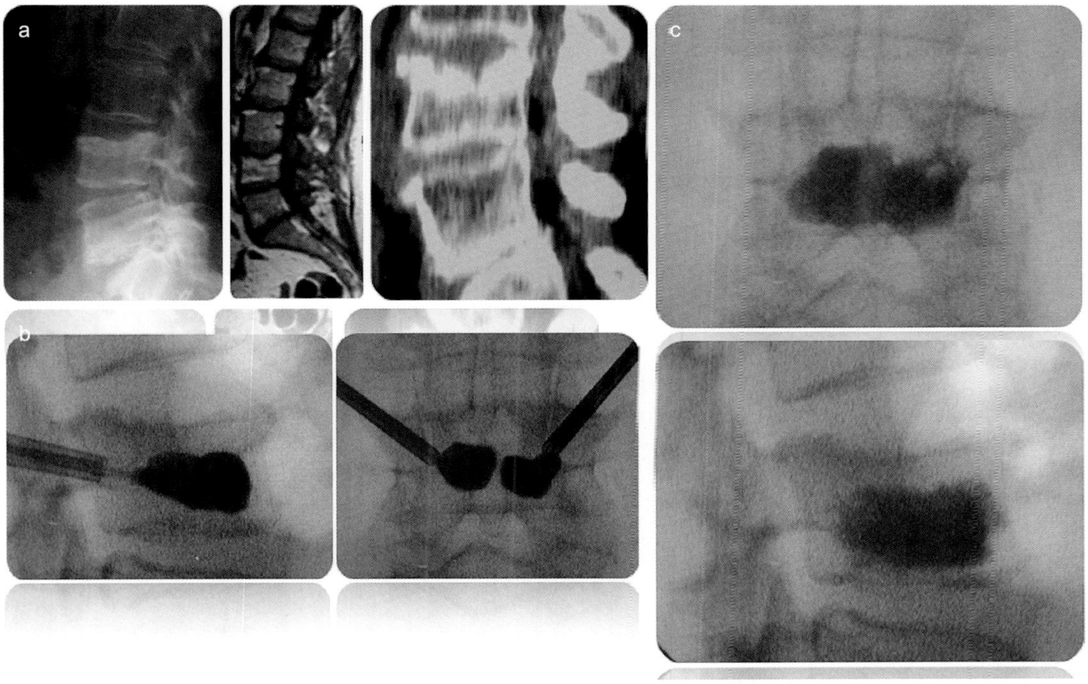

图 6.9　（a）54 岁乳腺癌患者 L4 骨质疏松性骨折的矢状位 X 线图像、T1 加权 MRI 图像、CT 图像；（b）“接吻球囊”技术，目的是创造一个中心较大的空腔；（c）手术结束时的正、侧位透视图像显示椎体填充满意

是在球囊扩张之前，通过注射少量低黏度骨水泥填充缺损来应对有皮质骨缺损的情形。采用双侧经椎弓根入路，在侧位持续透视下将工作套管和球囊插入严重塌陷椎体的终板之间。缓慢扩张球囊，直到其体积达到 1 ml。当取出该球囊时，将少量（0.5 ~ 1 ml）骨水泥注入该空间。然后重新插入球囊，将骨水泥填塞在两终板上，使其呈现蛋壳形状。当骨水泥硬化后，会覆盖缺损区域，然后继续扩张超过 1 ml。蛋壳状的 PMMA 分别保护上下终板。持续扩张直至约 200 psi 的最大压力，或达到球囊的最大体积。移除球囊导管后，在持续透视下注入常规黏稠度的骨水泥；这大大降低了渗漏的风险。先前注射的蛋壳状骨水泥可防止严重塌陷的椎体在球囊扩张过程中发生皮质骨和终板的缺损（Greene 等，2007；Lee 等，2018）。

如果发现终板骨折，也可以使终板骨折一侧的球囊保持扩张当做堵塞物，同时在椎体的另一侧注射骨水泥，以防止渗漏。当一侧骨水泥硬化后，另一侧可以缓慢注入骨水泥（图 6.10）。

6.2.5　操作完成

骨水泥注射完成后，取出工作套管，缝线缝合切口。拔出套管前向套管内注入 2ml 局部麻醉剂，用于缓解因肋椎关节刺激引起的术后不适。术后随访与椎体成形术相同（见第 5 章）。

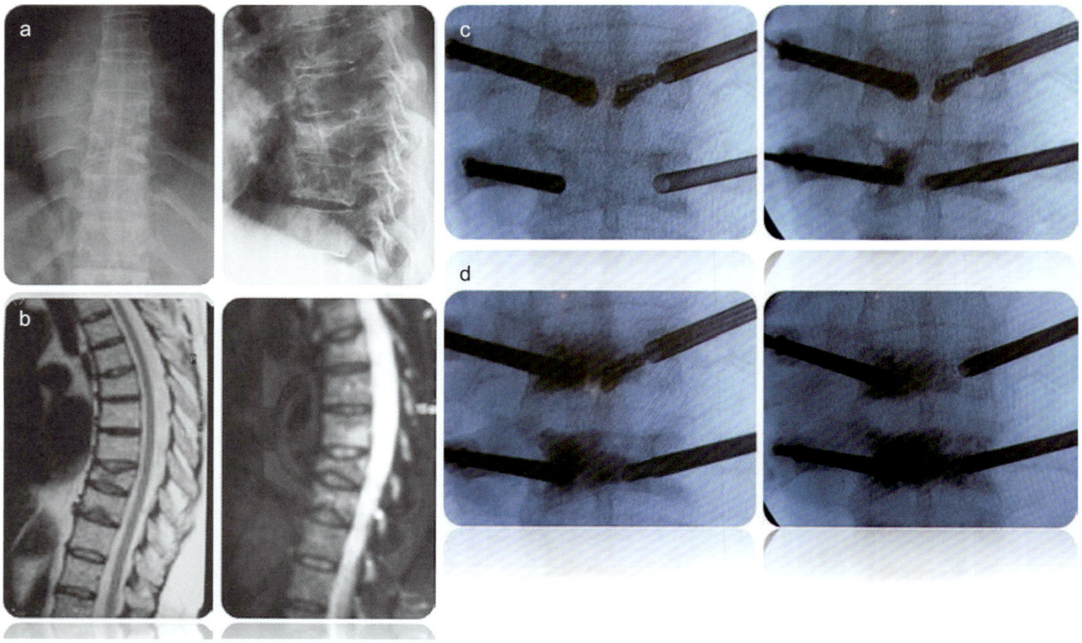

图 6.10　（a）一名 56 岁多发性骨髓瘤女性 T8 ~ T9 骨折患者的正、侧位 X 线片和（b）矢状位 T1 和 T2 加权像。注意，终板骨折需要（c）终板骨折一侧的球囊充气，可用作堵塞物，同时将骨水泥注入椎体的另一侧，以防止渗漏；（d）一旦一侧骨水泥硬化，另一侧可以缓慢注入骨水泥

（商澜镨　译　李水清　审校）

参考文献

Burton A, Reddy S, Shah H, Tremont-Lukats I, Mendel E. Percutaneous vertebroplasty—a technique to treat refractory spinal pain in the setting of advanced metastatic cancer: a case series. J Pain Symptom Manage. 2005;30:87–95.

Choi HC. Fluoroscopic radiation exposure during percutaneous Kyphoplasty. J Korean Neurosurg Soc. 2011;49:37–42.

Eck JC, Nachtigall D, Humphreys SC, Hodges SD. Comparison of vertebroplasty and balloon kyphoplasty for treatment of vertebral compression fractures: a meta-analysis of the literature. Spine J. 2008;8(3):488–97.

Eichholz KM, O'Toole J, Christie SD, Fessler RG. Vertebroplasty and Kyphoplasty. Neurosurg Clin N Am. 2006;17:507–18.

Fourney DR, Shomer DF, Nader R, Chlan-Fourney J, Suki D, Ahrar K, Rhines LD, Gokaslan ZL. Percutaneous vertebroplasty and kyphoplasty for painful vertebral body fractures in cancer patients, J. Neurosurgery. 2003;98(Suppl. 1):21–30.

Garfin SR, Yuan HA, Reiley MA. New technologies in spine: kyphoplasty and vertebroplasty for the treatment of painful osteoporotic compression fractures. Spine. 2001;26:1511–5.

Greene DL, Isaac R, Neuwirth M, Bitan FD. The eggshell technique for prevention of cement leakage during kyphoplasty. J Spinal Disord Tech. 2007;20(3):229–32.

Hulme PA, Krebs J, Ferguson SJ, Berlemann U. Vertebroplasty and Kyphoplasty: a systematic review of 69 clinical studies. Spine. 2006;31(17):1983–2001.

Lee MJ, Dumonski M, Cahill P, Stanley T, Park D, Singh K. Percutaneous treatment of vertebral compression fractures: a meta-analysis of complications. Spine (Phila Pa 1976). 2009;34(11):1228–32.

Lee JS, Gwak HS, Lee SH, Joo J, Kwon JW, Yoo H, Shin SH. Double sequential ballooning (eggshell) method for treatment of severe metastatic compression fracture fractures with extra-compartment involvement: in comparison with conventional balloon kyphoplasty. The Nerve. 2018;4(2):42–9.

Lieberman IH, Dudeney S, Reinhardt MK, Bell G. Initial outcome and efficacy of "kyphoplasty" in the treatment of painful osteoporotic vertebral compression fractures. Spine. 2001;6(14):1631–8.

Maestretti G, Cremer C, Otten P, Jakob RP. Prospective study of standalone balloon Kyphoplasty with calcium phosphate cement augmentation in traumatic fractures. Eur Spine J. 2007;16-5:601–10.

Mendel E, Bourekas E, Gerszten P, Golan JD. Percutaneous techniques in the treatment of spine tumors: what are the diagnostic and therapeutic indications and outcomes? Spine. 2009;34(22 Suppl):S93–S100.

Pflugmacher R, Taylor R, Agarwal A, Melcher I, Disch A, Haas NP, Klostermann C. Ballon kyphoplasty in the treatment of metastatic disease of the spine: a 2-year prospective evaluation. Eur Spine J. 2008;17:1042–8.

Robinson Y, Heyde CE, Försth P, Olerud C. Kyphoplasty in osteoporotic vertebral compression fractures—guidelines and technical considerations. J Orthop Surg Res. 2011;6:43.

Ruiz Santiago F, Chinchilla AS, Alvarez LG, Abela ALP, Castellano Garcia MDM, Lopez MP. Comparative review of vertebroplasty and kyphoplasty. World J Radiol. 2014;6:329–43.

Taylor R, Fritzell P, Taylor RJ. Balloon Kyphoplasty in the management of vertebral compression fractures: an update systematic review and meta-analyses. Eur Spine J. 2007;16(8):1085–100.

Teyssédou S, Saget M, Pries P. Kyphopasty and vertebroplasty. Orthop Traumatol Surg Res. 2014;100(1 Suppl):S169–79.

Xing D, Ma JX, Ma XL, Xu WG, Chen Y, Song DH. A meta-analysis of balloon kyphoplasty compared to percutaneous vertebroplasty for treating osteoporotic vertebral compression fractures. J Clin Neurosci. 2013;20(6):795–803.

Zindrick MR, Wiltse LL, Doornik A, Widell EH, Knight GW, Patwardhan AG, Thomas JC, Rothman SL, Fields BT. Analysis of the morphometric characteristics of the thoracic and lumbar pedicles. Spine. 1987,12(2):160–6.

第 7 章 替代技术：弹力成形术、球囊成形术、Kiva 系统、Spine Jack 系统、椎体融合术和椎间盘成形术

椎体成形术（vertebroplasty，VP）和球囊后凸成形术（balloon kyphoplasty，BKP）是治疗椎体压缩骨折（VCFs）的常用技术。相邻节段骨折、骨水泥渗漏、节段性脊柱后凸的恢复及术后恢复维持时间是影响其应用的主要因素。为解决上述缺点，以下几种替代技术应运而生。

7.1 弹力成形术

就手术技术而言，弹力成形术的手术原理同 VP 和 BKP，但椎体填充材料采用了一种新型生物相容的、非放热的和更具弹性的放射不透明硅聚合物 VK100。VK100 由两种黏性液体成分（二甲基甲基乙烯基硅氧烷和二甲基甲基氢硅氧烷）等体积混合组成，两者混合后不会发生放热反应。造影剂选用 15% 硫酸钡（$BaSO_4$）。由于 VK100 毒性低、不良反应少且在其他外科领域也已经验证过其良好性能，可在弹性成形术中应用推广。相较于 PMMA，VK100 的刚性设计更低，生物力学研究表明，用 VK100 填充后的骨折椎体显示出更低的硬度。VK100 可与人体骨骼形成良好的交错，填充于后凸成形术产生的空洞内后，可混合于椎体内，形成“椎体成形术”效果（图 7.1 和图 7.2）。

Gasbarrini 等评价了弹力成形术在 39 例 VCFs 患者中的治疗效果（32 例为骨质疏松，7 例为多发性骨髓瘤）。其中 26 例（66%）患者在术后 24 小时内疼痛评分下降了 50%，12 例（31%）患者停用止痛药，其余 27 例（69%）患者服用止痛药的量减半以上。有 5 例（13%）患者出现渗漏，所有病例均无症状。1 例患者（2.5%）出现邻近节段

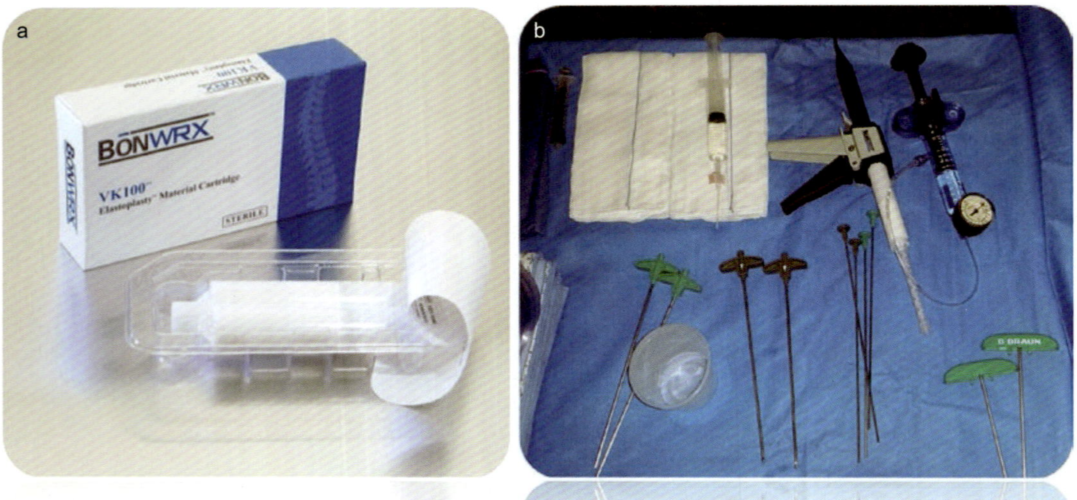

图 7.1 （a）二甲基甲基乙烯基硅氧烷和二甲基甲基氢硅氧烷，两者混合后为生物相容的、非放热的硅聚合物 VK100；（b）混合装置

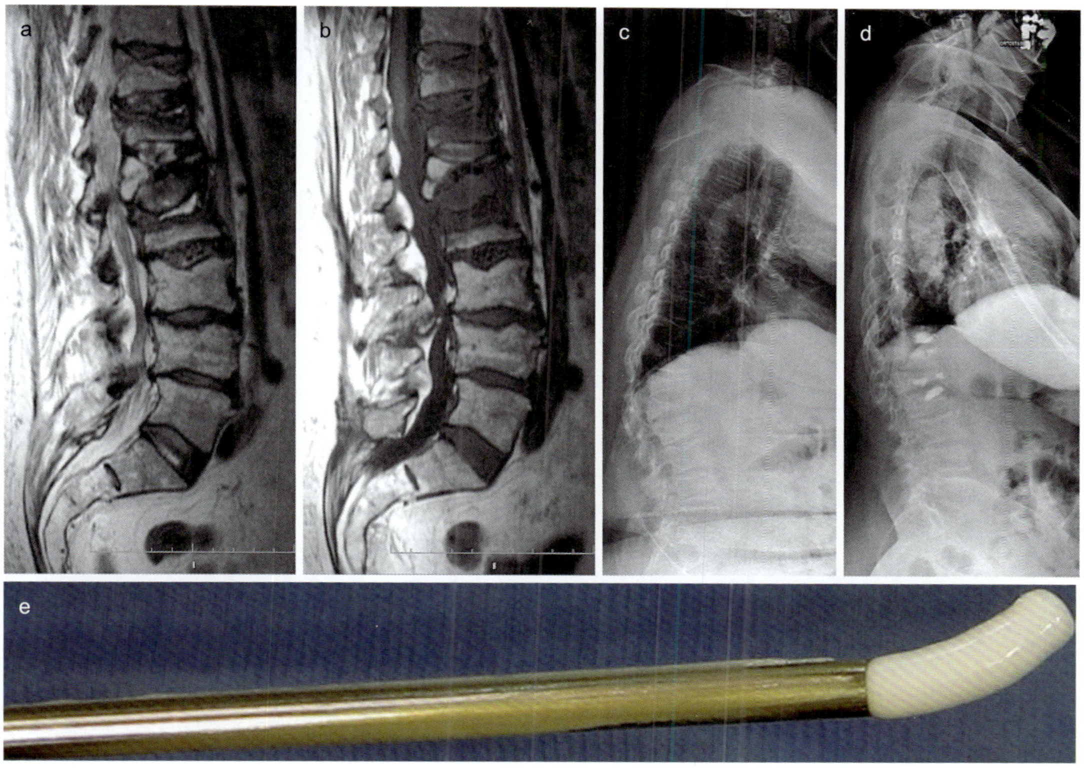

图 7.2　61 岁女性患者 T11 ~ L2 骨质疏松致 VCFs。(a) 矢状位 T2 MRI ;(b) 矢状位 T1 加权 MRI ;(c) 矢状位 X 线片；(d) 术后矢状位 X 线片显示 T11 ~ L2 胸腰段后凸畸形改善；(e) 术中注射 VK100 硅胶的理想浓度

骨折，此外有 1 例患者（2.5%）出现非邻近节段骨折（Gasbarrini 等，2017）。

Telera 等研究了 VK100 在病理性 VCFs 治疗中的应用。他们评估了 41 例癌症患者，70 例有症状的 VCFs 患者中出现 7 例（17%）渗漏，2 例（4.3%）无症状肺栓塞，3 例（7.3%）术后邻近骨折。观察到患者的 KPS、VAS 和 Dennis 疼痛评分有显著改善（$P<0.0001$）。

7.2　球囊成形术

球囊成形术由 Darwono 等于 2004 年首次实施，并于同年在马来西亚吉隆坡举行的每三年一度的亚太骨科会议上提出。它旨在恢复椎体高度的同时尽可能降低渗漏风险。区别于传统球囊形成的空腔，球囊成形术采用聚对苯二甲酸乙二醇酯（PET）作为球囊容器，球囊既可扩张椎体，也可容纳 PMMA。PET 具有 100 μm 的多孔结构的特点，当容器内压力大于周围阻力时，PMMA 会透过容器壁，在椎体内交错排列。这项技术理论上可以解决骨水泥渗漏的问题，因为扩张后的球囊可容纳绝大部分的 PMMA（图 7.3）。

球囊成形术可采用单侧椎弓根入路或双侧椎弓根入路。单侧椎弓根入路所需角度更倾斜，针尖靠近椎体中间便于更好地扩张椎体。进针至距椎体后壁 2 ~ 3 mm 处，然后撤出针芯，将精密钻头插入套管中进行磨钻，当钻头尖端到达椎体前壁后方 2 ~ 3 mm 时停止磨钻。撤精密钻头，将 VEssel-X 填充器插入套管，置于椎体前壁后方 2 ~ 3 mm 处，在透视引导下注射 PMMA 致 PET 充分扩张后，撤出 VEssel-X 填充器及套管，将扩张的球囊置于椎体内。

Flors 等对 2006 年 4 月至 2008 年 2 月期间的 29 名患者共 37 例椎体成形术进行了评估。椎体骨质疏松（27 例，73%）是造成椎体塌陷的主要原因，其次是高压冲击伤（5 例，13.5%）及骨髓瘤（3 例 8%），另外有 2 例是由于骨转移癌（2 例，5.4%），上述患者中并未观察到明显并发

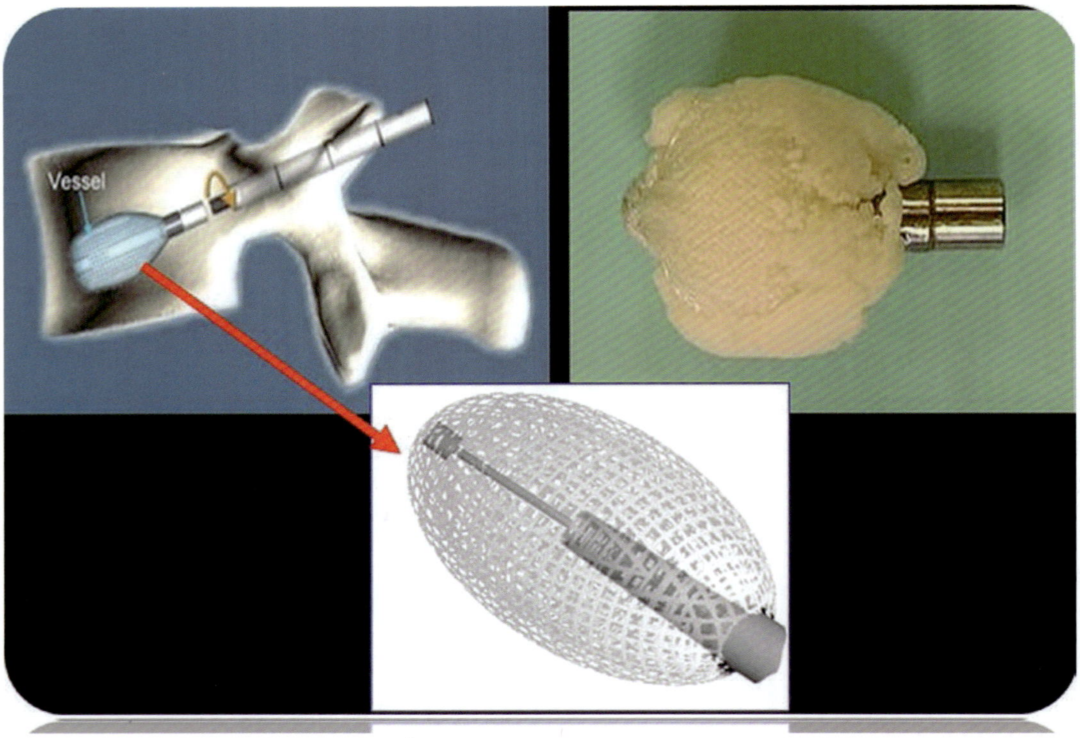

图 7.3　Vessel-X 是一种具有 100 μm 多孔结构的聚对苯二甲酸乙二醇酯（PET）球囊，球囊既可扩张椎体，也可容纳 PMMA。当容器内的压力大于周围阻力时，PMMA 会透过容器壁附着于椎体内腔隙

症。有 1 例出现椎板粉碎性椎间盘内渗漏。治疗前后疼痛评分分别为 8.72 ± 1.25（平均值 ± 标准差）和 3.38 ± 2.35（$P<0.001$），治疗前后活动度评分分别为 2.31 ± 1.94 及 0.59 ± 1.05（$P<0.001$），止痛药使用评分治疗前后分别为 3.07 ± 1.46 及 1.86 ± 1.9（$P<0.001$）。术后仅 6 例出现椎体增大，4 例骨折高度略微增加（1～3 mm），2 例骨折高度增加超 3 mm。恶性疾病导致椎体骨折的患者临床愈后较差，疼痛评分改善不显著，活动度评分无明显改善（Flors 等，2009）。

Klingler 等为评估球囊成形术在不同程度后壁缺损的病理性椎体骨折（PVF）治疗中的作用，对 2009 年 3 月至 2010 年 4 月期间的 9 名患者共 11 例 PVF 进行了分析。其中有 1 例患者接受椎体成形术联合后路微创固定，2 例患者接受后路微创固定联合椎管减压术。在该研究中，11 例 PVF 中有 6 例（54.5%）发生骨水泥渗漏，其中有 1 例（9.1%）累及硬膜外。2 名患者（22.2%）在接受治疗后出现椎体进一步塌陷，其中 1 名患者未出现任何症状，而另 1 名患者则需后路固定来缓解疼痛。所有患者的 VAS 评分较治疗前显著提高 46%（$P<0.05$），ODI 评分下降有统计学差异（$P<0.05$），SF-36 量表在生理功能和生理职能方面有所改善（$P<0.05$）（Klingler 等，2013）。

Piao 等评估了 27 例 Kümmell 病（陈旧性椎体骨折骨不连）患者，发现椎体前段高度由术前的 17.72 mm 提高到术后的 27.48 mm（$P<0.05$），1 个月后评估未观察到骨水泥渗漏和神经病变（Piao 等，2019）。

7.3　Kiva 系统

Kiva 系统是一种一次性使用无菌设备，通过外部输送手柄将 Kiva 植入物附着于镍钛合金线圈导丝上。首先通过展开插管将线圈推进到椎体疏松部位，Kiva 植入物由 PEEK 制成，内含 15% 的硫酸钡作为造影剂，在线圈上向前推进，形成一个嵌套的圆柱体，原位外径为 20 mm。植入物最多可将 4 个环插入椎体中，最大线圈堆叠高度为 12 mm，在线圈回缩后，PMMA 通过植入物进行腔内注射，从而将植入物嵌入到松质骨中（Karovessis等，2011）（图7.4）。恢复椎体高度可通过植入物的螺旋楔形牵张效应来实现，以便在轴向压缩时稳定松质骨。在生物力学方面，Kiva系统与后凸成形术在高度恢复、高低负荷下脊椎压缩移位等方面无明显差异。

Kiva系统在达到后凸成形术同等效果情况下可减少66%骨水泥使用量。由于减少了骨水泥的使用，PEEK植入物在通过椎体压力传递方面起着核心作用，这使得Kiva系统在减少了骨水泥使用量情况下却能达到相似硬度（Wilson等，2012）。此外，Kiva系统比后凸成形术保留了更多完整的松质骨。KAST的一项前瞻性、多中心、随机对照试验研究评估了Kiva系统与BKP系统的安全性和有效性，并强调了它在生物力学方面的结果。在治疗VCFs后的30天、6个月和12个月，发现Kiva系统在止痛和功能改善方面并不劣于BKP。Kiva系统与BKP系统相比，相邻节段的骨折发生率降低了30%。此外，经济效益分析表明，Kiva系统相邻节段骨折发生率的降低与VCFs治疗总成本的降低密切相关。

Otten等将Kiva系统与后凸成形术进行了比较，发现两组椎体前段和中段高度的增加均有统计学差异（$P<0.001$），并在6个月的随访期内维持不变。在骨水泥渗漏方面两种技术之间无差异，但Kiva系统的相邻节段骨折发生率明显降低（$P<0.0001$）。

7.4 Spine Jack系统

Spine Jack系统是一种可扩展的植入钛装置，可为骨折椎体提供双侧前向和侧向支撑。通过扩张植入物进而对称撑起坍塌的终板，产生较大的内部机械支撑力，从而保持高度校正并降低相邻节段骨折的风险。该技术首先要通过CT或MRI评估椎弓根及椎体后壁是否广泛存在粉碎骨质，其次需精确测量椎弓根内侧与椎体前中段及后外侧连线距离，还应测量椎体高度，这使得该装置可最大长度支撑断裂的终板（图7.5）。Spine Jack系统有4.2 mm、5.0 mm和5.8 mm三种不同型号

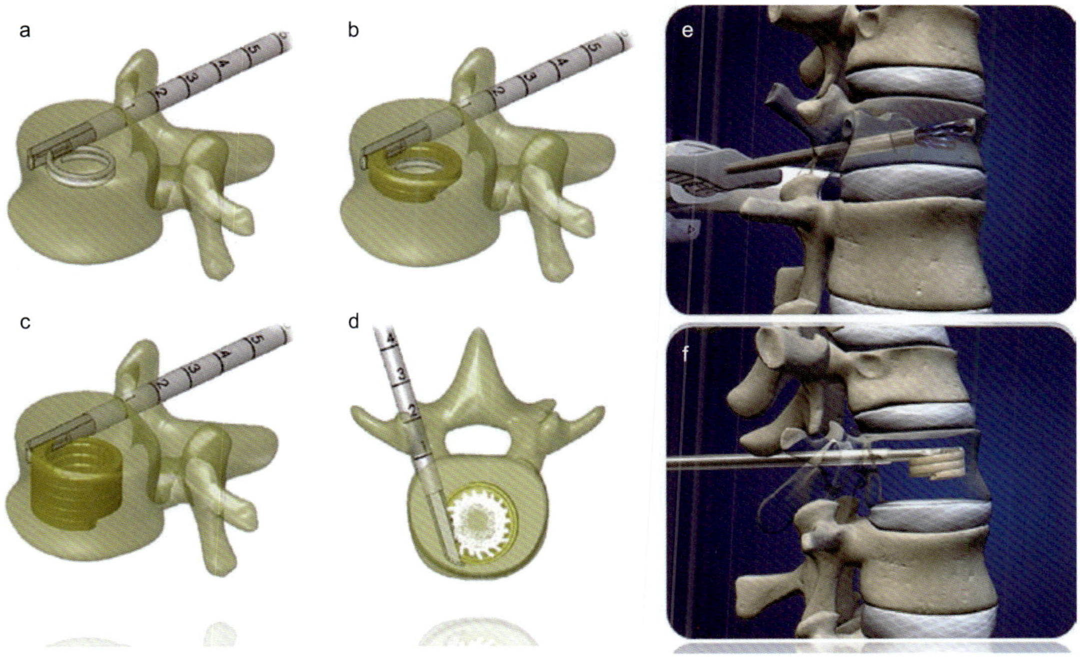

图7.4 Kiva植入物由PEEK制成，并附着于镍钛合金线圈导丝上；（a）和（e）首先通过经椎弓根入路将线圈通过输送手柄推进到椎体的骨质疏松部；（b）和（f）Kiva植入物在线圈上向前推进，形成原位外径为20 mm的嵌套圆柱体；（c）最多可将4个线圈插入椎体，最大线圈堆叠高度为12 mm；（d）在线圈回缩后，通过植入体管腔注射PMMA，从而将植入体嵌入到松质骨中 (*From Wilson DC, Ryan J. Connolly, Qingan et al. An ex vivo biomechanical comparison of a novel vertebral compression fracture treatment system to kyphoplasty. Clinical Biomechanics 27(4): 346–53, 2012 with permission*)

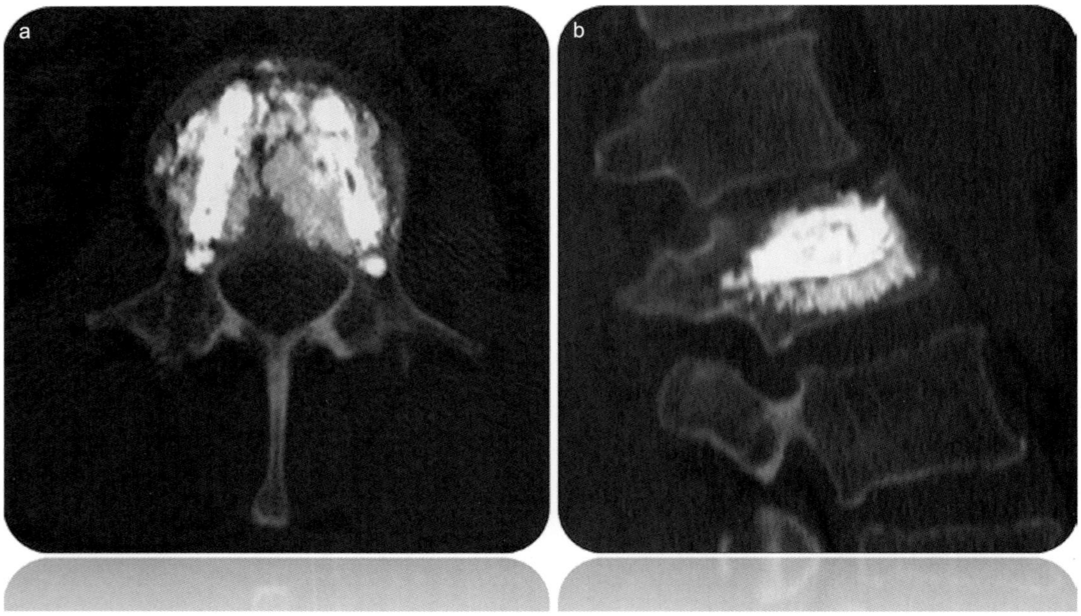

图 7.5 Spine Jack 系统术后（a）横断面 X 线片；（b）矢状位 X 线片

直径用于置入椎弓根，当完全撑开时，每个装置都有不同的高度和长度，从 12.5 mm × 14.0 mm 到 20.0 mm × 20.0 mm 不等，不同型号所提供的支撑力也并不相同，这意味着压缩载荷强度被描述为牛顿力。从 4.2 mm 到 5.0 mm 的装置支撑力增加了 50%，从 5.0 mm 到 5.8 mm 的装置支撑力可增加 100%。因此，外科医生应该使用适合椎弓根的最大尺寸。该手术可在局部麻醉或全身麻醉下进行，患者可取俯卧位，两个 11 号椎体成形术插管用于进入双侧椎弓根，直至椎体后壁，将一根 1.5 mm 的克氏针推进到两侧椎体前 1/3 处后取出套管。随后将中空的铰刀沿克氏针路径穿过，铰刀还可进行微调以纠正角度。在两侧通道建立后，沿着断裂终板放置与植入物相同尺寸的标记器。在一侧留置尖端 5 mm 不透射线的标记器，同时在平行的另一侧钻孔，然后在透视状态下将植入物置于对称位置。随后使用一种特殊工具进行对称扩展，将植入物缓慢交替扩张，以避免对骨折的终板施加不对称的扩张力。由于横向凹槽的设计，植入物仅可纵向扩张，一旦达到所需的扩张程度，将植入物置于椎体内便于注射 PMMA（Jacobson 等，2019）。

2013 年的一项前瞻性、单中心、RCT 研究比较了 Spine Jack 和 BKP 对 30 例骨质疏松致 VCFs 的治疗作用。结果表明 Spine Jack 在椎体高度的恢复和维持方面具有优势，尤其是术后 5 天，Spine Jack 组椎体前中部高度可恢复接近基线水平，椎体中段高度比从 70% 增加到 86%，平均矫正 16%，而 BKP 组平均矫正 6%（P=0.018）。术后 6 个月，Spine Jack 组椎体中段高度轻微下降到 84%，BKP 组从术后 5 天的 82% 下降到术后 6 个月的 79%。在术后 12 个月随访中，两组的椎体高度变化值均不大，Spine Jack 组与 BKP 组椎体高度分别保持在 84% 及 78%。术后 5 天，Spine Jack 组 Gardner、Cobb 和椎体后凸角度分别平均矫正 −4.4° ± 6.1°、−3.2° ± 4.3° 和 −6.1° ± 6.1°。BKP 组分别为 −0.2° ± 3.5、−0.1° ± 3.3 和 −1.1° ± 2.8。与 BKP 相比，Spine Jack 可获得更佳后凸矫正效果，且该效果可维持至少 12 个月。在纳入的 30 名患者中，有 3 名患者（Spine Jack 组 2 名，BKP 组 1 名）发生 4 处继发性骨折，其中 3 处为邻近骨折。Spine Jack 组中有 1 例骨折是由于在术后第 55 天的随访中摔倒造成的，有 1 例患者出现无症状骨水泥渗漏。椎体高度恢复 / 后凸矫正在术后 36 个月时仍效果明显，椎体前段高度（10% ± 13% *vs.* 2% ± 8%，P=0.007），椎体中段高度（10% ± 11% *vs.* 3% ± 7%，P=0.034），椎体角度矫正（−5.0° ± 5.1° *vs.* 0.4° ± 3.4°，P=0.003）（Noriega 等，2019）。

Spine Jack 在创伤性 VCFs 和创伤性 VCFs 合并骨质疏松的治疗中也进行了评估。纳入 103 例患者共 108 例 VCFs，主要指标为背部疼痛评分（VAS），次要指标是 ODI、EuroQol-VAS 和止痛药使用量。术后 48 小时平均 VAS 评分下降 81.5%，且止痛药摄入量显著减少。术后 3 个月脊柱功能障碍（ODI 评分下降 91.3%）和生活质量（EQ-VAS 评分提高 21.1%）均有所改善，且一直保持至术后 12 个月随访。术后脊柱后凸角度较术前明显减少（−5.4° ± 6.3°，$P<0.001$），术后 12 个月减少 −4.4° ± 6°（$P=0.002$）。术后有 3 例（2.9%）患者出现手术相关并发症。有 3 例骨质疏松患者共发生 8 处继发性压缩骨折。术后 1 年的邻近骨折发生率为 2.9%（103 例患者中有 3 例发生 4 处骨折）。接受矫正的 108 个椎体中，有 43 个（39.8%）发生无症状骨水泥渗漏（Noriega 等，2015）。

7.5　椎体融合术

椎体融合术是一种将骨折椎体相邻椎体进行融合的技术，目的在于更好地矫正节段性后凸畸形。首先对上下邻近椎体行椎体成形术，待骨水泥固化后，利用套管作为杠杆施加前凸力，并通过关节突关节复位塌陷的椎体。套管始终维持弯曲力直至椎体融合（Heini 和 Orler，2004）（另见第 1 章）。

Orler 等研究发现椎体融合术可分别矫正椎体后凸角和节段性后凸角度达 15.2° 和 10°（Orler 等，2006）。

在治疗骨质疏松性 VCFs 的研究中发现同 BKP 相比，椎体融合术椎体高度提高了 24.2%，椎体成形术的椎体高度提高了 17.5%（$P<0.05$）。术后 3 个月，椎体成形术的椎体前段塌陷比例明显高于椎体融合术，差异有统计学意义（$P<0.05$）。椎体融合术与 BKP 矫正脊柱后凸角度分别为 11.4° 和 7.0°（$P<0.05$），术后 3 个月两者矫正角度均下降 5°。Hoppe 等对 65 例因 VCFs 行椎体融合术的患者进行了回顾性观察研究，在术后为期 33 个月的随访中发现椎体后凸角度平均为 13°，节段性后凸角度平均为 11°，矫正效果显著（$P<0.001$）（Hoppe 等，2016）。

7.6　椎间盘成形术

椎间盘成形术是将 PMMA 注射到椎间盘内以增加椎间盘稳固性。最早由 Varga 等提出用于治疗老年患者腰椎间盘退行性病变引起的腰椎失稳，即椎间孔动态狭窄，这类病变行脊柱开放手术风险高且并发症较为严重。CT 扫描时通常表现为椎间盘出现一处或多处空气密度影，MRI 可见同一节段的椎间孔狭窄，这也是老龄化人群中椎间盘退行性病变的结果。椎间盘退行性病变末期可出现椎间盘纤维环破损，继而髓核丢失，这也是 CT 或 X 线影像中出现空气密度影的原因。此外，椎间孔大小可随体位变化而产生动态变化，站立和坐位时椎间孔狭窄加重，卧位时可缓解。临床中这类患者常诉腰腿疼，直立和行走时疼痛加剧，卧位时缓解。椎间盘成形术可在局麻或全身麻醉下取患者俯卧位进行。

为避免损伤神经根，进针点选用 Kambin 三角。Kambin 三角是椎间盘后外侧上方的一个直角三角形区域，由 3 部分构成，斜边是出口神经根，底边为下位椎体上终板，高是硬脑膜和走行根（Kambin 和 Sampson，1986）（图 7.6）。

手术操作时选取中线旁开 5～7 cm 位置，在透视状态下将 Jamshidi 针沿 Kambin 三角插入，到达椎间盘间隙后，插入克氏针，形成工作通道后可撤离，此时可注射 PMMA（图 7.7）。Varga 等

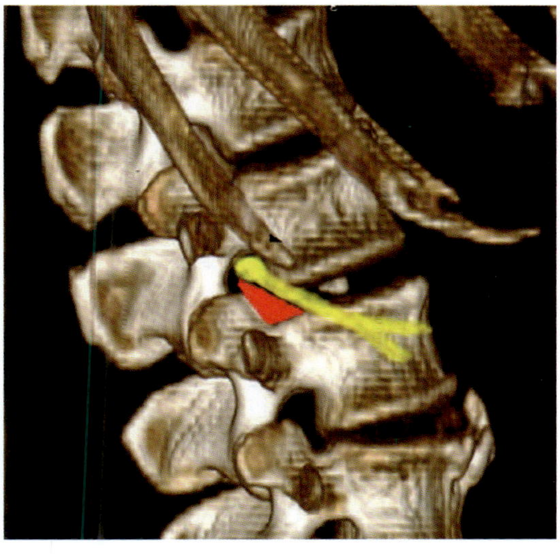

图 7.6　Kambin 三角是椎间盘后外侧上方的一个直角三角形区域（红色三角形），斜边是出口神经根（黄色部分），底边为下位椎体上终板，高是硬脑膜和走行根

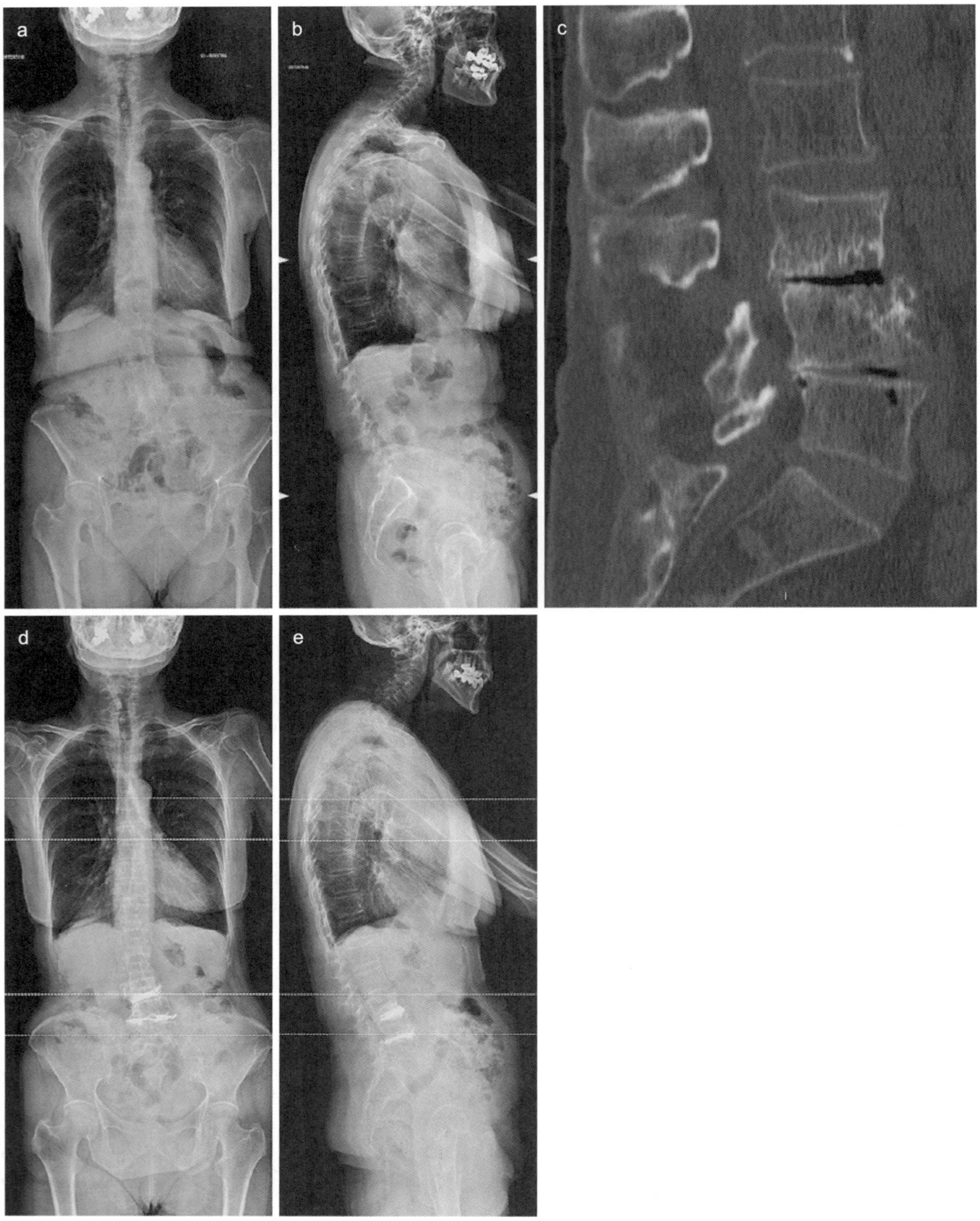

图 7.7 84 岁老年女性患者主诉腰背痛但无神经根病变。(a)前后位 X 线片;(b)左侧位 X 线片;(c)CT 矢状位示 L3～L4 及 L4～L5 空气密度影;(d)L3～L4 和 L4～L5 椎间盘成形术后的前后位 X 线片;(e)左侧位 X 线片

对 2009 年 1 月至 2013 年 12 月因下腰痛(92%)及小腿痛(82%)行椎间盘成形术的 47 例患者进行了分析，结果显示 ODI 和 VAS 评分均有所改善($P<0.02$)，并在术后 6 个月的随访中维持不变。一项前瞻性回顾研究对 2014—2016 年接受单节段或多节段椎间盘成形术的 28 名患者共 112 个腰椎节段进行了分析，除了比较 ODI 和 VAS 评分外，该研究还分析了椎间盘成形术对脊柱骨盆参数(骶骨倾斜角、骨盆倾斜角、L1~L5 腰椎前凸、L1~L5 腰椎侧弯)、节段性前凸、节段性脊柱侧弯及椎间隙参数的影响。术后骶骨倾斜角显著增加，术后 6 个月变化不显

著（术前与术后 $P<0.01$，术后与术后 6 个月随访 $P>0.05$）。术后骨盆倾斜角持续下降，术后 6 个月保持不变（术前与术后 $P<0.05$，术后与术后 6 个月随访 $P>0.05$）。L1 ~ L5 仅观察到 3.4° 的前凸增加趋势，无统计学差异，而治疗节段较未治疗节段的前凸显著增加（$P<0.05$），且在末次随访时维持不变。术前与术后脊柱侧弯程度差异有统计学意义（$P<0.05$），在矢状面上，前、后间隙高度较术前明显增加（分别为 5.5 mm ± 2.7 mm 和 9.1 mm ± 2.8 mm，$P<0.001$），ODI 和 VAS 评分在术后及术后 6 个月随访中均有明显改善。腰背部疼痛的改变与节段性脊柱侧弯矫正程度具有正相关（ρ =0.32，$P<0.001$），而与腰椎前凸矫正程度呈负相关（ρ =−0.189，$P<0.001$），与腿痛也呈负相关（ρ =−0.202，$P<0.05$；ρ =−0.274，$P<0.001$）（Kiss 等，2019）。

Willhuber 等的一项前瞻性研究对 2015 年 12 月至 2017 年 9 月的 82 名接受椎间盘成形术的患者进行了分析，纳入患者的年龄超过 65 岁，有腰背痛病史，且 CT 显示累及节段存在空气密度影及软骨钙化。术后随访 1 年，下腰痛 VAS 评分为 3.4 分（$P<0.0001$），ODI 值由术前的（62 ± 7.12）分下降至术后 1 年的（36.2 ± 15.47）分（$P<0.0001$）。末次随访时腰椎前凸增加了 5.1°，脊柱侧凸改善了 5°，差异有统计学意义（Willhuber，2020）。

椎间盘成形术通过注入骨水泥来填充椎间盘维护了椎间盘空间稳定性并恢复部分椎间盘高度。部分腰腿痛患者存在开放手术禁忌证，且开放手术并发症发生率较高，椎间盘成形术可作为一种有效的替代方案。

（张瑾瑾　译　张鹏超　王德全　审校）

参考文献

Beall DP, Olan WJ, Kakad P, Li Q, Hornberger J. Economic analysis of kiva VCF treatment system compared to balloon Kyphoplasty using randomized kiva safety and effectiveness trial (KAST) data. Pain Physician. 2015;18(3):E299–306.

Flors L, Lonjedo E, Leiva-Salinas C, Martì-Bonmatì L, Martìnez-Rodrigo JJ, Lòpez-Pérez E, et al. Vesselplasty: a new technical approach to treat symptomatic vertebral compression fractures. AJR Am J Roentgenol. 2009;193(1):218–26.

Gasbarrini A, Ghermandi R, Akman YE, Girolami M, Boriani S. Elastoplasty as a promising novel technique: Vertebroplasty augmentattion with an elastic silicon-based polymer. Acta Orthop Traumatol Turc. 2017;51(3):209–14.

Heini PF, Orler R. Kyphoplasty for treatment of osteoporotic vertebral fractures. Eur Spine J. 2004;13:184–92.

Hoppe S, Budmiger M, Bissig P, Aghayev E, Benneker LM. Lordoplasty: midterm outcome of an alternative augmentation technique for vertebral fractures. J Neurosurg Spine. 2016;24(6):922–7.

Jacobson RE, Nenov A, Duong HD. Re-expansion of osteoporotic compression fractures using bilateral spine Jack implants: early clinical experience and biomechanical considerations. Cureus. 2019;11(4):e4572.

Kambin P, Sampson S. Posterolateral percutaneous suction-excision of herniated lumbar intervertebral discs. Report of interim results. Clin Orthop Relat Res. 1986;207:37–43.

Karovessis P, Repantis T, Miller LE, Block JE. Initial clinical experience with a novel vertebral augmentation system for treatment of symptomatic vertebral compression fractures: a case series of 26 consecutive patients. BMC Musculoskelet Disord. 2011;12:206.

Kim SB, Jeon TS, Lee WS, Roh JY, Kim JY, Park WK. Comparison of kyphoplasty and lordoplasty in the treatment of osteoporotic vertebral compression fracture. Asian Spine J. 2010;4(2):102–8.

Kiss L, Varga PP, Szovérfi Z, Jakab G, Eltes PE, Lazary A. Indirect foraminal decompression and improvement in the lumbar alignment after percutaneous cement discoplasty. Eur Spine J. 2019;28(6):1441–7.

Klingler JH, Sircar R, Deininger MH, Scheiwe C, Kogias E, Hubbe U. Vesselplasty: a new minimally invasive approach to treat pathological vertebral fractures in selected tumor patients—preliminary results. Rofo. 2013;185(4):340–50.

Noriega D, Maestretti G, Renaud C, Francaviglia N, Ould-Slimane M, Queinnec S, et al. Clinical performance and safety of 108 spine Jack implantations: 1-years results of a prospective multicentre single-arm registry study. Biomed Res Int. 2015;2015:173872.

Noriega DC, Ramajo RH, Lite IS, Toribio B, Corredera R, Ardura F, et al. Safety and clinical performance of kyphoplasty and Spine Jack procedures in the treatment of osteoporotic vertebral compression fractures: a pilot, monocentric, investigator-initiated study. Osteoporos Int. 2016;27(6):2047–55.

Noriega DC, Rodriguez-Monsalve F, Ramajo R, Sanchez-Lite I, Toribio B, Ardura F. Long-term safety and clinical performance of kyphoplasty and spine Jack procedures in the treatment of osteoporotic vertebral compression fractures: a pilot, monocentric, investigator-initiated study. Osteoporos Int. 2019;30(3):637–45.

Orler R, Frauchiger LH, Lange U, Heini PF. Lordoplasty: report on early results with new technique for the treatment of vertebral compression fractures to restore the lordosis. Eur Spine J. 2006;15(12):1769–75.

Otten LA, Bornemnn R, Jansen TR, Kabir K, Pennekamp PH, Dieter C, et al. Comparison of balloon kyphoplasty with the new kiva VCF system for the treatment of vertebral compression fractures. Pain Physician. 2013;16(5):E505–12.

Piao M, Darwono AB, Zhu K, Zhao K. Extrapendicular approach of unilateral percutaneous vesselplasty for the treatment of kummel disease. Int J Spine Surg. 2019;13(2):199–204.

Schulte TL, Keiler A, Riechelmann F, Lange T, Schmoelz W. Biomechanical comparison of vertebral augmentation with silicone and PMMA cement and two filling grades. Eur Spine J. 2013;22(12):2695–701.

Song W, Seta J, Eichler MK, Arts JJ, Boszczyk BM, Markel DC, Gasbarrini A, Ren W. Comparison of in vitro biocompatibility of silicone and polymethyl methacrylate during the curing phase of polymerization. J Biomed Mater Res B Appl Biomater. 2018;106(7):2693–9.

Telera S, Pompili A, Crispo F, Giovannetti M, Pace A, Villani V, et al. Kyphoplasty with purified silicone VK100 (Elastoplasty) to treat spinal lytic lesions in cancer patients: a retrospective evaluation of 41 cases. Clin Neurol Neurosurg. 2018;171:184–9.

Tutton SM, Pflugmacher R, Davidian M, Beall DP, Facchini FR, Garfin SR. KAST Study: The Kiva System as Vertebral Augmentation Treatment—a safety and effectiveness trial: a randomized, noninferiority trial comparing the Kiva system with balloon kyphoplasty in treatment of osteoporotic vertebral compression fractures. Spine (Phila Pa 1976). 2015;40(12):865–75.

Varga PP, Jakab G, Bors IB, Lazary A, Szövérfi Z. Experiences with PMMA cement as a stand-alone intervertebral spacer: percutaneous cement discoplasty in the case of vacuum phenomenon within lumbar intervertebral disc. Orthopade. 2015;44(Suppl 1):S1–7.

Willhuber GC, Kido G, Pereira Duarte M, Estefan M, Bendersky M, Bassani J, et al. Percutaneous cement discoplasty for the treatment of advanced degenerative disc conditions: a case series analysis. Global Spine J. 2020;10(6):729–34.

Wilson DC, Connolly RJ, Zhu Q, Emery JL, Kingwell SP, Kitchel S, et al. An ex vivo biomechanical comparison of a novel vertebral compression fracture treatment system to kyphoplasty. Clin Biomech (Bristol, Avon). 2012;27(4):346–53.

第 8 章　并发症的预防和处理

8.1　引言

尽管椎体成形术（VP）和脊柱后凸成形术（BKP）是经皮穿刺微创技术，但依然存在一定的风险。手术操作者应该要接受良好且规范的脊柱解剖学、透视成像技术以及不同成形术式的操作流程培训。

与 VP、BKP 的高手术量相比，其严重并发症的发生率还是比较低的。椎体成形术的并发症可分为全身性并发症、操作技术相关并发症两大类，其包括：骨水泥渗漏导致的脊髓 / 神经根压迫、肋间神经痛、骨水泥静脉渗漏致肺栓塞、肋骨或椎弓根骨折、气胸、血胸和感染等。其他并发症如 VP 或 BKP 术中或术后短期内发生的急性心包炎、通过抗生素或椎体切除术成功治疗的骨髓炎、心脏穿孔、脂肪和骨髓栓塞甚至死亡等偶见报道。

Chiras 等报道骨质疏松性压缩骨折患者进行椎体成形术的并发症发生率为 1.3%，而在骨破坏性骨折患者中，椎体成形术并发症的发生率要更高（在血管瘤及椎体恶性肿瘤中的发生率分别为 2.5% 和 10%）（Chiras 等，1997；Eichholz 等，2006）。

根据 2003 年介入放射学会（Society of International Radiology，SIR）发布的操作指南，VP 造成非计划护理需求等级增加或永久性后遗症等并发症的概率＜1%（治疗被恶性肿瘤浸润的椎体时则为 5%），提示 VP 是一种积极有效的治疗方案（McGraw 等，2003）。

Lee 等对已发表的 BKP 并发症进行了荟萃分析，结果提示：骨水泥渗漏、新发椎体骨折的发生率分别为 14%、17%。Taylor 等在他们的荟萃分析中指出，尽管文献报道骨水泥渗漏的发生率偏高，但实际只有少数渗漏会引起临床症状，如 PMMA 渗漏入椎管引起神经功能障碍的发生率较低（发生率为 2%）。此外，椎管狭窄伴脊髓受压以及根性放射痛的发生率约为 0.16% 和 0.17%（Taylor 等，2007；Robinson 等，2011；Lee 等，2009）。Burton 等对 407 例椎体骨折患者（536 例 VP 或 BKP 手术，共 1156 节椎体）进行了随访，结果显示 134 例患者出现并发症（发生率为 24%）：骨水泥椎旁渗漏为最常见的并发症（38.8%），其次依次为椎间盘内渗漏（28.4%）、静脉渗漏（23.9%）、硬膜外渗漏（3.7）及其他（5.2%）。出现并发症的患者中仅有 2 例需行急诊开放手术减压。单纯 BKP 组（19%）与单纯 VP 组（24%）并发症发生率无显著差异（$P<0.27$）（Burton 等，2011）。推测骨水泥黏稠度低、一次性注入骨水泥节段较多是增加骨水泥渗漏风险的重要原因。邻近椎体新发骨折的发生亦涉及多个因素，包括骨质疏松或其他病变造成的弥散性骨密度减低，术后疼痛缓解、患者体力活动增加，骨水泥注射后椎体硬度增加、脊柱后凸畸形致相邻椎体生物力学负荷改变等（Boszczyk 等，2004）。

在此建议计划开展 VP 或 BKP 手术的临床机构或中心将并发症发生率控制在文献报道数据之下，即：当用 VP 治疗骨质疏松性压缩骨折时，有临床症状的并发症发生率应低于 2%；当治疗椎体恶性肿瘤时，并发症发生率应低于 10%。

8.2　术后疼痛

椎体成形术后注射节段的一过性疼痛加重或急性根性放射痛较为常见，目前报道发生率为 3%～4%。这种术后疼痛可以通过使用非甾体抗炎药或短期应用皮质类固醇治疗，且一般于 48 小时内缓解（Mathis 和 Wong，2003）。

8.3 骨水泥渗漏

骨水泥渗漏是指注入椎体的填充材料渗漏至椎旁组织的现象，这一现象在 VP 和 BKP 中均较为常见。综合目前已有资料，VP 并发骨水泥渗漏的发生率为 11%～76%；BKP 并发渗漏的发生率相对较低，其为 4.8%～39%（Ruiz Santiago 等，2014；Boszczyk 等，2004；Hulme 等，2006；Ebeling 等，2019；Ploeg 等，2006；Taylor 等，2007；Wardlaw 等，2009；Cortet 等，1999；Ortiz 等，2002；Zoarski 等，2002；Bouza 等，2009）。

与骨水泥渗漏相关的危险因素可分为两大类：疾病相关因素（包括椎体裂隙、骨皮质破坏、骨折类型、骨折节段）和操作相关因素（包括手术入路、骨水泥黏稠度、骨水泥灌注量）。穿刺针位置不当、椎体压缩后存在不足以容纳骨水泥的病理改变、术者操作技术欠佳均可能引起骨水泥的渗漏。与椎体病理性骨折的渗漏率（5%～10%）相比，骨质疏松骨折的渗漏率较低（1%～2%）。根据渗漏部位的不同，骨水泥渗漏可分为：椎体周围渗漏、椎间盘渗漏、椎间孔渗漏、硬膜外渗漏、血管内渗漏等（Moreland 等，2001；Ruiz Santiago 等，2014）。

在成形术骨水泥注射过程中，骨水泥会沿着阻力最小的路径进入椎体内。椎体成形术的适应证包括了具有不同骨密度、椎体裂隙率、骨质压缩形态的骨折类型，这或许是不同患者间的并发症发生率存在差异的原因。尤其在椎体经放射治疗后，椎体内的松质骨可能被致密的纤维组织取代，影响椎体内骨水泥的分布。

影响椎体内骨水泥流动和渗漏的关键因素有以下三点：①骨形态与椎体压缩骨折（VCF）类型，②骨水泥特性（尤其是黏稠度），③注射方法（速度、压力、针尖位置等）（Health Quality Ontario，2016）。手术操作过程中拍摄留存骨水泥注射前 X 线影像，有助于术者通过注射前后影像图片比较以鉴别骨质叠加形成的伪影与真实渗漏。

尽管大部分病例均存在少量的骨水泥椎体外渗漏，且这种渗漏通常不会导致明显的临床症状，但成形术严重并发症的发生还是多由渗漏引起。术中一旦发现渗漏，均应立即停止骨水泥的注射。鉴于椎体成形术所用填充材料在体内温度更高的环境下会更迅速地固化，因此可以在渗漏 1～2 分钟后（渗漏物质固化后）谨慎尝试继续完成剩余操作。若术中即发现存在严重的椎管渗漏，或患者苏醒后发现神经功能障碍、难以解释的根性放射痛 / 中枢性疼痛，并经 CT 扫描证实渗漏存在，则需考虑行急诊椎管探查减压骨水泥移除术。移除渗漏至硬膜外的聚甲基丙烯酸甲酯（PMMA）骨水泥通常较为容易，因为 PMMA 的黏稠度可能仍维持在牙膏样的黏稠度，且并未紧密黏附在硬脊膜上。暴露有 PMMA 的椎管应用冷生理盐水反复冲洗以减弱骨水泥固化产生的热效应。硅胶在后期手术中同样易于移除，且这种材料并不会产生任何产热反应。

近期，Zhan 等荟萃分析了 22 篇椎体成形术相关文献（包含 2872 例患者、4187 个椎体），得出 VP、BKP 的骨水泥渗漏率分别为 54.7%、18.4%。他们的分析结果指出，造成骨水泥渗漏的主要危险因素包括椎体裂隙征、骨皮质损伤、骨水泥黏稠度以及骨水泥注射量，而非年龄、性别、骨折类型、手术节段、手术入路等（Zhan 等，2017）。

根据 Wardlaw 等在 FREE 试验中的观察，BKP 治疗骨质疏松致 VCF 的骨水泥渗漏发生率为 27%（51/188）；且所有的渗漏均未造成临床症状：绝大部分的渗漏为终板或椎间盘渗漏，仅有 1 例为椎间孔渗漏，且未观察到椎管内渗漏、骨水泥栓塞的发生（Wardlaw 等，2009）。

Chew 等回顾性分析了近年 VP 治疗病理性 VCF 的相关文献指出，骨水泥渗漏相关严重并发症的发生率为 2%～11.5%。因此，他们指出术者应尽可能避免骨水泥渗漏的发生（Chew 等，2011）。

若术后应用 CT 扫描进行检查，骨水泥渗漏的发现比例更高。例如，Yeom 等于术后对 49 例行 VP 治疗的患者（76 节段）同时进行了 CT 扫描以及 X 线检查。骨水泥渗漏可分为三种类型：经椎基底静脉型（B 型）、经椎底节段静脉型（S 型）和经骨皮质型（C 型）。大部分的 B 型（93%）、S 型（86%）渗漏在 X 线片上被遗漏或忽视。Yeom 等通过 CT 扫描共发现 74 处骨水泥渗漏，但 X 线检查仅报告其中 49 处（66%）。值得注意的是，CT 提示 28 例存在经椎基底静脉渗漏入椎管的情况，X 线检查仅识别出 2 例（7%）（Yeom 等，2003）。

Schmidt 等发现 X 线片与 CT 扫描对骨水泥渗漏识别的一致性为 48%。Boszczyk 等对 24 例 34 节段椎体行成形术的患者进行了术后 CT 扫描，结果显示 VP、BKP 的渗漏率为 73% 和 39%（Schmidt 等，2005；Boszczyk，2004）（图 8.1）

Bohner 等、Zhan 等认为黏稠度是影响填充材料注射压力的核心因素，该参数可能是骨水泥渗漏的直接危险因素（Bohner 等，2003；Zhan 等，2017）。低黏稠度是造成骨水泥从椎体流出的独立危险因素。Baroud 等发现，VP 术中注射较高黏稠度的骨水泥可促进骨水泥在椎体中均匀分布，进而显著减少渗漏的发生。但是，使用黏稠度过高的骨水泥又有引起脂肪栓塞的风险，这与注射压力增高致椎体内压力过度增加有关（Baroud 等，2006a）。

来自不同团队的研究还指出，VP、BKP 术中上调骨水泥注射量无益但有害，即可能增加骨水泥渗漏的风险。

Ryu 等分析了 347 节段骨质疏松 VCF（159 例患者）成形术骨水泥渗漏的情况，结果显示 26% 存在硬膜外渗漏。骨水泥注射量大、注射节段位于 T7 以上与硬膜外渗漏的发生正相关（Ryu 等，2002）。

Zhang 等报道，对于腰椎及胸椎下段的骨质疏松 VCF，合理的骨水泥注射量为 2 ~ 6 ml/ 椎体。此外，综合考虑疼痛缓解、椎体固化、骨水泥渗漏风险，Nieuwenhuijse 等建议骨水泥体积与椎体体积的比值应小于 24%。若使用硅胶材料进行填充，Schulte 等观察发现硅胶填充体积达到椎体体积的 16% 时，可使成形后椎体的硬度恢复到接近于完整未压缩的椎体（Schulte 等，2013；Nieuwenhuijse 等，2012；Zhang 等，2017）。Tang 等研究纳入因骨质疏松 VCF 行 VP（术中注射低黏稠度骨水泥）处理的 1456 个椎体，以识别骨水泥渗漏的危险因素。他们应用 CT 对渗漏进行扫描，并根据机制将所有的渗漏分为两大类：经骨皮质渗漏、经静脉渗漏；两种渗漏的发生率分别为 20.3%（295/1456）、56.2%（819/1456）。高龄、创伤是致经骨皮质渗漏的高危因素，女性、骨折节段高则分别是经静脉渗漏的危险因素及保护因素。椎体骨皮质破坏、存在椎基底静脉孔、较大的骨水泥注射容量与两种类型渗漏的发生均紧密正相关。另外，椎体内裂隙、固态骨水泥的分布虽是经骨皮质渗漏的主要危险因素，却又是经静脉渗漏的保护因素（Tang 等，2021）。

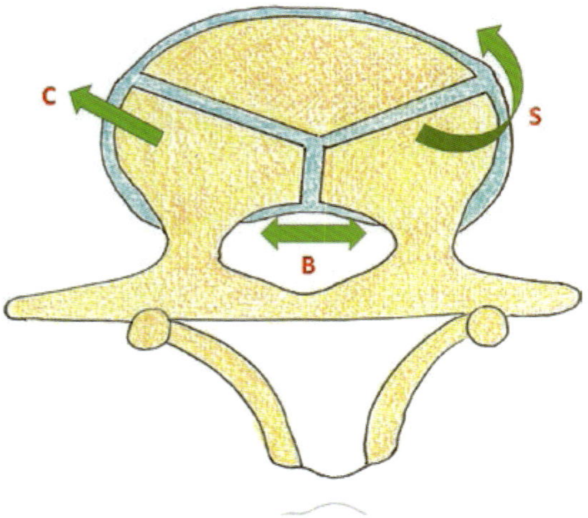

图 8.1　图片所示为骨水泥渗漏的三种类型：经椎基底静脉型（B 型）、经椎底节段静脉型（S 型）和经骨皮质型（C 型）（Maria Di Santo 绘）

骨水泥渗漏途径包括：

- **硬膜外和椎间孔渗漏**：此类渗漏可因骨水泥团块对脊髓和（或）神经根的直接压迫，导致椎管狭窄、根性放射痛、肋间神经痛甚至偏瘫或截瘫（图 8.2）。同时，PMMA 聚合致温度升高（高达 85℃）也造成周围组织损伤；而对温度变化最为敏感的为神经组织（脊髓、神经根）。为了减轻骨水泥产热效应产生的并发症，当发生此类渗漏时，应立即用冷盐水和类固醇行神经根孔浸润治疗以缓解局部炎症反应。术后也可行短时程的类固醇神经根阻滞治疗。脊髓受压则可导致运动 / 感觉等神经系统功能障碍，甚至可能造成截瘫，是非常严重的并发症。因此，存在脊髓受压时需行急诊手术进行减压以尽量避免永久性神经系统后遗症（图 8.3）。腰椎椎体后壁相对平坦、椎管呈三角形，胸椎椎体后壁轻度弧形突起、椎管呈椭圆形，因此行 VP、BKP 时，若骨水泥渗漏至椎管内，上述椎体的解剖学特征可能会影响透视下侧位片对渗漏判断。Zhang 等的研究纳入 98 例骨质疏松 VCF 患者，应用 CT 对患者 T6 至 L5 节段的椎体进行了平扫及三维重建，测量了非骨折椎体的椎体后壁凹陷深度（concave posterior vertebral wall depth，

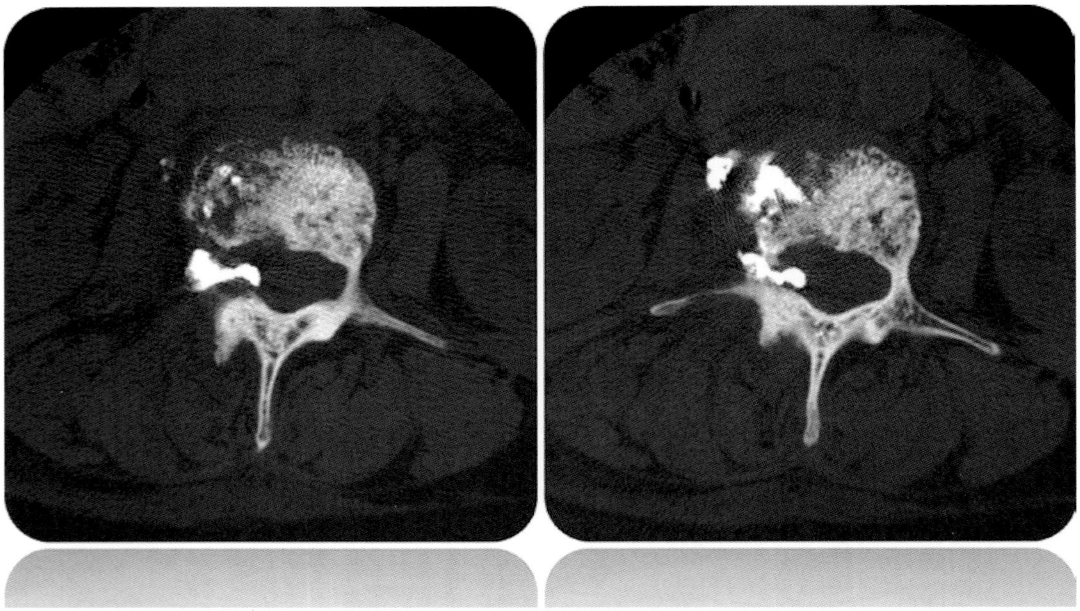

图 8.2　椎体成形术后横断位 CT 扫描提示：可能因经椎弓根穿刺路径过低或过外导致的右侧 L3 椎间孔及椎体外侧骨水泥渗漏

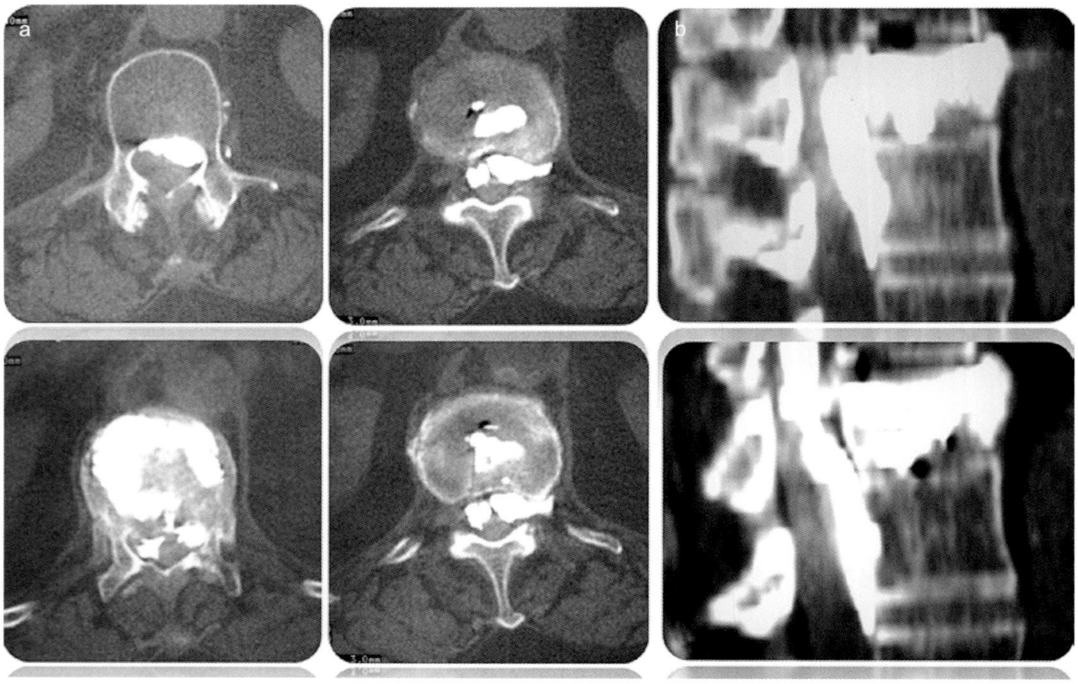

图 8.3　椎体成形术后弥漫性硬膜外骨水泥渗漏 CT 扫描，(a) 横断位 CT，(b) 矢状位 CT。此类患者需行急诊减压手术

PVWCD）和中轴直径（midsagittal diameter of the nonfractured vertebral body，VBSD），同时计算了 PVWCD/VBSD 比值。PVWCD 由 T6 至 T12 逐渐加深（平均 4.6 mm），再从 L1 到 L5 逐渐减浅（平均 0.6 mm）。PVWCD/VBSD 比值在 T6 至 T12 水平约为 16%，在 L1 至 L5 水平则小于 3%（$P<0.05$）。胸椎后壁与腰椎后壁的这种形态差异，可能是造成椎体成形术中胸段骨水泥经 Batson 静脉渗入椎管发生率高于腰段的原因。基于以上解剖学研究结果，Zhang 等建议应

避免将骨水泥注入胸椎椎体的后 1/6 以降低骨水泥椎管渗漏的风险（Zhang 等，2019）。

- **椎间盘和椎旁组织渗漏**：在注射过程中，骨水泥易顺着弥散阻力最小的路径沿骨折线分布。椎体骨折时骨折线延伸至终板的情况并不少见，因此常有椎间盘骨水泥渗漏的报道，但这种渗漏通常没有临床意义。但是，对于重度骨质疏松，骨水泥在椎间盘内的大量渗漏可能导致邻近椎体塌陷（图 8.4）。Peh 等观察发现，椎间盘渗漏几乎都出现在椎体裂隙或终板断裂处（Peh 等，2008）。椎体裂隙在 MRI T1 加权序列呈异常、分界清晰的线状或囊状低信号气体影，在 T2 短时反转恢复序列呈近似脑脊液的高信号。存在椎体裂隙需考虑诊断椎体缺血性坏死和骨折不愈合，也被称为 Kümmell 病（见第 4 章）。许多研究，例如由 Cotton 等开展的研究发现，椎体裂隙征是增加骨水泥渗漏（尤其是椎间盘渗漏）发生率的重要因素。Koh 等也指出，骨水泥经终板骨皮质破损处渗出的速度很快，且一旦发生即难以阻止；因此成形术术前应应用 MRI 检查仔细评估是否有终板骨皮质损伤（Cotton 等，1996；Koh 等，2007）。Lin 等报道了椎间盘内 PMMA 与邻椎骨折之间的相关性（Lin 等，2004）；但是，该观察结果未能在近年其他的研究中得到进一步证实。
- **椎旁静脉丛渗漏和肺栓塞**：椎体静脉系统的容量是动脉系统容量的至少 20 倍，该静脉系统缺乏静脉瓣结构故而血液可以双向流动，这对静脉阻塞时形成新的侧支循环具有重要意义；此外，椎体静脉系统还受腹部和胸腔内压力的影响（Vogelsang，1972）。椎基底静脉在椎体内部集中走行，通过一根或多根较小的静脉接收椎体血液，其前方与椎外静脉前丛相交通，后方通过椎基底静脉孔与椎内静脉前丛相连接（图 8.5）。术者对骨水泥或硅胶渗漏至无静脉瓣的椎旁静脉系统应高度关注，原因在于骨水泥可能通过奇静脉进入体循环，流向下腔静脉、右侧心腔，进而最终导致肺栓塞（pulmonary

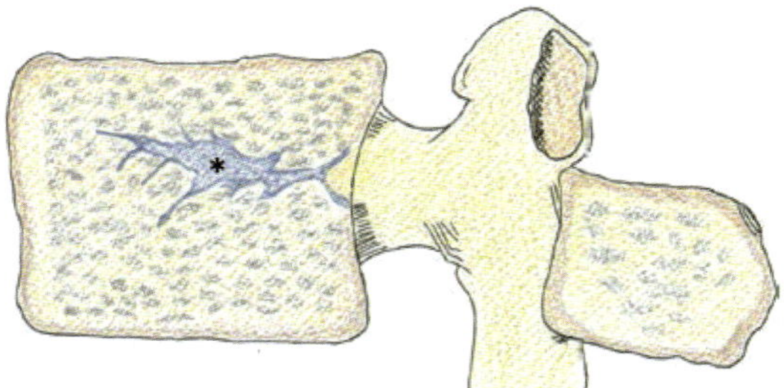

图 8.5 腰椎内椎基底静脉（*）示意图。椎基底静脉在椎体内部经大而曲折的骨小梁孔道水平穿行，其通过多根小静脉接收椎体血液。其在前方、后方分别与椎外静脉丛、椎内静脉丛相连接（Maria Di Santo 绘）

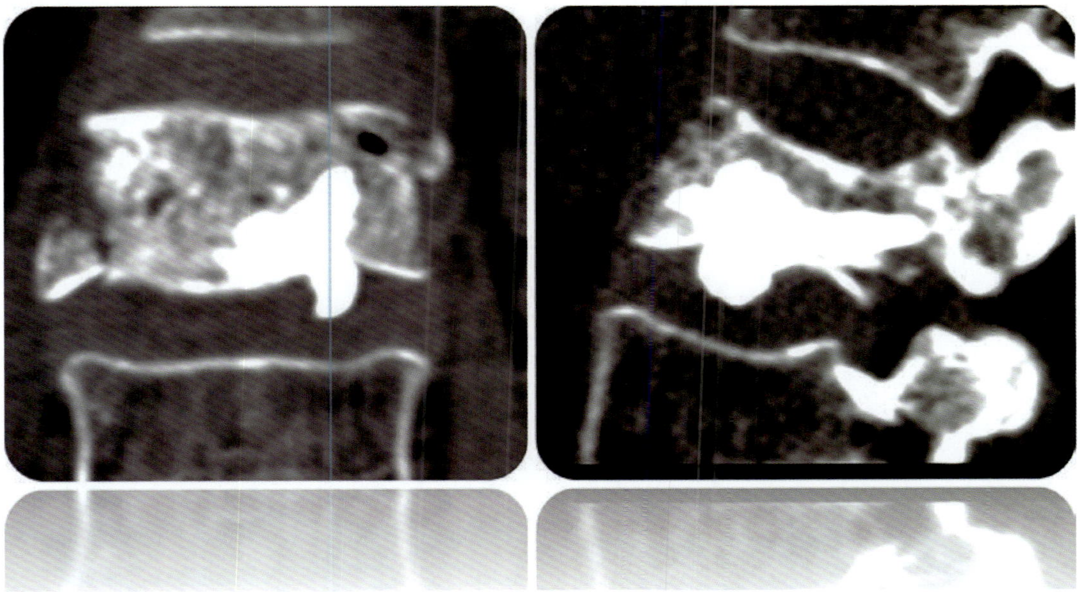

图 8.4 矢状位与横断位 CT 检查示，骨水泥经椎体下方破裂终板渗出，导致 L2 无症状性椎间盘渗漏

embolism，PE）（图 8.6、图 8.7）。当注入的骨水泥黏稠度低或患者存在因肿瘤（如甲状腺癌、肾癌转移，多发性骨髓瘤或椎体血管瘤等）导致的椎体骨皮质破坏、椎体血管浸润等恶性病变时，经椎旁静脉渗漏的风险增加（Eck 等，2008；Choe 等，2004；Padovani 等，1999；Yoo 等，2004）。据文献报道，成形术 PE 的发生率为 3.5%～23%（Habib 等，2012；Kim 等，2009）（图 8.8）；而因有症状的 PE 造成严重后果的较为少见：在 VP、BKP 中的发生率分别为 0.9%、0.4%（Agko 等，2010）。Krueger 等通过文献综述发现，20 000 例手术中发生 PE 的有 86 例，其中有一半是有症状的。迄今为止的比较性研究均显示 VP 和 BKP 在 PE 发生风险方面无显著差异（Krueger 等，2009；Choe 等，2004；Hulme 等，2006；Eck 等，2008）。由于骨水泥栓子通常位于肺动脉的肺外节段分支中，因此往往不导致临床症状，也无需特

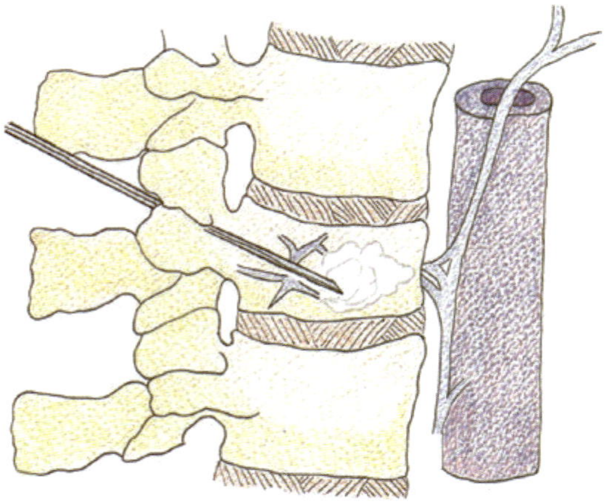

图 8.6 图片所示为在椎体成形术中，填充材料经由椎基底静脉渗漏至节段静脉，进而可能通过迁移至奇静脉、下腔静脉最终导致肺栓塞（*Adapted from Mohme M, Riethdorf S, Dreimann M, et al. Circulating tumour cells release after cement augmentation of vertebral metastases. Scientific Reports 7:7196, 2017. Creative Commons CC BY license*）

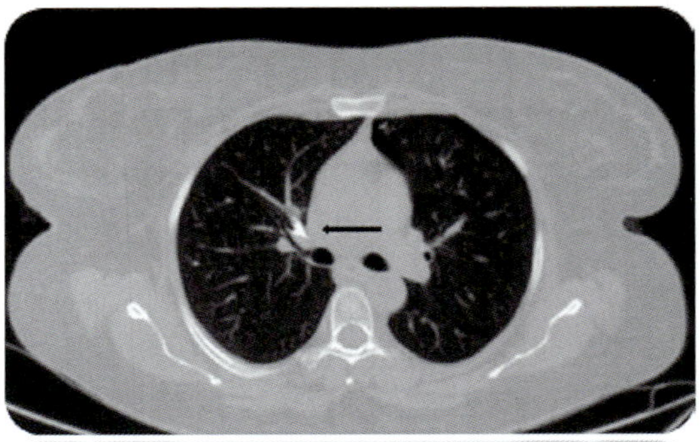

图 8.8 通过术后常规 CT 扫描偶然发现的累及右节段性肺动脉分支的无症状肺栓塞

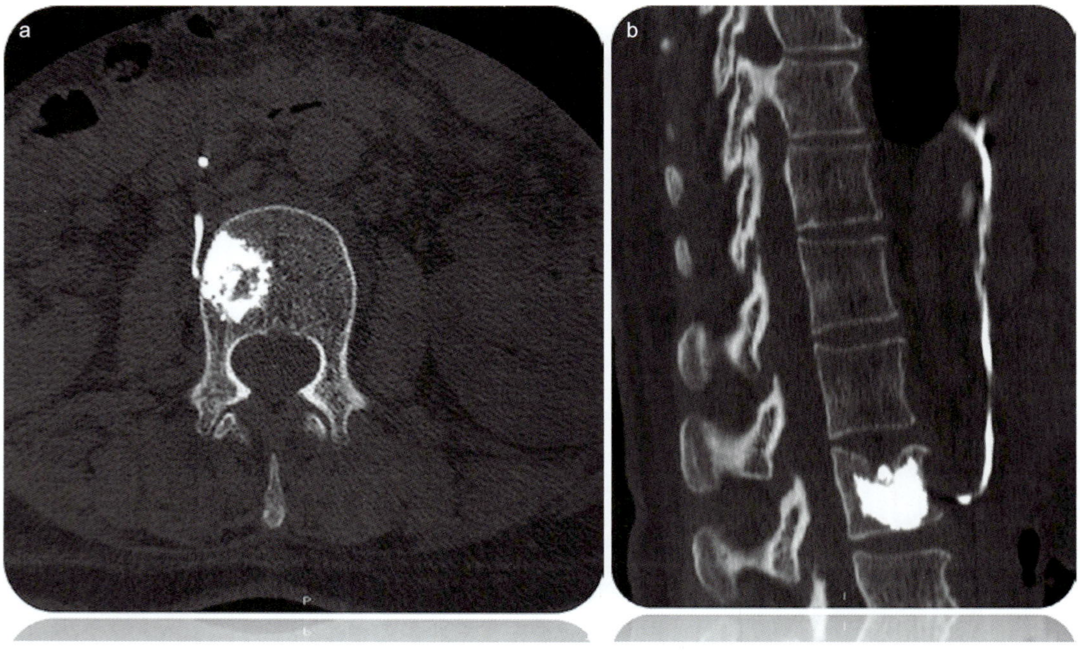

图 8.7 CT 扫描提示经由节段静脉进入奇静脉的 T11 严重骨水泥血管渗漏（S 型渗漏）。（a）横断位 CT，（b）矢状位 CT

殊治疗。但要知道栓塞可能导致严重后果，包括成形术后即刻、术后数天甚至出院后发生的呼吸困难（Rothermich 等，2014；Habib 等，2012）。若患者术后出现胸痛或呼吸困难，应立即行胸片或 CT 检查（Rothermich 等，2014）。在行 CT 肺血管造影成像时，与低密度血栓栓子不同，骨水泥栓子呈分支状、管状或多重混浊（multiple opacities）高密度影（CT 值大于 1000 HU）。若在无症状患者中检出骨水泥栓子，则往往不具临床意义且不会造成已知的严重的后遗症。极少数情况下，大的中央型栓子会导致肺梗死甚至死亡（Padovani 等，1999；Rothermich 等，2014；Naud 等，2020），反常性脑栓塞也已见文献报道。Choe 等在应用 PMMA 行 VP 治疗的患者中发现 3 例骨水泥致肺栓塞的病例，3 名患者在术后 5～11 个月的随访（平均随访时间为 7 个月）中均未出现呼吸道症状（Choe 等，2004）。Jang 等报道 VP 术后 PE 3 例：2 例出现轻度呼吸困难和胸部不适，1 例无症状；此 3 例 PE 经由胸片证实，肺通气灌注扫描均未见灌注缺陷。2 例患者的呼吸困难和胸部不适症状经吸氧、抗凝治疗后缓解（Jang 等，2002）。确诊骨水泥渗漏致 PE 后，患者治疗方案的制定取决于有无临床症状、栓子的大小及位置等因素；通常使用普通肝素预防 PE 进展。关于骨水泥渗漏致 PE 的后续治疗方案目前尚无共识；Krueger 等提出应制定针对包括外周型无症状 PE 观察、外周型有症状 PE/ 中央型无症状 PE 溶栓治疗、中央型有症状 PE 手术干预在内的完整管理流程（Krueger 等，2009）。中央型 PE 是指累及主肺动脉和（或）右或左主肺动脉的栓塞；超出这些解剖区域的任何栓塞都被认为是外周型 PE。骨水泥渗漏造成的 PE 可能是：①外周无症状型，此类 PE 不需要特殊治疗或至少目前无证据表明全身性抗凝治疗对该类型患者有益；②外周有症状型或③中央无症状型，对于这两种类型应按照血栓性 PE 治疗指南进行治疗，包括初始肝素化后华法林全面抗凝治疗 3～6 个月，抗凝治疗的目的在于降低渗漏材料上形成血栓的风险；④中央有症状型，针对该类型则建议进行取栓手术治疗。近期，利伐沙班也已成功用于骨水泥相关 PE 的治疗（Kim 和 Kim，2021；Naud 等，2020；Ignacio 和 Ignacio，2018）。抗凝可以降低骨水泥栓子上形成血栓的风险，但不会改善肺通气 / 灌注比，而该比值异常是引起症状的重要因素。通常渗漏至血管的异物在治疗 6 个月后会重新内皮化，这种改变将减低 PE 进展的风险。文献中已描述经血管甚至经心脏直视手术成功取出栓子并血管修复的案例（Tozzi 等，2002；Habib 等，2012）。尽管下腔静脉（IVC）滤器被广泛用于近端深静脉血栓形成引起 PE 的预防，但少见在明确骨水泥腔静脉渗漏诊断后预防性放置 IVC 滤器的报道。目前尚不清楚未经治疗的骨水泥腔静脉渗漏的远期影响，但最初附着在腔静脉壁上的材料可能会松动并向近心端移动。Agko 等据经验提出预防性放置 IVC 过滤器以防止腔静脉内 PMMA 碎片的近端迁移（Agko 等，2010）。

VP 和 BKP 的安全性取决于多种因素，其中有一些先决条件至关重要。例如：正确选择有适应证患者，充分理解脊柱的三维解剖结构，具备高质量透视设备、脊柱手术专用透视床以及紧急情况下能够快速将闭合手术转为开放手术的能力（Laredo 和 Hamze，2005）。应采取多项预防措施将骨水泥渗漏风险最小化。

- **准确定位针尖**：手术开始时即选择正确的穿刺位置以便顺利穿透椎弓根皮质、在椎体中形成单一穿刺路径，从而降低骨水泥沿针道渗漏的风险。实际操作中，穿刺针尖常会滑过椎弓根处的不规则皮质；遇到这种情况时，转动针尖的斜面可能有助于在适当的部位穿透皮质。穿刺时应缓慢推进穿刺针，并反复多次在透视下验证其在前后位、侧位视图的位置。在侧位视图上越过椎体后方支质之前，穿刺针尖于前后位视图上不应越过椎弓根的内侧边界；否则会造成椎弓根内侧皮质的突破，有发生骨水泥回流至椎管内的风险（图 8.9 和图 8.10）。选用双侧经椎弓根入路时应将针尖放置在椎体的外侧部分并避开椎体的中央部分（中央部分更容易发生椎间盘和静脉渗漏）。如果可能，针尖应位于未破裂的终板以下，从而降低椎间盘渗漏的风险。在椎体塌陷不太严重的情况下，最好避免将针尖放置在静脉回流丰富的椎体中部或接近后壁的位置。若穿刺针尖或

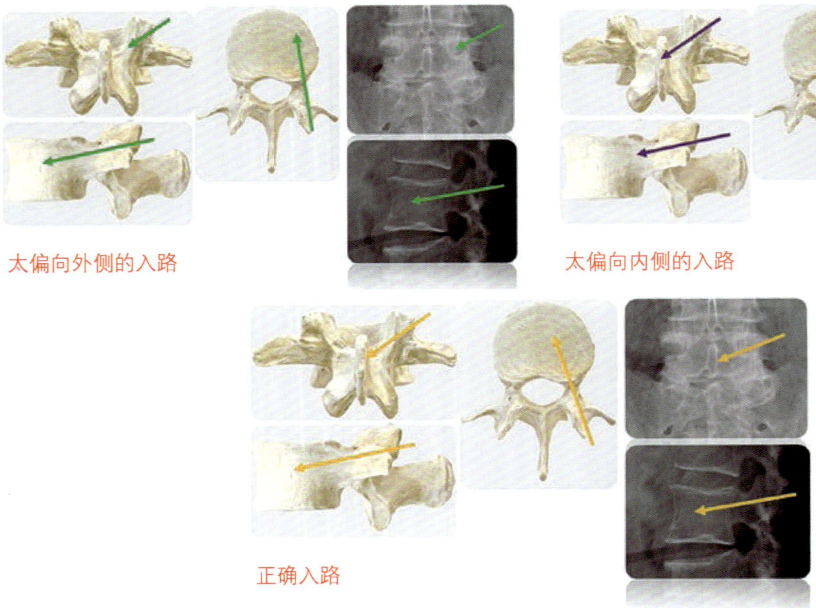

图 8.9 示意图及 X 线前后（AP）位、侧位（LL）视图显示正确的针尖位置为：横断位位于椎体的前 1/4 处，AP 位靠近棘突但不过中线（见下中图）；若穿刺路径偏外侧，则可能导致 LL 视图上针尖已达椎体内部，但 AP 视图上仍在椎弓根区域以内（见上左图）；若穿刺路径偏内侧，则会导致尽管 LL 视图上显示针尖刚到椎体后壁或仍位于椎体之外，但在 AP 位上已超出椎弓根的内侧边界，或者甚至已接近于中线位置（见上右图）

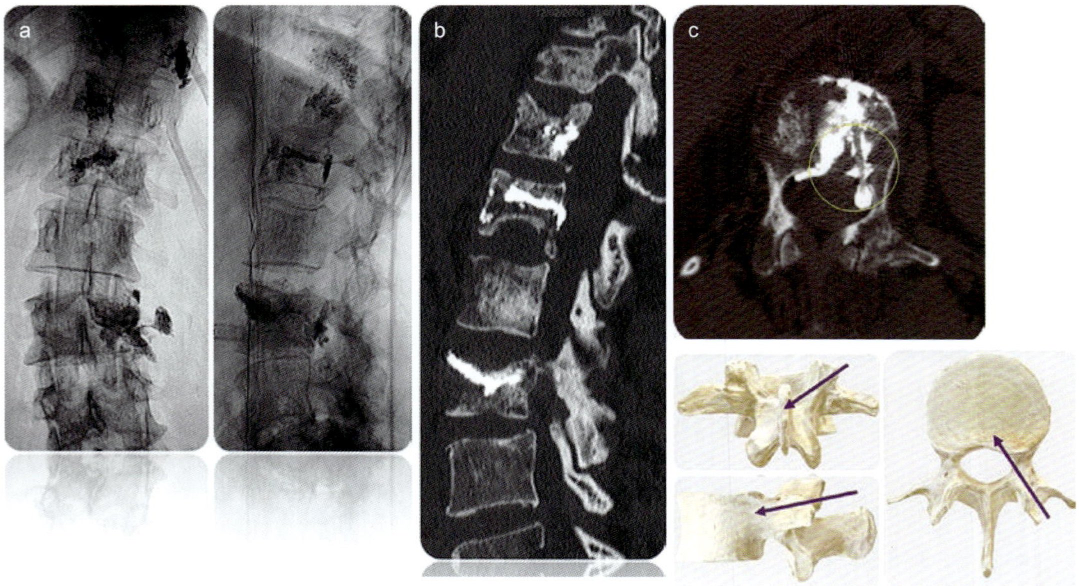

图 8.10 （a）X 线 AP 及 LL 位视图、（b）CT 矢状位扫描以及（c）CT 横断位扫描示因 L1 椎体成形术中穿刺路径太过靠内而导致的硬膜外渗漏（见圆圈处）；（d）示意图提示在 LL 视图上越过椎体后方皮质之前，穿刺针尖于 AP 视图上不应越过椎弓根的内侧边界，否则会造成椎弓根内侧皮质的突破导致骨水泥渗漏至椎管内的风险

活检套管不幸穿透椎体前方皮质，则会产生造成骨水泥潜在渗漏的薄弱部位。穿刺过程中需要考虑到：由于椎体呈类圆形，尽管前后位以及侧位视图显示针尖包含在椎体边缘以内，但实际上针尖可能已经穿过前方皮质（图 8.11）。在严重的椎体塌陷并伴有椎体前后部分离的情况下，针尖应置于椎体的前部，以使骨水泥在椎体内从前向后填充。如果存在空壳现象或骨折裂隙，非常重要的一点就是要将针尖放在空壳区域内部或非常靠近真空区域的位置以便于骨水泥填充真空区域。这一操作对有效改善因骨折裂隙造成的疼痛和不稳定可能是至关重要的（Laredo 和 Hamze，2005；Wang 等，2008）。

- **正确调配填充材料、保证合适的骨水泥黏稠度**：水泥黏度与骨水泥聚合的程度直接相关，而聚合反应具有时间、温度依赖性。在注射前应将骨水泥材料调配至牙膏状黏稠度（即高级聚合状态）。灌注处于液体状态的骨水泥，或者灌注骨水泥时给予的压力过大，都极易造成渗漏。传统的骨水泥在聚合过程中常存在一个高黏稠度阶段，此类材料在变得过度黏稠之前仅有一段较短暂的适于灌注的窗口期。现在已有多种类型的兼具高黏稠度以及长工作窗口时间（30 分钟）特点的骨水泥或硅材料可供临床应用。需要特别注意的是应避免注射液体状态骨水泥，原因在于应用液体骨水泥造成静脉栓塞和骨水泥自椎体渗漏的风险更大。对于骨水泥灌注填充过程而言，高质量的侧位透视必不可少。即使是在椎体周围静脉或椎体后缘检测到极少量的骨水泥渗漏，也应立即停止骨水泥灌注操作并重新评估整个手术过程。术前对受累椎体行细致的 CT 扫描有助于识别椎体骨皮质缺陷或终板损伤等，因为上述情况可能增加骨水泥异位风险（图 8.12）。
- **在处理具有丰富血管病变的椎体**（如甲状腺癌或肾癌椎体转移、多发性骨髓瘤等）**时应保持高度警惕，这类病变易导致骨水泥渗漏**：Greene 等提出了一种“蛋壳”技术，即先于受累椎体行球囊扩张，拔出球囊并于扩张腔内注入少量的丙烯酸骨水泥，再次插入球囊并撑开以将骨水泥压至球囊四周，之后再灌注剩余骨水泥（见第 6 章）（Greene 等，2007）。对于长期口服抗血小板药物或存在凝血功能障碍的患者，建议采用经椎弓根入路以降低损伤椎弓根内壁的风险。Zou 等报道了迟发性硬膜外血肿的病例 1 例：64 岁女性，长期口服抗血小板药物，该患者于 L1 椎体经皮 BKP 术后 12 h 观察到进展性神经功能障碍，经急诊 MRI 诊断为血肿，并行紧急减压。这提示如果在患者出现神经功能损伤的情况时，即便椎

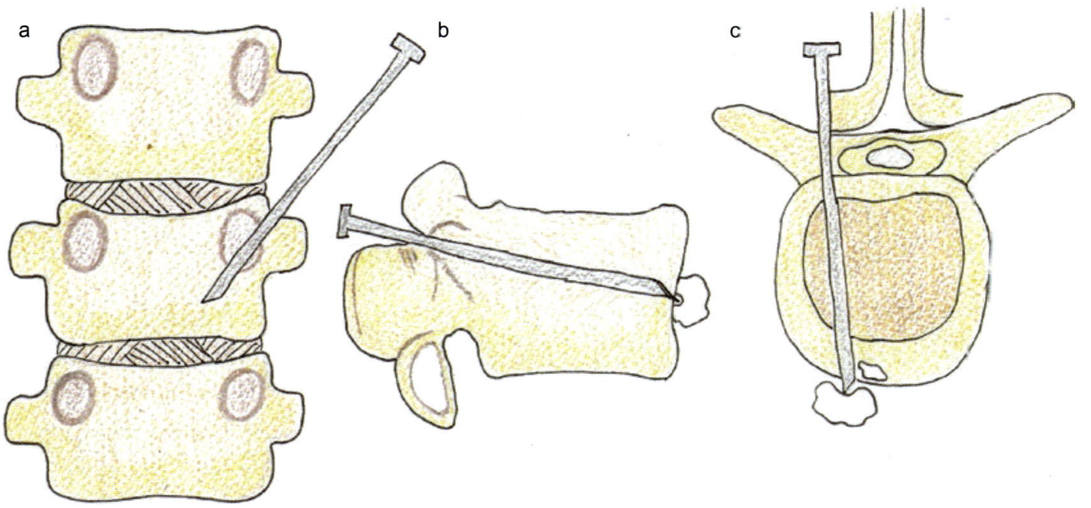

图 8.11　椎体形态通常呈圆形，在（a）AP 位和（b）侧位视图上，尽管针尖看似包含在椎体边缘内，但实际上针尖可能已经穿过前方皮质（c）（*Adapted from Laredo JD, Hamze B. Complications of percutaneous vertebroplasty and their prevention. Semin Ultrasound CT MR 26 (2): 65–80, 2005, with permission*）

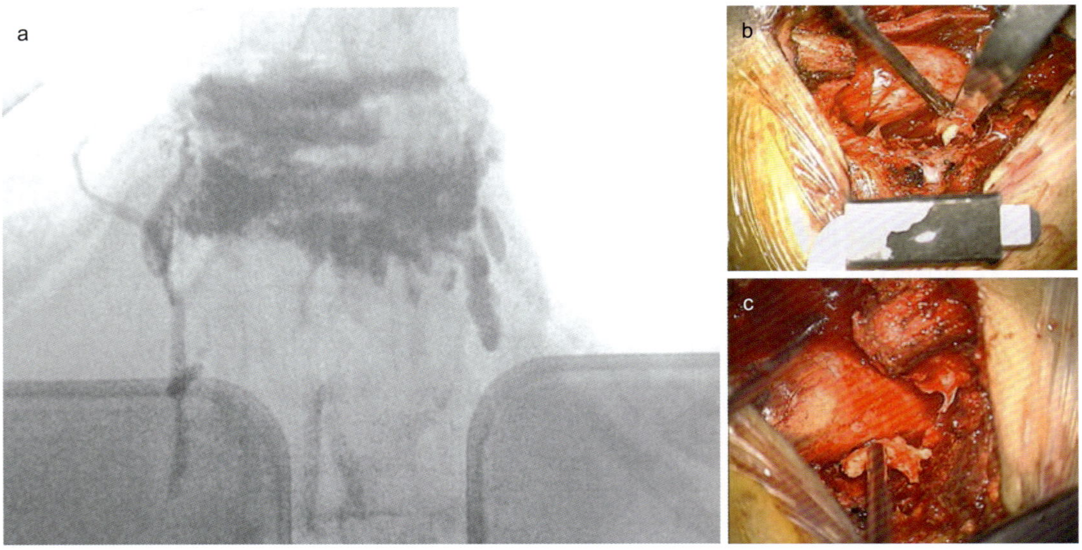

图 8.12 （a）68 岁女性患者因诊断“L1 骨质疏松骨折”于其他中心接受手术治疗后的 AP 位 X 线影像。该患者术中并未接受活检。术后该患者出现严重的轴向痛及双侧放射痛。复查影像提示存在可能由灌注过量呈液体状态骨水泥而导致的硬膜外、椎间盘内和椎体侧方渗漏；（b 和 c）患者接受开放减压手术以减轻骨水泥对硬膜囊和神经根造成的压迫，图示为术中资料。椎体组织病理学和血液检查提示患者患有多发性骨髓瘤

体成形术中或 CT 扫描未发现任何骨水泥椎管内渗漏，也应完善 MRI 检查以明确有无硬膜外血肿形成（Zou 等，2020）。

- **限制单次手术处理的节段数量及骨水泥灌注容积**。学者建议，每次手术处理的椎体节段数目不应超过 3 节或 4 节，且应尽可能将手术时间限定在 2.5 h 以内（Papanastassiou 等，2014；Hussein 等，2008）。有研究指出，成形术中患者的血氧饱和度有下降趋势，且 Uemura 等发现术中处理的椎体节段数量与血氧饱和度下降程度呈正相关关系。血氧饱和度的降低可能是多因素（如镇静、俯卧位、脂肪栓塞、手术时间长等）共同作用的结果。就骨水泥灌注量而言，单个节段 PMMA 的注入体积应以 4～6 ml 为限，行多个节段成形术或处理富含血管病变椎体如肿瘤椎体转移或血管瘤时应更为谨慎。与 VP 相比，BKP 报道的并发症发生率更低，这可能与后者在操作过程中先于椎体内进行球囊扩张、从而减低骨水泥注射时的生物力学压力有关。此外，球囊扩张理论上会挤压球囊四周的松质骨，进而可能有助于周围骨缺损或静脉通路的闭合。骨水泥注射前进行静脉造影被认为可以降低 PE 的发生率，但学界对这种方案的益处仍存在争议，目前并未在大多数中心普遍应用。也有学者建议于成形术前将硬化剂注入椎体中，从而在骨水泥灌注前闭合椎体内静脉。鉴于与双侧球囊 BKP 相比，单侧球囊 BKP 手术时长更短、达到相同疼痛缓解效果所需 PMMA 用量更少，因此可能是治疗骨质疏松性 VCF（尤其是多节段 VCF）更为合理的方式（Lin 等，2013a；Sun 等，2016；Lee 等，2020）。
- **缓慢注入填充材料、避免注射压力过高**可以减低渗漏造成椎基底静脉丛、后方椎内静脉前丛、前方奇静脉系统和下腔静脉相关静脉交通支闭塞的风险（图 8.13）。
- 手术体位采用俯卧位时，需于患者胸部、骨盆水平垫凝胶体位垫并使腹部悬于凝胶垫之间。这种体位可以避免由于腹内压增高造成的椎体血流量增加，从而降低成形术过程中骨水泥或脂肪栓塞的风险。

8.4 肋骨、椎体后缘或椎弓根骨折

肋骨或椎弓根骨折的报道甚少（小于 3%），可能与 Jamhidi 针的不当置入有关。

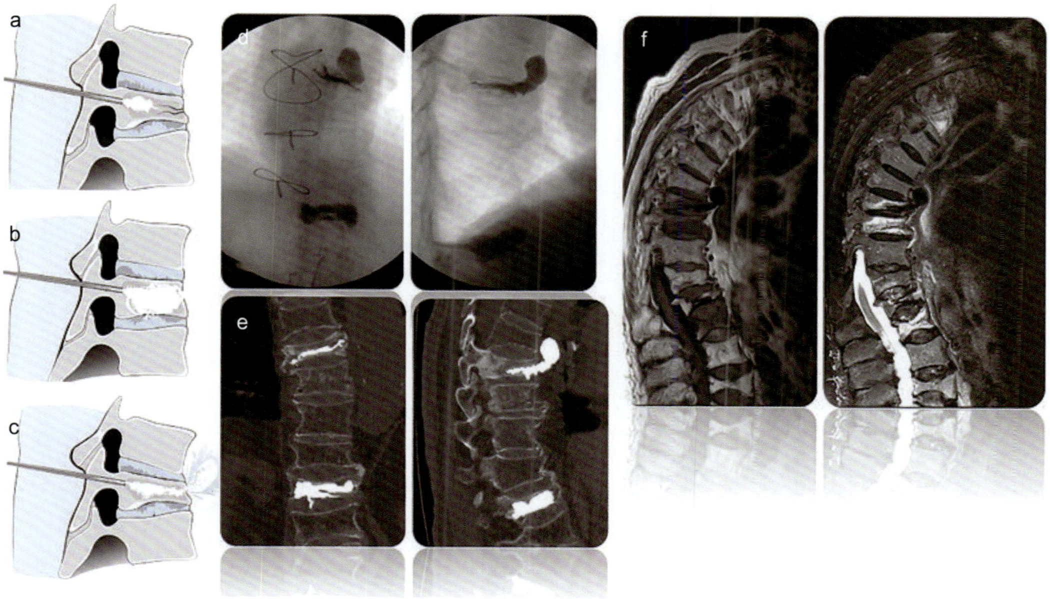

图 8.13 （a）如图所示为 81 岁老年男性患者因 T8、T12 VCFs 接受成形术治疗后出现椎体前方骨水泥渗漏（Carlo Piovani 绘）；（b）成形术中于 T8 注入 2 ml 骨水泥；（c）当拟以通过提高注射压力进而增加骨水泥注射量时，骨水泥可能通过椎体前方骨皮质裂隙而造成明显的经骨皮质渗漏（C 型渗漏）；（d）发生渗漏后术中 X 线 AP 及 LL 位视图影像；（e）术后横断位、矢状位 CT 扫描及（f）MRI T1、T2 矢状位成像提示椎体前方无症状性骨水泥渗漏影。尽管此类并发症非常少见，但在治疗伴有椎体前方骨皮质缺损的 Kümmell 病时很有可能发生

8.5　感染

成形术导致感染相关并发症是十分少见的（<1%），且很难将感染的发生归因于患者自身的特征或手术本身（Burton 等，2011）。注重无菌操作、术前静脉应用抗生素对预防感染至关重要。对待既往曾有感染病史的患者应更谨慎（Walker 等，2004）。对于成形术，或者其他任何将材料植入体内的外科手术，通常于术前 30 分钟常规经静脉给予抗生素。最常用的抗生素是头孢唑林（1 g，每日 3 次）。如果患者由于过敏而必须使用替代药物，可选择环丙沙星（500 mg，口服，每日 2 次），并在术后 24 小时继续服用。Predey 等报道成形术感染的发生率低于 1%，Kallmes 等在 63 例接受成形术处理的患者中仅记录到 1 例感染。Park 等对 11 例 VP 或 PKP 术后发生化脓性脊柱炎和椎间盘炎的病例进行了分析，并报道该类型感染发生率为 0.36%。由于感染时合并出现了神经功能损伤表现或药物治疗无效，11 例感染患者均接受了外科手术和长期抗生素联合治疗。外科手术术中操作包括清除感染的组织和 PMMA 材料，以及通过前路/后路/联合入路的脊柱内固定。有 10 名患者经治疗后从感染中康复（Predey 等，2002；Kallmes 等，2002 年；Park 等，2018）。Walker 等描述了 2 例术后感染病例。第 1 例患者既往有尿路感染且近期罹患败血症。在进行成形术之前，该患者已经接受了数周的抗生素药物治疗。第 2 例患者曾因椎间盘炎接受椎间盘切除术，该患者在术后出现了异常的迟发性骨髓炎。这些感染需要通过前路、后路扩大手术以进行有效清创、椎体切除和脊柱固定（Walker 等，2004；Tsoumakicou 等，2017）。因此接受 VP 和 BKP 治疗的患者均应在成形术前进行筛查以明确有无全身感染的情况（Walker 等，2004）。Shin 等对 4 例因骨质疏松性压缩骨折或椎体转移转性疾病行成形术术后继发迟发性化脓性脊柱炎（delayed pyogenic spondylitis，DPS）的病例进行了报道。手术结束至 DPS 发生的平均间隔为 12.3 个月。感染主要起源于细菌，但大多数病例还存在不同合并症或免疫力减弱的情况，这可能增加了他们对感染的易感性。在 VP 或 BKP 治

疗致疼痛缓解后再出现腰背痛的情况下，建议完善红细胞沉降率、C 反应蛋白、MRI 增强扫描等检查以排除迟发性椎体感染（Shin 等，2008）。最近已有研究评估了负载抗生素的 PMMA 在成形术中的应用，结果显示这种新型填充材料在渗漏率、生物力学特性、黏稠度、疼痛缓解效果、感染控制率等方面均表现良好，即具有较好的疗效和安全性（Opalko 等，2019）。

8.6 节段动脉损伤

腰动脉（lumbar artery，LA）和其他血管病变是 VP 和 BKP 的严重手术并发症，据最近的各种荟萃分析报道，其发生率为 1.8%～3.8%。Giordano 等报道了 VP 和 L2 椎体转移性肿瘤冷冻消融后 LA 假性动脉瘤破裂，致突发腹膜后出血和低血容量性休克的病例。Puri 等描述了 2 例 VP 术后 LA 假性动脉瘤形成的病例，并强调在手术过程中（尤其是选择经椎弓根外侧入路穿刺时）通过透视影像正确判断所有骨性解剖标志的重要性（Giordano 等，2017；Puri 等，2011）。

LA 共 4 对，自腹主动脉后部发出，于相邻横突的上下缘之间与肋间动脉平行向后行至腰椎两侧，并止于腹壁组织。右侧 1～4 LA 需越过下腔静脉后方，双侧 1～2 LA 在相应层面沿横膈膜后方走行。它们在腰大肌深面、肌肉与腰丛后方经腰方肌穿出。在腰方肌的外侧缘，LA 经腹横肌穿出并与下肋间动脉、肋下动脉、髂腰动脉和腹壁下动脉相吻合。LA 局部解剖变异较大且走行不稳定。累及脊髓节段动脉的病变在术中难以被发现，可能导致腹膜后血肿继续发展，引起神经根刺激，并可能导致全身性低血容量性休克（Heo 和 Cho，2011）。

Heo 等报道 1 例 73 岁女性患者左侧 L2 节段动脉损伤，该例患者因创伤性 L2 VCF 接受经皮 VP 治疗，术中应用左侧单侧椎弓根外侧入路进行穿刺并予 PMMA 灌注。该患者术中感觉良好，但在术后 2 h 时主诉左下肢严重的放射痛和刺痛感。CT 扫描提示腹膜后大血肿，随后的脊髓血管造影显示左侧 L2 节段动脉远端损伤。本例患者经微线圈和明胶海绵进行血管内栓塞治疗成功止血，液化血肿通过后期抽吸清除（Heo 和 Cho，2011）。

Liu 等通过腹部 CT 血管造影成像对 LAs 的局部解剖进行了细致分析，并解析了 VP 或 BKP 术中选择经椎弓根外侧入路为何易损伤 LAs。他们测量了选择经椎弓根外侧入路穿刺时，不同节段腰椎椎体中心穿刺点与 LAs 之间的最短距离。研究结果显示，选用椎弓根外侧入路行成形术时，为避免损伤腰椎节段动脉，椎体安全穿刺范围应限定为略高于椎弓根矢状位中线。然而，应用椎弓根外侧入路在 L4～L5 节段（尤其是女性患者）穿刺造成 LA 损伤的风险仍不可忽视（＞10%），因此不建议采用。事实上，一旦 LA 受损，如果没有血管内栓塞治疗设施，出血通常难以控制（Liu 等，2019）（图 8.14）。

8.7 全身性并发症与过敏反应

为了减少全身性并发症的发生及在治疗前进行正确的临床评估，建议行包括血小板计数、PT、PTT 和纤维蛋白原等在内的全面血液分析，从而及时识别 VP 和 BKP 手术的所有禁忌证。术前停用抗凝治疗至少 1 周，必要时改换低分子肝素抗凝以降低手术风险。成形术中偶发的心肺反应、低血压主要与机体对 PMMA 聚合产生的毒性残留单体的吸收有关。骨水泥灌注或球囊扩张过程中

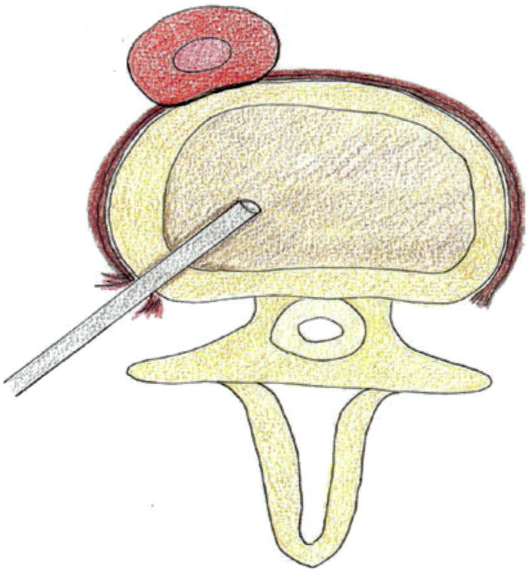

图 8.14 应用椎弓根外侧入路在 L4～L5 节段（尤其是女性患者）穿刺造成 LA 损伤的风险仍不可忽视（＞10%）。一旦 LA 受损，如果没有血管内栓塞治疗设施，出血通常难以控制（Maria Di Santo 绘）

产生的高压力，可能使骨髓脂肪进入静脉系统，进而可能漂浮至肺毛细血管系统导致 PE（Ruiz Santiago 等，2014；Choe 等，2004；Nakano 等，2002；Burton 等，2011）。

进入血液循环的单体可以激活补体系统，增加肺血管通透性并导致凝血因子激活，从而造成全身高凝状态。骨水泥单体的化学毒性可促使单核细胞释放，引起内皮细胞变形和分离、纤维蛋白释放致肺血管栓子形成（Xie 等，2015）。

已知对骨水泥及其他填充材料成分或 BKP、造影剂过敏，是成形术的绝对禁忌证。在注射骨水泥过程中，毒性骨水泥单体渗漏可能导致罕见但严重的过敏性休克。据报道过敏反应的发生率低于 1%。如果需要快速复苏，对静脉导管通畅的患者行全身麻醉可能会更有帮助（Denaro 等，2009；Sathyanarayana 和 Sinha，2015；Nussbaum 等，2004）。

8.8　相邻椎体骨折

对骨质疏松性椎体压缩骨折的自然发展进程进行跟踪显示：11.5% 的单节段 VCF 患者在随后 1 年内新发骨折，而在 2 个及以上节段 VCF 患者中，有 24% 的患者出现新发骨折。此外，经骨水泥灌注后，患者在术后 1～5 年随访中发生二次骨折的概率为 5%～52%。VP 或 BKP 后出现的 VCF 通常于术后 1～2 个月内发生，且常出现于治疗节段的相邻椎体水平（Zhang 等，2020）（图 8.15）。

Fribourg 等通过术后长期随访首次发现，VP 或 BKP 后相邻椎体水平骨折发生率略微增加，在接受 BKP 治疗后的 47 个节段中观察到其中有 17 个节段出现相邻椎体骨折。术后 1 年内，任一节段新发骨折发生率稳定在 7%～20%，但相邻椎体水平新发骨折出现时间相对更早（Fribourg 等，2004）。

多项研究表明，在接受 BKP 治疗后 2 年内，新发椎体骨折发生率为 3%～21%，其中骨髓瘤患者发生新发骨折的概率相对较高（12.4%），而在实体瘤椎体转移患者中发生率相对较低（7.9%）。相邻椎体骨折比非相邻椎体更早（尤其在术后 60 天内）（Fribourg 等，2004；Harrop 等，2004；Wardlaw 等，2009；Mendel 等，2009；Bouza 等，2009）。

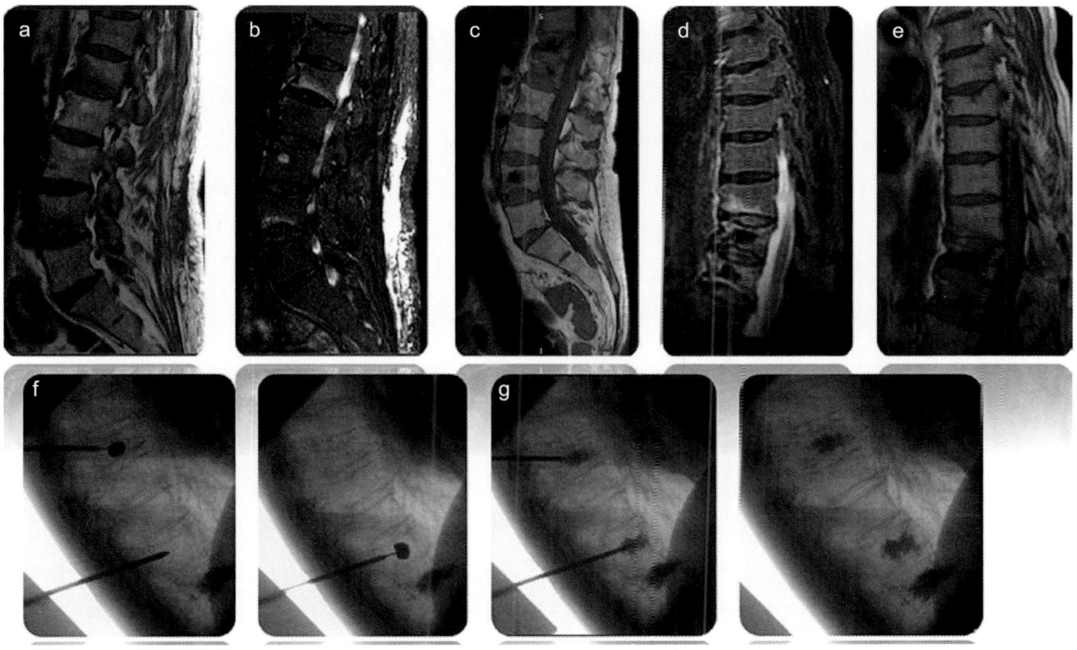

图 8.15　（a 和 b）54 岁女性患者减重手术后出现严重的骨质疏松及有症状的 T12/L1/L4 VCFs，所示为该患者术前 MRI T1 及 STIR 成像资料；（c）于 T12/L1/L4 三个节段性 BKP 治疗后患者症状完全改善，所示为术后复查 MRI T1 加权像资料；（d 和 e）患者术后 1 个月背部疼痛再发加剧，复查 MRI T1 及 STIR 成像示 T8 及相邻椎体 T11 新发骨折；（f 和 g）针对 T8、T11 双节段行二次 BKP 手术治疗后，患者疼痛显著且稳定改善

相邻椎体的局部机械性活动受限及患者的慢性疾病状态（常为骨质疏松症）可以部分解释这类并发症为何发生。部分患者群体，如骨质疏松症患者、既往椎体骨折患者及接受器官移植患者等，可能存在更高的骨折风险（Burton 等，2011）。尽管有大量的临床及生物力学研究，但相邻椎体骨折的发病机制仍不清楚，相邻椎体骨折的风险仍是一个值得探讨的话题。

生物力学研究表明，治疗椎体骨折所注入的骨水泥与相邻未处理椎体之间的硬度差异可能是导致相邻椎体骨折的因素。Baroud 等在椎体骨折模型中注入骨水泥，发现注入骨水泥后椎体的硬度和强度比未经处理的椎体分别提高了 12 倍和 35 倍（Baroud 等，2006）。生物力学分析表明，为恢复骨硬度，将骨水泥注射量设定为椎体体积的 30% 可能较为适宜；而骨水泥注入量超过 30% 的椎体体积则会增加相邻椎体的应力（Kim 等，2012）。胸腰联合段椎体位于胸椎到腰椎的过渡区域，具有较大的屈伸范围，是 VCF 发生的常见部位之一（Heo 等，2009）。

在一项样本量有限的研究中，Baroud 等发现用骨水泥渗透骨质疏松的松质骨，可使成形节段椎体终板内凸程度减至术前 7%。骨水泥渗透还可使椎间关节硬度增加 17%，椎体间压力增加 19%，且使成形椎体相邻节段终板内凸增加 17%。以上参数的增加可能是 VP 治疗后发生相邻椎体骨折的原因之一（Baroud 等，2003）。此外，椎间隙裂（intervertebral cleft，IVC），尤其是在骨质疏松性椎体压缩骨折患者中，也被认为与邻近椎体骨折的发生有关。IVC 被视为椎体供血不足和骨坏死的征象。与在骨小梁中的分布相比，骨水泥在存在裂隙的椎体中分布紧密且更不稳定，这可能导致不均匀应力传导至相邻椎体（Lin 等，2013b；Libicher 等，2007；Yu 等，2017）。

目前已有临床研究结果存在差异。早期研究发现 VP 后相邻椎体 VCF 的风险增高，但 VERTOS Ⅱ随机对照研究并未记录到椎体成形术后相邻椎体 VCF 发生率上升的情况（Klazen 等，2010）。Syed 等对 253 名接受椎体成形术治疗的女性患者进行了回顾性分析，其中 21.7% 的患者在术后 1 年内出现新的 VCF。Tanigawa 等发现接受 VP 治疗的患者中有 1/3 发生了新的压缩骨折，其中半数于术后 3 个月内发生于相邻椎体水平。Kim 等报道经皮 VP 后新的压缩骨折，尤其是在胸腰段椎体水平，其发生率增加。Lin 等回顾在他们团队中接受 VP 治疗的患者后得出结论：注射物渗漏至相邻椎间盘与相邻椎体骨折发生率增加相关（Syed 等，2005；Tanigawa 等，2006；Lin 等，2004；Kim 等，2011）。

据另一项来自 Majd 等的研究报道，骨折再发的总体发生率为 10%（360 例经成形术治疗的患者中有 36 例存在骨折复发的情况）。最后，Lavelle 等和 Cheney 等发表的文献显示二次骨折的总体发生率为 15%（109 个治疗节段中有 16 个出现二次骨折），术后 90 天时的复发率为 10%（Lavelle 等，2007；Majd 等，2005）。

在 Burton 等的系列研究中，他们对 407 例患者发生的 1156 次脊柱骨折进行了 536 次 VP 和（或）BKP 治疗（MM 43%、骨质疏松性骨折 35%、肺癌转移 9%、乳腺癌转移 8%、淋巴瘤转移 5%），相邻节段新发骨折的发生率为 18%。其中，61% 的患者其新发骨折受肿瘤疾病的影响，且 61% 的新发骨折发生在邻近节段（Burton 等，2011）。

欧洲椎体成形术研究小组（European Vertebroplasty Research Team，E.VE. RES. T）对 4547 例骨质疏松患者进行了一项多中心研究，对共计 13 437 个椎体进行 VP 后的治疗结局和并发症进行了前瞻性评估。结果显示，VP 治疗后 88% 的患者疼痛明显缓解，13% 的患者因后续新发骨折再次接受治疗，其中 70% 的患者其新发骨折发生在邻近椎体（Anselmetti 等，2012）。

实际上，Taylor 等发现，与接受保守治疗的 VCF 患者相比，BKP 后 12 个月内相邻椎体骨折发生概率相对更低（Taylor 等，2007）。Kasperk 等在一项针对多发性骨髓瘤患者的回顾性研究中也观察到了同样的结果（Kasperk 等，2012）。根据 Wang 等对 42 例患者开展的临床研究，只有术前后凸成角被认为是 BKP 后相邻椎体骨折发生的正相关变量（Berenson 等，2011；Ruiz Santiago 等，2014；Wang 等，2012；Pflugmacher 等，2008）。FREE 研究表明，与对照组相比，BKP 治疗并不会导致 1 年内新发椎体骨折的显著增加（Wardlaw

等，2009）。最近的 2 项荟萃分析探讨了 VP 和 BKP 术后新发椎体骨折的发生率。第 1 项荟萃分析纳入了来自 7 个随机对照试验的 871 例患者，其中 436 例接受椎体成形术治疗。结果显示两个不同处理组间新发椎体骨折的数量无显著差异。第 2 个荟萃分析则纳入了来自 12 项随机对照试验、临床对照试验和前瞻性临床研究的 1328 例患者，其中 768 例患者接受了经皮 VP 或 BKP 椎体成形术治疗。与非手术治疗相比，成形术治疗组新发椎体骨折或新发相邻椎体骨折的发生率均无明显增加（Gu 等，2016；Wang 等，2015）。为了为椎体成形术后相邻节段骨折的发生率和危险因素提供最新的循证医学证据，Zhang 等近期对 16 项研究（包括 2549 例患者）进行了荟萃分析。结果显示，VP 组、BKP 组相邻节段 VCF 发生率分别为 14.3%、14.7%。且性别、较低的 T 评分、胸腰联合段椎体骨折、椎间间隙、较大骨水泥灌注量、骨水泥椎间盘盘内渗漏是相邻节段骨折发生的重要危险因素。术前对这些情况进行充分评估可能有助于临床医生做出正确的治疗选择（Zhang 等，2020）。夹心椎是指其上、下方相邻的两个椎体均存在经 VP 或 BKP 治疗的骨折，而其自身完好未骨折的椎体。虽然经受上、下双重应力改变，夹心椎是否存在更高的骨折风险目前尚不完全清楚。Chiu 等对 1347 例因骨质疏松性 VCF 而接受骨水泥成形术的患者进行了大型回顾性研究，结果显示与相邻节段骨折相比，夹心椎发生骨折的概率未显著增加。骨折多见于胸腰联合段（T10-L2）和男性患者。夹心椎骨折的发生率为 21.3%，非夹心椎其相邻椎体骨折发生率为 16.4%（196/1194，P=0.1879）。基于这些数据，对夹心椎进行预防性 VP 或 BKP 治疗似乎并不可取（Chiu 等，2020；Wang，2012）。

尽管存在术后相邻节段 VCF 的风险，但是现有证据支持 VPs 和 BKPs 能够给患者带来更多获益。

已有学者提出通过减少单个椎体骨水泥灌注量，使用 PMMA 或其他新型材料（如具有低弹性模量、不同级别黏稠度和生物相容性的硅材料）以使相邻椎体骨折风险最小化（Schulte 等，2013；Boger 等，2007）。

8.9 椎体失稳

手术节段脊柱的稳定性未获得完全重建或残余不稳定的情况亦有报道。骨水泥的机械性能下降可能是导致椎体不稳定复发的主要原因，主要见于骨水泥灌注治疗后壁完整性丧失的椎体骨折。椎体骨折线处填充不完全则可遗留骨折部位水肿而无法恢复稳定。研究指出，当椎体骨折裂隙或囊肿存在时，使用 BKP 可能比 VP 更不稳定，因为 BKP 操作中形成的骨水泥球并不会与椎体的骨小梁紧密结合（Ruiz Santiago 等，2014；Teyssédou 等，2014；Wang 等，2008）。Wang 等对 203 例接受 BKP 的患者进行了平均 12.7 个月的随访，以评估成形术后椎体塌陷的发生情况。约 38.9% 的患者其椎体发生了不同程度的塌陷。需注意该群体的术后疼痛评分并无特殊，术后椎体塌陷的危险因素主要包括术前存在椎体裂隙、术后椎体高度增加以及 BKP 术后 PMMA 材料与终板不连（Wang 等，2019）。Xudong 等对 21 例骨质疏松性椎体骨折行骨水泥椎体成形术后再接受非计划二次手术的患者进行了回顾分析，行二次手术的主要原因包括感染、进展性椎体后凸以及出现神经系统功能损伤。二次手术纵然可以帮助患者改善生活质量及神经功能，但是避免误诊以及严格掌握手术指征才是减少并发症的关键（Xudong 等，2020）。

8.10 射线暴露

由于透视辅助对 BKP 手术操作至关重要，因此患者和术者在手术过程中均会不可避免地暴露于大剂量的电离辐射（例如，对于单节段手术而言，根据透视方式，患者在侧位和前后位方向平均需接受辐射时间为 3.8 ~ 10 分钟，辐射当量为 4.3 ~ 10.5 mSv。其中术者的手部暴露最为严重）（Lewis，2018；Mehdizade 等，2004）。一些易于实施的简单措施，如术前精确标记手术部位、同时使用两台透视设备、使用屏蔽设备、手术人员回避等，均有助于减少辐射暴露总量。Kruger 等观察到，在采取以上方法之前，单次椎体成形术全身暴露当量为 1.44 mSv/ 椎体，平均手部暴露剂量为 2.04 mSv/ 椎体。在采取有助于减少辐射的操作和屏蔽措施后，单次椎体成形术全身、手部暴露当量分别降为 0.004 mSv/ 椎体和 0.074 mSv/ 椎体，平均手部暴露剂量为 2.04 mSv/ 椎体。手术经验和团队培训也有助于减少辐射暴露（Teyssédou 等，2014；Kruger 和 Faciszewski，2003）。

8.11 死亡

在 Taylor 等和 Robinson 等进行的荟萃分析中，VP 和 BKP 术后的总死亡率为 3.2%、围手术期死亡率为 0.13%，这一数据包含了高龄患者和肿瘤患者（Taylor 等，2007；Robinson 等，2011）。根据 2011—2013 年美国外科医师学会全国手术质控报告中 1 项纳入 1932 例接受 VP/KP 治疗的回顾性队列分析，VP/KP 严重并发症发生率和死亡率分别为 4.9% 和 2.1%。肌酐升高和 ASA 4 级是 VP/KP 术后死亡的独立危险因素（Kim 等，2020）。

（朱梦叶　译　张鹏超　王德全　审校）

参考文献

Agko M, Nazzal M, Jamil T, Castillo-Sang M, Clark P, Kasper G. Prevention of cardiopulmonary embolization of polymethylmethacrylate cement fragment after kyphoplasty with insertion of inferior vena cava filter. J Vasc Surg. 2010;51(1):210–3.

Anselmetti GC, Marcia S, Saba L, Muto M, Bonaldi G, Carpeggiani P, Marini S, Manca A, Masala S. Percutaneous vertebroplasty: multi-centric results from EVEREST experience in large cohort of patients. Eur J Radiol. 2012;81(12):4083–6.

Baroud G, Nemes J, Heini P, Steffen T. Load shift of the intervertebral disc after a vertebroplasty: a finite-element study. Eur Spine J. 2003;12:421–6.

Baroud G, Crookshank M, Bohner M. High-viscosity cement significantly enhances uniformity of cement filling in vertebroplasty: an experimental model and study on cement leakage. Spine. 2006a;31(22):2562–8.

Baroud G, Vant C, Wilcox R. Long-term effects of vertebroplasty: adjacent vertebral fractures. J Long Term Effects Med Implants. 2006b;16(4):265–80.

Berenson J, Pflugmacher R, Jarzem P, Zonder J, Schectman K, Tillman JB, et al. Balloon kyphoplasty versus non-surgical fracture management for treatment of painful vertebral body compression fractures in patients with cancer: a multicentre, randomized controlled trial. Lancet Oncol. 2011;12:225–35.

Berlemann U, Ferguson SJ, Nolte LP, Heini PF. Adjacent vertebral failure after vertebroplasty. A biomechanical investigation. J Bone Joint Surg Br. 2002;84(5):748–52.

Boger A, Heini P, Windolf M, Schneider E. Adjacent vertebral failure after vertebroplasty: a biomechanical study of low-modulus PMMA cement. Eur Spine J. 2007;16:2118–25.

Bohner M, Gasser B, Baroud G, Heini P. Theoretical and experimental model to describe the injection of a polymethylmethacrylate cement into a porous structure. Biomaterials. 2003;24(16):2721–30.

Boszczyk BM, Bierschneider M, Schmid K, Grillhösl A, Robert B, Jaksche H. Microsurgical interlaminary vertebro- and kyphoplasty for severe osteoporotic fractures. J Neurosurg. 2004;100(1 Suppl Spine):32–7.

Bouza C, Lopez-Cuadrado T, Cediel P, Saz-Parkinson Z, Amate JM. Ballon kyphoplasty in malignant spinal fractures: a systematic review and meta-analysis. BMC Palliat Care. 2009;8:12.

Burton AW, Mendoza T, Gebhardt R, Hamid B, Nouri K, Perez-Toro M, et al. Vertebral compression fracture treatment with vertebroplasty and kyphoplasty: experience in 407 patients with 1156 fracture in a tertiary cancer center. Pain Med. 2011;12:1750–7.

Chew C, Craig L, Edwards R, Moss J, O'Dwyer PJ. Safety and efficacy of percutaneous vertebroplasty in malignancy: a systematic review. Clin Radiol. 2011;66:63–72.

Chiras J, Depriester C, Weill A, et al. Percutaneous vertebral surgery. Technics and indications. J Neuroradiol. 1997;24(1):45–59.

Chiu PY, Kao FC, Hsieh MK, Tsai TT, Chen WJ, Niu CC, Lai PL. A retrospective analysis in 1347 patients undergoing cement augmentation for osteoporotic vertebral compression fracture: is the Sandwich vertebra at a higher risk of further fracture? Neurosurgery. 2020;10:nyaa435.

Choe DH, Marom EM, Ahrar K, Truong MT, Madewell JE. Pulmonary embolism of polymethyl methacrylate during percutaneous vertebroplasty and kyphoplasty. AJR Am J Roentgenol. 2004;183(4):1097–102.

Cortet B, Cotten A, Boutry N, et al. Percutaneous vertebroplasty in the treatment of osteoporotic verte- bral compression fractures: an open prospective study. J Rheumatol. 1999;26(10):2222–8.

Cotten A, Deramond H, Cortet B, Lejeune JP, Leclerc X, Chastanet P, et al. Preoperative percutaneous injection of methyl methacrylate and N-butyl cyanoacrylate in vertebral heman- giomas. AJNR Am J Neuroradiol. 1996;17:137–42.

Denaro V, Longo UG, Maffulli N, Denaro L. Vertebroplasty and kyphoplasty. Clin Cases Miner Bone Metab. 2009;6(2):125–30.

Ebeling PR, Akesson K, Bauer DC, Buchbinder R, Eastell R, Fink HA, Giangregorio L, Guanabens N, Kado D, Kallmes D, Katzman W, Rodriguez A, Wermers R, Wilson HA, Bouxsein ML. The efficacy and safety of vertebral augmentation: a second ASBMR task force report. J Bone Miner Res. 2019;34(1):3–21.

Eck JC, Nachtigall D, Humphreys SC, Hodges SD. Comparison of vertebroplasty and balloon kyphoplasty for treatment of vertebral compression fractures: a meta-analysis of the literature. Spine J. 2008;8:488–97.

Eichholz KM, O'Toole J, Christie SD, Fessler RG. Vertebroplasty and Kyphoplasty. Neurosurg Clin N Am. 2006;17:507–18.

Fribourg D, Tang C, Sra P, Delamarter R, Bae H. Incidence of subsequent vertebral fracture after kyphoplasty. Spine. 2004;29(20):2270–6.

Giordano AV, Arrigoni F, Bruno F, Carducci S, Varrassi M, Zugaro L, Barile A, Masciocchi C. Interventional radiology management of a ruptured lumbar artery pseudoaneurysm after cryoablation and vertebroplasty of a lumbar metastasis. Cardiovasc Intervent Radiol. 2017;40(5):776–9.

Greene DL, Isaac R, Neuwirth M, Bitan FD. The eggshell technique for prevention of cement leakage during kyphoplasty. J Spinal Disord Tech. 2007;20(3):229–32.

Gu CN, Brinjikji W, Evans AJ, Murad MH, Kallmes DF. Outcomes of vertebroplasty compared with kyphoplasty: a systematic review and meta-analysis. J Neurointerv Surg. 2016;8(6):636–42.

Habib N, Maniatis T, Ahmed S, Kilkenny T, Alkaied H, Elsayegh D, Chalhoub M, Harris K. Cement pulmonary embolism after percutaneous vertebroplasty and kyphoplasty: an overview. Heart Lung. 2012;41(5):509–11.

Harrop JS, Prpa B, Reinhardt MK, Lieberman I. Primary and secondary osteoporosis' incidence of subsequent vertebral compression fractures after kyphoplasty. Spine. 2004;29(19):2120–5.

Health Quality Ontario. Vertebral augmentation involving vertebroplasty or kyphoplasty for cancer-related vertebral compression fractures: a systematic review. Ont Health Technol Assess Ser. 2016;16(11):1–202.

Heo DH, Cho YJ. Segmental artery injury following percutaneous vertebroplasty using extrapedicular approach. J Korean Neurosurg Soc. 2011;49(2):131–3.

Heo DH, Chin DK, Yoon YS, Kuh SU. Recollapse of previous vertebral compression fracture after percutaneous vertebroplasty. Osteoporos Int. 2009;20(3):473–80.

Hulme PA, Krebs J, Ferguson SJ, Berlemann U. Vertebroplasty and Kyphoplasty: a systematic review of 69 clinical studies. Spine. 2006;31(17):1983–2001.

Hussein MA, Vrionis FD, Allison R, et al. The role of vertebral augmentation in Multiple Myeloma: International Myeloma Working Group Consensus Statement. Leukemia. 2008;22(8):1479–84.

Ignacio JMF, Ignacio KHD. Pulmonary embolism from cement augmentation of the vertebral body. Asian Spine J. 2018;12(2):380–7.

Jang JS, Lee SH, Jung SK. Pulmonary embolism of polymethylmethacrylate after percutaneous vertebroplasty: a report of three cases. Spine. 2002;27(suppl):E416–8.

Kallmes DF, Schweickert PA, Marx WF, Jensen ME. Vertebroplasty in the mid- and upper thoracic spine. AJNR Am J Neuroradiol. 2002;23(7):1117–20.

Kasperk C, Haas A, Hillengass J, Weiss C, Neben K, Goldschmidt H, Sommer U, Nawroth P, Meeder PJ, Wiedenhöfer B, Schmidmaier G, Tanner M, Neuhof D, Nöldge G, Grafe IA. Kyphoplasty in patients with multiple myeloma a retrospective comparative pilot study. J Surg Oncol. 2012;105(7):679–86.

Kim HW, Kim HJ. Resolution of pulmonary cement embolism after treatment of rivaroxaban on ventilation/perfusion SPECT image. Clin Nucl Med. 2021;46(2):142–3.

Kim YJ, Lee JW, Park KW, Yeom JS, Jeong HS, Park JM, et al. Pulmonary cement embolism after percutaneous vertebroplasty in osteoporotic vertebral compression fractures: incidence, characteristics, and risk factors. Radiology. 2009;251:250–9.

Kim MH, Lee AS, Min SH, Yoon SH. Risk factors of new compression fractures in adjacent vertebrae after percutaneous vertebroplasty. Asian Spine J. 2011;5(3):180–7.

Kim JM, Shin DA, Byun DH, et al. Effect of bone cement volume and stiffness on occurrences of adjacent vertebral fractures after vertebroplasty. J Korean Neurosurg Soc. 2012;52(5):435–40.

Kim HJ, Zuckerman SL, Cerpa M, Yeom JS, Lehman RA Jr, Lenke LG. Incidence and risk factors for complications and mortality after Vertebroplasty or Kyphoplasty in the osteoporotic vertebral compression fracture-analysis of 1,932 cases from the American College of Surgeons National Surgical Quality Improvement. Global Spine J. 2020;30:2192568220976355.

Klazen CA, Venmans A, de Vries J, et al. Percutaneous vertebroplasty is not a risk factor for new osteoporotic compression fractures: results from VERTOS II. AJNR Am J Neuroradiol. 2010;31:1451–3.

Koh YH, Han D, Cha JH, Seong CK, Kim J, Choi YH. Vertebroplasty: magnetic resonance findings related to cement leakage risk. Acta Radiol. 2007;48(3):315–20.

Krueger A, Bliemel C, Zettl R, Ruchholtz S. Management of pulmonary cement embolism after percutaneous vertebroplasty and kyphoplasty: a systematic review of the literature. Eur Spine J. 2009;18:1257–65.

Kruger R, Faciszewski T. Radiation dose reduction to medical staff during vertebroplasty: a review of techniques and methods to mitigate occupational dose. Spine. 2003;28:1608–13.

Laredo JD, Hamze B. Complications of percutaneous vertebroplasty and their prevention. Semin Ultrasound CT MR. 2005;26(2):65–80.

Lavelle W, Carl A, Lavelle ED, Khaleel MA. Verterbopalsty and Kyphoplasty. Anesthesiol Clin. 2007;25(4):913–28.

Lee MJ, Dumonski M, Cahill P, Stanley T, Park D, Singh K. Percutaneous treatment of vertebral compression fractures: a meta-analysis of complications. Spine. 2009;34(11):1228–32.

Lee CH, Kim HJ, Lee MK, Kim HS, Choi SS. Comparison of efficacies of unipedicular kyphoplasty and bipedicular kyphoplasty for treatment of single-level osteoporotic vertebral compression fractures: a STROBE-compliant retrospective study. Medicine (Baltimore). 2020;99(38):e22046.

Lewis G. Alternatives to balloon Kyphoplasty for surgical treatment of vertebral compression fractures: a state-of-the-art review. JAMMR. 2018;26(12):1–19.

Libicher M, Appelt A, Baier I, et al. The intravertebral vacuum phenomen as specific sign of osteonecrosis in vertebral compression fractures: results from a radiological and histological study. Eur Radiol. 2007;17(9):2248–52.

Lin EP, Ekholm S, Hiwatashi A, et al. Vertebroplasty: cement leakage into the disc increases the risk of new fracture of adjacent vertebral body. AJNR. 2004;25:175–80.

Lin J, Zhang L, Yang HL. Unilateral versus bilateral balloon kyphoplasty for osteoporotic vertebral compression fractures. Pain Physician. 2013a;16(5):447–53.

Lin CL, Lin RM, Huang KY, Yan JJ, Yan YS. MRI fluid sign is reliable in correlation with osteonecrosis after vertebral fractures: a histopathologic study. Eur Spine J. 2013b;22(7):1617–23.

Liu L, Cheng S, Wang Q, Liang Q, Liang Y, Jin W, et al. An anatomical study on lumbar arteries related to the extrapedicular approach applied during lumbar PVP (PKP). PLoS One. 2019;14(3):e0213164.

Majd ME, Farley S, Holt RT. Preliminary outcomes and efficacy of the first 360 consecutive kyphoplasties for the treatment of painful osteoporotic vertebral compression fractures. Spine J. 2005;5(3):244–55.

Mathis JM, Wong W. Percutaneous vertebroplasty: technical considerations. J Vasc Interv Radiol. 2003;14:953–60.

McGraw JK, Cardella J, Barr JD, Mathis JM, Sanchez O, Schwartzberg MS, Swan TL, Sacks D. SIR standards of practice committee. Society of Interventional Radiology quality improvement guidelines for percutaneous vertebroplasty. J Vasc Interv Radiol. 2003;14(7):827–31.

Mehdizade A, Lovblad KO, Wilhelm KE, et al. Radiation dose in vertebroplasty. Neuroradiology. 2004;46:243–5.

Mendel E, Bourekas E, Gerszten P, Golan JD. Percutaneous techniques in the treatment of spine tumors: what are the diagnostic and therapeutic indications and outcomes? Spine. 2009;34(22 Suppl):S93–S100.

Moreland DB, Landi MK, Grand W. Vertebroplasty: techniques to avoid complications. Spine J. 2001;1(1):66–71.

Nakano M, Hirano N, Matsuura K, Watanabe H, Kitagawa H, Ishihara H, Kawaguchi Y. Percutaneous transpedicular vertebroplasty with calcium phosphate cement in the treatment of osteoporotic vertebral compression and burst fractures. J Neurosurg. 2002;97(3 Suppl):287–93.

Naud R, Guinde J, Astoul P. Pulmonary cement embolism complicating percutaneous kyphoplasty: a case report. Respir Med Case Rep. 2020;31:101188.

Nieuwenhuijse MJ, Bollen L, van Erkel AR, Dijkstra PD. Optimal intravertebral cement volume in percutaneous vertebroplasty for painful osteoporotic vertebral compression fractures. Spine. 2012;37(20):1747–55.

Nussbaum DA, Gailloud P, Murphy K. A review of complications associated with vertebroplasty and kyphoplasty as reported to the food and drug. J Vasc Interv Radiol. 2004;15:1185–92.

Opalko M, Bösebeck H, Vogt S. Properties and clinical application safety of antibiotic-loaded bone cement in kyphoplasty. J Orthop Surg Res. 2019;14(1):238.

Ortiz AO, Zoarski GH, Beckerman M. Kyphoplasty. Tech Vasc Interv Radiol. 2002;5(4):239–49.

Padovani B, Kasriel O, Brunner P, Peretti-Viton P. Pulmonary embolism caused by acrylic cement: a rare complication of percutaneous vertebroplasty. AJNR. 1999;20:375–7.

Papanastassiou ID, Eleraky M, Murtagh R, et al. Comparison of unilateral versus bilateral Kyphoplasty in multiple myeloma patients and the importance of preoperative planning. Asian Spine J. 2014;8(3):244–52.

Park JW, Park SM, Lee HJ, Lee CK, Chang BS, Kim H. Infection following percutaneous vertebral augmentation with polymethylmethacrylate. Arch Osteoporos. 2018;13(1):47.

Peh WC, Munk PL, Rashid F, Gilula LA. Percutaneous vertebral augmentation: vertebroplasty, kyphoplasty and skyphoplasty. Radiol Clin North Am. 2008;46:611–35.

Pflugmacher R, Taylor R, Agarwal A, Melcher I, Disch A, Haas NP, Klostermann C. Ballon kyphoplasty in the treatment of metastatic disease of the spine: a 2-year prospective evaluation. Eur Spine J. 2008;17:1042–8.

Phillips FM, Ho E, Campbell-Hupp M, et al. Early radiographic and clinical results of balloon kyphoplasty for the treatment of osteoporotic vertebral compression fractures. Spine. 2003;28:2260–7.

Ploeg WT, Veldhuizen AG, The B, et al. Percutaneous vertebroplasty as a treatment for osteoporotic vertebral compression fractures: a systematic review. Eur Spine J. 2006;15(12):1749–58.

Predey TA, Sewall LE, Smith SJ. Percutaneous vertebroplasty: new treatment for vertebral compression fractures. Am Fam Physician. 2002;66(4):611–5.

Puri AS, Colen RR, Reddy AS, Groff MW, DiNobile D, Killoran T, Nikolic B, Thomas AJ. Lumbar artery pseudoaneurysm after percutaneous vertebroplasty: a unique vascular complication. J Neurosurg Spine. 2011;14(2):296–9.

Robinson Y, Heyde CE, Försth P, Olerud C. Kyphoplasty in osteoporotic vertebral compression fractures--guidelines and technical considerations. J Orthop Surg Res. 2011;6:43.

Rothermich MA, Buchowski JM, Bumpass DB, Patterson GA. Pulmonary cement embolization after vertebroplasty requiring pulmonary wedge resection. Clin Orthop Relat Res. 2014;472(5):1652–7.

Ruiz Santiago F, Chinchilla AS, Alvarez LG, Abela ALP, Castellano Garcia MM, Lopez MP. Comparative review of vertebroplasty and kyphoplasty. World J Radiol. 2014;6(6):329–43.

Ryu KS, Park CK, Kim MC, et al. Dose dependent epidural leakage of polymethylmethacrylate after percutaneous vertebroplasty in patients with osteoporotic vertebral compression fractures. J Neurosurg. 2002;96(Suppl 1):56–61.

Sathyanarayana LD, Sinha S. Anaphylaxis during percutaneous kyphoplasty for an osteoporotic vertebral fracture. Neurol India. 2015;63(2):257–8.

Schmidt R, Cakir B, Mattes T, Wegener M, Puhl W, Richter M. Cement leakage during vertebroplasty: an underestimated problem? Eur Spine J. 2005;14(5):466–73.

Schulte TL, Keiler A, Riechelmann F, Lange T, Schmoelz W. Biomechanical comparison of vertebral augmentation with silicone and PMMA cement and two filling grades. Eur Spine J. 2013;22:2695–701.

Shin JH, Ha KY, Kim KW, Lee JS, Joo MW. Surgical treatment for delayed pyogenic spondylitis after percutaneous vertebroplasty and kyphoplasty. Report of 4 cases. J Neurosurg Spine. 2008;9(3):265–72.

Sun H, Lu PP, Liu YJ, Yang X, Zhou PH, Shen XF, Sun SW, Yang H. Can unilateral Kyphoplasty replace bilateral Kyphoplasty in treatment of osteoporotic vertebral compression fractures? A systematic review and meta-analysis. Pain Physician. 2016;19(8):551–63.

Syed MI, Patel NA, Jan S, Harron MS, Morar K, Shaikh A. Intradiskal extravasation with low-volume cement filling in percutaneous vertebroplasty. AJNR Am J Neuroradiol. 2005;26(9):2397–401.

Tang B, Cui L, Chen X, et al. Risk factors for cement leakage in percutaneous vertebroplasty for osteoporotic vertebral compression fractures: an analysis of 1456 vertebrae augmented by low-viscosity bone cement. Spine (Phila Pa 1976). 2021;46(4):216–22. https://doi.org/10.1097/BRS.0000000000003773.

Tanigawa N, Komemushi A, Kariya S, Kojima H, Shomura Y, Sawada S. Radiological follow-up of new compression fractures following percutaneous vertebroplasty. Cardiovasc Intervent Radiol. 2006;29(1):92–6.

Taylor RS, Fritzell P, Taylor PJ. Balloon kyphoplasty in the management of vertebral compression fractures: an updated systematic review and meta-analysis. Eur

Spine J. 2007;16(8):1085–100.

Teyssédou S, Saget M, Pries P. Kyphopasty and vertebroplasty. Orthop Traumatol Surg Res. 2014;100(1 Suppl):S169–79.

Tozzi P, Abdelmoumene Y, Corno AF, Gersbach PA, Hoogewoud HM, von Segesser LK. Management of pulmonary embolism during acrylic vertebroplasty. Ann Thorac Surg. 2002;74:1706–8.

Tsoumakidou G, Too CW, Koch G, Caudrelier J, Cazzato RL, Garnon J, Gangi A. CIRSE guidelines on percutaneous vertebral augmentation. Cardiovasc Intervent Radiol. 2017;40:331–42.

Vogelsang H. Phlébographie vertébro-basilaire. Technique, indications, résultats [Vertebro-basilar phlebography. Technic, indications and results]. Ann Radiol (Paris). 1972;15(7):591–601.

Walker DH, Mummanneni P, Rodts GE Jr. Infected vertebroplasty Report of two cases and review of the literature. Neurosurg Focus. 2004;17(6):E6.

Wang HS, Kim HS, Ju CI, et al. Delayed bone cement displacement following balloon kyphoplasty. J Korean Neurosurg Soc. 2008;43(4):212–4.

Wang L, Yang H, Shi Y, Luo Z, Jiang W, Bao Z, Chen K, Wang G. Sandwich vertebral fracture in the study of adjacent-level fracture after vertebral cement augmentation. Orthopedics. 2012;35(8):e1225–30.

Wang H, Sribastav SS, Ye F, et al. Comparison of percutaneous vertebroplasty and balloon kyphoplasty for the treatment of single level vertebral compression fractures: a meta-analysis of the literature. Pain Physician. 2015;18(3):209–22.

Wang C, Zhang X, Liu J, Shan Z, Li S, Zhao F. Percutaneous kyphoplasty: risk factors for Recollapse of cemented vertebrae. World Neurosurg. 2019;130:e307–15.

Wardlaw D, Cummings SR, Van Meirhaeghe J, Bastian L, Tillman JB, Ranstam J, Eastell R, Shabe P, Talmadge K, Boonen S. Efficacy and safety of balloon kyphoplasty compared with non-surgical care for vertebral compression fracture (FREE): a randomised controlled trial. Lancet. 2009;373(9668):1016–24.

Xie L, Chen Y, Zhang Y, Yang Z, et al. Status and prospects of percutaneous vertebroplasty combined with 125I seed implantation for the treatment of spinal metastases. World J Surg Oncol. 2015;13:119.

Xudong H, Jiang W, Chen Y, Wang Y, Ma W. Revision surgery after cement augmentation for osteoporotic vertebral fracture. Orthop Traumatol Surg Res. 2020;15:102796.

Yeom JS, Kim WJ, Choy WS, Lee CK, Chang BS, Kang JW. Leakage of cement in percutaneous transpedicular vertebroplasty for painful osteoporotic compression fractures. J Bone Joint Surg Br. 2003;85(1):83–9.

Yoo KY, Jeong SW, Yoon W, et al. Acute respiratory distress syndrome associated with pulmonary cement embolism following percutaneous vertebroplasty with polymethylmethacrylate. Spine. 2004;29:E294–7.

Yu W, Jiang X, Liang D, et al. Intravertebral vacuum cleft and its varied locations within osteoporotic vertebral compression fractures: effect on therapeutic efficacy. Pain Physician. 2017;20(6):E979–e986.

Zhan Y, Jiang J, Liao H, Tan H, Yang K. Risk factors for cement leakage after Vertebroplasty or Kyphoplasty: a meta-analysis of published evidence. World Neurosurg. 2017;101:633–42.

Zhang HT, Chen GD, Yang HL, Luo ZP. Percutaneous kyphoplasty in the treatment of osteoblastic-related spinal metastases. Clin Spine Surg. 2017;30(2):80–4.

Zhang S, Wang GJ, Wang Q, Yang J, Xu S, Yang CH. A mysterious risk factor for bone cement leakage into the spinal canal through the Batson vein during percutaneous kyphoplasty: a case control study. BMC Musculoskelet Disord. 2019;20(1):423.

Zhang T, Wang Y, Zhang P, Xue F, Zhang D, Jiang B. What are the risk factors for adjacent vertebral fracture after vertebral augmentation? A meta-analysis of published studies. Global Spine J. 2020;4:2192568220978223.

Zoarski GH, Snow P, Olan WJ, et al. Percutaneous vertebroplasty for osteoporotic compression fractures: quantitative prospective evaluation of long-term outcomes. J Vasc Interv Radiol. 2002;13:139–48.

Zou P, Gong HL, Wei JM, Wei DM, Qian LX, Liu P, Hao DJ, Yang JS, Zhao YT. Spinal epidural hematoma after percutaneous Kyphoplasty: case report and literature review. J Pain Res. 2020;13:2799–804.

第 9 章　骨质疏松性椎体压缩骨折

9.1　引言

骨质疏松是最常见的骨骼代谢性疾病，影响着全球近 1 亿的人口（Melton 等，1989）。尽管通常被认为是“女性健康问题”，骨质疏松也影响着 33% 的年龄大于 75 岁的男性（American Academy of Orthopedic Surgery，2000）。

椎体压缩骨折（vertebral compression fracture，VCF）是骨质疏松症最常见的表现。临床上，当患者出现腰背部疼痛且脊柱 X 线片显示存在椎体骨折时可诊断为 VCF，此类骨折多发生在胸腰联合段或胸椎中段（Alexandru 和 So，2012）。

在所有骨质疏松性骨折中，有近一半为 VCF，且严重影响了患者健康相关的生活质量。

与骨质疏松引起的其他骨折相比，大部分骨质疏松患者在发生 VCF 时并未及时就医。仅有 1/4～1/3 的骨质疏松 VCF 经影像学证实后获临床诊断。影像学检查发现的 VCF 患病率随着年龄的增长而增加，在白人女性中，伴随年龄从 50 岁至 59 岁的增长，VCF 的患病率从 5% 上升到 10%；而在 80 岁及以上的女性中，患病率可上升至 30% 甚至更高（Lane 和 Nydick，1999）。

据报道，在首次发生椎体骨折后的 1 年内发生第二次椎体骨折的风险为 20%。一些作者认为，在初次骨折后，后续再发椎体骨折的风险增加 4～7 倍，并且发生骨折的椎体节段数量较之前相比呈指数增长（Ross 等，1991，1993）。椎体骨折还会增加随后发生髋部骨折的风险，并且一次髋部骨折与未来 1～2 年发生另一次髋部骨折的高风险相关（Lunt 等，2003）。

9.2　危险因素

VCF 最主要的危险因素是年龄和性别（Dewar，2015）。VCF 在 80 岁及以上的老年人中最常见，发病率为 30%。当女性到 80 岁时，其中轴骨中近 50% 的骨量会消失。50～69 岁的女性骨折率为 5%～10%（American Academy of Orthopedic Surgery，2000）。随着年龄增长，性别造成的发病率的差异（如女性患病率较男性高 2 倍）更为明显。白人女性 VCF 的发病率高于亚洲和非洲女性。

在没有发生过椎体骨折的白人女性中，65 岁或以上的人群发生椎体骨折的年患病风险为 0.9%，80 岁以上的人群年患病风险为 1.7%（Kim 和 Vaccaro，2006）。

与骨质流失增加相关的其他危险因素有：饮酒、吸烟、雌激素缺乏、虚弱、骨折病史、跌倒史、视力受损、体育活动不足、钙和维生素 D 缺乏、全身性使用糖皮质激素（风险随着使用的累积而增加）、慢性阻塞性肺疾病、血清反应阳性的类风湿关节炎和克罗恩病（Alexandru 和 So，2012；Ensrud 和 Schousboe，2011）。

相反，肥胖可减少骨质的流失。肥胖可增加雌激素等激素的分泌，减少胰岛素样生长因子结合蛋白 -1 的分泌。胰岛素生长因子结合蛋白 -1 分泌的减少可上调胰岛素生长因子 -1 蛋白的水平，进而刺激成骨细胞的增殖（Fassio 等，2018）。

9.3　骨质疏松症

骨质疏松症以骨量降低、骨组织孔隙增大、导致脊柱骨支持结构破坏为特征；骨质疏松症通常分为原发性和继发性两大类（Lucas 和 Einhorn，1993）。原发性骨质疏松症主要分为两种病因类型：Ⅰ型一般发生在绝经后妇女，与绝经后骨量的快速流失有关；Ⅱ型通常累及年龄在 70 岁以上的老人，以与年龄相关的骨量丢失为基础，又被称为老年性骨质疏松症（Lane 和 Nydick，1999）。

继发性骨质疏松症与可导致骨密度下降的潜在疾病进程有关（American Academy of Orthopaedic Surgeons，2001）。

原发性骨质疏松症也可分为高骨转换型和低骨转换型。高骨转换型骨质疏松症存在破骨细胞吸收增强，同时成骨细胞活动无法维持矿化平衡。这被认为是 I 型绝经后骨质疏松症的病因。相反，低转换型骨质疏松症多见于老年人，表现为原发性成骨细胞活性缺乏，无法形成典型正常甚至略低于正常的成骨活动（Kim 和 Vaccaro，2006）。

世界卫生组织（WHO）制定了根据双能 X 线吸收法（dual energy X-ray absorptiometry，DEXA）判定骨质疏松症的标准。骨量低于平均骨量峰值 1 ~ 2.5 个标准差时定义为骨质减少或轻至中度骨质缺乏。骨量低于超过平均骨量峰值 2.5 个标准差时定义为伴有明显的骨质缺失的骨质疏松。诊断为骨质疏松性脆性骨折的患者被认为患有严重的骨质疏松症。骨密度低于平均椎体密度 1 个标准差时，骨质疏松性骨折的风险将增加 1 倍；如果骨密度下降 2 个标准差，骨质疏松骨折的风险将增加 4 ~ 6 倍（Marshall 等，1996）。

骨折风险预测工具（fracture risk assessment tool，FRAX）是一种基于计算机的模型，于 2008 年首次发布，用于评估常见部位骨折（髋部、脊柱、肱骨或手腕骨骨折）的未来 10 年发生率。FRAX 根据年龄、体重指数和包括既往脆性骨折、父母髋部骨折病史、吸烟、长期使用糖皮质激素、类风湿关节炎、饮酒和一些其他可导致继发性骨质疏松的因素等在内的二分危险因素对骨折概率进行测算。股骨颈骨密度可作为评估预测骨折风险的最佳指标。由于在世界上不同国家骨质疏松症发生的风险因素不尽相同，FRAX 融入了 34 种语言面向 64 个国家，适用于世界人口的 80% 以上人群（Kanis 等，2014）。然而，FRAX 没有考虑到一些剂量依赖的风险因素或跌倒病史等与骨折相关的重要风险因素的影响（Kanis 等，2016）。

骨小梁分数（trabecular bone score，TBS）是最近开发的一种评估指标，其通过对 DXA 腰椎影像进行灰阶差异水平分析以评价骨小梁结构信息（Silva 等，2014）。实际上，一些常见性和偶发性骨折的发生独立于临床风险因素以及腰椎、股骨近端骨密度的下降，但其发生率的增加与低骨小梁评分有关。可考虑将其与骨密度测量一同作为辅助方法与 FRAX 联合使用，进而提高骨折风险评估的准确性（McCloskey 等，2016）。

9.3.1 分类

虽然目前已有几种针对骨质疏松性 VCF 的分类系统，但均尚未被普遍接受。Genant 等首次尝试根据楔形骨折、双凹骨折和挤压骨折等骨折形态将骨质疏松性 VCF 进行分类，并根据骨折的严重程度将其分为了三级（Genant 等，1993）（见第 4 章，图 4.2）。

2005 年，Sugita 等通过对 84 例轻微伤导致的急性 VCF 进行分析，发表了基于侧位片的形态学分类方法（Sugita 等，2005）。这种分类不适用于严重的和老年骨质疏松性 VCF。在该方法中 Sugita 将 VCF 分为 5 种类型：前部隆起型，椎体前壁有超过 50% 的部分呈隆起形态；船头型，这种类型其前壁挤压、终板凹陷、形似船头，有些病例终板会有裂缝；突出型，前壁有小于 50% 的突出，表现为小凸起，无骨折线；凹面型，其终板下沉，前壁完好；凹痕型，椎体前壁中心凹陷，椎体内可见骨折线。该研究中作者发现前部隆起型、船头型和突出型预后较差，且真空裂隙（侧卧位延伸应力视图中透光气体区）形成率高。相反，凹痕型和凹面型具有良好的预后（图 9.1）。

基于 X 线的分类系统的局限性源于其对于骨折时间的判断上存在困难。MRI 可通过自旋回波脉冲序列（T1WI、T2WI）和 STIR 序列信号变化的评估，进而区别骨折椎体处在急性期或慢性期，椎体的信号变化可能可以反映骨折愈合或不愈合状态（图 9.2）。实际上，Takahashi 等提出可以基于 T1WI、T2WI 和 STIR 序列及其在 1 个月、3 个月、6 个月和 12 个月的成像改变以评估骨质疏松性骨折发展进程。他们发现，在 1 个月的随访中，T1WI 序列上局限性低信号转变成弥散性低信号影，其后在 3 个月随访时 60% 的患者呈现该弥散低信号影，该比例在 12 个月随访病例中降至 17%。第 1 次评估和 1 个月随访时在 T2WI 上呈现的高信号影则与前壁相关高度相对减低相关。同时，在随访 1 个月和 6 个月时，椎体弥散低信号影的改变常常伴随椎体高度的明显降低。在慢性

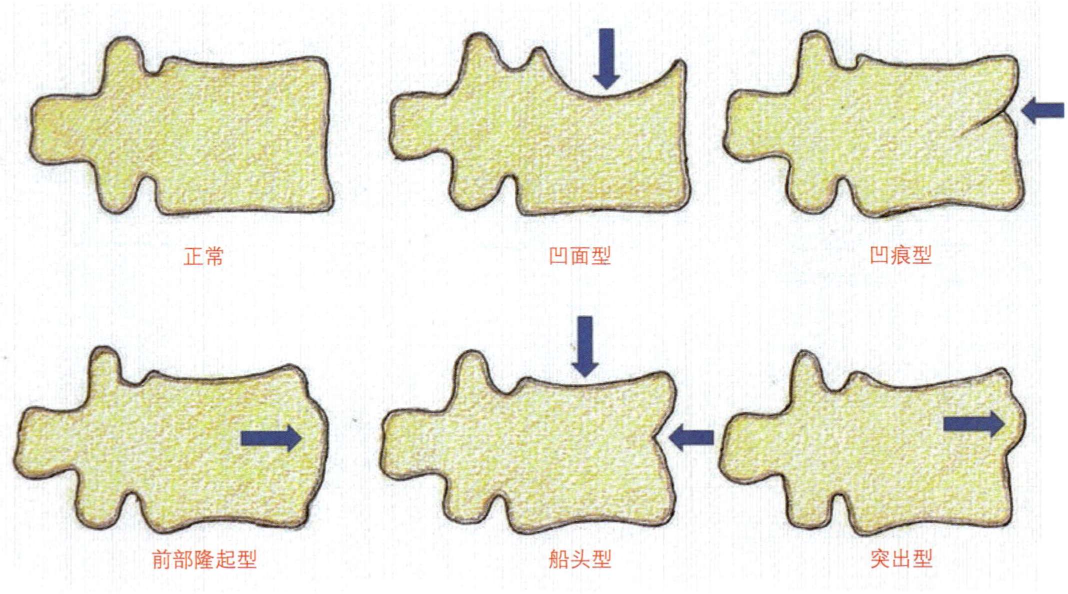

图 9.1 骨质疏松性椎体压缩骨折的 Sugita 分类（Maria Di Santo 绘）

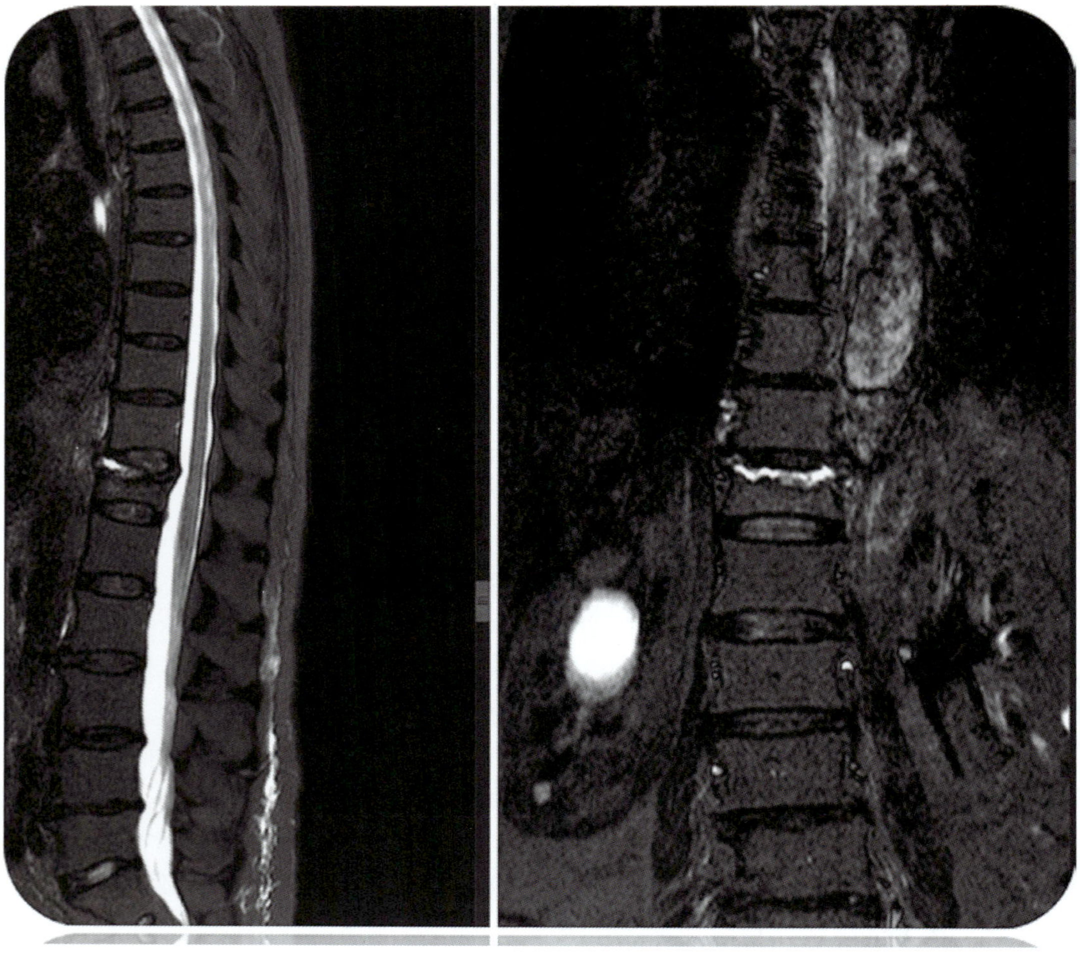

图 9.2 近期一例骨质疏松性 T12 骨折的 MRI 矢状位和冠状位 STIR 序列图像。上终板 STIR 序列图像的高密度显示骨折是近期发生的或未完全愈合

期，高信号影常与骨折部位的高度不稳和椎体内裂隙有关。骨折不连为 T1WI 低信号改变和 T2WI 高信号改变（Takahashi 等，2017）。

最近，基于 CT 图像的定量模型被用于检测和计算椎体压缩骨折的水平，并对骨折形态和严重程度进行了分类。这些定量模型旨在测试骨密度，并具有根据骨折形态和受累成分等为指标，为广泛和单一压缩性椎体骨折进行综合风险分层的能力。因此，这些定量模型降低了观察者间对压缩骨折判断和分类的差异（Burns 等，2017）。

另一种分类工具是胸腰椎损伤分类和严重程度评分（Thoracolumbar Injury Classification and Severity Score，TLICS），该评分系统的设计是基于以下三方面损伤特征：①由放射学检查确定的损伤形态，②后方韧带复合体的完整性，③患者的神经功能状态。根据这些特征计算损伤严重程度评分，并可依据评分结果将患者分为手术治疗组和非手术治疗组。

使用 TLICS 评分的目的是帮助临床医生确定针对每种手术损伤类型的最佳处理方式（Vaccaro 等，2005）（表 9.1）。

表 9.1　胸腰椎损伤分类和严重程度评分（TLICS）

骨折形态学评估（即刻稳定性）	评分	评估：X 线，CT
压缩型	1	
爆裂型	2	
剪力及旋转型	3	
牵张型	4	
后方韧带复合体（长期稳定性）		**评估：MRI，CT**
无损伤	0	
疑似损伤	2	
断裂	3	
神经功能状态		**评估：神经系统检查**
无损伤	0	
神经根损伤	2	
未合并脊髓损伤	2	
脊髓损伤	3	
马尾神经损伤	3	
处理方式	0～3	非手术
	4	手术或非手术
	＞4	手术

Vaccaro et al. Spine 30: 2325-2335, 2005 (with permission)

9.3.2　临床特征

胸腰椎 VCFs 的发生机制涉及屈曲压缩性损伤。这一损伤机制通常与前柱（前纵韧带和椎体前部）变化有关。疼痛是胸腰椎 VCFs 最主要的症状，可表现为单一部位疼痛。部分患者会出现延伸至心脏和肺部等胸前区域的疼痛（Dewar，2015）。平卧位可以缓解疼痛，因为在该体位下重力对骨折椎体的影响减小；反之，站立或坐位时重力对骨折椎体的影响更为明显。因为骨折碎片后移入椎管的情况并不常见，因此胸腰椎 VCFs 中神经功能障碍较少发生。伴随严重骨质疏松的患者，VCFs 可发生在提举较轻的物体、剧烈咳嗽或在床上翻身等事件之后。VCFs 的发生可能也与椎旁肌肉收缩导致脊柱负荷增加有关。骨质疏松患者中约 30% 的 VCFs 在卧床期间发生。对于中度骨质疏松患者而言，跌倒、绊倒或试图举起重物都可能诱发椎体损伤。对于不伴骨质疏松的人群而言，严重的创伤如车祸或高处坠落是导致 VCF 的常见原因。年龄小于 55 岁人群出现 VCF 时，应将恶性肿瘤纳入鉴别诊断进行考虑（Evangelisti 等，2020）。

在部分患者中，多发 VCFs 的起病可能较为隐匿，并仅表现为轻度背部疼痛。在这些病例中，矢状面和（或）冠状面失衡的进行性恶化导致的身高减低以及脊柱畸形可能是首发表现。严重的后凸畸形会导致胸腔内压力增加并造成骨盆受压增大，进而导致肺功能受损、腹部隆起、早饱感和体重下降。与 VCFs 相关的并发症可能还包括便秘、肠梗阻、活动长期受限、深静脉血栓形成、进行性肌无力、骨质疏松恶化和丧失独立行动能力。发生 VCFs 的患者其死亡风险较没有椎体骨折的患者高 15%（Alexandru 和 So，2012）。

此外，60%～75% 的 VCFs 发生在 T12～L2 胸腰段。这个节段被认为是相对稳定的胸椎向较为灵活的腰椎过渡的区域。

9.4 治疗

针对骨质疏松性 VCFs 的一线治疗通常为保守治疗。背部支具的使用有助于减少患者压缩椎体的受压。实际上，支架可以使脊柱保持挺直，稳定骨折，防止进一步挤压。支架的使用可长达 3 个月，不建议使用时长超出 3 个月，因为长时间使用支架会削弱核心肌肉的力量（Ensrud 和 Schousboe，2011）。卧床休息时长也不宜过长，长时间的制动可致骨质密度丢失增多（每卧床 1 周丢失 0.25%～1.0%），并增加静脉血栓形成、肺栓塞、压疮和尿路感染等并发症的风险。为了减轻患者疼痛和促进其早期活动，保守治疗时应给予适当的镇痛治疗。镇痛药物使用应关注的问题包括药物依赖性和胃肠道运动障碍、认知缺陷等药物不良反应。

有计划的康复是至关重要的。物理治疗应加强患者轴向肌群，包括脊柱的背伸肌群；并应指导患者如何改善姿势和步态，以免摔倒。脊柱背伸肌群的增强也可以缓解 VCF 导致的疼痛（Malmros 等，1998；Bennell 等，2010）。

VCFs 的外科手术治疗包括椎体成形术、后凸成形术和其他成形术。自 1987 年 Galibert 等提出了经椎体成形术治疗痛性椎体血管瘤，以及 1989 年 Lapras 等发表开创性研究描述了他们在治疗骨质疏松性骨折和血管瘤中应用椎体成形术的经验之后，大量的观察性研究和随机对照试验被发表并证实了椎体成形术和后凸成形术治疗骨质疏松性椎体骨折的疗效和有效性（Galibert 等，1987；Lapras 等，1989；Chandra 等，2018）。一系列观察性研究强调了椎体成形术在术后 24 小时内缓解疼痛和改善活动的有效性（Jensen 等，1997；Hochmuth 等，2006；Bouza 等，2006）。

于 2007 年发表的椎体成形术治疗痛性慢性骨质疏松性椎体骨折（Vertebroplasty for Painful Chronic Osteoporotic Vertebral Fractures，VERTOS）的研究是第一个比较椎体成形术和药物治疗骨质疏松 VCFs 的前瞻性随机对照试验。该研究结果显示椎体成形术后 VAS 评分有显著改善（4.7 *vs.* 7.1；差值 −2.4；95%CI：3.7～-1.0）。椎体成形术后 2 周时，两种治疗方式组间 VAS 评分无显著差异。16 例接受药物治疗患者中有 14 例（88%）最后接受了椎体成形术（Voormolen 等，2007）。于 2009 年发表的骨折复位评估（Fracture Reduction Evaluation，FREE）报道是唯一一项比较后凸成形术和药物治疗的多中心前瞻性随机对照研究。治疗后 1 个月时，后凸成形组的 SF-36 简明健康量表中躯体功能评分有明显的改善（差值 5.2 分，95%CI：2.9～7.4；$P<0.001$）。这种改善至少持续至术后 6 个月，且手术组患者有 60 天无须限制活动和卧床休息。但该项研究也存在一些不足，例如未实行盲法可能导致因安慰剂效应而高估治疗效果（Wardlaw 等，2009）。该项研究的研究人员随后报道了 2 年的随访数据，结果显示背部疼痛的 NRS 评分持续下降，但不同治疗组间的 SF-36 简明健康量表和罗兰 - 摩理斯生活障碍问卷（Ronal Morris disability questionnaire，RDQ）评分无显著差异（Boonen 等，2011）。2009 年，Rousing 等发表了一项对比椎体成形术和药物治疗的小型随机对照研究。尽管治疗后 3 个月的 VAS 评分对比组间无显著差异（P=0.33），但在椎体成形术后 24 h 内该组 VAS 评分明显下降（7.7 *vs.* 2.0，$P<0.01$）（Rousing 等，2009）。同年，一项旨在探究椎体成形术的安全性和有效性（Invesitagator Vertebroplasty Safety and Efficacy Trail，INVEST）的双盲多中心随机对照研究通过比较椎体成形术组和假手术组的随访结果发现，随访 1 个月时，两组患者的腰背部疼痛 NRS 评分（P=0.19）和 RDQ 评分（P=0.49）无显著差异，疼痛、残疾和生活质量等次要结果也无显著的统计学差异。但在椎体成形术组中，其临床疼痛改善率（以疼痛缓解 30% 计算）更高（64% *vs.* 48%，P=0.06）。随访 3 个月时，43% 的假手术组患者接受了椎体成形术。本项研究最主要的不足之处与对急性、亚急性和慢性 VCFs 的评估有关。事实上，40% 的患者骨折病程小于 3 个月，然而有 36% 的患者骨折病程超过 6 个月（Kallmes 等，2009）。

VERTO Ⅱ 是一项旨在比较骨折早期行椎体成形术和药物治疗的大型多中心随机对照研究，该研究纳入了 202 个患 VCFs 且病程不超过 6 周的患者。该研究显示，随访 1 个月时，椎体成形术组的 VAS 评分显著改善（VAS 2.5 *vs.* 4.9，$P<0.001$）且 VAS 的改善可持续至术后 1 年。较药物治疗组，椎体成形术患者提前 3 个月获得疼

痛缓解，即在术后 1 年内有 120 天无须忍受疼痛。椎体成形术组的次要指标如 RDQ 评分（$P<0.001$）和欧洲骨质疏松基金会生活质量问卷（Quality of Life Questionnaire of the European Foundation of Osteoporosis，QUALEFFO）评分（$P<0.001$）均有改善。本项研究最主要的不足之处是未使用盲法（Klazen，2007）。一项队列研究的事后分析显示，60% 接受保守治疗的急性骨质疏松性 VCFs 患者在 3 个月后其疼痛即获得有效的缓解（VAS>3）。然而，12 个月后，尽管服用了止痛药物，相当比例的患者仍然存在足以导致失能的疼痛。基于这些发现，可以推测椎体成形术对经过 3 个月药物治疗后疼痛没有充分缓解的患者是有效的（Venmans 等，2012）。

急性疼痛性骨质疏松性骨折椎体成形术（Vertebroplasty for Acute Painful Osteoporotic Fractures，VAPOUR）试验通过对比假手术组和椎体成形术组治疗骨折不超过 6 h 的患者得到了相似的结果。与假手术组相比，椎体成形术组具有显著的治疗优势（44% *vs.* 21%，$P=0.011$），且可持续至术后 6 个月（Clark 等，2016）。

此外，一项 KAVIAR 的随机对照研究对比了椎体成形术和后凸成形术。尽管该试验因纳入人数有限而提前停止，但仍有 361 例患者完成了 1 个月的随访；结果显示：两种治疗方式其临床预后和症状改善评估均无显著差异。后凸成形术所需手术时间更长（Dohm 等，2014）。

来自系统评价和荟萃分析的数据显示接受椎体成形术和后凸成形术的患者其背痛评分、致残性疼痛评分以及手术操作相关骨水泥渗漏导致的并发症无显著差异，但是后凸成形术具有更低的骨水泥渗漏率和更好的后凸矫正效果。相邻椎体发生邻椎骨折的风险无显著差异（Gu 等，2016）（表 9.2）。

骨质疏松性椎体压缩骨折的管理离不开充分的抗骨质疏松药物治疗。首先，患者需要考虑改变生活方式（Kanis 等，2019）。负重锻炼是骨质疏松治疗的重要组成部分。通过刺激成骨和减少骨吸收、恢复机体的自主性和协调性，可以改善肌肉力量和平衡进而防止跌倒。其次，还可以通过改善一些风险因素以预防跌倒，例如矫正下降的视力、减少药物摄入对患者警觉性和平衡性的影响、改善不良家庭居住环境（易滑路面、障碍物、照明不足和扶手）等（Sherrington 等，2017）。

骨质疏松患者开始进行药物治疗时除应需要考虑其 BMD 值外，还应以患者的骨折风险评估为基础。实际上，采取干预措施的阈值应该设置为患者的“骨折阈值”。

为减少骨质疏松骨折的风险，需要在饮食中摄入足够的主要骨骼营养物质，例如钙、维生素 D 和蛋白质。膳食来源的钙是首要选择；针对缺乏合理饮食搭配的人群，考虑额外的钙剂补充。一般建议每天钙和维生素 D 的额外补充量分别为 0.5 ~ 1.2 g 和 400 ~ 800 IU（Harvey 等，2017）。充足的蛋白质摄入对于维持肌肉骨骼系统的功能和减少骨质疏松性骨折后的并发症是极其必要的。

可用于治疗骨质疏松症的药物有以下几种：选择性雌激素受体调节剂（selective estrogen receptor modulators，SERMs）、双磷酸盐、甲状旁腺激素类似物和地诺单抗。

9.4.1　选择性雌激素受体调节剂（SERMs）

选择性雌激素受体调节剂用于抗骨质疏松治疗这一概念的形成是源于观察到他莫昔芬，一种对乳腺组织起抗雌激素作用、而对骨骼组织起雌激素激动作用的物质，可以减少绝经后妇女的骨质流失（Love 等，1992）。雷洛昔芬是唯一可用于骨质疏松症管理的雌激素拮抗剂。MORE 研究显示，对于低骨密度和骨质疏松的绝经后妇女，无论之前是否发生过骨折，雷洛昔芬可使其发生骨折的风险降低 30% ~ 50%，但该药不能降低非骨质疏松性骨折的风险。对于患有绝经后骨质疏松症的妇女，雷洛昔芬可增加其脊柱和股骨颈的骨密度，降低椎体骨折的风险。与安慰剂组相比，接受雷洛昔芬治疗的女性患静脉血栓栓塞的风险增加，但患乳腺癌的风险降低（Ettinger 等，1999）。

巴多昔芬是另一种由欧洲批准的 SERMs，但目前只在西班牙和德国使用。与阿仑膦酸盐、伊班膦酸盐和利塞膦酸盐相比，它具有较好的降低椎体和非椎体骨折风险的效果。与雷洛昔芬不同，巴多昔芬抗骨质疏松效果的评价采用的是借助 FRAX 评估骨折风险水平（Ellis 等，2014a，b）。

表 9.2 VP 和 BKP 治疗骨质疏松性椎体骨折的随机对照研究

作者	例数	手术类型	盲法	骨折时长	随访	结果
Voormolen et al.（2007）VERTOS	34	VP *vs.* CM	否	1～6 个月	2 周	VP 组的疼痛缓解效果以及活动能力、功能和状态的改善均优于 CM 组
Wardlaw et al.（2009）FREE	300	BKP *vs.* CM	否	<3 个月	52～104 周	对于急性椎体骨折患者，BKP 是一种有效和安全的治疗方法，它将有助于指导治疗决策，可作为早期治疗的选择
Kallmes et al.（2009）INVEST	131	VP *vs.* SP	是	<12 个月	NR	VP 治疗的患者在疼痛和与骨质疏松性压缩骨折相关的疼痛相关残疾方面的改善与对照组相似
Buchbinder et al.（2009）	78	VP *vs.* SP	是	<12 个月	26 周	与对照组相比，VP 治疗组在治疗后 1 周和 1、3 或 6 个月后无明显益处
Rousing et al.（2010）	49	VP *vs.* CM	否	<2 个月	52 周	VP 对一些患有急性 / 亚急性疼痛性骨质疏松性椎体骨折来说是很好的治疗方法，但是大多数骨折在保守治疗 8～12 周后可愈合，并伴有疼痛的减轻
Klazen et al.（2010）VERTOS II	202	VP *vs.* CM	否	<1.5 个月	52 周	在平均 11.4 个月的随访后，VP 与保守治疗相比，新的椎体骨折发生率无差异。新发椎体骨折的唯一的风险因素是椎体骨折的基数。VP 通过降低治疗后椎骨进一步高度下降的发生率和严重程度，有助于保持身高
Farrokhi et al.（2011）	82	VP *vs.* CM	否	1～12 个月	104 周	与 CM 组相比，VP 组视觉模拟评分和生活质量评分维持 24 个月以上有显著改善，椎体高度改善，维持 36 个月以上，相邻节段骨折减少
Blasco et al.（2012）	125	VP *vs.* CM	否	<12 个月	52 周	随访 1 年后，VP 和保守治疗均可显著改善疼痛性骨质疏松性椎体压缩骨折患者的疼痛和生活质量，VP 实现了更快的疼痛缓解，显著改善 2 个月随访时的疼痛评分，但是与较高的椎体骨折发生率相关
Chen et al.（2014）	96	VP *vs.* CM	否	<3 个月	NR	与 CM 组相比，VP 治疗后 1 年，慢性椎体压缩骨折患者和持续严重疼痛患者具有更显著的疼痛缓解和功能改善
Dohm et al.（2014）KAVIAR	404	VP *vs.* BKP	否	<6 个月	104 周	BKP 和 VP 对疼痛的长期改善具有相似性，安全性亦相似，很少有与器械相关的并发症。VP 手术持续时间短，BKP 骨水泥渗漏较少且无骨折存活时间更长
Leali et al.（2016）	385	VP *vs.* CM	否	<1.5 个月	26 周	与 CM 相比，VP 可即刻改善患者的疼痛和运动能力，且其效果也更佳
Yang et al.（2016）	135	VP *vs.* CM	否	<1 个月	52 周	老年急性椎体压缩骨折伴严重疼痛的患者，早期 VP 可以产生快速、有效的疼痛缓解，并改善其功能，这种效果可持续 1 年。此外，与保守治疗组相比，VP 组并发症更少
Wang et al.（2016）	217	VP *vs.* 关节突关节注射	否	<2 个月	52 周	与关节注射相比，VP 可在短期内产生更好的疼痛缓解效果（≤1 周），然而，这两种方法的长期疗效无显著差异（随访 1 个月和随访 12 个月）
Clark et al.（2016）VAPOUR	120	VP *vs.* SP	是	<1.5 个月	26 周	对于少于 6 周的骨质疏松性脊柱骨折的患者，VP 的疼痛缓解效果优于假手术组
Firanescu et al.（2018）VERTOS IV	180	VP *vs.* SP	是	<2 个月	52 周	12 个月的随访中，与假手术组相比，经皮 VP 不能有效缓解急性骨质疏松性椎体压缩骨折患者的疼痛
Noriega et al.（2019）	141	BKP *vs.* TIVAD	否	<3 个月	52 周	研究结果表明，TIVID 的非劣效性预测 12 个月的 BKP 风险 / 有效性：降低椎体骨折性疼痛，改善功能和减少器械相关的不良事件和二次手术

VP：椎体成形术，BKP：球囊扩张椎体成形术，CM：保守治疗，SP：假手术组，QOL：生活质量，TIVID：钛植入椎体增强器

9.4.2 双膦酸盐

双膦酸盐是一种有效的骨吸收抑制剂，其作用是减少破骨细胞的募集和活性，并增加其凋亡。其对破骨细胞的作用机制包括抑制骨基质的 ATP 酶，改变细胞骨架和边缘。氨基双膦酸酯也可以抑制甲丙酸途径中的法尼基焦磷酸合酶步骤，从而修饰鸟苷三磷酸结合蛋白的异戊二酰化。

阿仑膦酸盐每周 70 mg 和利塞膦酸盐每周 35 mg 是目前最常用的治疗方案。在骨折干预研究中，使用阿仑膦酸钠可降低近一半伴有多发椎体骨折的女性的椎体、手腕和髋关节骨折的发生率。而对于没有多发性骨折的女性，虽然总体人群的临床特征没有明显的改变，但是有一部分患者的髋部基线骨密度 T 值＜-2.5 SD（Black 等，1996；Cranney 等，2002；Stevenson 等，2005）。

利塞膦酸钠已被证明可将伴有多发椎体骨折妇女的椎体和非椎体骨折发生率分别降低 40%～50% 和 30%～36%（Harris 等，1999；Reginster 等，2000）。基于对大样本老年女性的观察，利塞膦酸钠可将老年女性髋部骨折的风险下降至 30%，在 70～79 岁患骨质疏松症的妇女中效果更佳，但对 80 岁以上没有骨质疏松症的妇女无显著改善作用（McClung 等，2001）。

伊班膦酸盐 2.5 mg/d 可以将椎体骨折的风险降低 50%～60%。对骨密度基线 T 值＜-3 SD 的女性进行的事后分析证实：伊班膦酸盐对于非椎体骨折有一定疗效（Chesnut 等，2004）。

与安慰剂相比，使用 3 年唑来膦酸（每年注射 5 mg）可使椎体骨折的发生率降低 70%，使髋部骨折的发生率降低 40%，但是使用 3 年以上仅能产生边际效应（Black 等，2007）。

口服双膦酸盐与轻度胃肠道紊乱相关，而一些氨基双膦酸盐（阿仑膦酸盐和帕米膦酸盐）很少引起食管炎（Tadrous 等，2014）。

已有报道指出，对癌症患者进行帕米膦酸酯和唑来膦酸酯高剂量静脉注射可导致颌骨骨坏死。而经口服和静脉注射双膦酸盐治疗的骨质疏松患者发生颌骨坏死的概率很小，每年约为 1/10 万，其发生率略高于正常人群。据报道，治疗时间越长，颌骨骨坏死发生风险越大，但这种联系并不具有一致性（Fung 等，2017）。

服用唑来膦酸达 9 年的患者心律失常发生率高于服用唑来膦酸 6 年后停药的患者（Black 等，2015）。

前瞻性和回顾性研究显示，停止治疗的患者发生新的临床骨折的风险比规范治疗的患者高 20%～40%，而发生新的椎体骨折的风险翻倍（Curtis 等，2008）。

9.4.3 甲状旁腺激素类似物

虽然持续产生的内源性甲状旁腺激素会对骨骼特别是皮质骨造成有害的后果，但间歇性给药可致活跃的成骨细胞数量和骨量增加，并改善皮质骨和松质骨的结构。甲状腺素的 1～34 N 端片段称为特立帕肽，可用于骨质疏松症的治疗。特立帕肽已被证明可以显著降低椎体骨折和非椎体骨折的风险。其推荐剂量为皮下注射 20 μg（Neer 等，2001）。

已有研究指出，特立帕肽使用 18～24 个月对非椎体骨折具有有益作用，且这种作用已被证明可以持续到停药后 30 个月（Prince 等，2005）。特立帕肽最常见的不良反应是恶心、四肢疼痛、头痛和头晕。血清钙正常的患者在注射特立帕肽之后，可观察到血清钙浓度的短暂升高和尿钙排泄的少量增加。该药不能用于尿石症患者，因为它可能会促进该疾病的发展。以骨转换异常增加为特征的疾病禁止使用特立帕肽，如先前存在的高钙血症、甲状旁腺功能亢进、佩吉特病、无法解释的碱性磷酸酶升高、既往有骨放射治疗、恶性肿瘤或骨转移以及严重的肾损害患者。

9.4.4 地诺单抗

地诺单抗是一种全人源抗体，作用于 RANK（破骨细胞表达的 NF-κB 受体激活剂）及其配体 RANKL 通路，地诺单抗与 RANKL 具有很高的亲和度，可以防止其与受体 RANK 的相互作用（Lecart 和 Reginster，2011）（图 9.3）。

每 6 个月进行 60 mg 地诺单抗皮下注射，3 年后新发椎体骨折的发生率可降低 68%，临床骨折的发生率也同样降低了 69%，非椎体骨折的发生率降低了 20%，髋部骨折的发生率降低了 40%

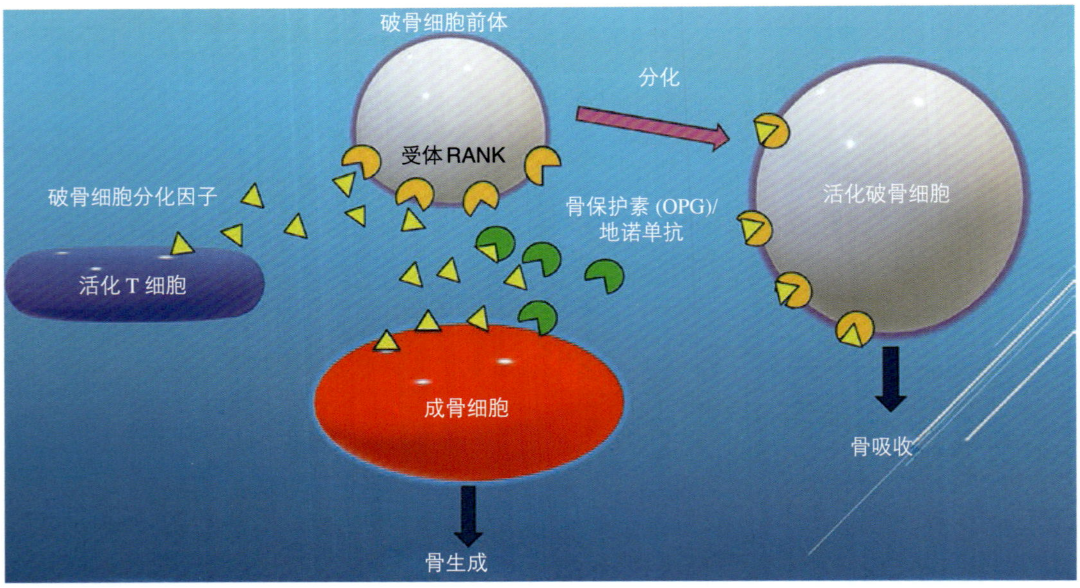

图 9.3 分子三位一体涉及到一个生物家族相关 TNF/TNF 样蛋白骨保护素（OPG）、核因子受体激活因子（NF）-κB（RANK）和 RANK 配体（RANKL），它们都能调节破骨细胞的功能，已被观察到可影响整个身体的各种生理和病理过程。RANKL 可表达于骨基质细胞、活化 T 细胞和成骨造骨前体细胞的表面。RANKL 可通过与破骨细胞上的受体 RANK 结合，增强 NF-κB 和其他的信号通路并加速破骨细胞的形成。RANKL 和 RANK 的结合可促进破骨细胞的形成、激活和存活。由成骨细胞和基质细胞产生的 OPG 作为一种可溶性物质，可通过干扰 RANKL-RANK 相互作用来防止破骨细胞的分化和激活。绝经后妇女骨髓基质细胞和淋巴细胞 RANKL 表达水平较高，比绝经前或绝经后服用雌激素的女性多。地诺单抗属于单克隆抗体，可高特异性抑制 RANKL，可以模拟 OPG 的效果，目前可用于治疗绝经后骨质疏松症妇女或正在接受性激素治疗的癌症患者，该药可预防与这些疗法相关的骨量丢失

（Cummings 等，2009）。

地诺单抗停药后与其作用可快速消退。停止治疗 1～2 年后，骨转换标志物可增加到基线水平以上，骨密度在 12～18 个月内可下降到基线值，且与治疗时间无关（Bone 等，2011）。停用地诺单抗时应考虑短期使用双膦酸盐治疗，以防止反弹效应。

9.4.5 罗莫单抗

罗莫单抗是一种人源性单克隆抗体，可通过抑制硬化蛋白（一种参与骨形成调节的蛋白质）促进骨形成并抑制骨吸收（Paik 和 Scott，2020）。罗莫单抗的皮下注射已被一些国家批准，包括欧洲国家用其治疗严重的骨质疏松症，美国用其治疗绝经后骨折高风险妇女的骨质疏松症。在重要的Ⅲ期试验中（FRAME 和 ARCH），与安慰剂和口服阿仑膦酸钠相比，每月一次服用 210 mg 罗莫单抗 12 个月，可显著降低绝经后骨质疏松妇女的椎体和临床骨折风险。当患者从罗莫单抗过渡到皮下注射地诺单抗 12～24 个月或口服阿仑膦酸钠后，与地诺单抗的安慰剂和阿仑膦酸酯单独治疗相比，其骨折风险有明显的改善（Lewiecki 等，2019）。在这些试验和一些Ⅲ b 期试验中，与安慰剂、阿仑膦酸和皮下注射特立帕肽相比，罗莫单抗使用 12 个月时可显著增加骨密度。在关键性试验中，患者从罗莫单抗过渡到阿仑膦酸盐或地诺单抗后，这些益处可保持 12～24 个月。罗莫单抗具有的耐受性总体可控，虽然需要进一步的临床试验来明确其有效性和安全性，但罗莫单抗可适用于绝经后有很高骨折风险的骨质疏松症妇女，以及其他骨质疏松症疗法失败或不耐受的患者。

（曹雪中　译　容晓莹　审校）

参考文献

Alexandru D, So W. Evaluation and management of vertebral compression fractures. Perm J. 2012;16(4):46–51.

American Academy of Orthopaedic Surgeons. Osteoporosis as a national health priority. AAOS Position Statement. 2001.

American Academy of Orthopedic Surgery. Osteoporosis and falls. Your Orthopedic Connection; 2000.

Bennell KL, Matthews B, Greig A, et al. Effects of an exercise and manual therapy program on physical impairments, function and quality-of-life in people with osteoporotic vertebral fracture: a randomized, single-blind controlled pilot trial. BMC Musculoskelet Disord. 2010;11:36.

Black DM, Cummings SR, Karpf DB, Cauley JA, Thompson DE, Nevitt MC, et al. Randomised trial of effect of alendronate on risk of fracture in women with existing vertebral fractures. Fracture Intervention Trial Research Group. Lancet. 1996;348:1535–41.

Black DM, Delmas PD, Eastell R, Reid IR, Boonen S, Cauley JA, et al. Once-yearly zoledronic acid for treatment of postmenopausal osteoporosis. N Engl J Med. 2007;356:1809–22.

Black DM, Reid IR, Cauley JA, Cosman F, Leung PC, Lakatos P, et al. The effect of 6 versus 9 years of zoledronic acid treatment in osteoporotic: a randomized second extension to the HORIZON-pivotal fracture trial (PFT). J Bone Miner Res. 2015;30:934–44.

Blasco J, Martinez-Ferrer A, Macho J, San Roman L, Pomés J, Carrasco J, Monegal A, Guañabens N, Peris P. Effect of vertebroplasty on pain relief, quality of life, and the incidence of new vertebral fractures: a 12-month randomized follow-up, controlled trial. J Bone Miner Res. 2012;27(5):1159–66.

Bone HG, Bolognese MA, Yuen CK, Kendler DL, Miller PD, Yang YC, et al. Effects of denosumab treatment and discontinuation on bone mineral density and bone turnover markers in postmenopausal women with low bone mass. J Clin Endocrinol Metab. 2011;96:972–80.

Boonen S, Van Meirhaeghe J, Bastian L, et al. Balloon kyphoplasty for the treatment of acute vertebral compression fractures: 2-year result from a randomized trial. J Bone Miner Res. 2011;26:1627–37.

Bouza C, López T, Magro A, Navalpotro L, Amate JM. Efficacy and safety of balloon kyphoplasty in the treatment of vertebral compression fractures: a systematic review. Eur Spine J. 2006;15:1050–67.

Buchbinder R, Osborne RH, Ebeling PR, et al. A randomized trial of vertebroplasty for painful osteoporotic vertebral fractures. N Engl J Med. 2009;361:557–68.

Burns JE, Yao JY, Summers RM. Vertebral body compression fractures and bone density: automated detection and classification on CT images. Radiology. 2017;284(3):788–97.

Chandra RV, Maingard J, Asadi H, Slater LA, Mazwi TL, Marcia S, et al. Vertebroplasty and Kyphoplasty for osteoporotic vertebral fractures: what are the latest data? AJNR Am J Neuroradiol. 2018;39(5):798–806.

Chen D, An ZQ, Song S, Tang JF, Qin H. Percutaneous vertebroplasty compared with conservative treatment in patients with chronic painful osteoporotic spinal fractures. J Clin Neurosci. 2014;21(3):473–7.

Chesnut IC, Skag A, Christiansen C, Recker R, Stakkestad JA, Hoiseth A. Effects of oral ibadronate administered daily or intermittently on fracture risk in postmenopausal osteoporosis. J Bone Miner Res. 2004;19:1241–9.

Clark W, Bird P, Gonski P, et al. Safety and efficacy of vertebroplasty for acute painful osteoporotic fractures (VAPOUR): a multicentre, randomised, double-blind, placebo-controlled trial. Lancet. 2016;388:1408–16.

Cranney A, Guyatt G, Griffith L, Wells G, Tugwell P, Rosen C, et al. Meta-analyses of therapies for postmenopausal osteoporosis. IX: summary of meta-analyses of therapies for postmenopausal osteoporosis. Endocr Rev. 2002;23:570–8.

Cummings SR, San Martin J, McClung MR, Siris ES, Eastell R, Reid IR, et al. Denosumab for prevention of fractures in postmenopausal women with osteoporosis. N Engl J Med. 2009;361:756–65.

Curtis JR, Westfall AO, Cheng H, Delzell E, Saag KG. Risk of hip fracture after bisphosphonate discontinuation: implications for a drug holiday. Osteoporos Int. 2008;19:1613–20.

Dewar C. Diagnosis and treatment of vertebral compression fractures. Radiol Technol. 2015;86(3):301–20.

Dohm M, Black CM, Dacre A, et al. A randomized trial comparing balloon kyphoplasty and vertebroplasty for vertebral compression fractures due to osteoporosis. AJNR Am J Neuroradiol. 2014;35(12):2227–36.

Ellis AG, Reginster JY, Luo X, Bushmakin AG, Williams R, Sutradhar S. Indirect comparison of bazedoxifene vs. oral bisphosphonates for the prevention of vertebral fractures in postmenopausal osteoporotic women. Curr Med Res Opin. 2014a;30:1617–26.

Ellis AG, Reginster JY, Cappelleri JC, Chines A, Sutradhar S, Jansen JP. Bazedoxifene versus oral bisphosphonates for the prevention of nonvertebral fractures in postmenopausal women with osteoporosis at higher risk of fracture: a network metanalysis. Value Health. 2014b;17:424–32.

Ensrud KE, Schousboe JT. Vertebral fractures. N Engl J Med. 2011;364(17):1634–42.

Ettinger B, Black DM, Mitlak BH, Knickerbocker RK, Nickelsen T, Genant HK. Reduction of vertebral fracture risk in postmenopausal women with osteoporosis treated with raloxifene: results from a 3-year randomized clinical trial. Multiple outcomes of Raloxifene evaluation (MORE) investigators. JAMA. 1999;282:637–45.

Evangelisti G, Pesce E, Gala R, Bandiera S, Tedesco G, et al. Surgical management of multiple myeloma and plasmocytoma of the spine. Int J Spine Res. 2020;2(1):054–9.

Farrokhi MR, Alibai E, Maghami Z. Randomized controlled trial of percutaneous vertebroplasty versus optimal medical management for the relief of pain and disability in acute osteoporotic vertebral compression fractures. J Neurosurg Spine. 2011;14(5):561–9.

Fassio A, Idolazzi L, Rossini M, Gatti D, Adami G, Giollo A, Viapiana O. The obesity paradox and osteoporosis. Eat Weight Disord. 2018;23(3):293–302.

Firanescu CE, de Vries J, Lodder P, et al. Vertebroplasty versus sham procedure for painful acute osteoporotic vertebral compression fractures (VERTOS IV): randomised sham controlled clinical trial. BMJ. 2018;361:k1551.

Fung P, Bedogni G, Bedogni A, Petrie A, Porter S, Campisi G, et al. Time to onset of bisphosphonates-related osteonecrosis of the jaws: a multicentre retrospective cohort study. Oral Dis. 2017;23:477–83.

Galibert P, Deramond H, Rosat P. Preliminary note on the treatment of vertebral angioma by percutaneous acrylic vertebroplasty. Neurochirurgie. 1987;33:166–8.

Genant HK, Wu CY, van Kuijk C, Nevitt MC. Vertebral fracture assessment using a semiquantitative technique. J Bone Miner Res. 1993;8(9):1137–48.

Gu CN, Brinjikji W, Evans AJ, et al. Outcomes of vertebroplasty compared with kyphoplasty: a systematic review and meta-analysis. J Neurointer Surg. 2016;8:636–42.

Harris ST, Watts NB, Genant HK, McKeever CD, Hangartner T, Keller M, et al. Effects of risedronate treatment on vertebral and nonvertebral fractures in women with postmenopausal osteoporosis: a randomized controlled trial. Vertebral efficacy with Risedronate therapy (VERT) study group. JAMA. 1999;282:1344–52.

Harvey NC, Biver E, Kaufman JM, Bauer J, Branco J, Brandi ML, et al. The role of calcium supplementation in healthy musculoskeletal ageing: an expert consensus meeting of the European Society for Clinical and Economic Aspects of osteoporosis, osteoarthritis and musculoskeletal diseases (ESCEO) and the International Foundation for Osteoporosis (IOF). Osteoporos Int. 2017;28:447–62.

Hochmuth K, Proschek D, Schwarz W, Mack M, Kurth AA, Vogl TJ. Percutaneous vertebroplasty in the therapy of osteoporotic vertebral compression fractures: a critical review. Eur Radiol. 2006;16(5):998–1004.

Jensen ME, Evans AJ, Mathis JM, Kallmed DF, Cloft HJ, Dion JE. Percutaneous polymethylmethacrylate vertebroplasty in the treatment of osteoporotic vertebral body compression fractures: technical aspects. AJNR Am J Neuroradiol. 1997;18(10):1897–904.

Kallmes DF, Comstock BA, Haegerty PJ, et al. A randomized trial of vertebroplasty for osteoporotic spinal fractures. N Engl J Med. 2009;361:569–79.

Kanis JA, Johnell O, Odén A, Johansson H, McCloskey E. FRAX and the assessment of fracture probability in men and women from the UK. Osteoporos Int. 2008;19:385–97.

Kanis JA, Johansson H, Odén A, Cooper C, McCloskey EV. Worldwide uptake of FRAX. Arch Osteoporos. 2014;9:166.

Kanis JA, Harvey NC, Cooper C, Johansson H, Odén A, McCloskey EV. A systematic review of intervention thresolds baased on FRAX. Arch Osteoporos. 2016;11(1):25.

Kanis JA, Cooper C, Rizzoli R, Reginster JY, on the behalf of the Scientific Advisory Board of the European Society for Clinical and Economic Aspects of Osteoporosis (ESCEO) and the Committees of Scientific Advisors and National Societies of the International Osteoporosis Foundation (IOF). European guidance for the diagnosis and management of osteoporosis in postmenopausal women. Osteoporos Int. 2019;30(1):3–44.

Kim DH, Vaccaro AR. Osteoporotic compression fractures of the spine; current options and considerations for treatment. Spine J. 2006;6(5):479–87.

Klazen CA, Verhaar HJ, Lampmann LE, et al. VERTOS II: percutaneous vertebroplasty versus conservative therapy in patients with painful osteoporotic vertebral compression fractures: rationale, objectives and design of a multicenter randomized controlled trial. Trials. 2007;8:33.

Klazen CA, Lohle PN, de Vries J, et al. Vertebroplasty versus conservative treatment in acute osteoporotic vertebral compression fractures (Vertos II): an open-label randomised trial. Lancet. 2010;376(9746):1085–92.

Lane JM, Nydick M. Osteoporosis: current modes of prevention and treatment. J Am Acad Orthop Surg. 1999;7:19–31.

Lapras C, Mottolese C, Deruty R, et al. Percutaneous injection of methyl-metacrylate in osteoporosis and severe vertebral osteolysis (Galibert's technic). Ann Chir. 1989;43:371–6.

Leali PT, Solla F, Maestretti G, Balsano M, Doria C. Safety and efficacy of vertebroplasty in the treatment of osteoporotic vertebral compression fractures: a prospective multicenter international randomized controlled study. Clin Cases Miner Bone Metab. 2016;13(3):234–6.

Lecart MP, Reginster YJ. Current options for the management of postmenopausal osteoporosis. Expert Opin Pharmacother. 2011;12:2533–52.

Lewiecki EM, Dinavahi RV, Lazaretti-Castro M, Ebeling PR, Adachi JD, Miyauchi A, Gielen E, et al. One year of romosozumab followed by two years of denosumab maintains fracture risk reductions: results of FRAME Extension Study. J Bone Miner Res. 2019;34(3):419–28.

Love RR, Mazess RB, Barden HS, Epstein S, Newcomb PA, Jordan VC. Effects of tamoxifen on bone mineral density in postmenopausal women with breast cancer. N Engl J Med. 1992;326:852–6.

Lucas TS, Einhorn TA. Osteoporosis: the role of the orthopaedist. J Am Acad Orthop Surg. 1993;1:48–56.

Lunt M, O'Neill TW, Felsenberg D, Reeve J, Kanis JA, Cooper C, et al. Characteristics of a prevalent vertebral deformity predict subsequent vertebral fracture: results from the European perspective osteoporosis study (EPOS). Bone. 2003;33(4):505–13.

Malmros B, Mortensen L, Jensen MB, Charles P. Positive effects of physiotherapy on chronic pain and performance in osteoporosis. Osteoporos Int. 1998;8(3):215–21.

Marshall D, Johnell O, Wedel H. Meta-analysis of how well measures of bone mineral density predict occurrence of osteoporosis fractures. BMJ. 1996;312:1254–9.

McCloskey EV, Odén A, Harvey NC, Leslie WD, Hans D, Johansson H, et al. A meta-analysis of trabecular bone score in fracture risk prediction and its relationship tp FRAX. J Bone Miner Res. 2016;31:940–8.

McClung MR, Geusens P, Miller PD, Zippel H, Bensen WG, Roux C. Effect of risedronate on the risk of hip fracture in elderly women. Hip Intervention Program Study Group. N Engl J Med. 2001;344:333–40.

Melton LJ III, Kan SH, Frye MA, Wahner HW, O'Fallon WM, Riggs BL. Epidemiology of vertebral fractures in women. Am J Epidemiol. 1989;129(5):1000–11.

Neer RM, Arnaud CD, Zanchetta JR, Prince R, Gaich GA, Reginster JY, et al. Effect of parathyroid hormone (1–34) on fractures and bone mineral density in postmenopausal women with osteoporosis. N Engl J Med. 2001;344:1434–41.

Noriega D, Marcia S, Theumann N, et al. A prospective, international, randomized, noninferiority study comparing an implantable titanium vertebral augmentation device versus balloon kyphoplasty in the reduction of vertebral compression fractures (SAKOS study). Spine J. 2019;19(11):1782–95.

Paik J, Scott LJ. Romosozumab: a review in postmenopausal osteoporosis. Drugs Aging. 2020;37(11):845–55.

Prince R, Sipos A, Hossain A, Syversen U, Ish-Shalom S, Marcinowska E, et al. Sustained nonvertebral fragility fracture risk reduction after discontinuation of teriparatide treatment. J Bone Miner Res. 2005;20:1507–13.

Reginster J, Minne HW, Sorensen OH, Hooper M, Roux C, Brandi ML, et al. Randomized trial of the effects of risedronate on vertebral fractures in women with established postmenopausal osteoporosis. Vertebral Efficacy with Risedronate Therapy (VERT) Study Group. Osteoporos Int. 2000;11:83–91.

Ross PD, Davis JW, Epstein RS, Wasnich RD. Pre-existing fractures and bone mass predict vertebral fracture incidence in women. Ann Intern Med. 1991;114(11):919–23.

Ross PD, Genant HK, Davis JW, Miller PD, Wasnich RD. Predicting vertebral fracture incidence from prevalent fractures and bone density among non-black, osteoporotic women. Osteoporos Int. 1993;3(3):120–6.

Rousing R, Andersen MO, Jespersen SM, et al. Percutaneous vertebroplasty compared to conservative treatment in patients with painful acute or subacute osteoporotic vertebral fractures: three-months follow-up in a clinical randomized study. Spine. 2009;34:1349–54.

Rousing R, Hansen KL, Andersen MO, Jespersen SM, Thomsen K, Lauritsen JM. Twelve-months follow-up in forty-nine patients with acute/semiacute osteoporotic vertebral fractures treated conservatively or with percutaneous vertebroplasty: a clinical randomized study. Spine (Phila Pa 1976). 2010;35(5):478–82.

Sherrington C, Michaleff ZA, Fairhall N, Paul SS, Tiedemann A, Whitney J, et al. Exercise to prevent falls in older adults: an updated systematic review and meta-analysis. Br J Sports Med. 2017;51:1750–8.

Silva BC, Leslie WD, Resch H, Lamy O, Lesnyak O, Binkley N, McCloskey EV, Kanis JA, Bilezikian JP. Trabecular bone score: a non-invasive analytical method based upon DXA image. J Bone Miner Res. 2014;29:518–30.

Stevenson M, Jones ML, De Nigris E, Brewer N, Davis S, Oakley J. A systematic review and economic evaluation of alendronate, etidronate, risedronate, raloxifene and teriparatide for the prevention and treatment of postmenopausal osteoporosis. Health Technol Assess. 2005;9:1–160.

Sugita M, Watanabe N, Mikami Y, Hase H, Kubo T. Classification of vertebral compression fractures in the osteoporotic spine. J Spinal Disord Tech. 2005;18(4):376–81.

Tadrous M, Wong L, Mamdani MM, Juurlink DN, Krahn MD, Levesque LE, et al. Comparative gastrointestinal safety of bisphosphonates in primary osteoporosis: a network meta-analysis. Osteoporos Int. 2014;25:1225–35.

Takahashi S, Hoshino M, Takayama K, Iseki K, Sasaoka R, Tsujio T, et al. Time course of osteoporotic vertebral fractures by magnetic resonance imaging using a simple classification: a multicenter prospective cohort study. Osteoporos Int. 2017;28:473–82.

Vaccaro AR, Lehman RA Jr, Hurlbert RJ, et al. A new classification of thoracolumbar injuries: the importance of injury morphology, the integrity of posterior ligamentous complex, and neurologic status. Spine. 2005;30:2325–33.

Venmans A, Klazen CA, Lohle PN, et al. Natural history of pain in patients with conservatively treated osteoporotic vertebral compression fractures: results from VERTOS II. AJNR Am J Neuroradiol. 2012;33:519–21.

Voormolen MH, Mali WP, Lohle PN, et al. Percutaneous vertebroplasty compared with optimal pain medication treatment: short-term clinical outcome of patients with subacute or chronic painful osteoporotic vertebral compression fractures. The VERTOS study. AJNR Am J Neuroradiol. 2007;28(3):555–60.

Wang B, Guo H, Yuan L, Huang D, Zhang H, Hao D. A prospective randomized controlled study comparing the pain relief in patients with osteoporotic vertebral compression fractures with the use of vertebroplasty or facet blocking. Eur Spine J. 2016;25(11):3486–94.

Wardlaw D, Cummings SR, Van Meirhaeghe J, Bastian L, Tillman JB, Ranstam J, Eastell R, Shabe P, Talmadge K, Boonen S. Efficacy and safety of balloon kyphoplasty compared with non-surgical care for vertebral compression fracture (FREE): a randomised controlled trial. Lancet. 2009;373(9668):1016–24.

Yang EZ, Xu JG, Huang GZ, et al. Percutaneous vertebroplasty versus conservative treatment in aged patients with acute osteoporotic vertebral compression fractures: a prospective randomized controlled clinical study. Spine (Phila Pa 1976). 2016;41(8):653–60.

第 10 章　外伤性椎体骨折

10.1　流行病学

胸椎、腰椎骨折损伤通常是高能量钝性创伤的结果，占所有骨折的 6%（Gertzbein，1992）。65% 胸腰椎骨折的病因为机动车事故和高处坠落，其余与运动以及暴力损伤有关，男性多见，发病高峰在 20 ~ 40 岁（Rajasekaran 等，2015）。

胸椎、腰椎骨折通常伴有其他损伤，如肋骨骨折、血气胸、大血管病变、心包积血和膈肌破裂。安全带骨折和屈曲分离损伤通常与腹内脏器损伤有关。长骨骨折和头部受伤也很常见，并且可能会导致对脊柱损伤的误诊（Knop 等，1999）。在具有分离性创伤病变的患者中，尤其是存在高能量钝性创伤和精神状态改变的患者，胸腰椎骨折漏诊率为 20%（Keene，1984）。

脊髓或马尾神经受损所导致的神经系统损伤占所有病例的 20% ~ 40%。

胸椎和腰椎在解剖学和功能上可以分为 3 个区域：胸椎（T1 ~ T10）、胸腰联合段（T10 ~ L2）、腰椎（L3 ~ L5）。由于小关节更朝向冠状面、椎间盘较薄以及前方胸腔的存在，胸椎在功能上是稳定的。也正是因为以上原因，只有高能量损伤才可导致胸椎骨折和脱位，并且该段椎管狭窄容易造成脊髓损伤，进而致神经功能受损的概率更高。同时，鉴于椎间盘较厚、小关节更朝向矢状面和前方没有胸腔这一解剖结构，腰椎在功能活动上相对灵活。腰椎骨折中神经损伤的发生率较低与腰椎节段椎管空间更大、马尾神经活动伸展性较大有关。胸腰联合段（T10 ~ L2）位于稳定段和活动段之间。从活动性较差的胸椎到更具灵活性的腰椎，这种解剖功能学过渡使得胸腰联合段更容易受到生物力学应力的影响（Wood 等，2014；Hu 等，1996）。

10.2　患者评估

疑似脊柱外伤患者应在急诊室按照创伤评估的基本原则进行处理。一旦患者出现危及生命的损伤，就必须仔细询问损伤相关病史，并进行全面的体格检查，评估是否存在神经功能损伤。ASIA 损伤量表（ASIA Impairment Scale，AIS）分级，根据骶尾部感觉、踝关节挛缩情况、尿道和直肠括约肌功能、踇外展肌运动功能等指标预测胸腰椎骨折患者的神经功能及预后（Harrop 等，2019）。

X 线正侧位片被用于评估脊柱立线及稳定性的改变、椎体高度的丢失以及椎弓根间或棘突间距离的增大（Harris，1986）。计算机断层扫描（CT）可用于评估骨折形态和椎管损伤情况，磁共振成像（MRI）则用于明确是否存在脊髓、神经根、软组织损伤以及脊髓水肿、硬膜外血肿。Pizones 等对 MRI 在骨折的诊断和治疗中的作用进行了前瞻性研究，发现 MRI 改进了 40% 患者的诊断、24% 骨折类型分类和 16% 患者的治疗方案（Pizones 等，2011）。但是，MRI 检查无法对完全与不完全后方韧带复合体（posterior ligamentous complex，PLC）损伤、可自愈与需要手术处理的 PLC 损伤进行鉴别（Qureshi 等，2019）。

在过去的数年中，学者们在评估可的松治疗脊髓损伤（spinal cord injury，SCI）的疗效方面付出了巨大的努力。1980 年至 1998 年间有 3 项 NASCIS 研究分析了甲泼尼龙琥珀酸钠（methylprednisolone sodium succinate，MPSS）在 SCI 治疗中的使用情况。NASCIS Ⅰ研究结果显示低剂量 MPSS 组与高剂量 MPSS 组对神经功能障碍的短期和远期改善作用无显著差异。两组之间的差异在于高剂量 MPSS 组中具有明显且数量较多的并发症，例如伤口感染率较低剂量 MPSS 组高出 3 倍（Bracken 等，1984）。NASCIS Ⅱ 则对高剂量 MPSS、纳洛酮、安慰剂治疗 SCI 的疗效进行了比较（Bracken 等，1990）。NASCIS Ⅲ 比较了 MPSS 24 小时连续输注与 48 小时连续输注对 SCI 的治疗效果。这两项研究均未显示 MPSS 使用的优势（Bracken 和 Holford，2002）。到目前为止，尚无研究支持使用可的松治疗因脊柱创伤引起的 SCI，因此临床实践中并不做推荐（Arnold 等，2019）。

10.3　分类

10.3.1　历史回顾

多年来，学者们就脊柱损伤的分类做了大量工作，并制定了许多不同的脊柱损伤分类体系（Sethi 等，2009）。

Boehler 等在 1929 年第一次提出了基于骨折的解剖学改变以及损伤机制的分类方法。他们将脊柱损伤分为 5 类：压缩骨折，因压缩致前部损伤、牵拉致后部损伤的牵拉伸展型骨折，伴随前 / 后纵韧带损伤的牵拉屈曲型骨折，剪力型骨折和旋转型骨折（Boehler，1930）。1938 年，Watson-Jones 率先指出 PLC（后方韧带复合体）的完整性对维持脊柱稳定性具有重要作用。他将脊柱损伤分为 3 大类型 7 种亚型，3 大类型分别为：简单楔形骨折、粉碎性骨折和骨折脱位。同时，Watson-Jones 还强调了解剖复位和影像监视下复位的概念（Watson-Jones，1938）。Nicoll 进一步明确了稳定的概念，认为以下 4 种特定结构共同构成脊柱的机械稳定性，即：椎体、椎间盘、椎间关节和棘间韧带（棘间韧带的完整性被认为是脊柱稳定性的主要决定因素）（Nicoll，1949）。21 年后，Holdsworth 通过提出“两柱”概念革新了胸腰椎骨折的分类。他将脊柱结构分为前柱和后柱，简称为“两柱”：前柱由椎体和椎间盘组成，后柱由椎间关节和 PLC 组成。Holdsworth 认为不仅仅是 Nicoll 理论中的棘间韧带，保证脊柱稳定性最为必要的因素是 PLC 的完整性。Holdsworth 提出的分类包括前方压缩骨折、骨折脱位、旋转骨折脱位、伸展骨折脱位、剪力型骨折和爆裂性骨折。他首次引入“爆裂性骨折”并将此类骨折与前方压缩骨折一并视为后柱完整的稳定损伤（Holdsworth，1970）。

随着计算机断层扫描（CT）的出现，骨折分类系统逐渐被废弃。1983 年，Denis 对“两柱”理论进行了重新定义，认为脊柱稳定性是以“三柱”而非“两柱”为基础。“三柱”理论中，前柱由前纵韧带、前纤维环和椎体前部组成；中柱由椎体后部组成，包括纤维环和后纵韧带；后柱由位于后纵韧带后方的所有骨骼和韧带结构组成。Denis 认为，中柱是维持脊柱稳定性最重要的因素。他将脊柱骨折分为 4 大类型：由前柱受压导致的压缩骨折；在轴向载荷作用下导致前柱和中柱同时损伤引起的爆裂性骨折；由屈曲暴力作用脊柱中柱和后柱而造成的安全带损伤；前、中、后三柱受累导致的骨折脱位（Denis，1983）。尽管中柱概念在脊柱损伤中的引入应归功于 Denis，但 Roy-Camille 在 Denis 之前即定义了中柱的概念（Roy-Camille 等，1980），同时 Decoulx 和 Rieunau 提出“椎体后壁是脊柱稳定性的支柱”并强调中柱完整性在骨折稳定性中的重要作用（Decoulx 和 Rieunau，1958）。其后，James 等对“中柱在维持脊柱稳定性中的重要性”这一观点提出了质疑。他在 L1 爆裂骨折尸体模型上评估了 Denis 理论中的“三柱”对屈曲变形力的抵抗作用，并得出结论认为后柱的完整性才是衡量爆裂骨折稳定性的更好指标（James 等，1994）。

Denis 分类方法建立的基础是将脊柱稳定性的概念与神经功能损害相关联，这一点也非常有创新性。他将力学不稳定、神经功能损害程度列入脊柱不稳定程度的评价当中，并认为力学不稳定和神经功能损害可以同时或单独存在。Denis 将单纯力学不稳列为Ⅰ级不稳，神经功能存在损害但未出现力学不稳列为Ⅱ级不稳，神经功能损害和力学不稳同时存在则为Ⅲ级不稳。McAfee 基于“三柱”理论和三种损伤模式（轴向压缩、轴向牵拉和水平移位）提出自己的分类方法，其中与治疗决策相关的是损伤模式（McAfee 等，1983）。Ferguson 和 Allen 挑战“柱”的概念，并提出了一种依据损伤机制和脊柱前后“元素”损伤的分类方法。他们认为评估稳定性的标准包括损伤机制、畸形进展的风险、神经功能状况和患者相关功能等（Ferguson 和 Allen，1984）。

随着椎弓根螺钉固定的出现，短节段内固定术变得非常流行，植入物内固定失败率也随之提高。为了明确腰椎后路短节段内固定失败的风险，McCormack 等提出载荷分享分类评分系统。该评分工具旨在识别后路手术后需补行前路固定手术的骨折。他们确定了 3 种与后路短节段器械固定失败有关的因素：椎体粉碎程度、骨折碎片分离程度和矢状位上后凸畸形的数量。在该分类评分系统中，每种因素都有 1、2、3 三种评分。骨折评分大于 7 分被认为行后路短节段器械内固定失败的风险高。载荷分享分类评分系统因没有将神经系统功能状态和韧带稳定性纳入考量而受到质疑（McCormack 等，1994）。

1994 年，Magerl 等提出了一个包括骨折形态和骨折类型等指标的分型系统。该系统包括 3 种基本分型：压缩骨折或 A 型、分离骨折或 B 型、旋转损伤或 C 型。这 3 种基本分型可分为 9 个亚型，进一步又分为 25 个不同的子类型（Magerl 等，1994）。该分类未考虑神经系统功能状态，但纳入了软组织损伤程度评估，对临床工作较有帮助。

10.3.2 胸腰椎损伤分类和严重程度评分

胸腰椎损伤分类和严重程度评分（Thoracolumbar Injury Classification and Severity Score，TLICS）是 2005 年推出的一种工具，旨在统一胸腰椎骨折的复杂形态学特征及其对脊柱稳定性的影响（Vaccaro 等，2005）（见表 9.1，第 9 章）。该系统的评估侧重于三个方面：骨折形态、MRI 所示 PLC 完整性、患者的神经功能状态。该评分系统被认为是第一个可用于指导治疗方案选择的客观评分标准，为胸腰椎创伤管理的路径标准化提供依据。此分型系统中的三种损伤特征均有相应评分分值。每个特征的评分设为 1～4 分（1 分 = 最不严重，4 分 = 最严重），通过三种损伤特征的评分总和确定损伤严重程度并指导骨折治疗。TLICS 评分在 3 分或以下，建议非手术治疗；评分在 5 分或以上则提示应采用手术治疗。评分为 4 分，由外科医生决定选择非手术或手术治疗。与之前的胸腰椎骨折分类方法相比，TLICS 在损伤分类和治疗建议方面均显示出良好的有效性和可靠性。在对 71 例病例的回顾性研究中，4 名骨科医生和 1 名神经外科医生对骨折损伤程度评分和治疗建议高度统一，一致性为 96.2%（Vaccaro 等，2006）。Patel 等的前瞻性研究发现，单中心多名医生基于 TLISS 评分系统对患者损伤的分类进行评估时，不同观察者间与时间相关的一致性得到改善（Patel 等，2007）。Joaquim 等对 49 名患者的回顾性分析显示，TLICS 评分与手术决策的一致性达 95.9%（Joaquim 等，2011）。但是，Rihn 等注意到对 PLC 的评估存在差异性，即 MRI 评估 PLC 完整性的准确性不高且观察者之间可靠性低（κ =0.11）；Schroeder 等也有类似发现（Rihn 等，2010；Schroeder 等，2015）。

10.3.3 AOSpine 胸腰椎损伤分类系统

2013 年，AOSpine 创伤知识论坛提出了一个经全面修改的 AO/Magerl 分型系统，该分类系统评估参数包括骨折形态、神经系统功能状态和患者特异修正参数（Vaccaro 等，2013）。骨折形态根据椎体破坏模式进行区分，A 型为压缩骨折，B 型前方或后方张力带异常而前、后柱无分离，C 型包括脱位或旋转或移位损伤。每种类型又根据严重性、不稳定性程度分为不同亚型。与 Magerl 评分系统类似，AOSpine 新分类系统将损伤形态的性质反映在损伤的严重程度上（A → B → C）。该分类系统的第二个评估参数为神经系统功能损伤状态。N0 为神经功能正常，N1 为暂时性神经功能障碍，N2 代表存在神经根损伤的症状，N3 代表存在马尾神经综合征或不完全性脊髓损伤，N4 则相当于 ASIA 分级中的 A 级即完全性脊髓损伤。NX 用于表示由于镇静或颅脑损伤而导致的未知神经系统功能状态，“+”用于提示存在持续脊髓压迫。第三项评估指标是针对患者特异修正参数，此项评估可为指导医生治疗决策提供帮助。M1 表示骨折伴有基于影像学或临床体格检查发现的不确定张力带损伤的情况；而 M2 表示患者存在可能影响手术决策的合并症，例如强直性脊柱炎、骨折节段皮肤损伤或风湿疾病（图 10.1）。

AO 组织修改了分类系统并对观察者间的可靠性进行了评价，结果显示 5 位外科医生对 110 例骨折病例的骨折分型一致性为 83%，总体 κ 值为 0.77。特定类型的观察者间一致性的 κ 值分别为：

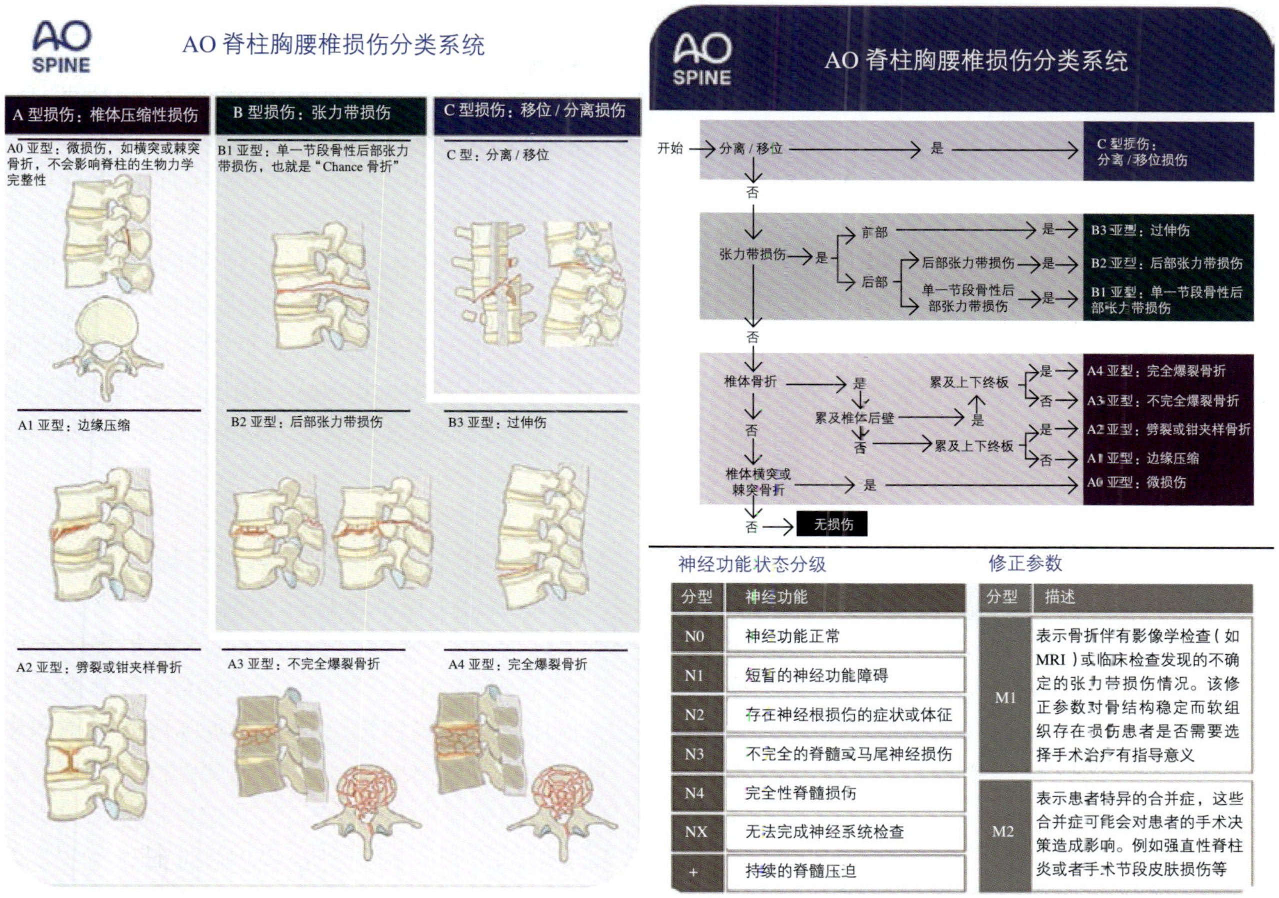

图 10.1 腰椎骨折的 AOSpine 分类系统 [*© Copyright by AO Spine International, Switzerland. Source: AO Surgery Reference with permission (www.aosurgery.org)*]

A 型 0.81、B 型 0.71、C 型 0.81（κ 值为 0.60～0.79 表示中等的一致性，0.80～0.90 表示高度的一致性）（Reinhold 等，2013）。AO 组织还对脊柱外科医生首次使用 AOSpine 分类系统的准确性进行了评估，以明确其在不同等级医生中的适用性。该研究中，全球 100 名脊柱外科医生对 25 名患者的资料进行了评估，总体而言观察者间一致性较弱（整体 κ =0.56）；考虑骨折亚型时则表现出中等至高度的一致性：A 型 κ =0.80、B 型 κ =0.68、C 型 κ =0.72。观察者内重复性中等（κ =0.68）（Kepler 等，2016a）。

TLICS 因“一刀切”的方法而受到批评，且其高度依赖于 MRI 对 PLC 的评估（而 MRI 对 PLC 评估的准确性不足且并未在世界范围内普及或常规应用）；为形成一个可克服文化差异实现全球通用、适于指导临床决策制定的评分系统，AOSpine 创伤知识论坛提出了胸腰椎 AOSpine 损伤评分（Thoracolumbar AO Spine Injury Score，TL AOSIS）（Kepler 等，2016b）。对全球 100 名外科医生而非小团体进行的调查被用于评估可靠性。外科医生需对不同类型胸腰椎损伤和神经功能受损严重程度进行评级，并以此决策是否应行手术治疗。改良后 Delphi 方法量表被用于判断手术阈值。最终确定，TL AOSIS 评分≤3 分的损伤，应行保守治疗；TL AOSIS＞5 分的损伤，建议手术干预。对于 TL AOSIS 评分为 4 分或 5 分的损伤，手术治疗或非手术治疗均可行（Vaccaro 等，2016）。

10.4 手术方案

一旦确定属于手术适应证，进行手术治疗的目标是重建脊柱稳定性、缓解神经压迫和恢复脊柱的矢状面对齐。根据骨折形态、减压需求选择后路、前路或联合手术入路。例如，存在 PLC 损伤的情况下，后路入路是防止进行性后凸畸形的必要选择。应用后路短节段器械固定融合上下椎体是大多数胸腰椎骨折最常见的治疗方法。骨折复位可以通过体位复位和韧带轴向牵引等方法的结合来解决。根据椎体粉碎的程度决定是否需联合前路重建以防止器械的植入失败。根据 McCormack 分类方法（McCormack 等，1994），CT 扫描时椎体粉碎情况、骨折碎片分离程度和矢状位上后凸畸形的数量是预测后路短节段器械固定失败可能性以及前柱重建需求的三大要素。

De Iure 等通过对后方入路治疗的 121 例不稳定胸腰椎爆裂性骨折的回顾性研究，提出将“椎体扩散值”作为附加工具以判断哪些骨折应进一步联合前路入路治疗（De Iure 等，2018）。骨折碎片位移由上下终板面积平均值减去椎体最大轮廓包围面积计算可得。骨折碎片位移与上下终板面积平均值之比即为椎体扩散值。De Iure 等的研究发现在术前椎体扩散值<42% 时，未出现后路短节段器械固定失败的病例。

生物力学工具可以提高椎体强度和前柱稳定性，包括使用 PMMA 的成形术（Marco 和 Kushwaha，2009）、使用交叉连接固定或在损伤椎体钉入额外的“中间”螺钉（Dick 等，1994）。

严重广泛不稳定损伤如骨折脱位通常需要行多节段脊柱固定。固定融合范围建议包括伤椎的上、下方 2 个或 3 个节段，以恢复稳定性、减少再脱位风险。

比较前路和后路方法治疗胸腰椎骨折差异的文章较少。Hitchon 等指出使用前路入路，成角畸形可以得到更好地矫正和维持（Hitchon 等，2006）。此外，Sasso 等研究发现虽然这两种入路都有助于脊柱矢状面对齐早期改善，但后路入路还与矫正损失的增加有关（Sasso 等，2006）。2013 年，Xu 等进行的一项荟萃分析显示：两种入路治疗胸腰椎爆裂性骨折在神经功能恢复、重返工作岗位、并发症和 Cobb 角改善方面没有差异，但前路入路手术时间更长、失血量更大、费用更高（Xu 等，2013）。Tan 等最近进行的系统评价和荟萃分析也证实了这些结果（Tan 等，2019）。

此外，微创技术已被用于胸腰椎骨折的治疗，微创后路入路应用经皮微创椎弓根螺钉固定可以最大限度地减少肌肉损伤并实现早期康复（Beisse 等，2005；Beisse，2010），微创前路入路用于胸椎和胸腰联合段骨折的治疗（Camacho 等，2019）。

外伤性椎体骨折中可使用椎体成形术治疗的类型为 A 型骨折，即累及前柱但不影响脊柱不稳定的骨折。A1 型椎体骨折（终板和楔形骨折，椎体塌陷）、A2 型（裂隙小于 2 mm）和 A3 型（不完全爆裂骨折）均适合使用成形术治疗。这些技术有力地取代了支架矫形管理，可快速恢复和维持或重塑椎体的正常角度。如果区域角度（后凸角度减去生理角度）大于 15°，应首选椎体后凸成形和 Jack 椎体扩张器后凸成形术，以纠正获得性节段性后凸畸形（图 10.2）。

外伤性爆裂骨折的术后常出现由于前柱塌陷而导致后路器械固定失败，往往需要通过前路手术进行翻修（Verlaan 等，2005）。事实上，Oner 等发现，复发性后凸畸形是椎间盘空间形态变化的结果（Oner 等，1998）。术中施加牵张力和韧带轴向引力间接恢复高度后，可能导致骨折椎体内更大的骨缺损。通过椎体成形术在椎体前部提供支撑可以减少此类并发症的发生。特别是椎体后凸成形术可以直接通过球囊扩张减少终板骨折并恢复椎间盘空间的形态。在球囊充气过程中，椎体中的松质骨被压力向外推开并变为一层密度更高的骨质，并形成可行骨水泥灌注的空腔（Tsai 等，2017）。

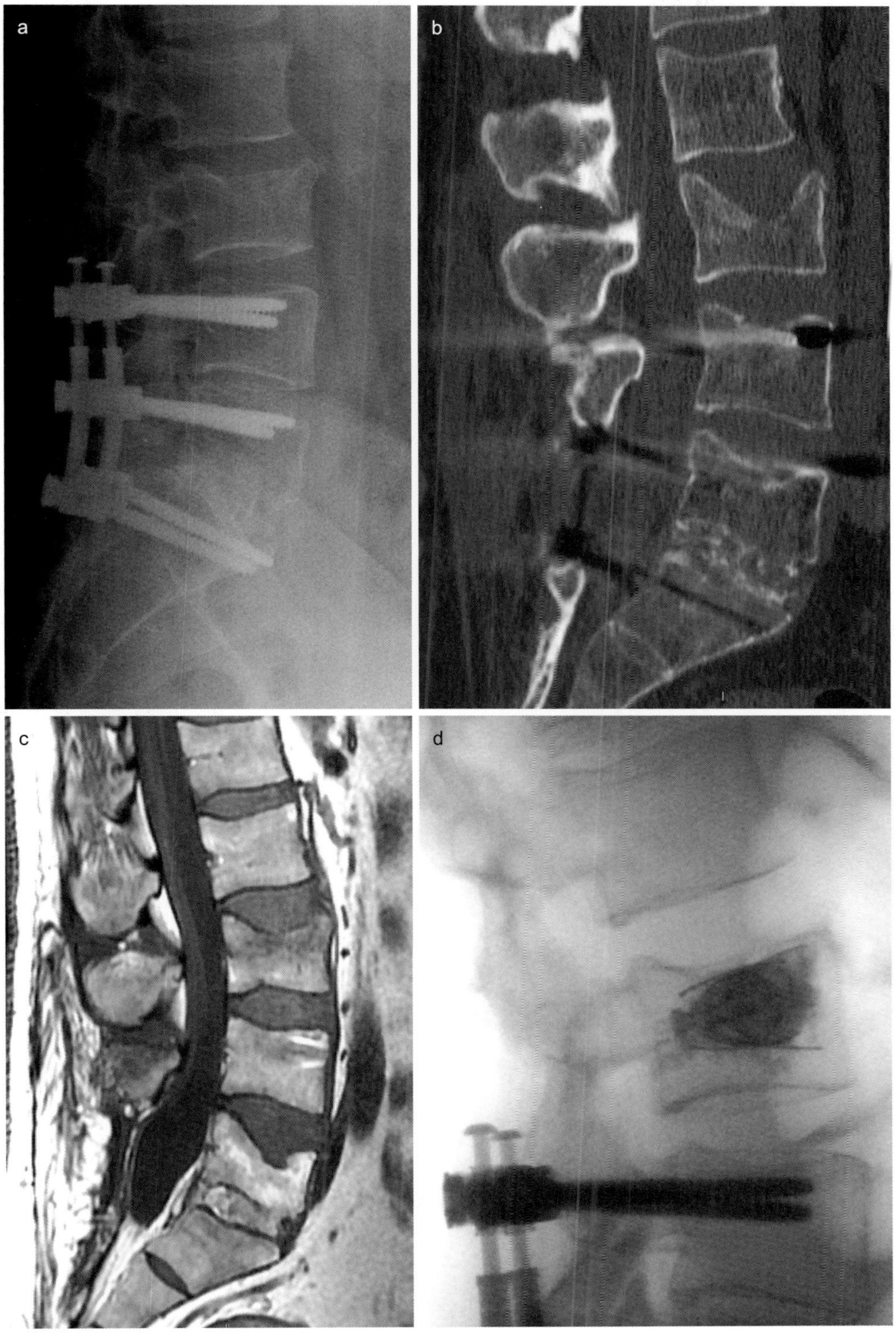

图 10.2　51 岁男性患者既往曾行 L4 ~ S1 关节融合术，在跌倒后出现 L3 椎体创伤性压缩骨折，(a) 矢状位 X 线片、(b) 矢状位 CT 扫描和 (c) 矢状位 MRI T1 加权像示该新发椎体骨折据 AOSpine 分类系统应归为 A1 型；(下页续)

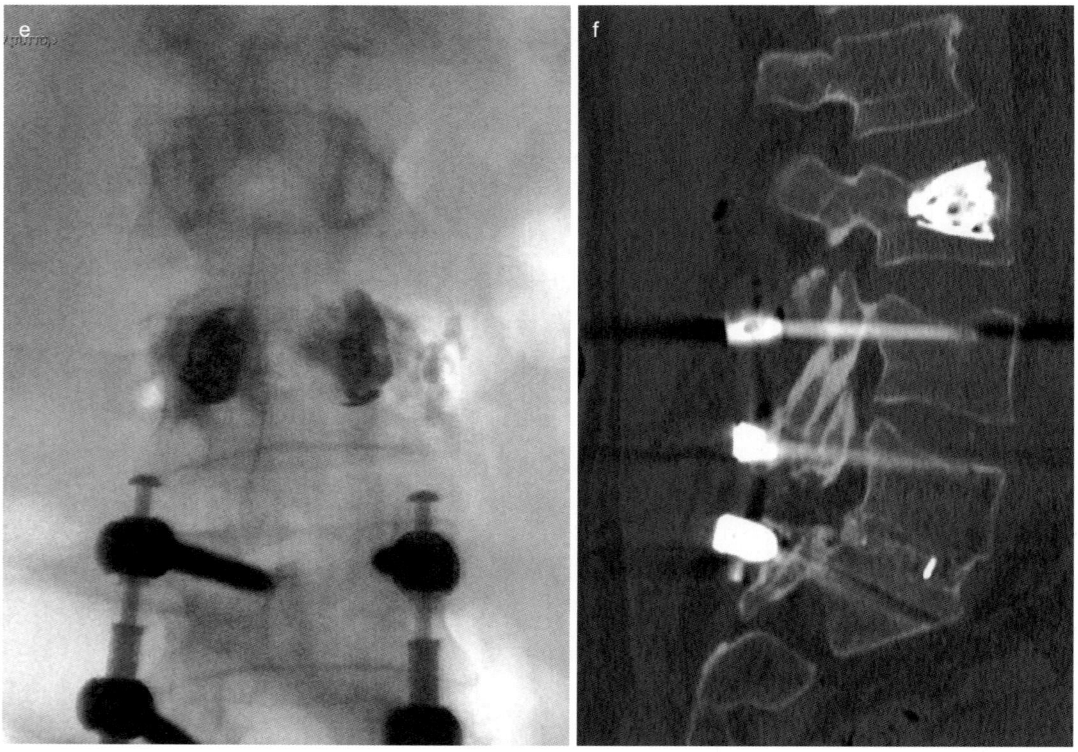

图 10.2 （续）(d）矢状位和（e）前后位 X 线扫描、(f）矢状位 CT 扫描示 Jack 椎体扩张器后凸成形术有效恢复 L3 上终板对位并矫正节段性后凸

（许 刚 朱梦叶 译 张鹏超 王德全 审校）

参考文献

Arnold PM, Anderson PA, Chi JH, Dailey AT, Dhall SS, Eichholz KM, et al. Congress of neurological surgeons systematic review and evidence-based guidelines on the evaluation and treatment of patients with thoracolumbar spine trauma: pharmacological treatment. Neurosurgery. 2019;84(1):E36–8.

Beisse R. Endoscopic surgery on the thoracolumbar junction of the spine. Eur Spine J. 2010;19(Suppl 1):S52–65.

Beisse R, Muckley T, Schmidt MH, Hauschild M, Buhren V. Surgical technique and results of endoscopic anterior spinal canal decompression. J Neurosurg Spine. 2005;2:128–36.

Boehler L. Die Techniek der Knochenbruchbehandlung im Grieden und im Kriege. Vienna, Austria: Verlag von Wilheim Maudrich; 1930. p. 9–11.

Bracken MB, Holford TR. Neurological and functional status 1 year after acute spinal cord injury: estimates of functional recovery in National Acute Spinal Cord Injury II from results modeled in National Acute Spinal Cord Injury Study III. J Neurosurg. 2002;96(3 Suppl):259–66.

Bracken MB, Collins WF, Freeman DF, et al. Efficacy of methylprednisolone in acute spinal cord injury. JAMA. 1984;251(1):45–52.

Bracken MB, Shepard MJ, Collins WF, et al. A randomized, controlled trial of methylprednisolone or naloxone in the treatment of acute spinal-cord injury. N Engl J Med. 1990;322(20):1405–11.

Camacho JE, Usmani MF, Strickland AR, Banagan KE, Ludwig SC. The use of minimally invasive surgery in spine trauma: a review of concepts. J Spine Surg. 2019;5(Suppl 1):S91–S100.

De Iure F, Lofrese G, De Bonis P, Cultrera F, Cappuccio M, Battisti S. Vertebral body spread in thoracolumbar burst fractures can predict posterior construct failure. Spine J. 2018;18(6):1005–13.

Decoulx P, Rieunau G. Fractures of the dorsolumbar spine without neurological disorders. Rev Chir Orthop Reparatrice Appar Mot. 1958;44(3–4):254–322.

Denis F. The three-column spine and its significance in the classification of acute thoracolumbar spinal injuries. Spine (Phila Pa 1976). 1983;8(8):817–31.

Dick JC, Jones MP, Zdeblick TA, Kunz DN, Horton WC. A biomechanical comparison evaluating the use of intermediate screws and cross-link-

age in lumbar pedicle fixation. J Spinal Disord. 1994;7:402–7.
Ferguson RL, Allen BL Jr. A mechanistic classification of thoracolumbar spine fractures. Clin Orthop Relat Res. 1984;189:77–88.
Gertzbein SD. Scoliosis Research Society. Multicenter spine fracture study. Spine (Phila Pa 1976). 1992;17:528–40.
Harris JH Jr. Radiographic evaluation of spinal trauma. Orthop Clin N Am. 1986;17(1):75–86.
Harrop JS, Chi JH, Anderson PA, Arnold PM, Dailey AT, Dhall SS, et al. Congress of neurological surgeons systematic review and evidence-based guidelines on the evaluation and treatment of patients with thoracolumbar spine trauma: neurological assessment. Neurosurgery. 2019;84(1):E32–5.
Hitchon PW, Torner J, Eichholza KM, Beeler SN. Comparison of anterolateral and posterior approaches in the management of thoracolumbar burst fractures. J Neurosurg Spine. 2006;5:117–25.
Holdsworth F. Fractures, dislocations, and fracture-dislocations of the spine. J Bone Joint Surg Am. 1970;52(8):1534–51.
Hu R, Mustard CA, Burns C. Epidemiology of incident spinal fracture in a complete population. Spine (Phila Pa 1976). 1996;21:492–9.
James KS, Wenger KH, Schlegel JD, Dunn HK. Biomechanical evaluation of the stability of thoracolumbar burst fractures. Spine (Phila Pa 1976). 1994;19(15):1731–40.
Joaquim AF, Fernandes YB, Cavalcante RA, et al. Evaluation of the thoracolumbar injury classification system in thoracic and lumbar spinal trauma. Spine (Phila Pa 1976). 2011;36:33–6.
Keene JS. Radiographic evaluation of thoracolumbar fractures. Clin Orthop Relat Res. 1984;189:58–64.
Kepler CK, Vaccaro AR, Koerner JD, Dvorak MF, Kandziora F, Rajesekaran S, et al. Reliability analysis of the AO spine thoracolumbar spine injury classification system by a worldwide group of naïve spinal surgeons. Eur Spine J. 2016a;25:1082–6.
Kepler CK, Vaccaro AR, Schroeder GD, Koerner JD, Vialle LR, Aarabi B, et al. The thoracolumbar AO spine injury score. Global Spine J. 2016b;6(4):329–34.
Knop C, Blauth M, Buhren V, Hax PM, Kinzl L, Mutschler W, et al. Surgical treatment of injuries of the thoracolumbar transition 1: epidemiology. Unfallchirugie. 1999;102:924–35.
Magerl F, Aebi M, Gertzbein SD, Harms J, Nazarian S. A comprehensive classification of thoracic and lumbar injuries. Eur Spine J. 1994;3(4):184–201.
Marco RA, Kushwaha VP. Thoracolumbar burst fractures treated with posterior decompression and pedicle screw instrumentation supplemented with balloon-assisted vertebroplasty and calcium phosphate reconstruction. J Bone Joint Surg Am. 2009;91:20–8.
McAfee PC, Yuan HA, Fredrickson BE, Lubicky JP. The value of computed tomography in thoracolumbar fractures. An analysis of one hundred consecutive cases and a new classification. J Bone Joint Surg Am. 1983;65(4):461–73.
McCormack T, Karaikovic E, Gaines RW. The load sharing classification of spine fractures. Spine (Phila Pa 1976). 1994;19:1741–4.
Nicoll EA. Fractures of the dorso-lumbar spine. J Bone Joint Surg Br. 1949;31B(3):376–94.
Oner FC, van der Rijt RR, Ramos LM, et al. Changes in the disc space after fractures of the thoracolumbar spine. J Bone Joint Surg Br. 1998;80:833–9.
Patel AA, Vaccaro AR, Albert TJ, et al. The adoption of a new classification system: time-dependent variation in interobserver reliability of thoracolumbar injury severity score classification system. Spine (Phila Pa 1976). 2007;32:E105–10.
Pizones J, Izquierdo E, Alvarez P, et al. Impact of magnetic resonance imaging on decision making for thoracolumbar traumatic fracture diagnosis and treatment. Eur Spine J. 2011;20(S3):390–6.
Qureshi S, Dhall SS, Anderson PA, Arnold PM, Chi JH, Dailey AT, et al. Congress of neurological surgeons systematic review and evidence-based guidelines on the evaluation and treatment of patients with thoracolumbar spine trauma: radiological evaluation. Neurosurgery. 2019;84(1):E28–31.
Rajasekaran S, Kanna RM, Shetty AP. Management of thoracolumbar spine trauma: an overview. Indian J Orthop. 2015;49(1):72–82.
Reinhold M, Audige L, Schnake KJ, Bellabarba C, Dai LY, Oner FC. AO spine injury classification system: a revision proposal for the thoracic and lumbar spine. Eur Spine J. 2013;22:2184–201.
Rihn JA, Yang N, Fisher C, et al. Using magnetic resonance imaging to accurately assess injury to the posterior ligamentous complex of the spine: a prospective comparison of the surgeon and radiologist. J Neurosurg Spine. 2010;12(4):391–6.
Roy-Camille R, Saillant G, Marie-Anne S, Mamoudy P. Treatment of vertebral fractures and dislocations of the thoracolumbar area. Orthopade. 1980;9(1):63–8.
Sasso RC, Renkens K, Hanson D, Reilley T, McGuire RA Jr, Best NM. Unstable thoracolumbar burst fractures: anterior-only versus short-segment posterior fixation. J Spinal Disord Tech. 2006;19:242–8.
Schroeder GD, Vaccaro AR, Kepler CK, et al. Establishing the injury severity of thoracolumbar trauma: confirmation of the hierarchical structure of the AO Spine thoracolumbar spine injury classification system. Spine. 2015;40:E498–503.
Sethi MK, Schoenfeld AJ, Bono CM, Harris MB. The evolution of thoracolumbar injury classification systems. Spine J. 2009;9(9):780–8.
Tan T, Rutges J, Marion T, Gonzalvo A, et al. Anterior versus posterior approach in traumatic thoracolumbar burst fractures deemed for surgical management: systematic review and meta-analysis. J Clin Neurosci. 2019;70:189–97.
Tsai PJ, Hsieh MK, Fan KF, et al. Is additional balloon Kyphoplasty safe and effective for acute thoracolumbar burst fracture? BMC Musculoskelet Disord. 2017;18(1):393.
Vaccaro AR, Lehman RA Jr, Hurlbert RJ, et al. A new classification of thoracolumbar injuries: the importance of injury morphology, the integrity of posterior ligamentous complex, and neurologic status. Spine. 2005;30:2325–33.
Vaccaro AR, Baron EM, Sanfilippo J, et al. Reliability of a novel classification system of thoracolumbar injuries: the thoracolumbar injury severity score. Spine (Phila Pa 1976). 2006;31(suppl):S62–9; discussion S104.
Vaccaro RA, Oner C, Kepler CK, Dvorak M, Schnake K, Bellabarba C, et al. AO spine thoracolumbar spine injury classification system: fracture description,

neurologic status, and key modifiers. Spine (Phila Pa 1976). 2013;38:2028–37.

Vaccaro AR, Schroeder GD, Kepler CK, Oner FC, Vialle LR, Kandziora F. At al. The surgical algorithm for the AO spine thoracolumbar spine injury classification. Eur Spine J. 2016;25(4):1087–94.

Verlaan JJ, Dhert WJA, Verbout AJ, et al. Balloon vertebroplasty in combination with pedicle screw instrumentation. A novel technique to treat thoracic and lumbar burst fractures. Spine (Phila Pa 1976). 2005;30(3):E73–9.

Watson-Jones R. The results of postural reduction of fractures of the spine. J Bone Joint Surg Am. 1938;20:567–86.

Wood KB, Li W, Lebl DS, Ploumis A. Management of thoracolumbar spine fractures. Spine J. 2014;14(1):145–64.

Xu GJ, Li ZJ, Ma JX, Zhang T, Fu X, Ma XL. Anterior versus posterior approach for treatment of thoracolumbar burst fractures: a meta-analysis. Eur Spine J. 2013;22(10):2176–83.

第 11 章 病理性椎体骨折

11.1 引言

临床上有 30%～70% 的癌症患者存在骨转移，其中多达 50% 的病例发生在脊柱。转移性脊柱疾病（metastatic spine disease，MSD）占脊柱肿瘤的 90% 以上。近年来随着肿瘤治疗、分子靶向治疗和免疫治疗的进展，癌症患者的预期寿命延长，使转移性脊柱疾病的发生率在不久的将来还会显著增加（Zairi 等，2015；Barzilai 等，2018）。据估计，美国新发转移性脊柱肿瘤的发病率约为 16 万例 / 年（Siegel 等，2015）。

最常转移到脊柱的原发性肿瘤包括乳腺癌（21%）、肺癌（14%）、前列腺癌（8%）、肾癌（5%）、胃肠道恶性肿瘤、甲状腺癌以及恶性淋巴瘤和骨髓瘤（Barzilai 等，2018；Klimo 和 Schmidt，2004）。

椎体的后半部通常最先被肿瘤侵袭，随后是椎体前部、椎板和椎弓根。90%～95% 的患者可发生椎体及硬膜外病变，仅 10% 的患者可发生硬膜下、髓外或髓内转移（Jacobs 和 Perrin，2001；Klim 和 Schmidt，2004；Tancioni 等，2012；Contiet 等，2019）。70% 以上的病例累及胸段和胸腰段，其次为腰骶段（20%）和颈段（10%）。单纯椎体后侧或前侧病变压迫硬膜囊的情况比前外侧或后外侧少。多节段的、非相邻椎体的病变发生率超过 40%（Telera 等，2019；Prasad and Schiff，2005；Burton 等，2011；Klimo and Schmidt，2004；Jacobs and Perrin，2001；Drakhshandeh 等，2018；Kumar 等，2017）。

由于胸椎天然后凸，同时脊髓所占的硬膜内横截面积较大，胸椎更容易受到机械性压迫（Prasad 和 Schiff，2005）。在转移性脊柱肿瘤中，许多肿瘤细胞会产生和分泌破骨细胞刺激因子，从而增强骨吸收，导致骨破坏（Xie 等，2015）。根据病变的 X 线表现，大约 78.3% 的椎体破坏为溶骨性破坏，20.1% 为混合性，只有 1.6% 为成骨性破坏（Barragan-Campos 等，2006）。

癌细胞可通过多种途径转移至脊柱，其中以 Batson 无阀静脉丛路径最为常见。癌细胞由神经丛穿过椎体基底静脉，进入含有丰富血管的椎体骨髓。少数情况下，癌细胞可作为动脉栓子到达椎体骨髓，然后进入前或后方的硬膜外腔，癌细胞直接侵犯或延伸至硬膜外腔在造血细胞源性的肿瘤中更为常见（Donnelly 等，2015；Jacobs 和 Perrin，2001）。

15%～65% 有症状的转移性脊柱肿瘤患者的病因是力学失衡或硬膜外压迫。这常导致椎体发生压缩骨折，即椎体高度丢失至少 20%，伴有脊柱畸形、顽固性疼痛和神经功能障碍。患者的生活质量受到严重的影响，无法接受进一步的辅助治疗，这种情况往往需要进行紧急放疗或手术治疗（Zairi 等，2015；Donnelly 等，2015；Conti 等，2019；Telera 等，2019；Burton 等，2011；Klimo and Schmidt，2004；Bouras 等，2018；Kumar 等，2017）。

此外，肿瘤患者中多达 1/3 的椎体压缩骨折同时伴有骨质疏松症，或实际上是医源性造成的，压缩骨折的发生也与患者长期接受化疗、皮质类固醇或激素治疗（如乳腺癌使用的芳香化酶抑制剂或前列腺癌使用的抗雄激素）以及患者整体功能水平下降有关（Telera 等，2018；Ruiz Santiago 等，2014；Burton 等，2011；Eichholz 等，2006；Tan 等，1991）。既往的放射治疗（radiation therapy，RT），特别是脊柱立体定向放射手术（spine stereotactic radiosurgery，SSRS）也会导致骨坏死（Berenson 等，2011；Ruiz Santiago 等，2014；Burton 等，2011；Tan 等，1991）。

转移性脊柱肿瘤可引起椎体压缩骨折和硬

膜外脊髓压迫等临床症状。尽管这些症状大多数由已明确病理类型的原发肿瘤进展形成，但也有 8%～34% 的患者以症状性脊柱转移作为癌症的最初表现。尤其在原发性质不明的癌症、非霍奇金淋巴瘤、骨髓瘤和肺癌转移中，近 30% 的患者初始症状表现为硬膜外脊髓压迫（Prasad 和 Schiff，2005；Jacobs 和 Perrin，2001；Greenlee 等，2000）。

疼痛是最常见的症状，高达 80% 的转移性脊柱肿瘤患者出现疼痛。这可能与肿瘤的直接侵袭导致局部炎症反应、骨膜牵张和硬膜外静脉丛扩张有关。患椎疼痛的性质是持续性、局限性的，当触诊到受累棘突时疼痛加重，也会出现静息痛和夜间疼痛。通常情况下，类固醇治疗和放疗对这种生物学性疼痛效果显著（Posner，1987）。

据报道，近 50% 的患者出现根性疼痛，即肿瘤侵犯到椎间孔压迫出口处的神经根。对于放射敏感的肿瘤，可通过放疗缩减肿瘤的体积而取得良好的疗效。

最后，疼痛可来源于骨质破坏和脊柱失稳等机械性因素。这种疼痛通常在直立姿势和运动时加剧，在休息时缓解。放疗对其影响不大，甚至可能增加骨折风险使情况恶化（Zairi 等，2015）。

诊断基于临床怀疑。对已知患有癌症的患者，所有新出现的神经功能障碍或颈、背颈部疼痛都应进行评估，以排除是否发生椎体压缩骨折或硬膜外受压。磁共振是最有效的诊断技术。磁共振的总体准确率为 95%（敏感度 93%，特异度 97%），无创伤，可对椎体和椎旁软组织成像。通过一次全脊柱成像可以排除多个节段的脊髓压迫。CT 扫描可以评估骨质受累程度及是否需要固定和重建技术。

众所周知，脊柱转移的患者预后较差，通常被认为是不治之症，但也存在个别患者存活时间较长（包括激素、分子靶向治疗效果较好或转移情况较轻的患者），而那些转移较重或对激素治疗无反应的患者，他们的存活期相对较短。

脊柱转移癌患者的平均总生存期不到 1 年（从 1 个月到 128 个月不等），肺癌患者的平均生存期只有 3.9 个月，而乳腺癌和肾癌患者的平均生存期可能超过 24 个月（Wibmer 等，2011）。在一项对 1157 名患者进行放疗的大型随机试验中，乳腺癌患者的平均总生存期（overall survival，OS）为 16 个月，其次是前列腺癌患者，他们的平均总生存期为 9.5 个月，而肺癌患者的平均总生存期最短，仅为 3.2 个月（Bartels and van der Linden，2008）。由于临床和放射学表现的多样性，转移性脊柱肿瘤的理想治疗难以达成共识，因此这类患者往往需要个体化的治疗，即治疗方案需由肿瘤医生、放疗医生和脊柱外科医生组成的多学科团队共同制定（Zeng 等，2019；Zairi 等，2015）。

因此，转移性脊柱疾病的治疗目标仍然以姑息治疗为主：①局部控制肿瘤；②缓解患者的临床症状；③改善与健康相关的生活质量（Barzilai 等，2019）。

11.2 转移性脊柱疾病的治疗选择

对有症状的脊柱转移瘤患者，经典的治疗方法是传统的姑息性放疗，通常采用分段治疗方案，如一组 8 Gy 的放疗用于疼痛控制或 10 组 30 Gy 的放疗用于肿瘤灭活。经常有报道称，这种治疗方案虽然在 2～4 周内能有效地改善临床症状，但长期局部肿瘤控制的效果不佳。在共纳入 885 例患者的 7 项回顾性研究中，常规放疗后脊髓压迫的控制率为 61%～89%（平均 77%）。传统的放射治疗似乎对肿瘤组织影响很大，在一项随机研究和 4 项回顾性研究中，淋巴瘤、精原细胞瘤、骨髓瘤、乳腺癌和前列腺癌被归类为放疗敏感性肿瘤（Gerszten 和 Monaco，2009）（图 11.1）。

乳腺癌标准放疗的有效率为 80%，而肝细胞癌的有效率为 20%。此外，放疗敏感性肿瘤的有效持续时间为 10～16 个月，而对放疗抵抗性肿瘤只有 1～3 个月。Klekamp 等在 101 例接受手术切除和术后标准放疗的脊柱转移性疾病患者中发现，58% 的患者在术后 6 个月发生肿瘤局部复发，69% 的患者在 1 年后复发，96% 的患者在术后 4 个月后复发（Moulding 等，2010；Keklamp 和 Samii，1998）。

60%～80% 的患者能通过放疗缓解疼痛，通常需要数周时间开始起效，由于放射治疗不能恢复脊柱的力学稳定性，所以不能完全防止椎体出现进一步的溶骨性塌陷（Zairi 等，2015；Konig 等，2012；Gerszten 和 Monaco，2009；Ruiz Santiago 等，2014）。

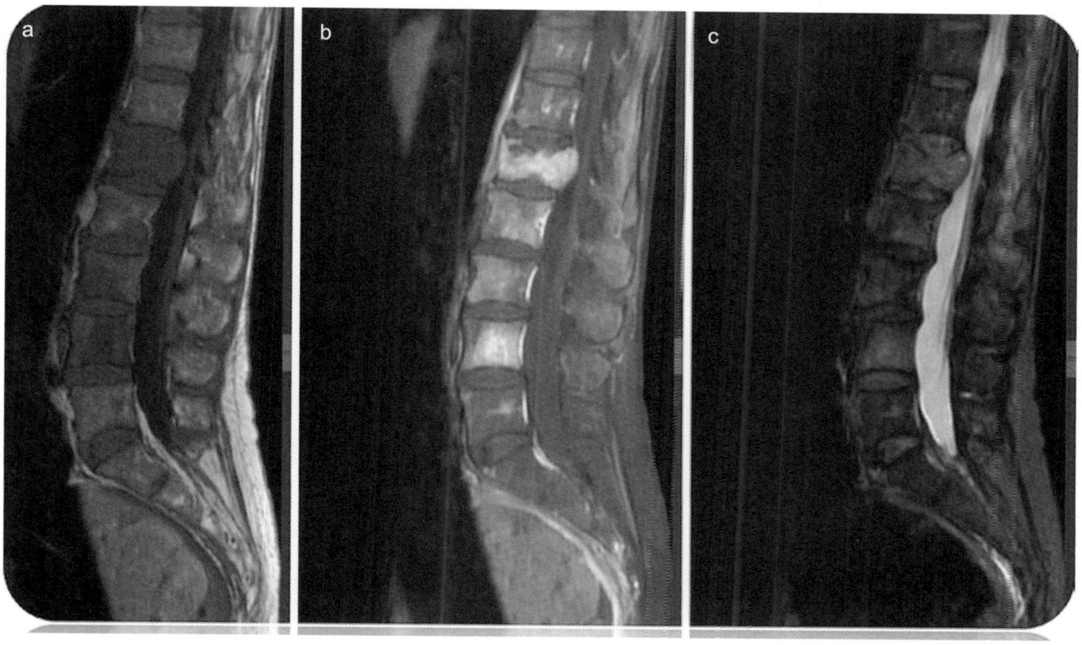

图 11.1　一位 69 岁的女性，乳腺癌伴多发脊柱转移。（a）矢状位 T1 加权序列；（b）矢状位 FSE 脂肪抑制序列；（c）矢状位 STIR MR 序列图像

最近，随着脊柱立体定向放射治疗的发展，允许更高标准的靶剂量射线用于治疗椎体的恶性病变，只要射线被肿瘤组织间隔开至少 3 mm，脊髓和马尾神经的功能将不会受到影响。射线的总剂量在 8～24 Gy 范围内，90% 以上的病例在疼痛控制和神经功能改善方面取得了显著效果。然而，脊柱立体定向放射治疗需要脊柱的生物力学稳定、没有出现神经功能障碍、脊柱的病变最多涉及 2 个相邻的椎体节段、患者的预期寿命超过 3 个月等条件（Gerszten 等，2005a，b）。外科手术通常用于治疗放疗不敏感的肿瘤（肝癌、膀胱癌、肾癌、肺癌）或脊柱严重失稳导致严重脊髓压迫的患者。

手术的目的是充分减压受累的神经结构，稳定运动节段以及根据个别患者的需要重新调整脊柱稳定性。

Patchell 等首次通过一项开放性随机研究明确表明，对伴有硬膜外脊髓压迫（epidural spinal cord compression，ESCC）的转移性脊柱疾病患者，手术减压固定联合放疗能立即、持续地改善疼痛，恢复神经功能和提高生活质量（Patchell 等，2005）。这些结果随后在另一项关于“开放手术”和“微创手术”的前瞻性队列研究中得到了证实（Barzilai 等，2019；Fehlings 等，2016）。

关于如何明确哪些患者最需要手术是一个挑战。因此，设计出了不同的评分用于选择最佳的辅助治疗方法。

改良 Tokuhashi 评分基于影响预期寿命的指标进行评估，如 KPS 评分、脊柱和椎管外转移灶的数量、是否存在内脏器官转移、癌症的原发部位及神经的受累状况等，而 Tomita 评分基于癌症的原发部位、是否存在内脏转移和骨转移。改良 Tokuhashi 评分及 Tomita 评分最常来辅助手术决策的制订（表 11.1、图 11.2）。Gasbarrin 等提出了一种脊柱转移瘤的治疗算法，该算法综合考虑了术前麻醉评估、原发肿瘤对药物治疗的敏感性以及脊柱转移瘤的治疗目标，即保留和（或）改善神经功能，维持脊柱的稳定，缓解疼痛和控制局部肿瘤。该算法表明，对那些有个体化治疗需求的患者（根据疾病的表现、状态和阶段量身制订治疗计划），应采取多学科治疗的方法。可以通过以下链接获得该算法的应用程序：https://metastases-algorithm.com。

为了帮助临床医生判断肿瘤的稳定性，脊柱肿瘤研究组（Spinal Oncology Study Group，SOSG）制定了脊柱不稳定性肿瘤评分（Spinal Instability

表 11.1 改良 Tokuhashi 评分

全身情况（表现状态）	
差	0
良好	1
中等	2
椎管外骨转移灶数目	
≥3	0
1～2	1
0	2
椎体转移数目	
≥3	0
1～2	1
0	2
主要脏器转移灶	
不可切除	0
可以切除	1
无转移灶	2
原发肿瘤部位	
肺、骨肉瘤、胃、膀胱、食管、胰腺	0
肝脏、胆囊、未明确的	1
其他部位	2
肾脏、子宫	3
直肠	4
甲状腺、前列腺、乳腺	5
瘫痪情况	
完全瘫痪（Frankel A～B）	0
不全瘫（Frankel C～D）	1
无瘫痪（Frankel E）	2
总分	0～15
0～8 生存期<6 个月 9～11 生存期 6～12 个月 12～15 生存期>12 个月	

Tokuhashi Y, Matsuzaki H, Oda H, et al. A revised scoring system for preoperative evaluation of metastatic spine tumor prognosis. Spine (Phila Pa 1976) 30: 2186-2191, 2005 (with permission)

Neoplastic Score，SINS），总分为 18 分。该评分方法包括 6 个参数：肿瘤位置、疼痛程度、骨质破坏程度、脊柱力线情况、椎体塌陷程度和椎体后方受累情况。低 SINS 评分（0～6 分）的病变一般是稳定的，不需要手术固定，而高 SINS 评分的病变（13～18 分）需要手术固定。中等 SINS 评分的肿瘤则需要进一步评估以确定是否需要手术（Fisher 等，2010）（表 11.2）。

如果是硬膜外疾病，必须评估硬膜外脊髓压迫的程度及其潜在风险，如脊髓和神经根病变。目前，ESCC 的严重程度分级采用硬膜外脊髓 SOSG 分类评分，这种方法能促进医务工作者之间的沟通。临床医生可在磁共振矢状位 T2 加权图像上，选取压缩程度最重的椎体，获取 SINS 评分的 6 个参数，进而描述硬膜外脊髓受压的程度。

急性神经功能损伤和（或）硬膜外脊髓受压评分较高（2～3分、1c ESCC）的患者需要手术评估。（Zeng 等，2019；Bilsky 等，2010；Tokuhashi 等，2017）（图 11.3 和图 11.4）。

开放性手术通常适用于一般状况良好、预期寿命较长（大于 6 个月）、需要切除转移灶、需要神经减压或脊柱固定的患者（Papanastassiou 等，2014；Zairi 等，2015；Klimo 和 Schmidt，2004）。

切除性手术通过完全切除肿瘤来达到治疗效果。Tokuhashi 评分超过 12 分，预期生存期至少 1 年，一般情况良好，1～2 个连续椎体发生孤立性脊柱转移的患者可以考虑接受此类手术。切除手术是一种侵略性手术，涉及椎体切除术或整体切除术，手术会影响椎体后方或侧方的稳定，据报道，切除性手术能显著和持续地保持神经功能、改善疼痛控制，手术效果至少持续 1 年甚至直到死亡（Konig 等，2012；Tokuhashi 等，2005；Bilsky 等，2000；Sciubba 等，2010；Telera 等，2016）。

不过这类手术的各种合并症和并发症发生率较高。据报道，在椎板切除术、椎板切除融合术和前路椎体切除融合术后，伤口感染、血肿、脑脊液漏、内固定障碍、心血管功能障碍、肺功能障碍、营养风险和神经损伤的发病率为 21%～40%，后路和前路椎体切除术的平均死亡率分别为 5%～6% 和 10%（Sundaresan 等，1996；Klimo 和 Schmidt，2004；Katonis 等，2009；Sundaresan 等，2002；Hibrahim 等，2008；Quan 等，2011；Conti 等，2019；Gokaslan 等，1998）。

研究证明，微创技术如经皮内固定术、内窥镜手术、椎体成形术（vertebroplasty，VP）和球囊后凸成形术（balloon kyphoplasty，BKP）及其衍生手术是开放手术的有效替代方案。病理性压缩骨折在以下情况下继发顽固性疼痛和脊柱失稳可用微创手术治疗：①椎体后壁完整且无硬膜受压；②开放手术无法固定的多节段病变；③患者因医学原因或预期寿命较短或无法耐受长时间和

评分系统			
	预后因素		
分值（分）	原发肿瘤	内脏转移 *	骨转移 **
1	生长缓慢		单发或孤立
2	中速生长	可治疗	多发
4	快速生长	不可治疗	

* 没有内脏转移 =0 分　　** 骨转移包括脊柱转移

预后评分	治疗目标	外科策略
2 3	长期局部控制	广泛或边缘切除
4 5	中期局部控制	边缘或病灶内切除
6 7	短期局部控制	姑息治疗
8 9 10	临终关怀	支持治疗

图 11.2　Tomita 经典评分。总分 8 ~ 10 分：生存<3 个月；总分 6 ~ 8 分：生存 6 ~ 12 个月；总分 4 ~ 6 分：生存 12 ~ 24 个月；总分 2 ~ 4 分：生存期>24 个月 [*Tomita K, Kawahara N, Kobayashi T, et al. Surgical strategy for spinal metastases. Spine 26: 298-306, 2001 (with permission)*]

表 11.2　SINS 评分

位置	
交界性（枕后部 -C2, C7-T2, T11-L1, L5-S1）	3
活动椎（C3-C6, L2-L4）	2
半固定椎（T3-T10）	1
固定椎（S2-S5）	0
疼痛程度	
有	3
偶尔，但不是机械性	2
无	0
骨质破坏	
溶骨性	2
混合性	1
成骨性	0
脊柱力线情况	
存在脱位或半脱位	4
新出现的畸形（脊柱后凸、侧弯）	2
脊柱序列正常	0
椎体塌陷	
＞50%	3
＜50%	2
椎体无塌陷，但椎体 50% 以上受累	1
以上均无	0
脊柱后外侧受累程度（关节突、椎弓根及肋椎关节骨折或肿瘤替代治疗）	
双侧	3
单侧	1
无	0
	0 ~ 18

总分 0 ~ 6 分：脊柱稳定；总分 7 ~ 12 分：脊柱潜在不稳定；总分 13 ~ 18 分：脊柱不稳定

Fisher CG, Di Paola CP, Ryken TC, et al. A novel classification system for spinal instability in neoplastic disease: an evidence-based approach and expert consensus from the Spine Oncology Study Group. Spine 35 (22): E1221-1229, 2010 (with permission)

（或）复杂的手术治疗。据报道，微创技术的优势包括：镇痛效果迅速，住院时间短，术中失血量少以及能够更早地开始辅助治疗（Fourney 等，2003；Konig 等，2012；Weitao 等，2012；Pan 等，2013；Miscusi 等，2011；Chen 等，2009；Chew 等，2011）。目前，从现有的文献证据中还不能确定哪种方法更优越，但微创技术已经逐渐在转移性脊柱肿瘤的治疗策略中发挥重要作用（Barzilai 等，2020）。

11.3　椎体成形术和后凸成形术

伴有疼痛症状的病理性压缩骨折，在没有严重的脊柱失稳或椎体后方受累的情况下，可采用骨水泥强化手术治疗，如椎体成形术及后凸成形术。脊柱不稳定肿瘤评分能帮助临床医生对肿瘤的侵袭性进行诊断和分级。最近，脊柱肿瘤研究组成员对文献进行了系统的回顾性分析，他们强烈建议在有症状的溶骨性肿瘤中使用椎体成形术和后凸成形术（Mendel 等，2009）。

相反，由于脊髓压迫或根性疼痛比轴向疼痛更严重而导致进行性神经功能障碍的患者应当接受手术减压。多个椎体转移引起的疼痛是弥漫性的，对骨水泥强化治疗的反应也很差（Ofuoglu，2009）。

椎体成形术和球囊后凸成形术都是经皮穿刺手术，可以为病变椎体提供有效的结构支撑，手术的主要目的是防止病椎进一步塌陷（Konig 等，2012；Ofuoglu，2009；Fourney 等，2003；Dudeney 等，2002；Masala 等，2008；Schroeder

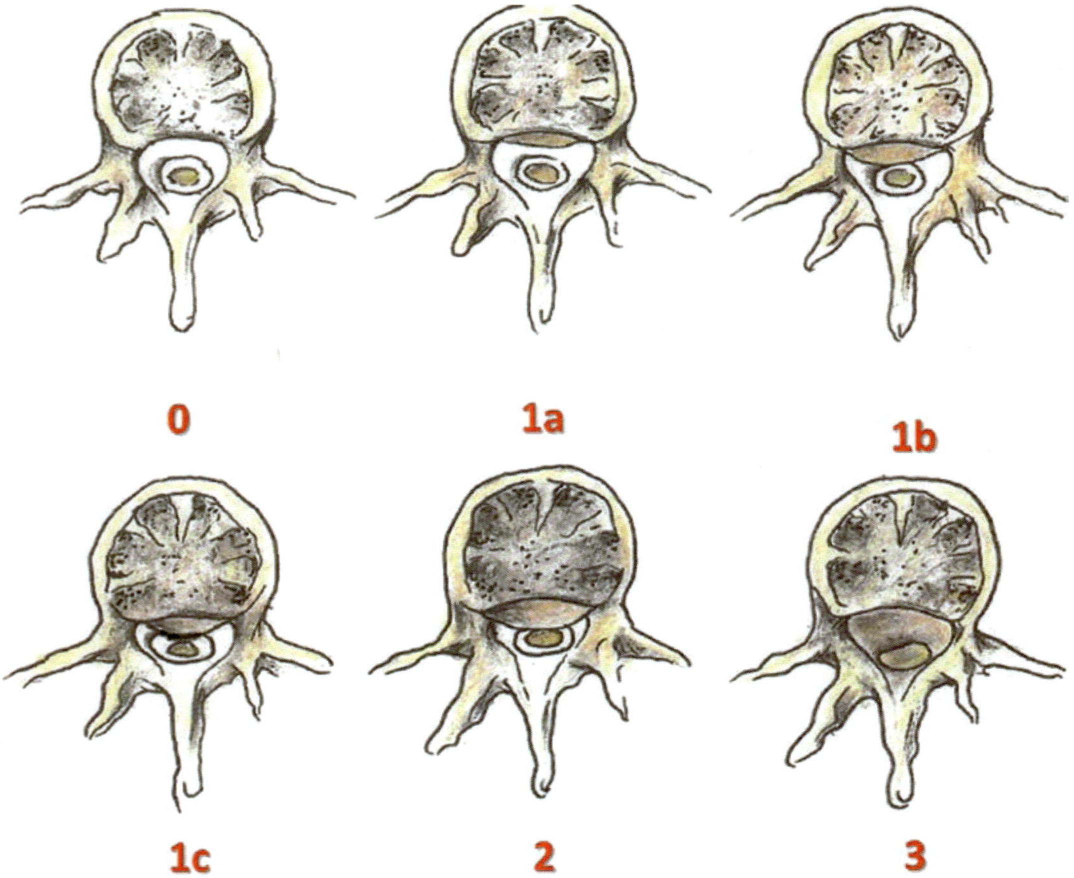

图 11.3 脊柱肿瘤研究组提出的脊髓硬膜外分级评分：0，无硬膜外疾病；1a，硬膜外病变，压迫硬膜囊但无变形；1b，硬膜外疾病使硬膜囊变形，但脊髓不变形；1c，硬膜外疾病使硬膜囊变形并接触脊髓；2，硬膜外脊髓压迫，脑脊液可见；3，硬膜外脊髓压迫，脑脊液不可见［*Bilsky et al. Reliability analysis of the epidural spinal cord compression scale. J Neurosurg Spine 13 (3): 324–328, 2010* (Federica Falcioni 绘)］

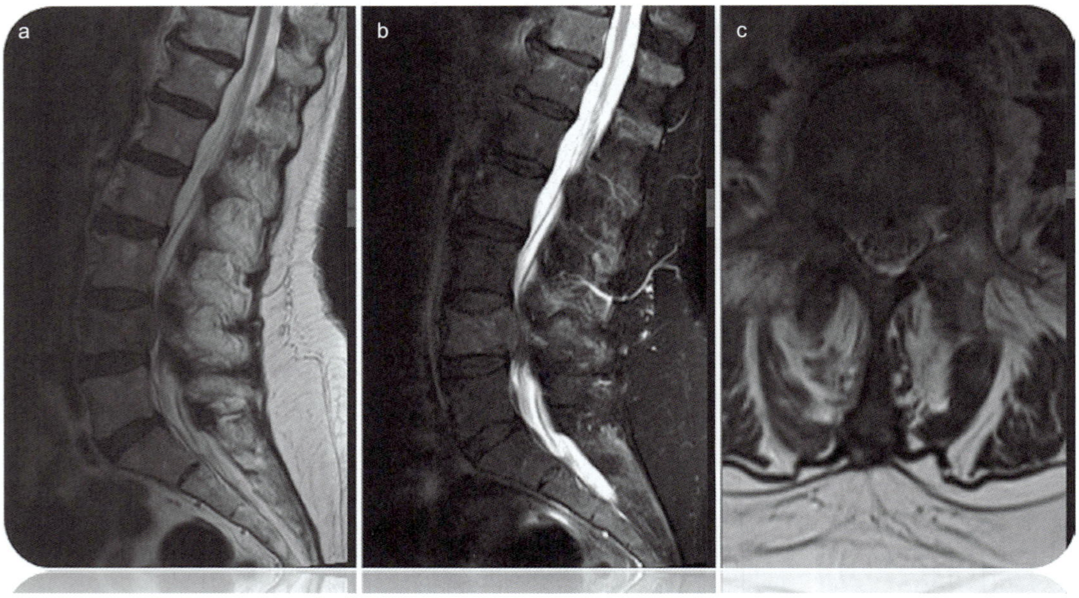

图 11.4 (a) 矢状位 T2 加权序列、(b) 矢状位 T2 加权 TSE 序列和 (c) 轴位 T2 加权 TSE 序列磁共振图像显示 L4 转移瘤伴硬膜外脊髓受累（硬膜外脊髓分级评分 2 级）

等，2011）。据报道，50%～80% 的病例在术后 48～72 小时内疼痛得到控制。镇痛效果最初假设是因为 PMMA 聚合引起的放热反应使肿瘤细胞和神经末梢发生治疗性热损伤。但其他的研究反驳了这一观点，因为对接受治疗的椎体进行组织学检查，并没有发现明显的骨坏死和骨内神经组织坏死。注射能在人体正常温度下结晶的磷酸钙水泥也获得了类似的镇痛效果（Papanastassiou 等，2014；Mathis 和 Wong，2003）。填充材料更可能作为“内固定”的角色实现镇痛效果，如在后凸成形术中“内固定”为实心的球囊，而在椎体成形术中，“内固定”为骨水泥与骨小梁相互连接的交叉结构，骨水泥凝固后固定骨小梁微骨折并减少骨水泥固化后的血供。机械稳定性可以防止传递疼痛信号的神经纤维刺激骨膜、骨髓和哈弗氏系统（Pan 等，2013；La Maida 等，2011；Telera 等，2018；Eichholz 等，2006；Burton 等，2011；Ruiz Santiago 等，2014；Berenson 等，2011；Mathis and Wong，2003）。此外，骨水泥可以浸润肿瘤组织并凝固，从而将部分肿瘤组织与供给血管分离，从而导致肿瘤组织坏死（Xie 等，2015）。

研究表明，填充椎体体积的 14%～30% 就足以恢复原先的椎体硬度。在癌症患者中行椎体成形术和后凸成形术比在创伤或骨质疏松患者中更有难度（Telera 等，2018；Eichholz 等，2006；Ruiz Santiago 等，2014；Lee 等，2009；Bouza 等，2009）。常见的并发症包括广泛的骨质破坏、椎体后壁断裂、患者的一般情况不佳、脊髓受压等。而椎旁和血管内骨水泥渗漏、肺栓塞（PE）的发生率接近 10%，是常见并发症的 10 倍以上（Ruiz Santiago 等，2014；Laredo 和 Hamze，2005；Mathis 和 Wong，2003；MacGraw 等，2003）。

椎体成形术和球囊后凸成形术之间的选择仍是一个尚未解决的问题。根据目前的数据，对药物治疗效果不佳的骨质疏松性椎体压缩骨折患者，建议椎体成形术作为首选治疗。球囊后凸成形术的费用更高，在一些特殊的患者中作为代替方案，如那些近期发生 1 个或 2 个椎体骨折的患者或癌症患者，球囊后凸成形术将填充材料以较低的压力递送至球囊扩张形成的空腔中，从而减轻了骨水泥渗漏的风险（Ruiz Santiago 等，2014；Köse 等，2006；Papanastassiou 等，2014）。

通常溶骨性转移会破坏椎体的稳定，引起明显的疼痛，适合行椎体成形术或球囊后凸成形术。成骨性转移多见于前列腺癌和乳腺癌，脊柱的稳定性较好，虽然有疼痛症状，但很少发生椎体骨折（Wang 等，2016）。在接受椎体强化术后，病理性压缩骨折的椎体高度可恢复到术前的 34%～38%，矢状位改善 3°～7°，这些变化可能会带来有益的影响，包括减少病椎的屈曲力矩，恢复直立姿势，降低椎体再骨折风险（Papanastassiou 等，2014）。

与治疗骨质疏松性骨折不同，在转移性椎体病变中，重建椎体强度，恢复椎体高度和纠正后凸畸形往往是不现实的，也不是手术的主要目的。由于癌症患者预期寿命更短，治疗的主要目标是减少患者疼痛、让患者尽早地活动和改善生活质量（Klingler 等，2013；Papanastassiou 等，2014）。

Fourney 等报道了他们的 97 例系列手术（其中 65 例椎体成形术和 32 例后凸成形术），针对 56 名病理性压缩骨折伴顽固性脊柱疼痛的患者。在他们的研究中，84% 的患者疼痛缓解，无术后症状加重的患者。患者术后 1 个月镇痛药使用量明显减少，并且术后至少 1 年的随访中，患者的疼痛缓解效果仍然显著（Fourney 等，2003；Klimo 和 Schmidt，2004）。

Bouza 等在 2009 年进行了一项荟萃分析，涉及所有已发表的关于球囊后凸成形术治疗转移性脊柱疾病的报告，在 2003 年至 2008 年，共有 7 项研究（3 项回顾性研究和 4 项前瞻性研究）进行了分析，包含 306 名患者 761 个椎体病理性骨折，随访时间 3～24 个月。大部分患者能在术后迅速（甚至在术后当天）恢复活动能力、社会功能和身体功能。研究发现，在身体功能、身体表现、脊柱疼痛、活力、社会功能和心理健康方面有显著改善，但在总体健康认知方面没有显著改善。在所有椎体节段中，BKP 骨水泥渗漏的平均发生率约为 6%。这篇荟萃分析表明球囊后凸成形术能快速、显著地缓解疼痛（VAS 评分降低 2～2.7 分，相当于减少 30%～41%），并且这种镇痛效果至少持续 2 年。该研究提供了Ⅲ级证据，证明球囊后凸成形术是一种耐受性良好、相对安全和有效的方法，可减少肿瘤合并椎体压缩性骨折患者的疼痛并促进功能恢复（Bouza 等，2009）。Bouza 等报告，在病理性压缩骨折中，椎体成形术术后骨水泥渗漏率比传统的球囊后凸成形术高4倍，这与实体瘤或骨髓瘤的组织学性质无关，且大多数是需要手术减压治疗的症状性骨水泥渗漏。球囊后凸成形术的优势是骨水泥黏度更高，并形成一个以较低压力传送骨水泥的球囊空腔（Fourney 等，2003；Bouza 等，2009）。

McGirt 等在2009年对椎体成形术或球囊后凸成形术及最佳的药物治疗进行了综述，目的是研究VP、BKP及优良的医疗管理是否与患者的良好预后有关。作者以病例的形式（Ⅳ级证据）回顾了18项已发表的研究，共涉及698名患者，累积的分析表明，与保守治疗相比，大部分患者在椎体成形术和球囊后凸成形术治疗后疼痛明显减轻，并且手术相关发病率也很低（McGirt 等，2009）。

Mendel 等也进行了一项系统性文献回顾，以研究VP/BKP增强骨水泥治疗疼痛性VCFs的效果。该研究发表了6篇关于椎体成形术的前瞻性文章（二级）和22篇回顾性文章（三级）(共877名患者)，以及7篇使用球囊后凸成形术的前瞻性文章和5篇回顾性文章（共333名患者）。结果显示，这两种技术都能改善疼痛评分和功能预后。大部分研究结果表明，在球囊后凸成形术后，患者的矢状对位得到了一定程度上的矫正，椎体的初始高度及后凸畸形明显改善，但是这两个变量在2年后又回到了术前水平（Mendel 等，2009）。

2012年，Pfugmacher 等对768名接受球囊后凸成形术的脊柱转移或多发性骨髓瘤患者进行了前瞻性研究，收集了其中409名患者的结果。患者术后的疼痛和残疾指数评分有明显改善，椎体高度在术后36个月内无进行性丢失，2.8%～9.3%的患者发生骨水泥渗漏（Pfugmacher 等，2012）。

在最近的一项系统性综述中，Astur 等检索到两项关于球囊后凸成形术治疗病理性压缩骨折的随机对照试验，评估了球囊后凸成形术在疼痛缓解、残疾功能改善方面的疗效（Konig 等，2012；Astur 和 Avanzi，2019）。

在癌症患者骨折评估（Cancer Patient Fracture Evaluation，CAFE）随机对照试验中，Berenson 等分析了来自世界各地22个地区的134名患者，在发生疼痛性椎体压缩骨折的癌症患者中，比较了球囊后凸成形术与标准保守治疗的安全性和有效性。作者一致肯定了球囊后凸成形术治疗病理性压缩骨折的疗效，即使在晚期癌症患者中，疼痛和身体功能也有明显和持续的短期改善。与接受保守治疗的患者相比，手术患者在1个月后表现出更好的功能结果，如及时活动、背痛明显缓解、生活质量改善，并且止疼药的使用从基线时的91%降至49%。这些优势在术后能立即实现，并持续至少12个月，使球囊后凸成形术成为癌症合并症状性胸椎/腰椎病理性压缩骨折的早期治疗选择（Wardlaw 等，2009；Kasperk 等，2012；McGirt 等，2009；Konig 等，2012；Burton 等，2011；Berenson 等，2011；Dudeney 等，2002；Pfugmacher 等，2008；Taylor 等，2007；Eck 等，2008；Elleraky 等，2011；Bouza 等，2009；Hulme 等，2006；Pfugmacher 等，2006；Sahgal 等，2013）。

在第二项随机对照研究中，Korevessis 等根据47名病理性椎体压缩骨折患者的结果，将患者分为两组，分别进行不同的经皮手术。两种手术方法（BKP 和 KIVA®）在疼痛控制、生活质量、椎体高度恢复方面均有显著改善。Astur 等根据上述结果得出结论：在癌症患者中，对病理性椎体压缩骨折导致的疼痛和畸形，球囊后凸成形术可缓解疼痛，改善脊柱功能和提高患者的生活质量。因此，球囊后凸成形术可作为疼痛性病理性椎体压缩骨折的早期治疗方法，球囊后凸成形术可改善患者的身体功能，减少与长时间制动相关的疾病发生率（如血栓栓塞、坠积性肺炎、压疮、疼痛控制不佳），进而延长患者的寿命，加快后续的辅助化疗/放疗进程（Astur 和 Avanzi，2019；Berenson 等，2011；Pfugmacher 等，2012；Korovessis 等，2014；Zeng 等，2019）(图11.5和图11.6）。

对于病理性椎体压缩骨折，不同的治疗方法可以相互配合。根据对疼痛缓解的分析，放疗或脊柱立体定向放疗联合椎体成形术或球囊后凸成形术比单独治疗的疗效更好（Bartels 和 van der Linden，2008；Gerszten 等，2005a）。椎体成形术或球囊后凸成形术也可与其他微创技术联合，如射频消融术，射频消融电极经相同的椎弓根入路进入椎体，电极周围区域产生热效应。高温（50～90℃）使椎体内肿瘤组织发生凝固性坏死，并损伤疼痛敏感神经，达到止痛效果。同样地，经皮冷冻成形术，

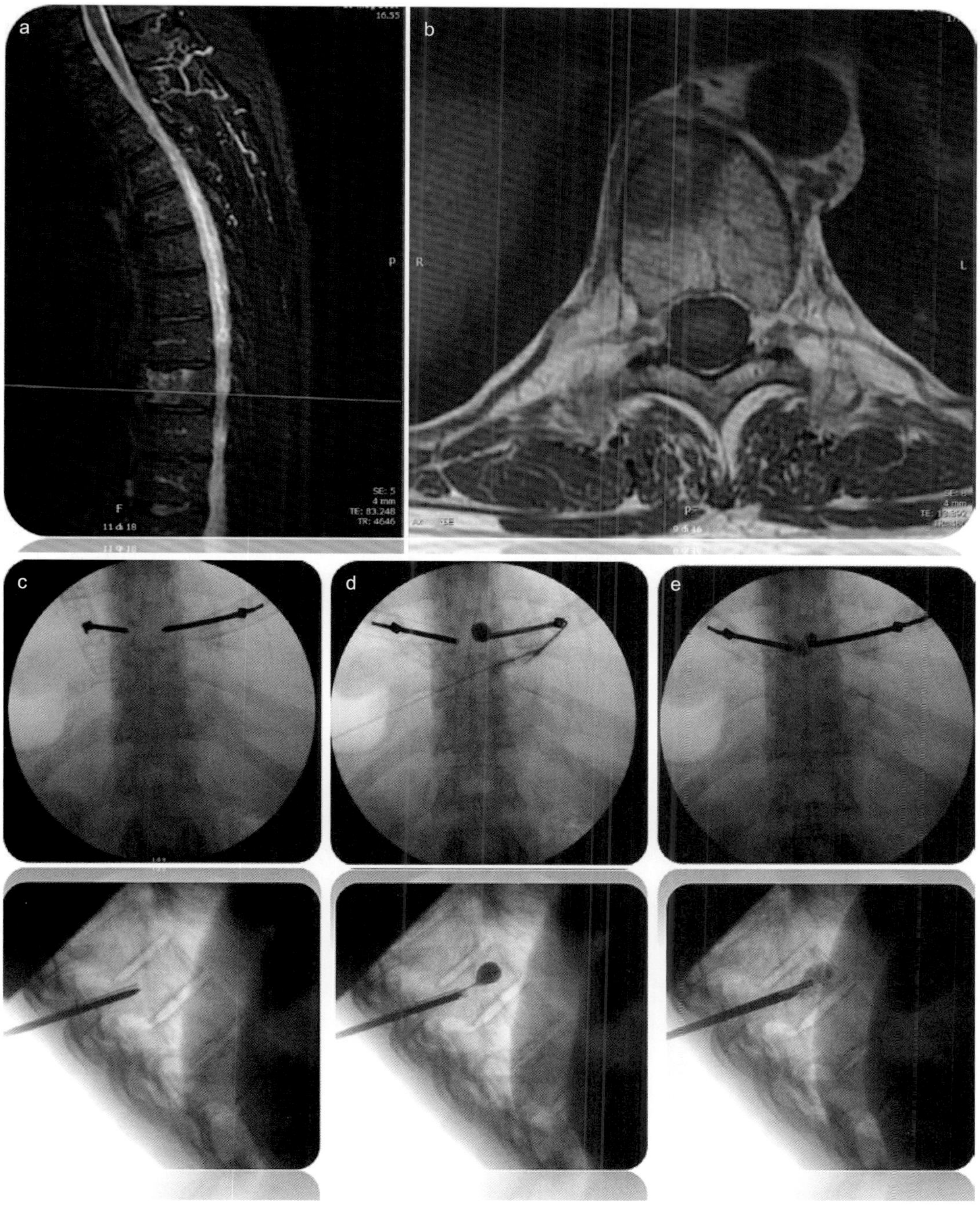

图 11.5　46 岁男性患者，胃癌合并内脏转移和骨转移（胸 8 椎体）。（a）矢状位 STIR 磁共振序列；（b）轴位 T1 加权磁共振序列；（c）进行球囊后凸成形术时，工作套管置入的 X 线影像；（d）球囊扩张；（e）有机硅材料填充椎体；（下页续）

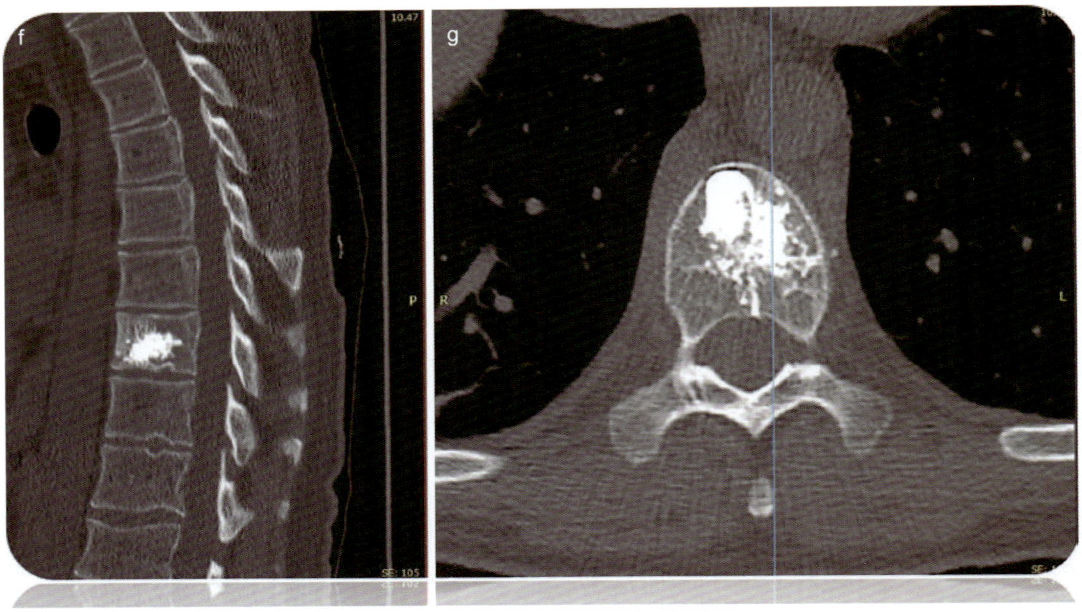

图 11.5 （续）(f) 术后矢状位 CT 和 (g) 轴位 CT 示充填物分布情况。球囊后凸成形术后疼痛明显缓解，患者随后接受脊柱立体定向放疗和全身化疗

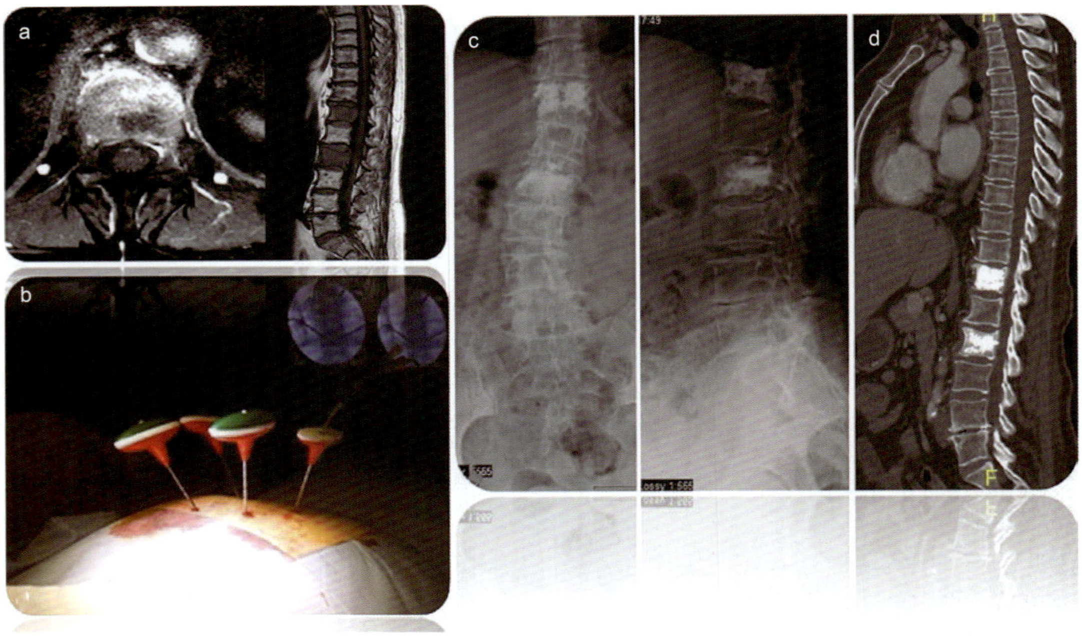

图 11.6 53 岁女性患者，肺癌合并疼痛性脊柱转移（胸 12 和 L1）。(a) 矢状位 STIR 和轴位 T1 加权序列；(b) 球囊后凸成形术，双侧入路；(c) 术后 X 线片和 (d) 术后矢状位 CT 扫描显示两个椎体充盈良好。患者术后背部疼痛明显改善

可将氩气注入病椎，氩气产生冷却效应随后与病变组织生成“冰球”，从而达到止痛效果。这些技术破坏肿瘤组织的主要机制是造成肿瘤细胞脱水和死亡（Zairi 等，2015；Gerszten 和 Monaco，2009）（见第 13 章）。

Cardoso 等最近在 19 例转移性脊柱肿瘤患者中，进行钐 -153 间质性化疗联合球囊后凸成形术。在使用低剂量钐化疗时，既未引起手术相关并发症，也没有血液系统毒性反应。所有患者的疼痛均得到了缓解，但与肿瘤控制有关的长期结果仍需进一步研究（Cardoso 等，2009）。

11.4　多发性骨髓瘤

多发性骨髓瘤（multiple myeloma，MM）是一种 B 细胞疾病，以恶性浆细胞在骨髓中的聚集（通常由一个恶性细胞克隆产生）为特征，引起造血功能障碍和骨质破坏。多发性骨髓瘤是最常见的原发性椎体恶性肿瘤（54%），占所有恶性肿瘤的 1%，约占血液系统恶性肿瘤的 10%。多发性骨髓瘤目前是一种不治之症，即使现在的治疗方法可以显著延长生存率，但 5 年的生存率仅为 37%（Pan 等，2013；Novak 等，2018；Mendoza 等，2012）。

肿瘤细胞释放破骨细胞激活因子刺激破骨细胞，导致多个节段的椎体破坏并引起高钙血症。70% 的患者存在脊柱溶骨性病变，其中的 30% 发生病理性椎体压缩骨折。值得注意的是，多发性骨髓瘤引起的溶骨性破坏呈“双凹”形态，而骨质疏松患者的骨折呈“楔形压缩”（Dudeney 等，2002）（图 11.7）。但它们有时在影像学上的形态相似。在作者的报道中，5%～24% 的多发性骨髓瘤伴有脊髓压迫（Guzik，2017；Pan 等，2013；Dispenzieri 和 Kyle，2005；Dudeney 等，2002；Ruiz Santiago 等，2014）。

多发性骨髓瘤引起的骨破坏，其磁共振特征不具有特异性和可变性，但如果能及时确诊，目前的治疗手段能显著延长这些患者的预期寿命，总体有效率为 78%，平均生存时间为 63 个月（Novak 等，2018）。

对转移性椎体病灶进行放疗，可以减少肿瘤局部复发和缓解疼痛。但是，放疗和激素联合治疗不能立即恢复骨质丢失和脊柱的机械强度。手术治疗存在争议，因为肿瘤患者的骨质较差，这会影响前路融合器和钉棒系统的植入，无法进行复杂的脊柱重建及术后愈合，因此无法完全恢复脊柱的力学稳定。

开放手术适用于需紧急进行神经减压的患者以及生存期较长的患者（Guzik，2017）。

椎体成形术和球囊后凸成形术在治疗脊柱多发性骨髓瘤方面疗效显著，可以强化病椎，防止脊柱后凸畸形及其进一步进展。鉴于微创的优势，手术同时不需要中断化疗，并且可以同放疗互补。由于多发性骨髓瘤中涉及单个椎体的病变少见（Guzik 等的研究中，129 例患者中仅 8% 的患者出现单个椎体病变），因此手术可以同时在不同的椎体节段中进行（Guzik，2017）。球囊后凸成形术的具体优势是提高了骨水泥强化治疗的安

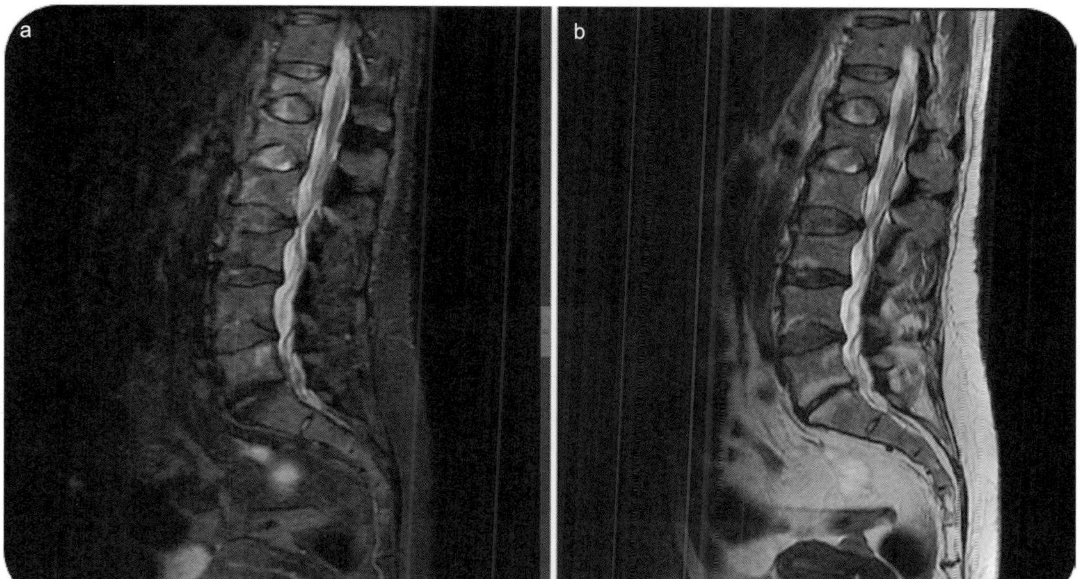

图 11.7　（a）一名 56 岁多发性骨髓瘤女性患者全身多发转移的矢状位磁共振 T2 加权序列和（b）矢状位磁共振 STIR 序列，均显示多节段椎体的“双凹形”骨折。患者主诉弥漫性脊柱疼痛，但无局灶性疼痛。在这个病例中，没有进行椎体强化技术的手术指征

全性，并在一定程度上恢复了椎体高度（Dudeney 等，2002；Pfugmacher 等，2006）。在进行椎体成形术 / 球囊后凸成形术操作时，工作套管中的血液经常倒流，这表明多发性骨髓瘤是一种非常广泛且柔软的血管性肿瘤。多发性骨髓瘤的血供丰富，易损伤骨皮质，因此骨水泥渗漏的发生率比骨质疏松性骨折更高（Pan 等，2013；Pfugmacher 等，2012）。理想情况下，对症状性溶骨性椎体破坏的患者，应在发生病理性骨折及神经压迫前尽快安排微创介入治疗，防止出现椎体形态丧失及神经功能损害（Guzik，2017）（图 11.8 和图 11.9）。

2002 年，Dudeney 等在 18 例多发性骨髓瘤患者中，评估了 55 例球囊后凸成形术治疗椎体压缩骨折的结果，手术的效果理想，未发生严重并发症，只有 4 例患者发生骨水泥渗漏。所有患者在术后获得了明显和持续的疼痛缓解及生活质量改善，椎体高度的平均恢复率为 34%（Dudeney 等，2002）。

Fourney 等的研究报道，84% 的患者（21% 受多发性骨髓瘤影响）在椎体成形术后疼痛完全缓解，9.2% 的患者发生骨水泥渗漏（Fourney 等，2003）。

Pfugmacher 等回顾研究了 20 名多发性骨髓瘤患者的 48 例球囊后凸成形术。手术的指征是出现严重背痛和椎体进一步塌陷。10.4% 的患者发生了无症状骨水泥渗漏，球囊后凸成形术后的平均 VAS 评分显著降低，从术前 8 分降至术后 2 分，1 年后，VAS 评分仅上升至 3.2 分。48 个接受治疗的椎体中，有 31 个实现了椎体高度的改善（64.5%）。在术后 1 年患者对疗效的满意度评价中，优秀占 65%、良好占 25%，一般占 20%（Dudeney 等，2002；Julka 等，2014；Lane 等，2004；Pfugmacher 等，2006；Zou 等，2010）。

在 Vrionis 等的研究中，95% 的患者在椎体成形术后疼痛程度显著降低，13% 的患者发生骨水泥渗漏（Vrionis 等，2005）。

Kose 等对 34 名多发性骨髓瘤患者进行了评估，结果显示，尽管球囊后凸成形术和椎体成形术都能缓解疼痛，但在术后第 6 个月和第 12 个月，球囊后凸成形术的疼痛缓解效果比椎体成形术更好（Köse 等，2006）。

在两项关于多发性骨髓瘤疼痛相关残疾指数的研究中，残疾指数从高到低表现出显著的改善。

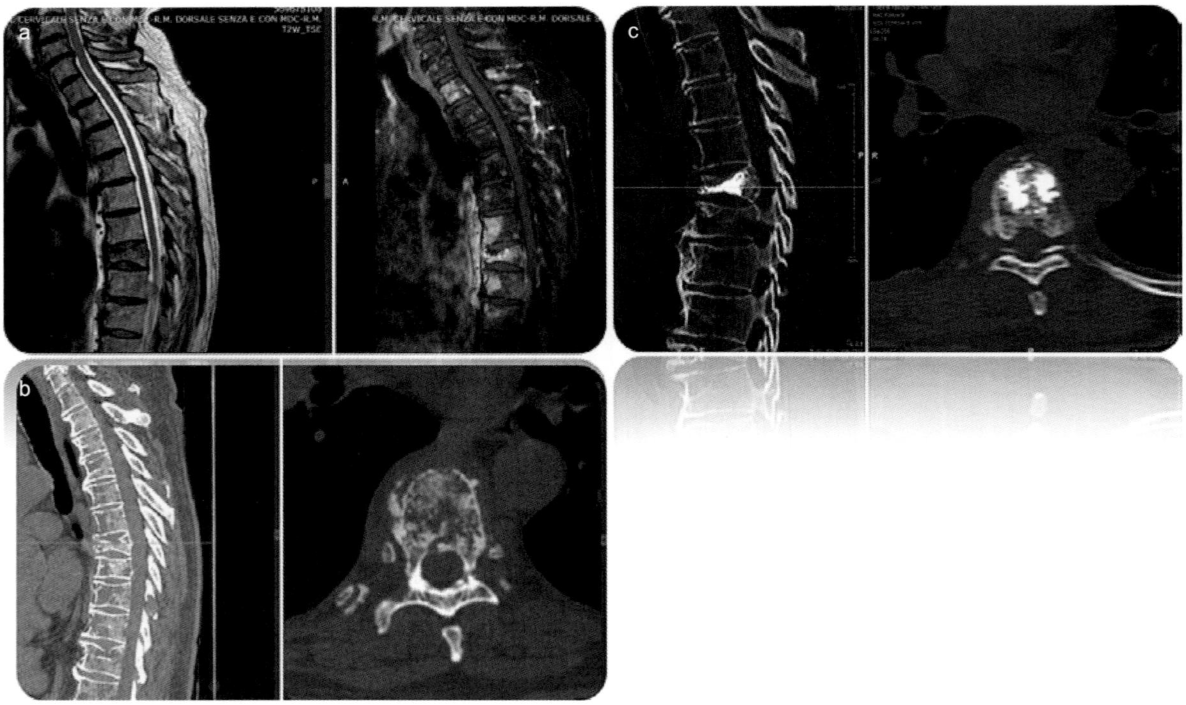

图 11.8 63 岁男性患者，近期诊断多发性骨髓瘤。（a）矢状位磁共振 T2 加权和 STIR 序列；（b）矢状位和轴位 CT 扫描，均显示多个椎体受累，胸 7 发生压缩骨折，背部疼痛 1 个月，VAS 评分 8 分；（c）椎体成形术及活检术后，胸 7 椎体的矢状位和轴位 CT 扫描。患者出院时疼痛明显减轻，VAS 评分 2 分，在术后不久开始化疗

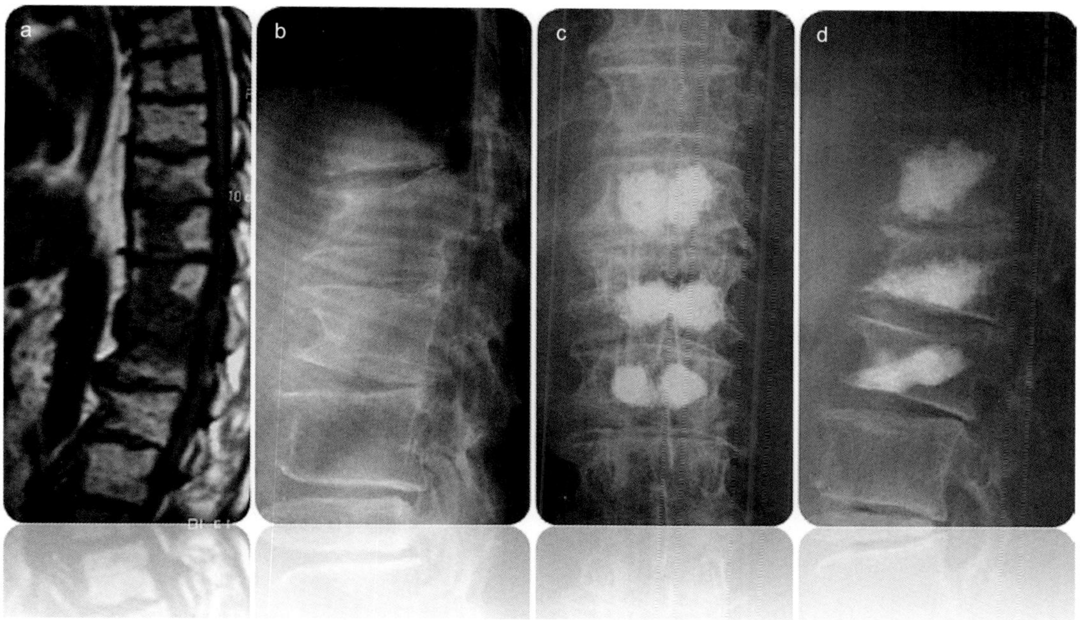

图 11.9　57 岁患者，近期诊断多发性骨髓瘤。（a）矢状位磁共振 T1 加权序列和（b）矢状位 X 线片显示 T12、L1、L2 发生症状性椎体压缩骨折。（c、d）术后正位和侧位 X 线片显示进行了三节段椎体成形术

MacDonald 等观察到 66 名患者在椎体成形术前后，填写的罗兰·莫里斯残疾问卷（Roland Morris Disability Questionnaire，RMDQ）改善了 11 分，改善效果至少持续 1 年（McDonald 等，2008）。在 Anselmetti 等的研究中，106 例患者的 ODI 评分中位数在椎体成形术后显著降低（Anselmetti 等，2012）。

Yang 等进行了一项随机对照试验，在 76 例多发性骨髓瘤伴椎体压缩骨折患者中，评估了椎体成形术联合化疗与单纯化疗的疗效。与单纯化疗相比，联合治疗在疼痛缓解、体能改善和总体生存率方面取得了更好的结果（3 年生存率为 74% 对比 53%，$P<0.05$）。在 3 年和 5 年的随访时，联合治疗的优势也保持不变（Yang 等，2012）。

La Maida 等对 14 名多发性骨髓瘤患者的 37 个椎体节段进行了治疗并证实，单椎弓根入路的球囊后凸成形术在术后椎体高度恢复、脊柱后凸畸形矫正和疼痛即刻缓解方面获得了与双椎弓根入路的球囊后凸成形术相似的效果。椎体强化术中骨水泥渗漏的发生率为 24.3%，但考虑到治疗节段的总数，在多节段椎体成形术和双侧球囊后凸成形术中，因骨水泥的使用量更高导致骨水泥渗漏发生更常见（La Maida 等，2011，2012）。

为了降低这类患者的并发症风险，有人建议：①当骨水泥达到椎体后壁 1/4 的距离时，立即停止骨水泥填充；②等待足够长的时间，并使用更黏稠的骨水泥或硅胶材料；③在多节段骨折患者中考虑采用单椎弓根入路，据报道其效果与双椎弓根入路相似（La Maida 等，2011）（图 11.10）。

在 Kasperk 等的研究中，35 名分别接受了球囊后凸成形术联合全身治疗、姑息性放疗联合全身治疗以及单纯全身治疗。1 个月后，前两组患者的疼痛程度明显降低。球囊后凸成形术后，椎体的高度没有大幅度增加，但在 2 年的随访中，椎体的高度稳定，没有进一步丢失。相比之下，其他两组的椎体高度在随访期间持续下降，共发生 2 例严重并发症，因胸椎椎管渗漏分别导致神经功能损伤和椎管狭窄（Kasperk 等，2012）。

Mendoza 等对 79 名脊柱多发性骨髓瘤的患者进行了椎体强化治疗，结果显示，术后 2 个月内疼痛明显改善，疲乏、嗜睡、焦虑等疼痛相关症状有所减轻，患者的整体生活质量和“幸福感”也随之改善（Mendoza 等，2012）。

最近，国际骨髓瘤工作组发布了一份治疗多发性骨髓瘤椎体压缩骨折的共识：对于骨折部位有明显疼痛的患者，建议进行球囊后凸成形术或

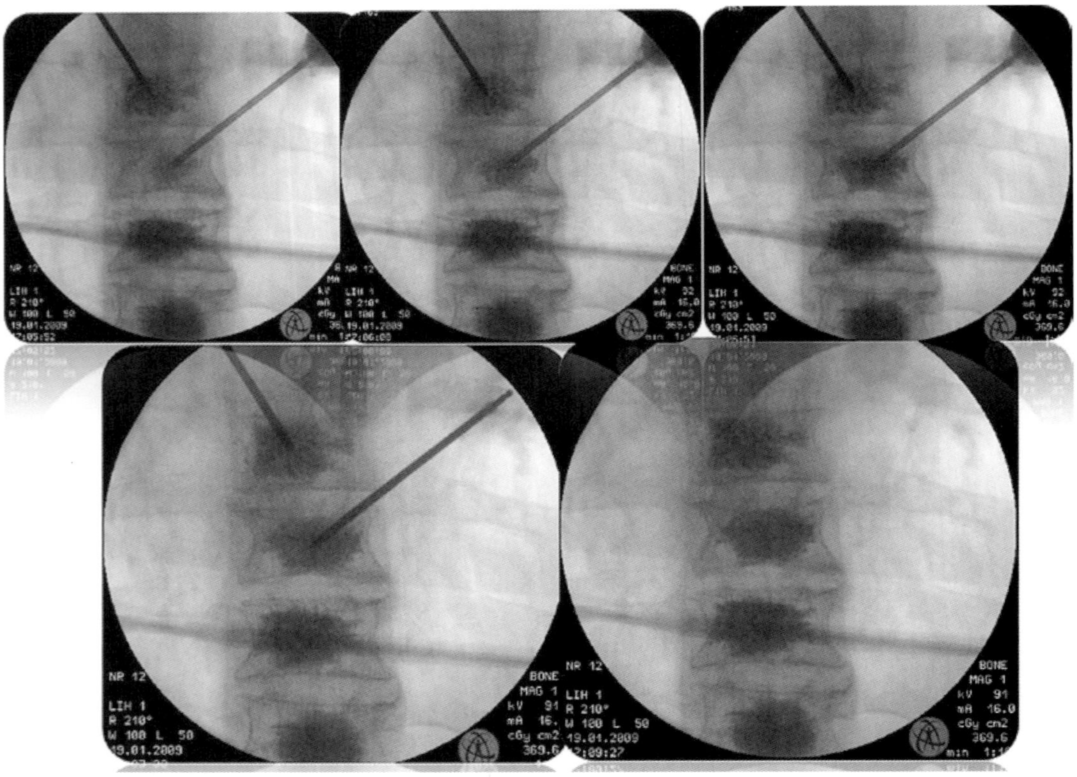

图 11.10　患者男性，38 岁，诊断多发性骨髓瘤，行多节段椎体成形术（单侧椎弓根入路）的术中 X 线影像

椎体成形术，除非存在医疗禁忌证，否则应在 4～8 周内进行。专家小组建议，单次最多治疗 3 个椎体节段较为合适，处理超过 3 个椎体的任何治疗决策都应谨慎；专家组还承认，与椎体成形术相比，球囊后凸成形术的骨水泥渗漏发生率更低（Kyriakou 等，2019）。

此外，对于存在椎体后壁明显中断或硬膜受压的疑难病例，可以考虑采用开放椎体成形术（见第 12 章）。开放手术能同时进行脊髓减压和椎体固定，在缓解疼痛和恢复神经功能方面具有良好的临床效果（Pan 等，2013；Telera 等，2019）。

仅靠影像学技术无法完全地鉴别骨质疏松性椎体压缩骨折与侵袭性血液系统肿瘤。经计算，椎体成形术和球囊后凸成形术在治疗椎体压缩骨折时，组织学活检的非预期阳性率为 3%～4.9%。因此，对疑似骨质疏松性椎体压缩骨折进行椎体成形术或球囊后凸成形术时，不同的作者一致建议对每个病例进行活检，以便组织病理学评估。增加的手术时长可以忽略，若做出正确诊断，患者可以争取时间早期获得有效的化疗。然而，此话题仍存在争议，另一些作者同时也担忧这种常规活检带来的临床实用性和成本效益（Novak 等，2018；Allen 等，2009；Hershkovich 等，2020；Hansen 等，2016）。

11.5　椎体血管瘤

椎体血管瘤是一种常见的肿瘤，其特点是静脉通道扩张，血流缓慢，肿瘤被脂肪包裹并浸润在骨髓腔内。大多数的椎体血管瘤是良性的，无临床症状，不需要任何治疗。也有一部分患者可能出现脊柱疼痛，在极少数情况下，血管瘤也会表现出局部侵袭性倾向，表现为显著的椎体扩张、硬膜外侵犯、血流障碍、压缩性椎体骨折以及出现神经系统症状，如脊髓压迫和神经根病。

根据椎体血管瘤的影像学和临床特点，将其分为四个不同的阶段：①无症状，椎体受累有限；②骨质破坏，出现临床症状；③肿瘤侵袭硬膜外及周围软组织，但无临床症状；④肿瘤侵犯周围组织并引起症状性神经损害。

这种侵袭性和症状性病变往往发生在年轻人中，病变大多累及椎体及椎弓，占所有椎体血管瘤的 1%～3%。2/3 的病例发生在 T3 至 T9 椎体之间。在 CT 扫描中表现出典型的椎体内“圆点”或类似“盐点、胡椒粉点”的影像，其原因是病椎的骨小梁增厚且骨缘扩张，骨皮质的边界显现不清。通常情况下，椎体血管瘤在 T1 和 T2 加权序列上表现为均匀增强的高信号，而增厚的骨小梁在 T1 和 T2 序列上表现为低信号。

由于血管丰富，椎体血管瘤具有较高的术中出血倾向。在出现神经功能迅速恶化或出现顽固性疼痛时，可以考虑手术治疗。单独或在术前进行血管内栓塞，可减少术中出血。对出现临床症状但进展缓慢的患者，标准放疗（20～25 次，总剂量 40～50 Gy）或脊柱立体定向放射治疗可作为一线治疗。较小的椎体血管瘤或放疗后仍有严重骨质破坏且没有再骨化的血管瘤，可单独采用椎体强化术治疗（Fox 和 Onofrio，1993；Pastushyn 等，1998；Wang 等，2018a；Wang 等，2018b）（图 11.11）。Narayana 等评估了椎体成形术治疗难治性疼痛性脊椎血管瘤的疗效，共 14 例疼痛性椎体血管瘤患者接受治疗（其中胸椎 4 例、腰椎 10 例），患者均有 6 个月以上的严重背痛，经药物治疗无效。椎体成形术后 8 名患者疼痛症状消失，剩余 6 名患者疼痛明显缓解，均未发生并发症。其中 2 名伴有根性疼痛的患者在接受椎体成形术后不适症状明显缓解。在术后 36 个月的随访中，疼痛没有复发。作者得出结论，对难治性疼痛性椎体血管瘤患者，椎体成形术是一种安全有效的选择（Narayana 等，2014）。近期 Vasudeva 等对侵袭性椎体血管瘤的手术治疗进行了回顾，他们承认由于侵袭性血管瘤并不常见，难以进行大型试验，尽管有多种可用的治疗方案，但最佳的治疗措施仍无法确定。根据他们的研究，椎体强化技术如果与减压性开放手术联合使用，能止血栓塞，改善前柱的承重能力，降低患者积极手术治疗的发生率，如椎体切除术等（Vasudeva 等，2016）。

Wang 等回顾了 20 位侵袭性椎体血管瘤患者，他们伴有轻度或缓慢进展的神经功能障碍，并接受放疗作为一线治疗（体外照射次数为 20～25 次，总剂量为 40～50 Gy）。术后平均随访 75.2 个月，末次随访时，65% 的患者无复发或恶变。由于骨质破坏后病椎的再骨化减少，13 例患者中 2 例无症状患者在放疗后也接受了椎体成形术。另外有

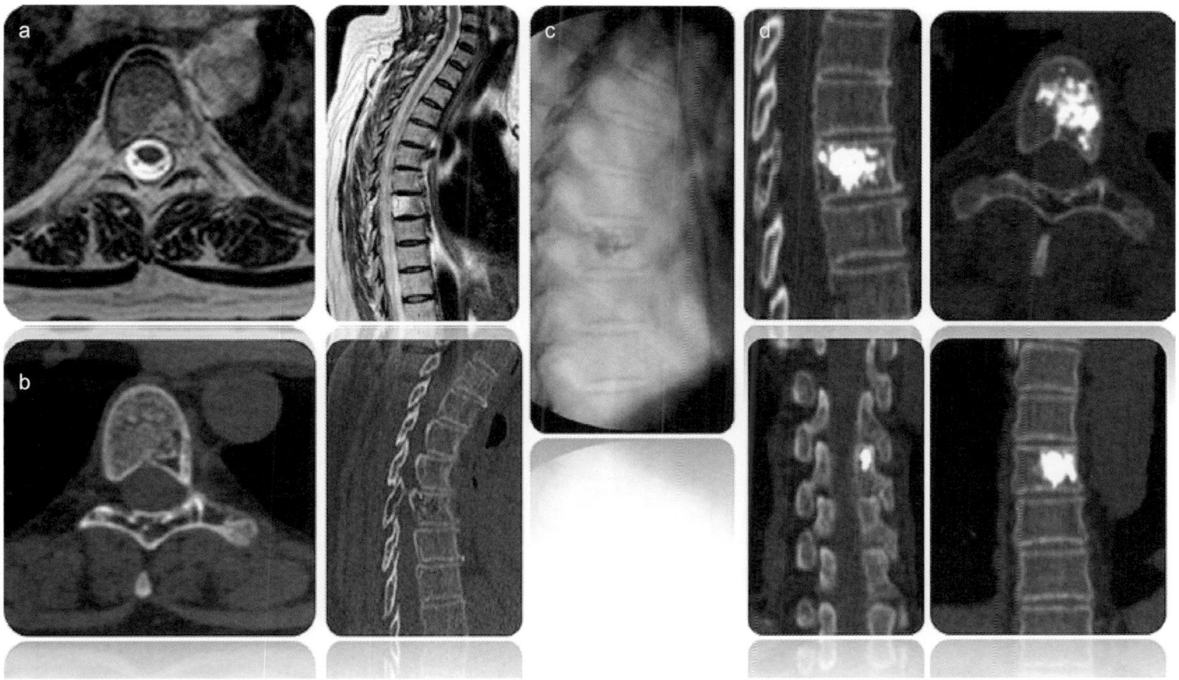

图 11.11　一例年轻的症状性椎体血管瘤患者。（a）轴位和矢状位 T2 加权序列；（b）轴位和矢状位 CT 扫描；（c）进行椎体成形术的术中透视图；（d）术后 CT 平扫＋三维重建显示椎体强化术后血管瘤闭塞

7 例患者因神经功能损伤持续存在或进展，在放疗后需进行手术治疗，其中 5 例患者行后路减压固定联合开放椎体成形术。在末次随访时（平均 63.6 个月），6 例患者无临床症状，1 例患者仍有轻微的残留疼痛（Wang 等，2018）。

11.6 并发症

在病理性压缩骨折和椎体转移中，由于椎体皮质骨完整性缺失、终板破坏和肿瘤血管生成，椎体成形术和后凸成形术的主要风险在于填充材料的渗漏。据报道，在球囊后凸成形术中，6%～39% 的病例发生过骨水泥渗漏，而在椎体成形术中则为 11%～76%。此外，未发生反应的单体或聚甲基丙烯酸甲酯（PMMA）的渗漏可能会产生全身影响，导致毒性或过敏反应，从而引起急性动脉性低血压或发热（Ruiz Santiago 等，2014；Mendel 等，2009；Fourney 等，2003；Pfugmacher 等，2008；Bouza 等，2009；Taylor 等，2007；Eck 等，2008；Lee 等，2009；Eleraky 等，2011；Kasperk 等，2012；Hulme 等，2006；Pfugmacher 等，2006；Wardlaw 等，2009；Ofuoglu，2009；Dudeney 等，2002；Zairi 等，2015；Krueger 等，2009；Laredo 和 Hamze，2005）。骨水泥在血管内或硬膜外渗漏的风险可能与所使用骨水泥的压力、体积和黏度直接相关。特别是对于癌症患者，应当更加谨慎，避免注射骨水泥的量过多或压力过大，有的医生建议将填充材料限制在每椎体 4～6 ml（Wang 等，2012；Taylor 等，2007；Pfugmacher 等，2008；Krueger 等，2009；Radcliff 等，2010）。骨皮质破坏、存在硬膜外软组织肿块、高度血管化病变和严重的椎体塌陷，这些因素可能会增加并发症的发生（Laredo 和 Hamze，2005）。骨水泥从注射的椎体中渗漏的途径有很多，如通过静脉丛和椎体基底静脉、椎旁组织、椎间盘间隙、椎管和椎间孔的静脉渗漏（图 11.12）。

大多数的骨水泥渗漏是无症状的，不需要治疗。周围软组织的损伤可能与肿瘤的直接侵犯有关，也可能与聚甲基丙烯酸甲酯在聚合过程中产

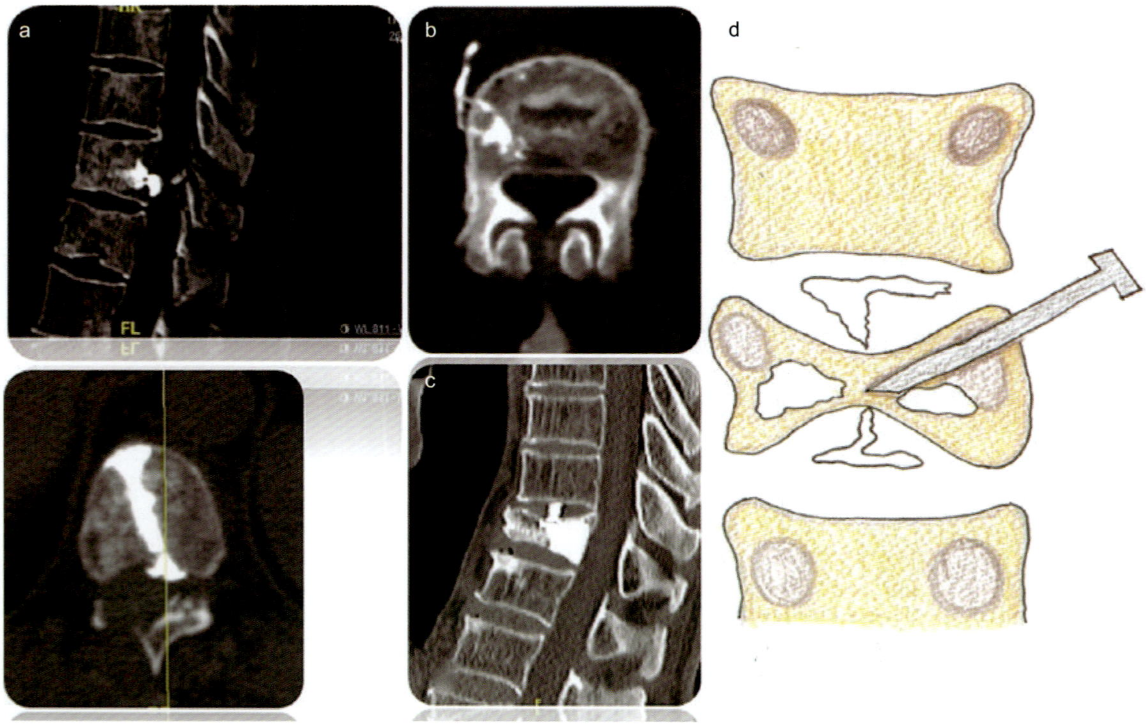

图 11.12 骨水泥渗漏到椎体外，可能与进针位置不当、病变椎体无法容纳骨水泥及注射技术差有关。骨水泥可通过多种途径从注射椎体内渗出：（a）通过椎体后方的病变进入椎管及椎间孔；（b）通过静脉丛和椎基底静脉或皮质缺损的椎旁组织渗漏；（c）和（d）通过终板骨折在椎间盘间隙中渗漏［*Adapted from Laredo JD, Hamze B. Complications of percutaneous vertebroplasty and their prevention. Semin Ultrasound CT MR 26 (2): 65–80, 2005, with permission*］

生的高温（通常>60℃）和化学反应有关；最易损伤的结构是神经、神经根和脊髓组织。

Chiras 和 Deramond 在 1992 年至 1996 年间收集了 274 名患者的资料，多达 3%～4% 的患者有短暂的根性症状，文献中很少报道发生截瘫（0.4%）（Ruiz Santiago 等，2014；Hulme 等，2006；Blatt 等，2009；Ofuoglu，2009；Laredo 和 Hamze，2005；Chiras 等，1997）。

Ryu 等评估了与注射骨水泥量和治疗节段有关的并发症风险：当注射大量骨水泥和治疗节段在 T7 以上时，骨水泥渗漏的发生率更高，风险达到 26.5%（Ryu，2002）。

Barragan-Campos 等对 117 名有转移性病灶的患者进行了椎体成形术，304 个治疗椎体共发生 423 例骨水泥渗漏，78.5% 的渗漏位于静脉丛，特别是硬膜外静脉或椎旁静脉丛，剩余的 21.5% 为非血管性渗漏。8 例（6.5%）渗漏出现临床症状，包括 6 例局部症状和 2 例全身症状（Barragan-Campos 等，2006）。

在 Cotten 等报道的 15 例硬膜外渗漏中，所有患者均能耐受椎管内的渗漏，而在 8 例椎间孔骨水泥渗漏中，2 例与神经根病相关。

骨水泥椎间孔渗漏可能由多种因素导致，包括既存的骨皮质破坏、穿刺针穿过神经孔的入路不恰当或骨水泥沿针道回流。大多数病例可通过全身类固醇治疗恢复神经功能，极少数患者需要手术治疗减压（Laredo 和 Hamze，2005）。

对症状严重的脊髓损伤或急性神经根压迫患者，建议在尽可能短的时间内进行开放手术，如椎板切除术，必要时可进行后路固定。Xu 等报道了 13 名患者在骨水泥渗漏造成脊髓及神压迫后，进行开放性手术治疗的结果，其中 11 例患者（85%）的情况没有进一步进展，神经功能恢复良好（Xu 等，2016）。

肺栓塞（PE）是椎体成形术和球囊后凸成形术最可怕的并发症，已报道的发生率为 1.5%～3%，在术后胸部 CT 平扫相关研究中观察到的比率最高。幸运的是，在大多数病例中肺栓塞是无症状性的，在术后胸部 X 线或 CT 检查中偶然发现。与肺栓塞相关的症状只占 0.4%～0.9%，主要表现为呼吸困难 / 呼吸急促、心动过速、发绀、胸痛、咳嗽、咯血、头晕和出汗。填充材料可渗入椎旁静脉，进而从椎旁静脉进入奇静脉和下腔静脉，最终进入肺血管系统（Krueger 等，2009；Eck 等，2008；Choe 等，2004；Hulme 等，2006；Ofuoglu，2009）。转移性病变会频繁损伤骨皮质表面，在椎体周围建立血管，因此特别容易发生此类风险（Krueger 等，2009）。CT 检测亚段肺血栓形成的可变区间很大，敏感性在 37% 到 96% 之间。但目前还没有通过 CT 扫描来评估椎体成形术和球囊后凸成形术后肺血管情况的前瞻性研究（Radcliff 等，2010；Ignacio 和 Ignacio，2018）。一些作者建议在手术后 24 小时内对胸部器官进行标准化 X 线检查，甚至进行胸部 CT 扫描，以识别无症状的病例。

从文献中无法推断出治疗肺栓塞的明确方案。对于无症状的周围血管栓塞患者，不建议进行治疗，应进行仔细的临床再评价。据报道，对有症状的外周血管栓塞或中央血管栓塞患者，治疗方案包括静脉或皮下注射肝素，之后进行 3～6 个月的抗凝治疗。只有在中央血管栓塞的特殊情况下才应考虑外科取栓术（Krueger 等，2009；Ignacio 和 Ignacio，2018）（见第 8 章）。

PMMA 聚合过程中残留的有毒单体经全身吸收会引起心肺效应和低血压。肺栓塞发生的另一个原因，可能是注射骨水泥时或球囊扩张时产生的高压将骨髓脂肪组织挤入静脉系统中，并沉积在肺毛细血管（Ruiz Santiago 等，2014；Choe 等，2004；Nakano 和 Yamada，2002）。

目前，对于骨水泥栓塞尚无明确的解决方法，施行预防措施是减少并发症发生的唯一途径。预防措施包括使用体积较小的骨水泥注射、避免在同一疗程中多次注射、低压注射骨水泥、使用高黏度的骨水泥或其他的填充材料，以及在透视下发现任何渗漏时立即停止注射（Ofuoglu，2009）。

在 Taylor 等进行的荟萃分析中，球囊后凸成形术的术后总死亡率为 3.2%，而围手术期的死亡率为 0.01%。死亡率充分考虑了癌症患者的纳入和年龄情况（Taylor 等，2007）。

据报道，在球囊后凸成形术治疗后，2 年内新发椎体骨折的发生率为 3%～21%；高于多发性骨髓瘤患者（12.4%）及实体瘤转移（7.9%）。因此一些研究提出，椎体强化术可能会增加后续椎体骨折的风险，特别是在治疗节段的邻近椎体。这种邻近椎体骨折似乎比远端骨折发生得更早，主要发生在椎体成形术或球囊后凸成形术后的60天内（Fribourg 等，2004；Harrop 等，2004；Wardlaw 等，2009；Mendel 等，2009）。邻近椎体骨折的发生是否与骨水泥注射后椎体的硬度增加有关，还是与骨质疏松症或肿瘤性疾病的自然进展有关，这个问题仍然存在争议。使椎体发生再骨折的危险因素可能有：存在2个以上的椎体压缩骨折、相邻椎体位于胸腰椎交界处、类固醇依赖、楔形畸形程度和骨水泥渗入到椎间盘（Bouza 等，2009；Wang 等，2012；Lavelle 等，2007；Burton 等，2011；Fribourg 等，2004；Hulme 等，2006；Polikeit 等，2003）。将术后再骨折的风险最小化的方法有：减少注入椎体的骨水泥总量、使用低弹性模量的多孔 PMMA、预防性强化邻近椎体以及开发新的、更有弹性的材料（Schulte 等，2013；Boger 等，2007）。

然而，其他不同的研究对这一假设提出了挑战。Taylor 等发现，实际上与接受保守治疗的压缩骨折患者相比，球囊后凸成形术治疗后的12个月内，邻近骨折的发生率有所降低（Taylor 等，2007）。Kasperk 等在一项对多发性骨髓瘤患者的回顾性研究中也观察到了同样的结果（Kasperk 等，2012；Bouza 等，2009）。在 Wang 等对42名患者的临床研究中，他们认为与球囊后凸成形术后邻近椎体骨折发生的相关变量只有术前明显的后凸成角（Pfugmacher 等，2008；Berenson 等，2011；Ruiz Santiago 等，2014；Wang 等，2012）。综上所述，这些数据表明，球囊后凸成形术后新发骨折的发生率并不高于未治疗患者的新发骨折发生率（19%～24%）（Bouza 等，2009）。

Mendel 等进行了13项前瞻性研究和27项回顾性研究，他们对上述研究进行系统综述，在1358名接受椎体成形术或球囊后凸成形术治疗的患者中，椎体成形术后邻近节段骨折的发生率为1.9%，球囊后凸成形术为1.8%（Mendel 等，2009）。此外，邻近椎体骨折发生的风险也可能与其他独立因素有关，如术后患者的体力活动增加、椎体结构和平衡的改变及填充材料的不同。在文献综述中，患者的术后护理很少被提及，但也可能在新发骨折的发生率中发挥重要的作用。没有接受正确的身体力学指导的患者可能更容易出现新的椎体骨折（Hulme 等，2006）。

11.7 存在争议的问题

对于病理性椎体压缩骨折，不考虑实施球囊后凸成形术的具体原因是担心其手术相关风险，具体有：①骨折椎体中骨小梁的明显移位和损伤，可能造成肿瘤细胞栓塞血管；②球囊充气时将肿瘤肿块后推，可能会导致神经系统损伤的风险；③椎体成形术 / 球囊后凸成形术治疗后的远期疗效尚不清楚。在椎体后壁骨皮质发生破裂时，X 线透视无法观察到病理组织的迁移。因此，椎体后壁的破坏和术前硬膜外压迫被认为是椎体成形术和球囊后凸成形术的特定禁忌证。相反，这种情况可以进行与开放后凸成形术相关的减压治疗，是否需要后路固定视情况而定（见第12章）（Gerszten 和 Monaco，2009；Cruz 等，2014）。另外，椎体成形术 / 球囊后凸成形术的远期疗效和治疗后椎体骨折的进展也存在争议，因为在过去的20年里，肿瘤患者的总体生存率稳步上升，并且有足够的随访研究（Sahgal 等，2013）。但是，在2年的随访研究中，不同的回顾性研究都未证明强化后的椎体有明显的结构变化（Telera 等，2018）。

最近，Mohme 等研究了经皮椎体成形术或球囊后凸成形术等骨水泥强化治疗对肿瘤细胞在血液循环中播散的影响。21例脊柱转移性疾病患者接受了强化治疗，在球囊后凸成形术 / 椎体成形术治疗20分钟后，采集的样本中，循环肿瘤细胞（circulating tumor cells，CTC）显著增加了1.8倍，而在对照组中，强化手术后的3～5天内未检测到此类循环肿瘤细胞的长期增加，循环肿瘤细胞只有一个短暂但明显的血液释放过程。这些结果是否与后凸成形术操作时椎体内肿瘤被迫转移有关，或是否与肿瘤的组成和密度差异有关，还需进一步的研究。作者提出的病理机制是，球囊后凸成形术或椎体成形术中推注骨水泥时，增加了椎体内的压力，迫使肿瘤细胞进入周围血管。然而，还需要大量的临床研究，以提供足够的证据，明确在骨水泥强化过程对循环肿瘤细胞释放的临床影响。动物实验表明，只有极小部分的肿瘤细胞能够形成转移，绝大部分的循环肿瘤细胞会在24小时内从循环中清除。这种循环肿瘤细胞的播散现象在胰腺、肝脏、胃肠道等手术后也有报道，但还需要进一步的研究来更详细地描述这种播散的有效风险。如何减少椎体成形术 / 球囊后凸成形术发生此类风险，新的预防措施包括在椎体强化治疗前进行围手术期化疗、术前放疗，在椎体后凸成形术中进行放疗及对脊柱转移灶进行射频消融治疗（Mohme 等，2017）。

11.8　椎体成形术 / 球囊后凸成形术和放射外科

转移性脊柱疾病的治疗决策都应基于以下几点：①患者能耐受拟定的干预措施；②全身合并症的程度；③肿瘤的全身转移情况。一般情况下，只要术后有控制肿瘤全身扩散的合理药物治疗，且肿瘤全身扩散进展不影响术后恢复，就可以考虑手术治疗（Choi 等，2017）。

然而，多数情况下，单纯手术治疗无法根除转移性脊柱疾病。在 Keklamp 等的研究中，术后 4 年后的复发率高达 96%，接受完全根治性与非根治性手术切除的患者，在总体生存期上没有明显的差异（Keklamp 和 Samii，1998）。

对放射敏感的脊柱肿瘤，70% 以上的患者可通过传统的体外照射治疗（cEBRT）缓解疼痛，但这种疼痛缓解效果通常需要数周时间，且无法防止已出现溶骨性破坏的椎体发生进一步塌陷（Konig 等，2012；Gerszten 和 Monaco，2009；Ruiz Santiago 等，2014）。

此外，对放射拮抗的肿瘤（黑色素瘤、肾细胞癌、肝细胞癌、甲状腺肿瘤、肺部肿瘤），进行体外放射治疗的效果不理想。Maranzano 等的研究表明，肝细胞癌等肿瘤的缓解率只有 20%，缓解时间仅持续 1 ~ 3 个月，而在 Katagiri 等的研究中，缓解率仅为 33%。这是因为在体外放射治疗灭活肿瘤时，为了避免伤害脊髓或邻近器官（如肾毒性），辐射剂量会受到限制（Maranzano 等，2003；Katagiri 等，1998）。

另外，近 10 年越来越多的研究肯定了脊柱立体定向放射技术的疗效。脊柱立体定向放射技术包括高剂量进行单次治疗（24 Gy）及低剂量（24 ~ 30 Gy）进行 3 次治疗，在超过 85% 的病例中获得了良好的放射学表现及临床疗效，脊柱立体定向放射技术不需考虑肿瘤的组织学类型，甚至在既往接受放疗的椎体中也可进行。脊柱立体定向放射技术缓解疼痛的效果十分显著，研究表明，85% ~ 92% 的患者在治疗后疼痛得到部分或完全缓解（Choi 等，2017；Laufer 等，2013；Gerszten 和 Monaco，2009）。

脊柱转移性疾病通常与脊柱的骨性结构有固定的关系。脊柱是颅外器官，其运动与呼吸相关性最小。据报道，脊髓的生理运动在各个方向上都<0.5 mm，因此脊柱立体定向放射技术特别适用于脊柱病变（Tseng 等，2015）。

Yamada 等运用脊柱立体定向放射技术，治疗了 103 名放射拮抗性低转移性肿瘤患者，放射剂量从 18 Gy 到 24 Gy 递增，在 16 个月的平均随访时间内，92% 的患者实现了肿瘤局部控制（Yamada 等，2008）。

一项对 413 例脊柱病理病变患者进行 24 Gy 的脊柱立体定向放射治疗的综述显示，在 3 年随访中，复发率仅为 3%，与肿瘤的组织学无关，当治疗体积的辐射剂量少于 15 Gy 时，大部分的患者治疗失效（Yamada 和 Bilsky，2011；Lovelock，2010）。

Tseng 等对肿瘤脊柱转移患者共 279 个脊柱节段进行了脊柱立体定向放射手术，剂量为 24 Gy，分两个阶段。术后 1 年和 2 年后的局部疾病控制率分别达到 90.3% 和 82.4%，并发症的发生率非常低。影响总生存期的预后因素有：硬膜外疾病（$P<0.0001$）、肺（$P=0.0415$）、肾细胞癌（$P<0.0001$）、肿瘤的组织来源及基础扩散能力（$P=0.0034$）（Tseng 等，2018）。

最近，Yamada 等进行了一项重要的研究，在 2003 年至 2015 年间，对 657 名患者共 811 个椎体转移进行了脊柱立体定向放射手术。研究表明，无论肿瘤大小和组织学如何，大剂量单次脊柱立体定向放射治疗可提供长期的局部控制。作者认为疗效似乎与肿瘤的组织源性及大小无关，而是与辐射剂量有关：比低剂量治疗相比，接受高剂量照射的病灶（平均 GTV 95 D95 23.6 Gy），明显有更高的长期局部控制率（Yamada 等，2017；Conti 等，2019）。

对放射拮抗的脊柱转移瘤患者来说，这些发现明显改变了他们的治疗前景。过去这些患者想改善肿瘤局部控制的唯一手段是接受切除手术。

脊柱立体定向放射技术是一种门诊手术，与大型外科手术干预相比，其严重并发症的发生率很低，可能是一种更好的一线治疗方法（Gibbs 等，2009）。

大剂量辐射激活的肿瘤灭活机制需要进一步研究，但越来越多的证据表明，这种机制与传统的体外放疗的灭活机制不同。肿瘤异种移植实验表明，高剂量辐射能激活微血管内皮细胞凋亡，抑制肿瘤生长，而低剂量辐射则没有这种效果。这种差异可能解释了无论肿瘤组织学和体积如何，局部肿瘤控制率都得到了提高，也可能解释了为什么肿瘤切除的范围不再重要，只要实现了肿瘤与重要结构的充分分离，就能实现最佳的辐射剂量递送。此外，由于直接辐射效应和血管损伤，肿瘤抗原和炎症细胞因子的释放也可能引起针对肿瘤的全身性免疫反应（Laufer 等，2013；Kaur 和 Asea，2012）。

在这种治疗条件下，与椎体成形术 / 球囊后凸成形术联合治疗可能更具吸引力，因为这些技术可以快速有效地维持椎体稳定和缓解疼痛，而脊柱立体定向放射治疗主要处理肿瘤控制的问题。

Gerstzen 等在转移性脊柱疾病中，对 26 名伴有症状性病理性椎体压缩骨折的患者进行了前瞻性研究，他们发现球囊后凸成形术联合脊柱立体定向放射治疗的模式是可行的、安全的和有效的（Gerszten 等，2005a）。

初步的研究证明，不管使用 PEEK 材料还是 PMMA 材料，用于球囊后凸成形术的辐射剂量是安全和有效的（Barzilai 等，2017；Jackson 等，2017）。将这两种微创手术结合起来，既能避免与开放性手术治疗相关的并发症发病率，也能获得足够的辐射剂量单次灭活肿瘤（Gerszten 等，2005b；Barzilai 等，2018）。

目前公认的脊柱立体定向放射治疗的局限性主要是脊髓辐射剂量的限定，尤其是在高节段的硬膜外疾病中。针对这种情况，最近提出了新的治疗策略，如“分离手术”，向整个肿瘤边缘输送足够剂量的辐射，避免产生脊髓毒性，减少局部控制肿瘤失败的风险（见第 12 章）。

11.9 脊柱立体定向放射技术的术后并发症

脊柱立体定向放射治疗报道的全身并发症通常较轻，包括食管炎、黏膜炎、吞咽困难、腹泻、感觉异常、一过性喉炎和神经根炎。疼痛发作被定义为：在开始或完成脊柱立体定向放疗后立即出现一过性的脊柱疼痛加剧，在高达 70% 的病例中有相关报道，预先使用类固醇似乎可有效地预防疼痛。放射性脊髓损伤是脊柱立体定向放疗最严重和最可怕的并发症，但发生率极其罕见，脊髓病变的风险为 0.4%（Zeng 等，2019；Husain 等，2017）。一项多中心的研究发现，1075 名患者中只有 6 人在脊柱立体定向放疗后发生放射性脊髓损伤（Gibbs 等，2009）。

相反，脊柱立体定向放疗术后发生椎体压缩骨折的风险是一个新提出的问题，值得适当考虑。据报道，与标准放疗后低于 5% 的风险相比，脊柱立体定向放疗后的 5 年随访时，与辐射相关的椎体压缩骨折的发生率为 5.7% ~ 39%（其中 7% 的患者有临床症状）（Barzilai 等，2018；Barzilai 等，2019；Virk 等，2017）。

Memorial Sloan-Kettering 中心发表了第一份大型研究，在接受治疗的 71 个部位中，39% 的椎体发生了压缩骨折，平均时间为 25 个月。溶骨性破坏超过 40%，且位于 T10 或 T10 以下的椎体，可能有较高的骨折风险（Zeng 等，2019；Sahgal 等，2013；Rose 等，2009）。

Boehling 等对 93 名患者共 123 个椎体节段进行研究，结果显示 20% 的患者出现了椎体压缩骨折，平均时间仅为脊柱立体定向放疗后的 3 个月。Cuhna 等对 167 个脊柱节段的研究显示，11% 的病例平均时间 2 个月后出现椎体压缩骨折，并且其中 63% 的骨折是新发的，剩余 37% 在脊柱立体定向放疗前就有骨折进展（Boehling 等，2012；Cunha 等，2012）。

在一项多中心的研究中，Sahgal 等对 410 例转移性脊柱疾病的患者进行了脊柱立体定向放射治疗。在 11.5 个月的随访中，他们观察到 57 例患者出现椎体压缩骨折（14%）。47% 为新发的椎体压缩骨折，53% 为原有的骨折进展，手术后的平均时间仅为 2.5 个月。此外，43% 的椎体压缩骨折需要进行骨水泥强化或手术切除等抢救性治疗（Sahgal 等，2013）。在一项多中心研究中，Sahgal 等报告了接受 SSRS 治疗的 MSDS 患者 410 例。在 11.5 个月的随访中，他们观察到 57 名患者（14%）发生椎体压缩骨折，其中 47% 是新发骨折，剩余 53% 是既往的骨折进展，术后的中位时间仅为 2.5 个月。其中 43% 的椎体压缩骨折需要骨水泥强化治疗或手术固定等挽救性手术（Sahgal 等，2013）。

Thibault 等从多机构联合数据库中，对 116 名肾细胞癌患者，共 187 例溶骨性脊柱转移进行了回顾，其中 18% 的病例在放疗后发生椎体压缩骨折，平均时间为 2.4 个月。椎体压缩骨折的预测指标有：既往已存在骨折、恶性肿瘤转移及治疗剂量≥20 Gy/fx（Thibault 等，2015）。

但是需注意的是，在脊柱立体定向放疗后发生的椎体压缩骨折，大多数为影像学表现，无临床症状，也不需要手术治疗（Barzilai 等，2019；Virk 等，2017）。

剂量学分析显示，每分数（fraction）的剂量与椎体压缩骨折之间有显著关系。脊柱立体定向放射治疗发出的射线会产生强烈的急性炎症反应，据推测，该效应会削弱骨基质，使患者面临椎体压缩骨折的风险。

在多因素分析中，分次剂量（＞24 Gy *vs.* 20～23 Gy）、既往存在椎体压缩骨折、肿瘤溶骨性破坏椎体的面积＞50% 及脊柱畸形被认为是脊柱立体定向放疗后发生椎体压缩骨折的重要预测因素（Conti 等，2019；Sahgal 等，2013）。在回顾性分析中，预测脊柱立体定向放疗后发生椎体压缩骨折的因素包括椎体既往存在骨折、溶骨性破坏的体积、脊柱对位不良、椎体的受累面积＞50%。SINS 评分可能是一种有效的手段，可识别患者在脊柱立体定向放疗后，出现椎体压缩骨折及脊柱不稳定的风险（Sahgal 等，2013）。

例如，Lee 等发现 SINS 评分较高的患者在 24 个月后出现椎体压缩骨折的风险为 66.3%，而 SINS 评分较低的患者为 21.3%（Lee 等，2009）。Toronto 研究中心认为严重的后凸畸形和溶骨性病变是脊柱立体定向放疗术后椎体压缩骨折的重要风险因素（Cunha 等，2012；Zeng 等，2019）。最近，Tseng 等在对 279 例新发脊柱转移进行了脊柱立体定向放疗（24 Gy，2 次），他们报告了 1 年和 2 年内椎体压缩骨折的累积风险，分别为 8.5% 和 13.8%。他们认为脊柱立体定向放疗后发生椎体压缩骨折的重要预测因素为溶骨性病变（*P*=0.0143）、原有骨折基础上发生溶骨性破坏的混合性病变（*P*=0.0214）、脊柱对位不良（*P*=0.0121）和放射剂量达到目标剂量的 90%（*P*=0.0085）（Tseng 等，2018）。

这些数据有力地支持了需要对转移性脊柱肿瘤患者进行多学科管理，尤其是那些中 / 高 SINS 评分的患者，可以在脊柱立体定向放疗前通过外科手术或微创手术固定脊柱，以防止神经损伤进展或脊柱失稳的发生（Zeng 等，2019）。

（张鹏超　王德全　译
赵　丹　王　凯　审校）

参考文献

Allen RT, Kum JB, Weidner N, Hulst JB, Garfin SR. Biopsy of osteoporotic vertebral compression fractures during kyphoplasty: unsuspected histologic findings of chronic osteitis without clinical evidence of osteomyelitis. Spine (Phila Pa 1976). 2009;34(14):1486–91.

Anselmetti GC, Manca A, Montemurro F, Hirsch J, Chiara G, Grignani G, et al. Percutaneous vertebroplasty in multiple myeloma: prospective long-term follow-up in 106 consecutive patients. Cardiovasc Intervent Radiol. 2012;35(1):139–45.

Astur N, Avanzi O. Ballon Kyphoplasty in the treatment of neoplastic spine lesions: a systemic review. Global Spine J. 2019;9(3):348–56.

Barragan-Campos HM, Vallée JN, Lo D, et al. Percutaneous vertebroplasty for spinal metastases: complications. Radiology. 2006;238(1):354–62.

Bartels RH, van der Linden YM. Spinal extradural metastasis: review of current treatment options. Cancer J Clin. 2008;58:245–59.

Barzilai O, Di Stefano N, Lis E, et al. Safety and utility of kyphoplasty prior to spine stereotactic radiosurgery for metastatic tumors: a clinical and dosimetric analysis. J Neurosurg Spine. 2017;28:72–8.

Barzilai O, Fisher CG, Bilsky MH. State of the art treatment of spinal metastatic disease. Neurosurgery. 2018;82:757–69.

Barzilai O, Boriani S, Fisher CG, et al. Essential concept for the management of metastatic spine disease: what the surgeon should know and practice. Global Spine J. 2019;2(15):98S–107S.

Barzilai O, Bilsky MH, Laufer I. The role of minimal access surgery in the treatment of spinal metastatic tumors. Global Spine J. 2020;10(2S):79S–87S.

Berenson J, Pflugmacher R, Jarzem P, et al. Ballon Kyphopalsty versus non-surgical fracture manegement for treatment of painful vertebral body compression fractures in aptients with cancer: a multicentre, randomized controlled trial. Lancet Oncol.

2011;12:225–35.
Bilsky MH, Boland P, Lis E, Raizer JJ, Healey JH. Single stage posterolateral transpedicle approach for spondylectomy, epidural decompression, and circumferential fusion for spinal metastases. Spine. 2000;25:2240–50.
Bilsky MH, Laufer I, Fourney DR, Groff M, Schmidt MH, Varga PP, Vrionis FD, Yamada Y, Gerszten PC, Kuklo TR. Reliability analysis of the epidural spinal cord compression scale. J Neurosurg Spine. 2010;13(3):324–8.
Blattert TR, Jestaedt L, Weckbach A. Suitability of a calcium phosphate cement in osteoporotic vertebral body fracture augmentation: a controlled, randomized, clinical trial of balloon kyphoplasty comparing calcium phosphate versus polymethylmethacrylate. Spine. 2009;34(2):108–14.
Boehling NS, Grosshans DR, Allen PK, McAleer MF, Burton AW, Azeem S, Rhines LD, Chang EL. Vertebral compression fracture risk after stereotactic body radiotherapy for spinal metastases. J Neurosurg Spine. 2012;16(4):379–86.
Boger A, Heini P, Windolf M, Schneider E. Adjacent vertebral failure after vertebroplasty: a biomechanical study of low-modulus PMMA cement. Eur Spine J. 2007;16:2118–25.
Bouras T, Zairi F, Arikat A, Vieillard MH, Allaoui M, Assaker R. Decision making for the surgical treatment of vertebral metastases among patients with short predicted survival. World Neurosurg. 2018;111: e573–80.
Bouza C, Lopez-Cuadrado T, Cediel P, Saz-Parkinson Z, Amate JM. Ballon kyphoplasty in malignant spinal fractures: a systematic review and meta-analysis. BMC Palliat Care. 2009;8:12. https://doi.org/10.1186/1472-684X-8-12.
Burton AW, Mendoza T, Gebhardt R, Hamid B, Nouri K, Perez-Toro M, et al. Vertebral compression fracture treatment with vertebroplasty and kyphoplasty: experience in 407 patients with 1156 fracture in a tertiary cancer center. Pain Med. 2011;12:1750–7.
Cardoso ER, Ashamalla H, Weng L, Mokhtar B, Ali S, Macedon M, Guirguis A. Percutaneous tumor curettage and interstitial delivery of samarium-153 coupled with kyphoplasty for treatment of vertebral metastases. J Neurosurg Spine. 2009;10(4):336–42.
Chen KY, Ma HI, Chiang YH. Percutaneous transpedicular vertebroplasty with polymethyl methacrylate for pathological fracture of the spine. J Clin Neurosci. 2009;16(10):1300–4.
Chew C, Craig L, Edwards R, Moss J, O'Dwyer PJ. Safety and efficacy of percutaneous vertebroplasty in malignancy: a systematic review. Clin Radiol. 2011;66:63–72.
Chiras J, Depriester C, Weill A, Sola-Martinez MT, Deramond H. Vertébroplasties percutanées. Technique et indications [percutaneous vertebral surgery. Technics and indications]. J Neuroradiol. 1997;24(1):45–59.
Choe DH, Marom EM, Ahrar K, Truong MT, Madewell JE. Pulmonary embolism of polymethyl methacrylate during percutaneous vertebroplasty and kyphoplasty. AJR Am J Roentgenol. 2004;183(4):1097–102.
Choi D, Bilsky M, Fehlings M, Fisher C, Gokaslan Z. Spine oncology-metastatic spine tumors. Neurosurgery. 2017;80(3S):S131–7.
Conti A, Acker G, Kluge A, Loebel F, Kreimeier A, Budach V, Vajcoczy P, Ghetti I, Germano AF, Senger C. Decision making in patients with metastatic spine. The role of minimally invasive treatment modalities. Front Oncol. 2019;9:915. https://doi.org/10.3389/fonc.2019.00915.
Cotten A, Dewatre F, Cortet B, Assaker R, Leblond D, Duquesnoy B, Chastanet P, Clarisse J. Percutaneous vertebroplasty for osteolytic metastases and myeloma: effects of the percentage of lesion filling and the leakage of methyl methacrylate at clinical follow-up. Radiology. 1996;200(2):525–30.
Cruz JP, Sahgal A, Whyne C, Fehlings MG, Smith R. Tumor extravasation following a cement augmentation procedure for vertebral compression fracture in metastatic spinal disease. J Neurosurg Spine. 2014;21(3):372–7.
Cunha MV, Al-Omair A, Atenafu EG, Masucci GL, Letourneau D, Korol R, Yu E, Howard P, Lochray F, da Costa LB, Fehlings MG, Sahgal A. Vertebral compression fracture (VCF) after spine stereotactic body radiation therapy (SBRT): analysis of predictive factors. Int J Radiat Oncol Biol Phys. 2012;84(3): e343–9.
Dispenzieri A, Kyle RA. Neurological aspects of multiple myeloma and related disorders. Best Pract Res Clin Haematol. 2005;18:673–88.
Donnelly DJ, Add-El-Barr AA, Lu Y. Minimally invasive muscle sparing posterior only approach for lumbar circumferential decompression and stabilization to treat spine metastasis-technical report. World Neurosurg. 2015;84(5):1484–90.
Drakhshandeh D, Miller JA, Fabiano AJ. Instru- mented spinal stabilization without fusion for spinal metastatic disease. World Neurosurg. 2018;111: e403–9.
Dudeney S, Lieberman IH, Reinhardt MK, Hussein M. Kyphoplasty in the treatment of osteolytic vertebral compression fractures as a result of multiple myeloma. J Clin Oncol. 2002;20(9):2382–7.
Eck JC, Nachtigall D, Humphreys SC, Hodges SD. Comparison of verte- broplasty and balloon kyphoplasty for treatment of vertebral compression fractures: a meta-analysis of the literature. Spine J. 2008;8:488–97.
Eichholz KM, O'Toole JE, Christie SD, Fessler RG. Vertebroplasty and kyphoplasty. Neurosurg Clin N Am. 2006;17:507–18.
Eleraky M, Papanastassiou I, Setzer M, Baaj AA, Tran ND, Vrionis FD. Balloon kyphoplasty in the treatment of metastatic tumors of the upper thoracic spine. J Neurosurg Spine. 2011;14(3):372–6.
Fehlings MG, Nater A, Tetreault L, Kopjar B, Arnold P, Dekutoski M, Finkelstein J, Fisher C, France J, Gokaslan Z, Massicotte E, Rhines L, Rose P, Sahgal A, Schuster J, Vaccaro A. Survival and clinical outcomes in surgically treated patients with metastatic epidural spinal cord compression: results of the prospective multicenter AOSpine study. J Clin Oncol. 2016;34(3):268–76.
Fisher CG, DiPaola CP, Ryken TC, et al. A novel classification system for spinal instability in neoplastic disease: an evidence-based approach and expert consensus from the spine oncology study group. Spine. 2010;35(22):E1221–9.
Fourney DR, Schomer DF, Nader R, et al. Percutaneous vertebropalsty and kyphoplasty for painful vertebral body fracture in cancer patients. J Neurosurg. 2003;98(suppl 1):21–30.

Fox MW, Onofrio BM. The natural history and management of symptomatic and asymptomatic vertebral hemangiomas. J Neurosurg. 1993;78(1):36–45.

Fribourg D, Tang C, Sra P, Delamarter R, Bae H. Incidence of subsequent vertebral fracture after kyphoplasty. Spine. 2004;29(20):2270–6.

Gasbarrini A, Cappuccio M, Mirabile L, Bandiera S, Terzi S, Barbanti Brodano G, Boriani S. Spinal Metastases: treatment evolution algorithm. Eur Rev for Med Pharmacol Sci. 2004;8:265–74.

Gerszten PC, Monaco EA. Complete percutaneous treatment of vertebral body tumors causing spinal canal compromise using transpedicular cavitation, cement augmentation, and radiosurgical technique. Neurosurg Focus. 2009;27(6):E9.

Gerszten PC, Germanwala A, Burton SA, et al. Combination kyphoplasty and spinal radiosurgery: a new treatment paradigm for pathological fractures. J Neurosurg Spine. 2005a;3:296–301.

Gerszten PC, Burton SA, Welch WC, Brufsky AM, Lambersky BC, Ozhasoglu C, et al. Single-fraction radiosurgery for the treatment of spinal breast metastases. Cancer. 2005b;104:2244–54.

Gibbs IC, Patil C, Gerszten PC, Adler JR Jr, Burton SA. Delayed radiation-induced myelopathy after spinal radiosurgery. Neurosurgery. 2009;64(2 Suppl):A67–72.

Gokaslan ZL, York JE, Walsh GL. Transthoracic vertebrectomy for metastatic spine tumors. J Neurosurg. 1998;89(4):599–609.

Greenlee RT, Murray T, Bolden S, et al. Cancer statistics, 2000. Cancer J Clin. 2000;50:7–33.

Guzik G. Oncological and functional result of the surgical treatment of vertebral metastase in patients with multiple myeloma. BMC Surg. 2017;17:92.

Hansen EJ, Simony A, Carreon L, et al. Rate of unsuspected malignancy in patients with vertebral compression fracture undergoing percutaneous vertebroplasty. Spine (Phila Pa 1976). 2016;41(6):549–52.

Harrop JS, Prpa B, Reinhardt MK, Lieberman I. Primary and secondary osteoporosis' incidence of subsequent vertebral compression fractures after kyphoplasty. Spine. 2004;29(19):2120–5.

Hershkovich O, Bayley R, Rudik O, Alexandrovsky V, Fiedlander A, Daglen E, Lotan R. Cost-benefit analysis of routine bone biopsy during augmentation of osteoporotic vertebral compression fractures. Spine. 2020;45(23):1634–8.

Hibrahim A, Crockard A, Antonietti P, et al. Does spinal surgery improve the quality of life for those with extradural spinal osseous metastases? An international multicenter prospective observational study of 223 patients. J Neurosurg Spine. 2008;8:271–8.

Hulme PA, Krebs J, Ferguson SJ, Berlemann U. Vertebroplasty and Kyphoplasty: a systematic review of 69 clinical studies. Spine. 2006;31(17): 1983–2001.

Husain ZA, Sahgal A, De Salles A, Funaro m, Glover J, Hayashi M, Hiraoka M, Levivier M, Ma L, Martinez-Alvarez R, Paddick JI, Regis J, Slotman Bj, Ryu S. Stereotactic body radiotherapy for de novo spinal metastases: systematic review. J Neurosurg Spine. 2017;27(3):295–302.

Ignacio JMF, Ignacio KHD. Pulmonary embolism from cement augmentation of the vertebral body. Asian Spine J. 2018;12(2):380–7.

Jackson JB, Crimaldi AJ, Peindl R, et al. Effect of polyether ether ketone on therapeutic radiation to the spine. Spine. 2017;42(1) E1–7.

Jacobs WB, Perrin RG. Evaluation and treatment of spinal metastases: an overview. Neurosurg Focus. 2001;11:E10.

Julka A, Tolhurst SR, Srinivasan RC, Graziano GP. Functional outcomes and height restoration for patients with multiple myeloma-related osteolytic vertebral compression fractures treated with kyphoplasty. J Spinal Disord Tech. 2014;27(6):342–6.

Kasperk C, Haas A, Hillengass J, Weiss C, Neben K, Goldschmidt H, Sommer U, Nawroth P, Meeder PJ, Wiedenhöfer B, Schmidmaier G, Tanner M, Neuhof D, Nöldge G, Grafe IA. Kyphoplasty in patients with multiple myeloma a retrospective comparative pilot study. J Surg Oncol. 2012;105(7):679–86.

Katagiri H, Takahashi M, Inagaki J, Kobayashi H, Sugiura H, Yamamura S, Iwata H. Clinical results of nonsurgical treatment for spinal metastases. Int J Radiat Oncol Biol Phys. 1998;42(5):1127–32.

Katonis P, Pasku D, Alpantaki K, Bano A, Tzanakakis G, Karantanas A. Treatment of pathologic spinal fractures with combined radiofrequency ablation and balloon kyphoplasty. World J Surg Oncol. 2009;7:90.

Kaur P, Asea A. Radiation-induced effects and the immune system in cancer. Front Oncol. 2012;2:191.

Keklamp J, Samii H. Surgical results for spinal metastases. Acta Neurochir. 1998;140(9):957–67.

Klimo P Jr, Schmidt MH. Surgical management of spinal metastases. Oncologist. 2004;9:188–96.

Klingler JH, Sircar R, Deininger MH, et al. Vesselplasty: a new minimally invasive approach to treat pathological vertebral fractures in selected tumor patients—preliminary results. Rofo. 2013;185(4):340–50.

Konig MA, Jehan S, Balamurali G, Bierschneider M, Grillhosl A, Boszczyk BM. Kyphoplasty for lytic tumour lesion of the spine: prospective follow-up of 11 cases from procedure to death. Eur Spine J. 2012;21:1873–9.

Korovessis P, Vardakastanis K, Vitsas V, Syrimpeis V. Is Kiva implant advantageous to ballon yphopalsty in treating osteolytic metastasis to the spine? Comparison of 2 percutaneous minimal invasive spine techniques: a prospective randomized controlled short-term study. Spine. 2014;39:E231–9.

Köse KC, Cebesoy O, Akan B, Altinel I, Dincer D, Yazar T. Functional results of vertebral augmentation techniques in pathological vertebral fractures of myelomatous patients. J Natl Med Assoc. 2006,98:1654–8.

Krueger A, Bliemel C, Zettl R, Ruchholtz S Management of pulmonary cement embolism after percutaneous vertebroplasty and kyphopalsty: a systemic review of the literature. Eur Spine J. 2009;18:1257–65.

Kumar N, Malhotra R, Zaw AS, et al. Evolution in treatment strategy for metastatic spine disease: presently evolving modalities. Eur J Surg Oncol. 2017;43:1784–801.

Kyriakou C, Molloy S, Vrionis F, et al. The role of cement augmentation with percutaneous vertebroplasty and balloon kyphoplasty for the treatment of vertebral compression fractures in multiple myeloma: a consensus statement from the international myeloma working group (IMWG). Blood Cancer J. 2019;9(3):27.

La Maida GA, Sala F, Callea G, Capitani D, Singh S. Efficacy of unipedicular balloon kyphoplasty for treatment of multiple myeloma vertebral lesions.

Asian Spine J. 2011;5:162–8.
La Maida GA, Giarratana LS, Acerbi A, Ferrari V, Mineo GV, Misaggi B. Cement leakage: safety of minimally invasive surgical techniques in the treatment of multiple myeloma vertebral lesions. Eur Spine J. 2012;21(Suppl 1):S61–8.
Lane JM, Hong R, Koob J, Kiechle T, Niesvizky R, Pearse R, Siegel D, Poynton AR. Kyphoplasty enhances function and structural alignment in multiple myeloma. Clin Orthop Relat Res. 2004;(426):49–53.
Laredo JD, Hamze B. Complications of percutaneous vertebroplasty and their prevention. Semin Ultrasound CT MR. 2005;26(2):65–80.
Laufer I, Iorgulescu JB, Chapman T, et al. Local disease control for spinal metastases following "separation surgery" and adjuvant hypofractionated or high-dose single-fraction stereotactic radiosurgery: outcome analysis in 186 patients. J Neurosurg Spine. 2013;18(3):207–14.
Lavelle W, Carl A, Lavelle ED, Khaleel MA. Verterbopalsty and Kyphoplasty. Anesthesiol Clin. 2007;25(4):913–28.
Lee MJ, Dumonsky M, Cahill P, Stanley T, Park D, Singh K. Percutaneous treatment of vertebral compression fractures: a meta-analysis of complications. Spine. 2009;34(11):1228–32.
Lovelock DM. Correlation of local failure with measures of dose insufficiency in the high-dose single-fraction treatment of bony metastases. Int J Radiat Oncol Biol Phys. 2010;77:1282–7.
MacGraw JK, Cardella J, Barr JD, et al. Society of Interventional Radiology quality improvement guidelines for percutaneous vertebroplasty. J Vasc Interv Radiol. 2003;14:S311–5.
Maranzano E, Trippa F, Chirico L, Basagni ML, Rossi R. Management of metastatic spinal cord compression. Tumori. 2003;89(5):469–75.
Masala S, Anselmetti GC, Marcia S, Massari F, Manca A, Simonetti G. Percutaneous vertebroplasty in multiple myeloma vertebral involvement. J Spinal Disord Tech. 2008;21(5):344–8.
Mathis JM, Wong W. Percutaneous vertebroplasty: technical considerations. J Vasc Interv Radiol. 2003;14:953–60.
McDonald RJ, Trout AT, Gray LA, Dispenzieri A, Thielen KR, Kallmes DF. Vertebroplasty in multiple myeloma: outcomes in a large patient series. Am J Neuroradiol. 2008;29(4):642–8.
McGirt MJ, Parker SL, Wolinsky JP, Witham TF, Bydon A, Gokaslan ZL. Vertebroplasty and kyphoplasty for the treatment of vertebral compression fractures: an evidence-based review of the literature. Spine J. 2009;9(6):501–8.
Mendel E, Bourekas E, Gerszten P, Golan JD. Percutaneous techniques in the treatment of spine tumors: what are the diagnostic and therapeutic indications and outcomes? Spine. 2009;34(22 Suppl):S93–S100.
Mendoza TR, Koyyalagunta D, Burton AW, Thomas SK, Phan MH, Giralt SA, Shah JJ, Cleeland CS. Changes in pain and other symptoms in patients with painful multiple myeloma-related vertebral fracture treated with kyphoplasty or vertebroplasty. J Pain. 2012;13(6):564–70.
Miscusi M, Polli FM, Forcato S, Ricciardi L, Frati A, Cimatti M, De Martino L, Ramieri A, Raco A. Comparison of minimally invasive surgery with standard open surgery for vertebral thoracic metastases causing acute myelopathy in patients with short- or mid-term life expectancy: surgical technique and early clinical results. J Neurosurg Spine. 2011;22(5):518–25.
Mohme M, Riethdorf S, Dreimann M, Werner S, Maire CL, Josse SA, Bludau F, Mueller V, Neves RPL, Stoecklein NH, Lamszus K, Westphal M, Pantel K, Wikman H, Eicker SO. Circulating tumour cells release after cement augmentation of vertebral metastases. Sci Rep. 2017;7:7196.
Moulding HD, Elder JB, Lis E, Lovelock DM, Zhang Z, Yamada Y, et al. Local disease control after decompressive surgery and adjuvant high dose single-fraction radiosurgery for spine metastases. J Neurosurg Spine. 2010;13:87–93.
Nakano T, Yamada N. Diagnosis and treatment of pulmonary embolism. Nippon Naika Gakkai Zasshi. 2002;91(Suppl):3–9.
Narayana R, Pati R, Dalai S. Percutaneous vertebroplasty in painful refractory vertebral hemangiomas. Indian J Orthop. 2014;48(2):163–7.
Novak S, Muller J, Schroeder HW, Muller JU. Incidence of unexpected positive histology in kyphoplasty. Eur Spine J. 2018;27:847–50.
Ofluoglu O. Minimally invasive management of spinal metastases. Orthop Clin N Am. 2009;40:155–68.
Pan J, Qian ZL, Sun ZY, Yang HL. Open kyphoplasty in the treatment of painful vertebral lytic lesion with spinal cord compression caused by multiple myeloma: a case report. Oncol Lett. 2013;5:1621–4.
Papanastassiou ID, Filis AK, Gerochristou MA, Vrionis FD. Controversial issues in kyphoplasty and vertebroplasty in malignant vertebral fractures. Cancer Control. 2014;21(2):151–7.
Pastushyn AI, Slinko EI, Mirzoyeva GM. Vertebral hemangiomas: diagnosis, management, natural history and clinicopathological correlates in 86 patients. Surg Neurol. 1998;50(6):535–47.
Patchell RA, Tibbs PA, Regine WF, Payne R, Saris S, Kryscio RJ, et al. Direct decompressive surgical resection in the treatment of spinal cord compression caused by metastatic cancer: a randomised trial. Lancet. 2005;366:643–8.
Pflugmacher R, Kandziora F, Schroeder RJ, Melcher I, Haas NP, Klostermann CK. Percutaneous balloon kyphoplasty in the treatment of pathological vertebral body fracture and deformity in multiple myeloma: a one-year follow-up. Acta Radiol. 2006;47(4):369–76.
Pflugmacher R, Taylor R, Agarwal A, Melcher I, Disch A, Haas NP, Klostermann C. Ballon kyphoplasty in the treatment of metastatic disease of the spine: a 2-year prospective evaluation. Eur Spine J. 2008;17:1042–8.
Pflugmacher R, Bornemann R, Koch EMW, et al. Comparative findings of ballon kyphoplasty in patients with vertebral fractures due to osteoporosis, metastases and myeloma. Z Orthop Unfall. 2012;150:198–204.
Polikeit A, Nolte LP, Ferguson SJ. The effect of cement augmentation on the load transfer in an osteoporotic functional spinal unit: finite-element analysis. Spine. 2003;28(10):991–6.
Posner JB. Back pain and epidural spinal cord compression. Med Clin North Am. 1987;71(2):185–205.
Prasad D, Schiff D. Malignant spinal cord compression. Lancet Oncol. 2005;6:15–24.
Quan GM, Vitali JM, Aurouer N, et al. Surgery improves pain, function and quality of life in patients with spinal

metastases: a prospective study on 118 patients. Eur Spine J. 2011;20:1970–8.

Radcliff KE, Reitman CA, Delasotta LA, Hong J, DiIorio T, Zaslavsky J, Vaccaro AR, Hipp JA. Pulmonary cement embolization after kyphoplasty: a case report and review of the literature. Spine J. 2010;10(10):e1–5.

Rose PS, Laufer I, Boland PJ, Hanover A, Bilsky MH, Yamada J, Lis E. Risk of fracture after single fraction image-guided intensity-modulated radiation therapy to spinal metastases. J Clin Oncol. 2009;27(30):5075–9.

Ruiz Santiago F, Chinchilla AS, Alvarez LG, Abela ALP, Castellano Garcia MM, Lopez MP. Comparative review of vertebroplasty and kyphoplasty. World J Radiol. 2014;6(6):329–43.

Ryu KS, Park CK, Kim MC, Kang JK. Dose-dependent epidural leakage of polymethylmethacrylate after percuteneous vertebropalsty in patients with osteoporotic vertebral compression fractures. J Neurosurg. 2002;96(Suppl 1):56–61.

Sahgal A, Atenafu EG, Chao S, Al-Omair A, Boehling N, Balagamwala EH, Cunha M, Thibault I, Angelov L, Brown P, Suh J, Rhines LD, Fehlings MG, Chang E. Vertebral compression fracture after spine stereotactic body radiotherapy: a multi-institutional analysis with a focus on radiation dose and the spinal instability neoplastic score. J Clin Oncol. 2013;31(27):3426–31.

Schroeder JE, Ecker E, Skelly AC, Kaplan L. Cement augmentation in spinal tumors: a systematic review comparing vertebroplasty and kyphoplasty. Evid Based Spine Care J. 2011;2(4):35–43.

Schulte TL, Keiler A, Riechelmann F, Lange T, Schmoelz W. Biomechanical comparison of vertebral augmentation with silicone and PMMA cement and two filling grades. Eur Spine J. 2013;22:2695–701.

Sciubba DM, Petteys RJ, Dekutosky MB, et al. Diagnosis and management of metastatic spine disease. A review. J Neurosurg Spine. 2010;13(01):94–108.

Siegel RL, Miller KD, Jemal A. Cancer statistics. CA Cancer J Clin. 2015;65:5–29.

Sundaresan N, Steinberger AA, Moore F, et al. Indications and results of combined anterior-posterior approaches for spine tumor surgery. J Neurosurg. 1996;85:438–46.

Sundaresan N, Rothman A, Manhart K, Kelliher K. Surgery for solitary metastases of the spine: rationale and results of treatment. Spine. 2002;27(16):1802–6.

Tan SB, Kozak JA, Mawad ME. The limitations of magnetic resonance imaging in the diagnosis of pathologic vertebral fracture. Spine. 1991;16:919–23.

Tancioni F, Navarria P, Pessina F, et al. Early surgical experience with minimally invasive percutaneous approach for patients with metastatic epidural spinal cord compression (MESCC) to poor prognoses. Ann Surg Oncol. 2012;19:294–300.

Taylor RS, Fritzell P, Taylor PJ. Balloon kyphoplasty in the management of vertebral compression fractures: an updated systematic review and meta-analysis. Eur Spine J. 2007;16(8):1085–100.

Telera S, Caroli F, Raus L, Pompili A, Carosi MA, Di Santo M, Sperduti I, Carapella CM, Fabi A. Spine surgery in patients with metastatic breast cancer: a retrospective analysis. World Neurosurg. 2016;90:133–46.

Telera S, Pompili A, Crispo F, Giovannetti M, Pace A, Villani V, Fabi A, Sperduti I, Raus L. Kyphoplasty with purified silicone VK100 (Elastoplasty) to treat spinal lytic lesions in cancer patients: a retrospective evaluation of 41 cases. Clin Neurol Neurosurg. 2018;171:184–9.

Telera S, Gorgoglione N, Raus L, Vidiri A, Villani V, Pace A, Fabi A, Crispo F, Castiglione M, Sperduti I, Boccaletti R. Open Kyphoplasty for metastatic spine disease: a retrospective clinical series World Neurosurg. 2019;127:e751–60.

Thibault I, Atenafu EG, Chang E, et al. Risk of vertebral compression fracture specific to osteolytic renal cell carcinoma spinal metastases after stereotactic body radiotherapy: a multi-institutional study. J Radiosurg SBRT. 2015;3(4):297–305.

Tokuhashi Y, Matsuzaki H, Oda J, Oshima M, Ryu J. A revised scoring system for preoperative evaluation of metastatic spine tumor prognosis. Spine. 2005;30:2186–91.

Tokuhashi Y, Uei H, Oshima M. Classification and scoring systems for metastatic spine tumors: a literature review. Spine Surg Relat Res. 2017;1(2):44–55.

Tomita K, Kawahara N, Kobayashi T, Yoshida A, Murakami H, Akamaru T, et al. Surgical strategy for spinal metastases. Spine. 2001;26:298–306.

Tseng CL, Sussman MS, Atenafu EG, et al. Magnetic resonance imaging assessment of spinal cord and cauda equina motion in supine position with spinal metastases planned for spine stereotactic body radiation therapy. Int J Radiat Oncol Biol Phys. 2015;91:995–1002.

Tseng CL, Soliman H, Myrehaug S, et al. Imaging based outcome for 24 Gy in 2 daily fractions for patients with de novo spinal metastases treated with spine stereotactic body radiation therapy (SBRT). Int J Radiat Oncol Biol Phys. 2018;102:499–507.

Vasudeva VS, Chi JH, Groff MW. Surgical treatment of aggressive vertebral hemangiomas. Neurosurg Focus. 2016;41(2):E7.

Virk MS, Han JE, Reiner AS, McLaughlin LA, Sciubba DM, Lis E, Yamada Y, et al. Frequency of symptomatic vertebral body compression fractures requiring intervention following single-fraction stereotactic radiosurgery for spinal metastases. Neurosurg Focus. 2017;42(1):E8.

Vrionis FD, Hamm A, Stanton N, Sullivan M, Obadia M, Miguel RV. Kyphoplasty for tumor- associated spinal fractures. Tech Reg Anesth Pain Manag. 2005;9(1):35–9.

Wang LJ, Yang HL, Shi YX, Jiang WM, Chen L. Pulmonary cement embolism associated with percutaneous vertebroplasty or kyphoplasty: a systematic review. Orthop Surg. 2012;4(3):182–9.

Wang Y, Liu H, Pi B, Yang H, Qian Z, Zhu X. Clinical evaluation of percutaneous kyphoplasty in the treatment of osteolytic and osteoblastic metastatic vertebral lesions. Int J Surg. 2016;30:161–5.

Wang B, Jiang L, Wei F, Liu XG, Liu ZJ. Progression of aggressive vertebral hemangiomas during pregnancy: Three case reports and literature review. Medicine (Baltimore). 2018a;97(40):e12724.

Wang B, Meng N, Zhuang H, Han S, Yang S, Jiang L, Wei F, Liu X, Liu Z. The role of radiotherapy and surgery in the Management of Aggressive Vertebral Hemangioma: a retrospective study of 20 patients. Med Sci Monit. 2018b;24:6840–50.

Wardlaw D, Cummings SR, Van Meirhaeghe J, Bastian L, Tillman JB, Ranstam J, Eastell R, Shabe P, Talmadge K, Boonen S. Efficacy and safety of balloon kyphoplasty compared with non-surgical care for vertebral compression fracture (FREE): a randomised controlled trial. Lancet. 2009;373(9668):1016–24.

Weitao Y, Qiqing C, Songtao G, Jiaqiang W. Open vertebroplasty in the treatment of spinal metastatic disease. Clin Neurol Neurosurg. 2012;114:307–12.

Wibmer C, Leithner A, Hofmann G, Clar H, Kapitan M, Berghold A, et al. Survival analysis of 254 patients after manifestation of spinal metastases: evaluation of seven preoperative scoring system. Spine. 2011;36(23):1977–86.

Wise JJ, Fischgrund JS, Herkowitz HN, et al. Complications, survival rates, and risk factors of surgery for metastatic disease of the spine. Spine. 1999;24:1943–51.

Xie L, Chen Y, Zhang Y, Yang Z, et al. Status and prospects of percutaneous vertebroplasty combined with 125I seed implantation for the treatment of spinal metastases. World J Surg Oncol. 2015;13:119.

Xu Z, Hao D, Liu T, et al. Cause analysis of open surgery used after percutaneous Vertebroplasty and Kyphoplasty. Med Sci Monit. 2016;22:2595–601.

Yamada Y, Bilsky MH. Technology impacting on biology: spine radiosurgery. Cancer. 2011;117(15):3290–2.

Yamada Y, Bilsky MH, Lovelock DM, et al. High-dose, single fraction image-guided intensity-modulated radiotherapy for metastatic spinal lesions. Int J Radiol Oncol Biol Phys. 2008;71:484–90.

Yamada Y, Katsoulakis E, Laufer I, et al. The impact of histology and delivered dose on local control of spinal metastases treated with stereotactic radiosurgery. Neurosurg Focus. 2017;42:E6.

Yang Z, Tan J, Xu Y, Sun H, Xie L, Zhao R, Wang J, Jiang H. Treatment of MM-associated spinal fracture with percutaneous vertebroplasty (PVP) and chemotherapy. Eur Spine J. 2012;21(5):912–9.

Zairi F, Vieillard MH, Assaker R. Spine metastases: are minimally invasive surgical techniques living up to the hype? CNS Oncol. 2015;4(4):257–64.

Zeng KL, Tseng CL, Soliman H, Weiss Y, Sahgal A, Myrehaug S. Stereotyactic body radiotherapy (SBRT) for oligometastatic spine metastases: an overview. Front Oncol. 2019;9:337.

Zou J, Mei X, Gan M, Yang H. Kyphoplasty for spinal fractures from multiple myeloma. J Surg Oncol. 2010;102(1):43–7.

第 12 章　开放后凸成形术及其在“分离手术”中的作用

12.1　引言

50%～70% 的癌症患者在患病期间出现骨转移，其中 40% 以上的病例累及脊柱（Weitao 等，2012；Telera 等，2019）。在这些脊柱病变中，15%～30% 的患者因力学不稳定或硬膜外压迫而出现症状。

脊柱肿瘤研究组（SOSG）将转移性脊柱疾病患者的脊柱不稳定定义为“由于肿瘤进展导致的脊柱完整性丧失，出现与运动相关的疼痛、症状性或进行性椎体畸形及生理负荷下的神经损害”（Fisher 等，2010）。

此外，由于长期的化疗、皮质类固醇等激素治疗和整体活动能力的降低，癌症患者中多达 1/3 的椎体骨折本质上是骨质疏松性的或医源性的（Ruiz Santiago 等，2014；Berenson 等，2011）。

对于症状性转移性脊柱疾病患者，手术的主要目的是缓解疼痛，并通过提供有效的疼痛缓解、神经功能维持、保持及或改善脊柱的稳定性来维持患者的生活质量。

不同术式适用于与转移性脊柱疾病相关的不同临床情况，并且必须根据单个患者的具体需求进行个体化治疗。往往很难做出正确的选择，因为过度积极手术或手术太迟可能对患者没有任何好处，而过于保守的治疗可能会剥夺患者的行走能力和维持独立生活的机会。考虑到植骨融合所需的时间，骨性愈合对于预期寿命较短的患者来说并不重要（Barzilai 等，2018a；Altaf 等，2016；Choi 等，2017）。

开放手术，包括椎体切除术 / 半椎体切除术，通过椎弓根钉棒系统进行后方固定（环形固定），通常适用于以下患者：①一般情况良好；②根据肿瘤科医生的判断和预后评分（如改良 Tokuhashi 评分或 Tomita 评分）预期寿命至少为 12 个月；③疾病范围仅限于 1～2 个相邻的椎体和（或）④有明显的椎体不稳定。

尽管此类手术对肿瘤控制和生活质量改善非常有效，但遗憾的是，它只适用于有限的一部分患者，并发症的发生率在 20%～48%，手术可能会延长住院时间并最终导致全身治疗延迟（Klimo 和 Schmidt，2004；Gokaslan 等，1998；Sundaresan 等，1996；Wise 等，1999）。

当切除手术（如整体切除术、椎体切除术和广泛的后路固定术）无法用于转移性脊柱疾病时，微创手术（如经皮固定术、内窥镜或微创手术入路、椎体成形术、球囊后凸成形术及其技术变化、椎体支架或支撑器、射频消融治疗或短程放射治疗）可能是治疗顽固性疼痛及力学失稳的有效替代方法，并能扩大转移性脊柱疾病手术治疗的适应证范围。

微创手术的优势包括术中失血量少，围手术期并发症发病率低，镇痛效果快，住院时间缩短和能够更早开始肿瘤辅助治疗（Barzilai 等，2018a；Choi 等，2017；Gerszten 等，2005；Tancioni 等，2012；Bouras 等，2018；Donnelly 等，2015；Zuckerman 等，2016）。

与开放手术不同，微创手术后的 1～2 周内可以开始常规放射治疗和脊柱立体定向放射治疗（SSRS），而开放性手术因伤口并发症的风险，需要更长时间的延迟放疗（Barzilai 等，2018a）。

最近提倡将微创技术与脊柱立体定向放射治疗结合使用，即使对严重的硬膜外脊髓压迫也有显著的效果。根据“分离手术”（separation surgery）的原则，联合治疗的主要目标是稳定脊柱、解除神经压迫并在肿瘤和脊髓之间建立安全距离（至少 2～3 mm），并确定脊柱立体定向放射治疗合适的消融靶点。据报道，无论肿瘤的组织学如何，这种新治疗策略的肿瘤控制率平均达到85%～90%（Barzilai 等，2018a；Choi 等，2017；Fuentes 等，2007；Laufer 等，2013、2014；Moulding 等，2010）。

癌症患者骨折评估对照试验（Cancer Patient Fracture Evaluation，CAFE）和其他多项回顾性研究肯定了椎体成形术和球囊后凸成形术对病理性压缩骨折的疗效，即使在晚期癌症中，患者的疼痛和身体功能也有明显和持续的改善。总的来说，这些研究提供了高质量的证据，支持使用椎体强化技术治疗症状性与肿瘤相关的压缩骨折（Burton 等，2011；Berenson 等，2011；Kasperk 等，2012；Bouza 等，2009；Fourney 等，2003；Mendel 等，2009；Papanastassiou 等，2014a）。

然而，尽管椎体成形术和球囊后凸成形术是相对安全的手术，但对于椎体后壁骨皮质破损伴有椎体后移或伴有肿瘤硬膜外扩张的患者，并不提倡常规进行此类手术。因为这类患者存在椎体进一步移位及硬膜膜外或血管渗漏的风险（Hsiang，2003；Boszczyk 等，2004；Barzilai 等，2020）。

因此，根据作者的经验，对于一些转移性脊柱疾病的特殊病例，开放后凸成形术（OKP），即进行单侧或双侧椎板减压，通常联合对侧后凸成形术，根据情况选择是否进行经皮后路固定（图 12.1），可作为一种适中的和灵活的解决方案。这种手术方法适用于以下患者：①椎体后壁明显受到侵犯；②在放射拮抗性肿瘤中，突出的肿瘤组织导致单侧或较少见的双侧神经根和脊髓受压；③根据肿瘤医生的意见和改良 Tokuhashi 评分，确定肿瘤正处于进展期、会引起多椎体病变或肿瘤预后不良；④医疗条件有限，无法进行更复杂的外科手术。

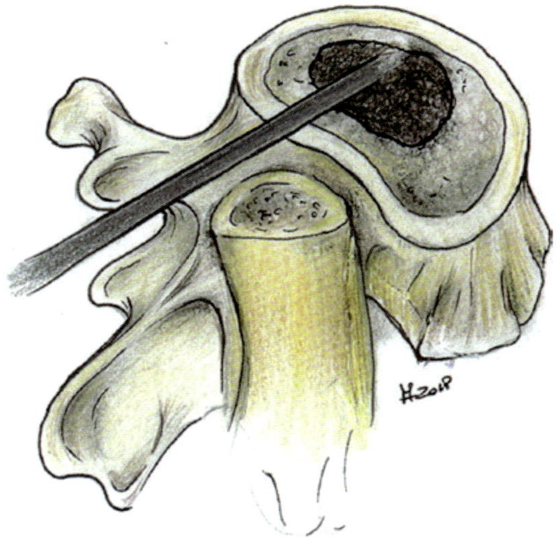

图 12.1　手术结束时开放后凸成形术的斜向示意图，进行椎弓根切除术、单侧椎板切除术对硬膜囊减压，随后进行对侧球囊后凸成形术，通过骨水泥或硅胶材料强化对侧的椎体［*From Telera S, Gorgoglione N, Raus L, et al. Open Kyphoplasty for Metastatic Spine Disease: A Retrospective Clinical Series. World Neurosurg 127: e751-e760, 2019, with permission* (Federica Falcioni绘)］

12.2　手术技术

全身麻醉诱导后患者取俯卧位。优先使用双平面透视设备定位转移的椎体，如设立 X 线透视手术台（图 12.2）。以治疗椎体为中心做大约 5 cm 的纵向中线切口。切开胸腰筋膜后，将椎旁肌肉组织从棘突上单侧分离，并轻轻牵拉，暴露出椎间隙。半椎板切除术通常在最大硬膜外压迫侧进行，切除椎板和同侧小关节的内侧，显露鞘囊外侧缘和该节段的神经根。通常使用 Kerrison 咬骨钳和高速钻进行神经结构的单侧减压、肿瘤茎部切除和必要时的部分椎体切除。特别是在转移病灶中，保护硬脊膜的完整性极其重要。在一些情况下，可以进行标准的椎板切除术以获得鞘囊的双侧减压（图 12.3）。完成减压手术后，确保止血并暂时关闭伤口。然后在对侧进行标准的经皮椎弓根入路椎体成形术。

球囊充气形成一个空腔，并挤压球囊周围的骨质。在严格的透视下，通过定向套管注入骨水泥或硅胶材料，以优化填充材料在椎体内的分布。一旦发现硬膜外漏，可立即检查椎管并取出挤压物。在转移性病变中，球囊加固通常会使椎体的出血量明显减少。当球囊后凸成形术完成后，再次仔细检查手术床，然后再进行最终的止血和闭合。若同时伴有明显的脊柱失稳，可考虑在治疗椎体上下一个或多个节段进行经皮固定。患者通常可在术后第 3 天进行活动。胸腰椎支具通常在术后 6 周内使用。

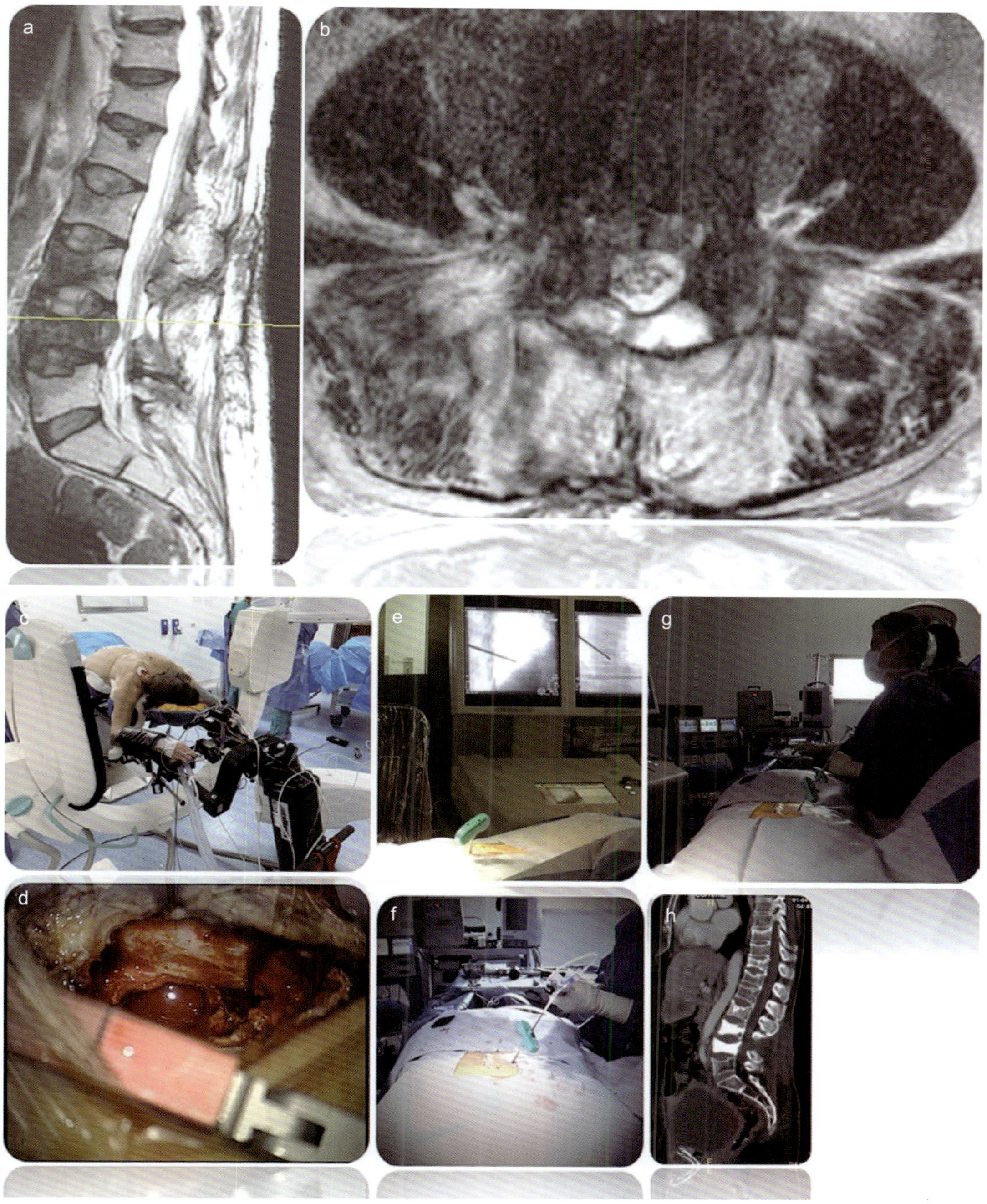

图 12.2　65 岁女性患者，肺癌伴有内脏转移、骨转移和多发性脊柱转移，L4 节段出现症状性脊髓压迫（SOSG 脊髓硬膜外分级评分 1c）。该患者考虑进行右侧开放性椎板切除术和对侧后凸成形术。（a）矢状位磁共振 T2 加权像；（b）轴位磁共振 T2 加权像（L4）；（c）患者取俯卧位，使用双平面透视成像；（d）L4 椎板切除术减压硬膜囊；（e）暂时闭合伤口，创建经对侧经椎弓根进入 L4 椎体的通路；（f）放入球囊并充气；（g）硅胶或骨水泥在严格的透视控制下引入椎体，随后重新打开伤口并进一步检查以确保止血并排除任何渗漏；（h）术后 CT 扫描显示椎体充盈

12.3　文献综述

最近的癌症患者骨折评估随机对照试验（CAFE）和其他不同的回顾性研究一致肯定了球囊后凸成形术对病理性压缩骨折的疗效，即使在晚期癌症中，患者的疼痛症状和身体功能也有明显和持续的短期改善。与非手术治疗的患者相比，接受手术治疗的患者在 1 个月内的功能恢复更好，如能够及时下地活动，背痛显著缓解、止痛药的使用频次也明显减少，这些优势至少持续 12 个月，

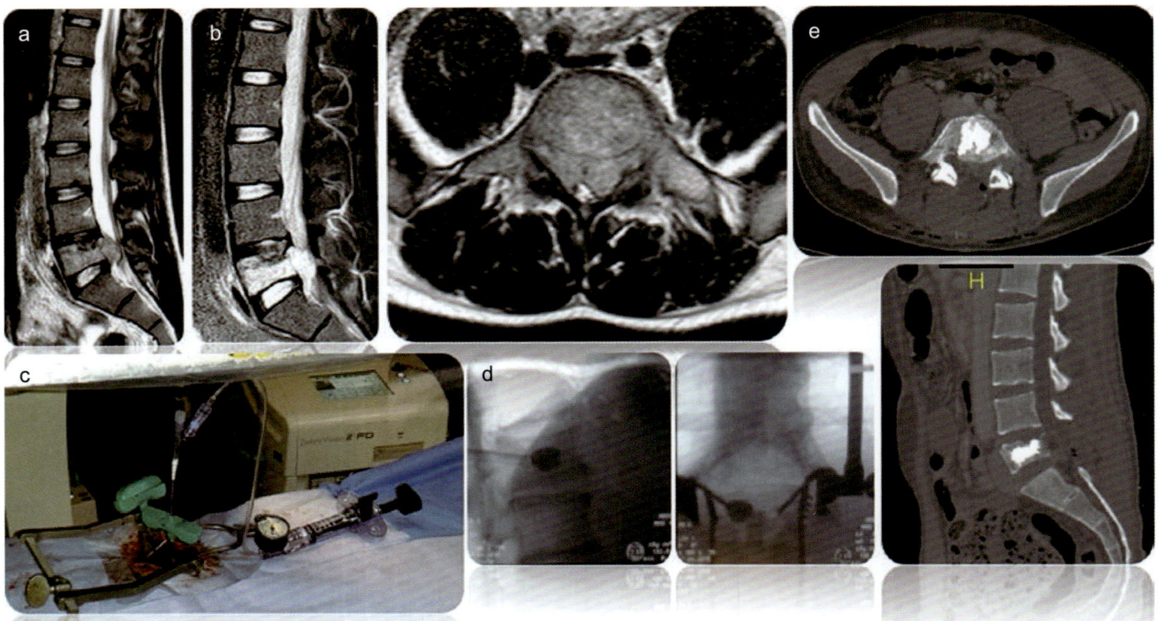

图 12.3 24 岁男性患者，黑色素瘤伴有内脏转移、骨转移和脊柱转移（L5），需进行紧急全身治疗。硬膜外肿块严重压迫马尾神经，引起相关的双侧坐骨神经痛和轻度尿路障碍（SOSG 硬膜外脊髓分级评分 3 分）。（a）矢状位 T2 加权像；（b）轴位 T2 加权像；（c）和（d）患者行 L5 椎板切除术和双侧“开放后凸成形术”；（e）术后轴位和矢状位 CT 扫描显示减压后的硬膜囊和满意的 L5 骨水泥填充。术后无并发症发生，神经症状及疼痛逐渐缓解，患者随后开始进行免疫治疗。随访 5 年，患者在靶向治疗下仍存活，尽管发生右侧股骨病理性骨折并需要手术固定，但没有发生明显的背部或神经根疼痛

使球囊后凸成形术成为癌症伴症状性胸腰椎压缩骨折的早期治疗选择，并且这些优势不会影响和改变放射敏感性肿瘤在术后放疗或脊柱立体定向放射治疗中的剂量。PMMA 不会影响辐射剂量，辐射也不会对丙烯酸骨水泥的剪切强度、压缩性或耐久性造成任何客观改变（Barzilai 等，2018a，2019；Altaf 等，2016；Berenson 等，2011；Chew 等，2011）。但是，在癌症患者中进行球囊后凸成形术比在创伤性或骨质疏松性压缩骨折中风险更大。并发症发生率升高的原因有：广泛的骨质破坏伴椎体塌陷、椎体后壁完整性破坏、患者的一般情况差、硬膜外软组织及高度血管化的病变压迫脊髓。在 Lee 等的研究中，主要采用椎体后外侧椎弓根入路，他们报道了椎旁和血管内骨水泥渗漏或栓塞的并发症发生率，其中转移性疾病为 10%，血管瘤为 2.5%，骨质疏松性塌陷仅为 1%。在球囊后凸成形术中填充物渗漏率为 6%～39%，而在椎体成形术中，渗漏率为 11%～76%，尽管大多渗漏无临床症状，但其发生率仍是一个值得关注的问题。对于血供丰富的肿瘤（如肝癌转移和多发性骨髓瘤），使用低黏度的骨水泥和较高的注射压力更容易发生静脉渗漏。据报道，较慢地拔出套管针、调整倾斜角度、降低注射压力和等待骨水泥变得更黏稠时再注射是减少骨水泥渗漏的有效手段（Ruiz Santiago 等，2014；Bouza 等，2009；Weitao 等，2012；Lee 等，2009）。

单纯经皮椎体强化术，通常只适用于没有脊髓压迫的轻中度脊柱失稳。对于一些肿瘤性椎体病变的患者，由于椎体后壁骨皮质破损、椎管内骨片后移和神经功能损害，不适合进行传统的椎体成形术或球囊后凸成形术。同时肿瘤患者由于年龄、骨质量较差、预后不佳和复杂的合并症等问题，他们也不适合进行开放复位、融合和内固定手术。因此这些患者可以选择创伤较小的手术，如开放后凸成形术（Fuentes 等，2007；Tancioni 等，2012）。

虽然开放后凸成形术不是一种新技术，并且在不同的手术中描述了不同的手术变体，但关于开放椎体成形术或后凸成形术的文献数据仍然非常有限，尤其是在转移性脊柱疾病中。

20 年前，Wenger 和 Markwalder 在 9 名骨质疏松及病理性压缩骨折患者的研究中，首次提倡在前外侧硬膜受压或当椎体后壁受到侵犯时，进行椎体成形术联合开放手术，他们使用椎体成形术联合椎弓根内固定术成功地治疗了背部疼痛，并防止了持续的椎体塌陷。4 例患者发生了椎管内骨水泥渗漏，并在发生时立即取出骨水泥，未出现神经症状（Wenger 和 Markwalder，1999）。

一些作者随后报告了在骨质疏松性、创伤性椎体骨折及椎管内压迫患者中，进行开放椎体成形术或球囊后凸成形术（可选择联合椎体后路固定治疗），手术在疼痛控制和维持脊柱稳定性方面取得了良好的临床效果。开放入路将椎体成形术和球囊后凸成形术的适应指征扩展到更复杂的病例中，在经皮微创椎体强化术后使用内固定器械稳定脊柱，这填补了微创技术和所有其他外科技术的空白（Hsiang，2003；Boszczyk 等，2004；Singh 等，2005；Marco 等，2010；Fuentes 等，2009）。

2004 年，Boszcyk 等描述了一种开放后凸成形术，通过微创椎板间入路，对 24 名骨质疏松性椎体压缩骨折的患者，共 37 个椎体进行了手术治疗。临床效果和疼痛控制均取得了满意的结果，5 例患者出现硬膜外骨水泥渗漏，并在发生时立即取出骨水泥，没有引起不良后果。为了帮助后续骨折复位和更可控地注射 PMMA，最后 23 例骨折进行了后凸成形术。所有患者平均随访 9.5 个月，在 21 例有放射学随访资料的患者中，没有发生进行性椎体滑脱或脊椎对位不齐（Boszczyk 等，2004）。

Singh 等对 25 例骨质疏松性胸腰椎压缩骨折患者进行了分析研究，这些患者因骨折导致神经压迫并出现临床症状。减压和开放骨水泥强化手术的适应证为最近发生骨折的椎体出现顽固性疼痛并伴有椎管狭窄的症状。对所有患者发生骨折及椎管狭窄的节段进行椎板切除术联合经皮椎体成形术，其中 36% 的患者由于减压节段出现椎体滑脱而需要再次固定，20% 的患者发生手术并发症，其中 2 名患者伴有神经功能恶化。25 名患者中，20 例在疼痛控制和恢复正常活动方面取得了优秀或良好的效果。末次随访时，未行内固定的患者和内固定患者在脊柱矢状面形态上没有明显差异（Singh 等，2005）。

Marco 等对 38 名相对年轻健康的、伴或不伴有神经功能损伤的胸腰椎爆裂性骨折患者，进行了经椎弓根球囊复位骨折、磷酸钙骨水泥重建和短节段脊柱固定手术，所有患者在神经功能改善、椎体后凸角度和椎体高度恢复方面获得了显著的疗效（Marco 等，2010）。

Fuentes 等在 14 名病理性压缩骨折患者中，首次分析了开放后凸成形术的疗效结果。所有术前伴有神经功能障碍的患者，临床均有改善，疼痛明显减轻，发生 2 例无症状骨水泥渗漏，患者平均住院时间为 7 天（Fuentes 等，2007）。

最近，Weitao 等使用开放椎体成形术联合短节段脊柱固定术治疗了 18 例转移性脊柱疾病患者，其中 8 例患者入院时就有神经功能障碍。除 1 例无症状的肺静脉骨水泥渗漏外，其余患者均获得了良好的疼痛缓解和神经功能恢复，骨水泥渗漏考虑与骨水泥的黏度较低以及注射压力过大有关（Weitao 等，2012）。

Tancioni 等对 25 名接受后路椎板减压、经皮内固定治疗的转移性脊柱疾病患者进行了前瞻性研究，其中 20 人还进行了椎体成形术，平均手术时间 160 分钟，平均住院天数 6 天。术后即刻 VAS 评分明显改善，从 8 分降至 5 分以下。所有患者在 2 周内接受了术后放疗，3 个月后背部疼痛症状完全缓解，没有患者出现神经功能障碍。

开放后凸成形术的另一个适应证可能是：椎体病灶在接受标准体外放疗后仍然进展。在这种情况下，可使用微创手术进行硬膜外减压和椎体强化，为后续进行挽救性脊柱立体定向放射治疗提供条件，脊柱立体定向放射治疗已被证明是重新获得局部控制的可行策略（Gerszten 等，2005）。

Telera 等最近报道了美国国家癌症研究所“Regina Elena”神经外科的治疗经验，神经外科医生对血液系统癌症及实体肿瘤脊柱转移的患者进行了开放后凸成形术（Telera 等，2019）。目前共 78 名患者接受了治疗，其中男性 34 名，女性 44 名，平均年龄为 62 岁（23～90 岁）（图 12.4）。所有患者的 SINS 评分平均为 10 分（6～16 分），其中 59 名实体肿瘤患者的平均 Tokuhashi 评分为 10 分（5～14 分）。除 2 名患者外，所有患者在手术前都有严重的髓性及根性疼痛（VAS 评分 ≥7/10），39 名患者在术前就有神经功能障碍。

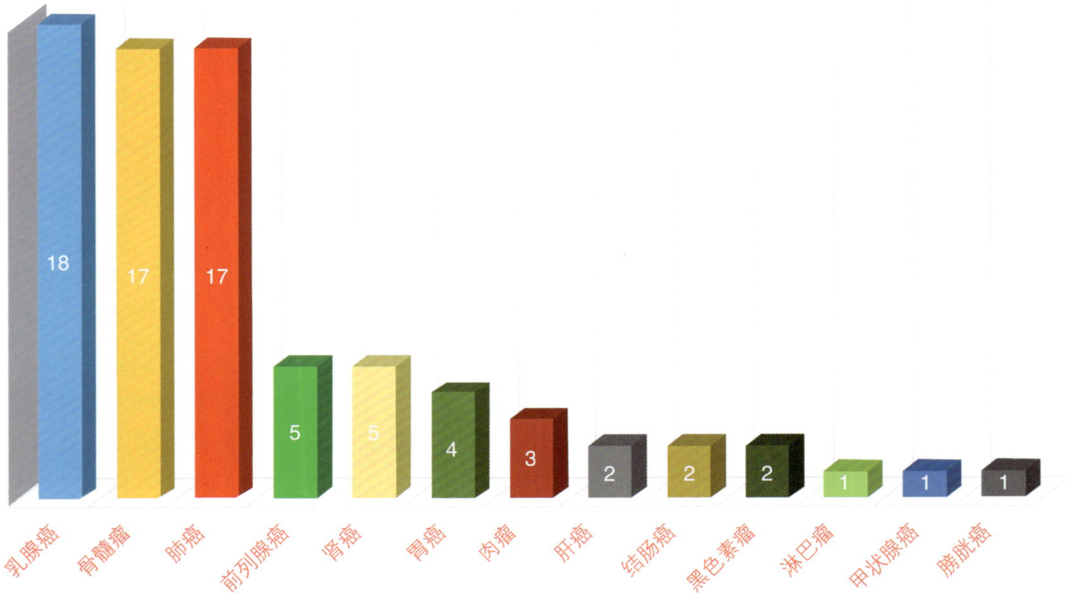

图 12.4 2005 年至 2020 年，在美国国家癌症研究所“Regina Elena”中，接受开放后凸成形术治疗的 78 例癌症患者的组织学研究

13 名脊柱转移患者与原发肿瘤同时诊断（5 名多发性骨髓瘤；2 名前列腺癌；3 名肺癌，1 名肝癌，1 名肾癌和 1 名结肠癌），其余的 65 名脊柱转移患者在平均 24 个月（4～200 个月）后，与原发肿瘤诊断同步。向椎体内填充的材料（硅胶或 PMMA）的平均体积为 3.5 ml（2～8 ml）。13 名患者出现更严重的椎体骨折（椎体后壁无破坏），在同一次手术中进行了不同节段的经皮椎体成形术。

14 名患者接受了开放后凸成形术联合后路固定，手术范围取病椎上下 1～2 个节段。平均手术时间为 180 分钟（70～380 分钟）。所有患者椎体转移性肿瘤的诊断均有组织学证据，10 名患者发生了骨水泥相关并发症（13%）：其中 8 名患者为无症状性渗漏（3 例在椎管内，2 例在椎体前，3 例在椎间盘内），2 名患者因椎管内渗漏导致下肢运动障碍加重（1 例为暂时性，1 例为永久性）。另外有 2 名患者在术后出现了血肿，需要手术清除，他们都伴有下肢运动障碍（一个是短暂性的，一个是永久性的）。3 名患者（3.8%）在术后胸部 CT 扫描中发现无症状性肺栓塞，1 名患者出现脑脊液漏，需要手术治疗，平均住院时间为 8 天（3～30 天）。4 名患者在术后不久失访，1 名肺癌晚期的患者在围手术期因肺炎死亡。73 名患者的平均随访时间为 13 个月（2～129 个月）。所有接受开放后凸成形术的患者在术后 4 周内都接受了放疗或脊柱立体定向放射治疗。在随访过程中，有 5 名患者出现了症状性远端椎体骨折（6.4%）；2 名患者随后出现了病理性股骨骨折，没有患者发生治疗后邻近椎体骨折。最近，在 1 例开放后凸成形术治疗后 31 个月的肾癌患者的放射学检查中，观察到了椎体滑脱移位的证据，这种全身性疾病在当时非常严重，肿瘤学家建议只进行姑息治疗。该病例强调了需要对所有接受治疗的患者进行仔细的临床和影像学随访，以便在治疗后观察到骨折进展时及时提供挽救性手术固定治疗（图 12.5）。56 名患者因肿瘤全身进展而死亡；6 名患者因脊柱局部肿瘤复发而死亡，12 名患者仍存活。在三次检查（术前、术后和发生全身恶化前的末次随访）中，观察到患者的 ASIA 评分显著改善，并向更好的神经预后方向发展（$P<0.009$）（图 12.6）。KPS、VAS 和 Dennis 疼痛量表的术前平均值与术后和末次随访时相比明显改善（$P<0.0001$）（表 12.1）。术后 1 年生存率为 63.3%，2 年生存率为 46.2%。手术后平均总生存时间（OS）为 21 个月（95%CI 11～31）。

血液系统肿瘤患者的平均总生存期为 33 个月（95%CI 20～46），实体肿瘤的平均总生存期为 14 个月（95%CI 8～20）。该差异具有显著性（$P=$

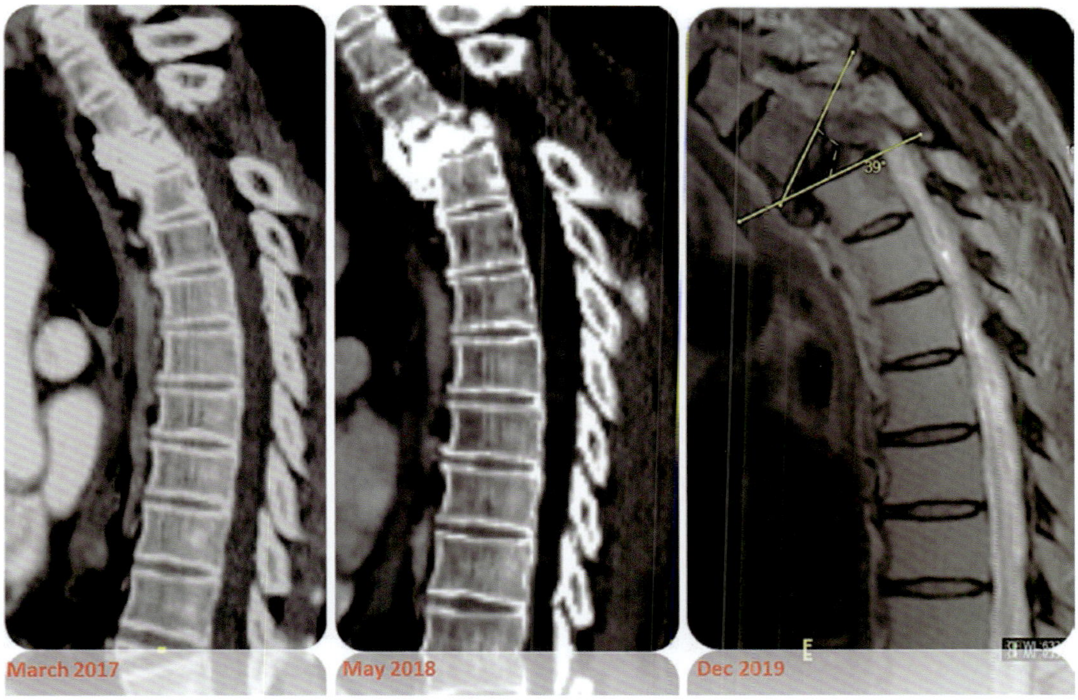

图 12.5 1 例肾癌患者在随访期间的放射学检查中发现进行性椎体滑移和错位。由于患者失访且一直没有临床症状，因此没有进行神经外科评估。在开放后凸成形术治疗 31 个月后，在最终接受神经外科医生的评估时，全身疾病进展已非常严重，肿瘤科医生建议只进行姑息治疗

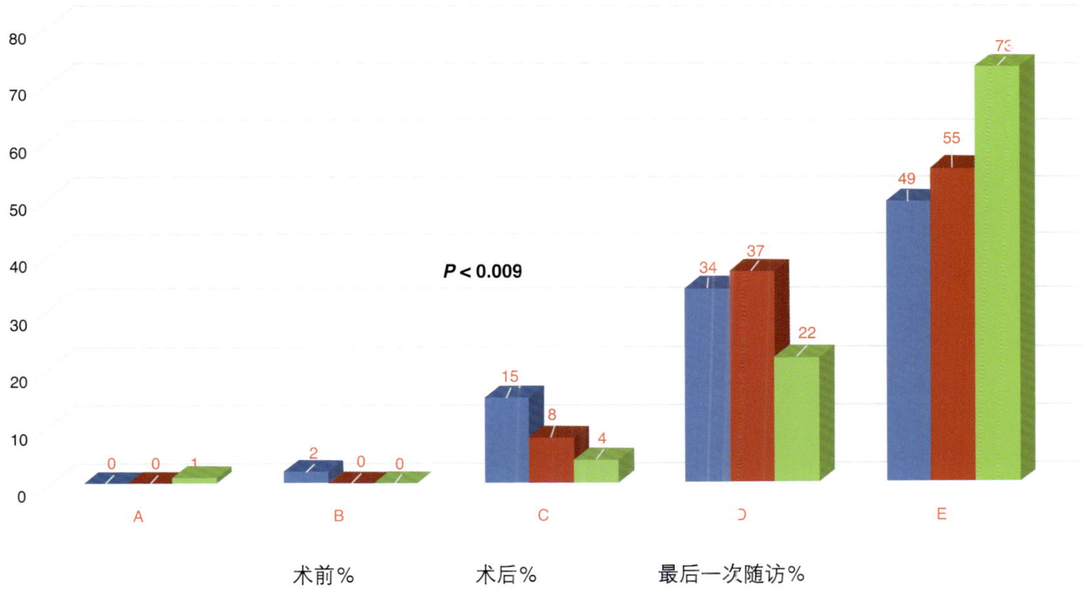

图 12.6 74 例接受开放性后凸成形术的患者，在术前、术后和临床恶化前最后一次随访时，AISA 评分的时间演变。观察到显著的差异和向更好的神经结果转变（非参数 Friedman 检验，$P<0.009$）

表 12.1 VAS、KPS、Dennis 评分

	术前平均	术后平均	末次随访时平均	*P* 值
疼痛视觉模拟量表（VAS）	80（20～10）	40（10～70）	30（10～70）	<0.0001
KPS 功能状态评分	60（40～80）	70（40～80）	70（20～100）	<0.0001
Dennis 评分	5（2～5）	4（2～5）	2（1～3）	<0.0001

0.02)。74 例患者中有 41 例患者维持了合理的生活质量(KPS≥60;Dennis 评分≤3),他们的平均生存时间为 31 个月,其余的患者为 8 个月(95% CI 5~11),$P<0.0001$。与未达到这些结果的患者相比,术后生活质量的保持和疼痛的控制与总生存期显著延长相关(图 12.7)。

12.4 讨论

大多数硬膜外转移最初是起源于椎体的部分骨性病变,随后快速、破坏性地生长压迫硬膜囊。

转移性疾病通过几种不同的途径累及脊柱,包括恶性肿瘤的神经丛和无瓣静脉丛扩散、动脉血流的血源性传播,邻近病变肿瘤的直接侵袭以及淋巴播散。

肿瘤细胞随后可以侵入椎体内丰富的骨髓组织。单纯位于硬膜囊后方或前方的病变并不常见,大多数侵袭偏向脊髓的侧方(前侧或后侧)(Jacobs 和 Perrin,2001;Donnelly 等,2015)。

硬膜外转移性脊髓压迫的生理病理包括:①椎体静脉丛最初闭塞,随后出现血管源性水肿;②病变呈进行性生长,伴有脊髓受压和血流障碍;③随着脊髓低灌注、梗死的发展,最后出现不可逆的脊髓损伤(Husain 等,2017)。

因此,在脊柱转移性疾病及椎体病理性骨折中,通常需要采用开放性手术直接进入椎管,对硬膜囊及神经根进行减压,去除病变的肿瘤、骨质及椎间盘组织,并去除通常会包裹和挤压硬膜囊的肿瘤袖套。在脊柱转移性疾病的开放后凸成形手术中,首选球囊后凸成形术而不是椎体成形术,因为通过球囊扩张形成的空腔可使用较高黏度和较低压力注射 PMMA/ 硅胶材料,显著改善对渗漏的控制(Fuentes 等,2007,2009;Boszczyk 等,2004)(图 12.8 和图 12.9)。如果观察到填充材料的渗漏,可在骨水泥放热反应或机械压迫损伤神经结构前,迅速清洗手术区域并清除渗漏的材料(图 12.10)。

可以选择单侧半椎板切除术,以避免双侧椎旁肌剥离,造成双侧肌肉变性和血管缺失,避免损伤棘间韧带和后方骨质结构,这些损伤可能会增加后续脊柱失稳或后凸的风险,造成术后持续背痛和 LOS 延长。这种手术方式的选择基于以往单侧入路治疗硬膜内肿瘤的经验和结果(McGirt 等,2010;Donnelly 等,2015;Pompili 等,2016)。

一些研究似乎表明,单侧入路和双侧入路在控制疼痛或矫正脊柱后凸方面有相同的疗效(Papanastassiou 等,2014b;Wang 等,2012;Chen 等,2011)。

Tomeh 等在尸体模型上,开展了一项关于骨质疏松性椎体骨折生物力学的研究,他们采用单侧及双侧 PMMA 椎体强化手术,观察到两种技术都能恢复足够的椎体硬度,并且在椎体高度丢失方面,手术组之间没有显著差异(Tomeh 等,1999)。

事实上,Steinmann 等在尸体模型中发现,在治疗实验诱导的骨质疏松性椎体压缩骨折中,单椎弓根后凸成形术与双椎弓根后凸成形术治疗后的生物力学特性相似。该研究发现,就恢复强度、椎体的硬度及高度而言,单椎弓根后凸成形术与双椎弓根后凸成形术之间并没有明显差异。尤其

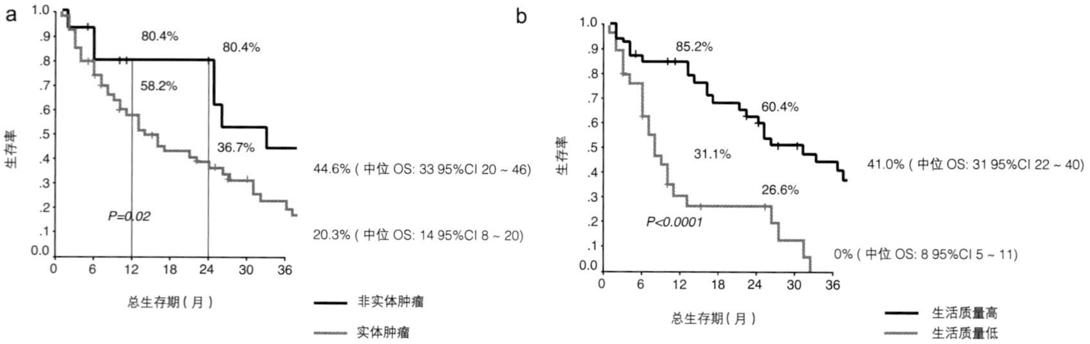

图 12.7 (a)Kaplan Meyer 分析显示,血液系统肿瘤患者的总生存期与实体肿瘤相比有显著差异(33 个月;95%CI 20~46)*vs.*(14 个月;95%CI 8~20,$P=0.02$);(b)74 例患者中 41 例术后生活质量改善(KPS≥60;Dennis 评分≤3),平均总生存期为 31 个月(95%CI 22~40),其他患者为 8 个月(95%CI 5~11),$P<0.0001$

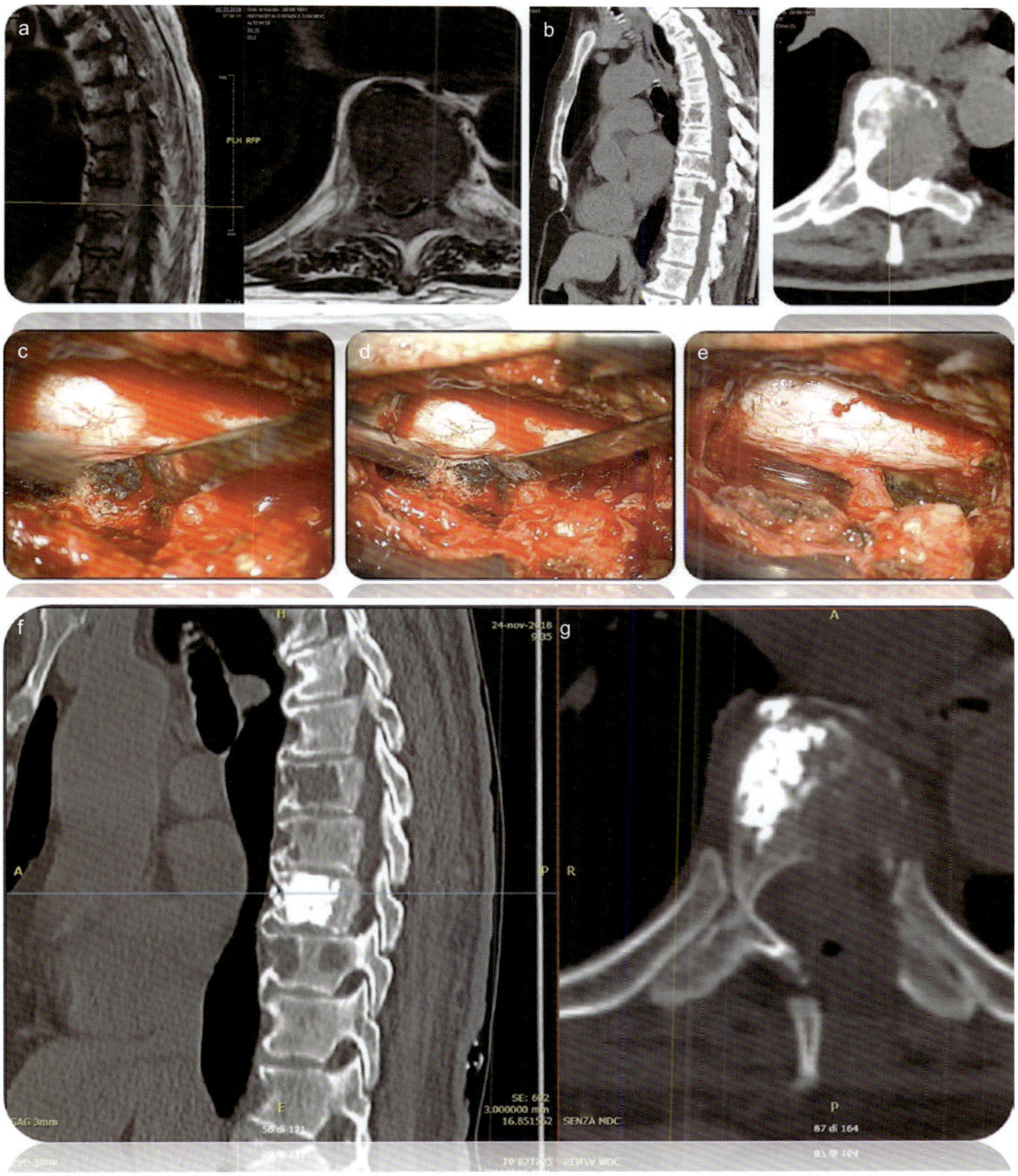

图 12.8　77 岁女性，黑色素瘤伴多节段脊柱转移，第 8 胸髓旁中央处受到明显压迫（SOSG 脊髓硬膜外分级评分 2 分），该患者进行了开放手术联合对侧经椎弓根后凸成形术。（a）矢状位和轴位磁共振 T1 加权像；（b）矢状位和轴位 CT 平扫；（c）胸 8 椎板切除术及肿瘤切除术的术中视图；（d）逐渐去除硬膜囊周围的肿瘤组织；（e）神经根和硬膜囊得到充分的减压；（f、g）术后矢状位和轴位 CT 平扫

在单侧椎弓根注射 PMMA 后，椎体没有明显的楔形改变（Steinmann 等，2005）。

La Maida 等报道，对于多发性骨髓瘤患者，单侧椎弓根后凸成形术与双侧椎弓根后凸成形术相比具有相似的临床效果（La Maida 等，2011）。

对于硬膜外肿瘤或脊髓受累的患者，单侧后路减压联合开放经椎弓根骨水泥强化治疗，能在减压的同时提高病椎的力学稳定性。

根据脊柱不稳定性肿瘤评分（SINS）得出的稳定性评价、预后的肿瘤学评价和脊柱外科医生的经验，建议在开放后凸成形术中联合进行经皮椎体固定。根据最近的 NOMS 决策框架，固定方法的选择包括经皮骨水泥强化术及经皮或经椎弓根螺钉固定术（表 12.2）。对于有严重的全身合并

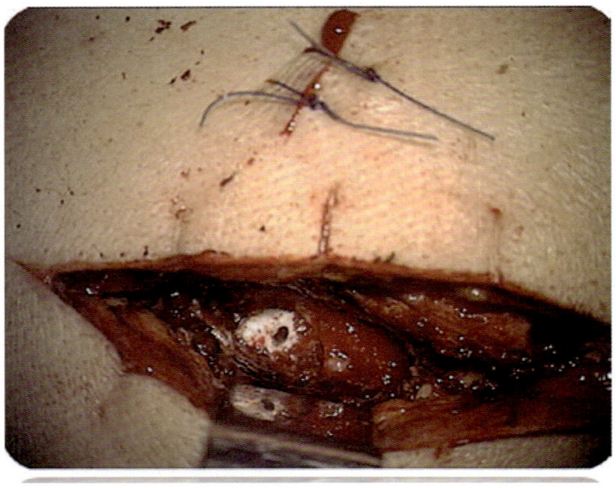

图 12.9 若在开放后凸成形术中发现填充材料渗漏，可迅速冲洗术野，将渗漏的材料从椎管中取出，如图所示。对于症状性脊髓受压和手术并发症发生率高的患者，开放后凸成形术可扩大强化手术的手术指征，从而不需要进行更激进或要求更高的开放手术，如整体切除术、椎体切除术和固定手术，避免过度治疗

症、不能耐受开放性手术的患者，可接受单纯骨水泥强化治疗或经皮螺钉固定治疗以维持脊柱的稳定性（Laufer 等，2013）。

当脊柱前、后附件缺失，椎体后方骨皮质被广泛破坏，椎弓根被严重侵蚀导致脊柱出现明显不稳定和后凸时，暂不需要进行广泛的脊柱重建，开放椎体成形术联合经皮椎弓根螺钉固定是一种可靠的脊柱固定方法，在疼痛缓解和神经功能恢复方面具有良好的效果（Weitao 等，2012；Fuentes 等，2009；Telera 等，2019；Barzilai 等，2018b）（图 12.11 和图 12.12）。

在随访期间，观察到接受开放后凸成形术或开放椎体成形术的患者普遍在神经恢复和疼痛控制方面有显著和持久的改善。疼痛缓解是这类手术干预后最常见的积极结果，这可能与切除肿瘤后神经的压迫解除、椎体的力学稳定性改善有关。因为这类患者经常出现骨皮质破坏、硬膜外软组织肿瘤生长、高度血管病变等问题，术后严重并发症的总体发生率也是可以接受的。

然而，由于此类开放手术的长期持久性尚未得到充分研究，因此应对所有患者进行仔细的临床和影像学随访，以便在观察到骨折进展时，判断是否需要进一步治疗，及时提供挽救性手术稳定脊柱（Tancioni 等，2012）。

12.5 开放后凸成形术和“分离手术”

脊柱立体定向放射治疗（SSRT）被定义为以单次或少数部分的方式向体外靶点精准提供高度适形和图像引导的放射治疗，其剂量在生物学上至少等同于长期分次治疗中的根治性治疗量（Sahgal 等，2012）。

脊柱立体定向放射治疗已被开发用于以局部消融和治疗为目的的脊柱转移，不仅仅用于局部姑息性治疗。高度适形的多向技术和尖锐的剂量梯度允许以较短和方便的时间输送辐射（即一次 16 Gy 或两次 24 Gy）（Kumar 等，2017）。

现有数据表明，脊柱立体定向放射治疗产生了显著的临床效益，即使对于传统的放射拮抗性肿瘤，如肾细胞癌、肉瘤和黑色素瘤，也能持续地缓解症状、维持 70%～100% 的局部控制率（Barzilai 等，2018a；Choi 等，2017；Laufer 等，2014；Garg 等，2012；Yamada 等，2017）。

脊柱立体定向放射治疗的功效可能是每分量可以提供较高剂量的辐射，也可能是该技术触发了独特的放射生物学通路和免疫机制激活（Thibault 等，2015）。研究表明，用每分量＞10 Gy 的辐射剂量治疗脊柱转移病灶，不仅能通过双链 DNA 断裂杀死肿瘤细胞，而且还能对肿瘤血管造成显著的损害（Song 等，2014；Barzilai 等，2019）。

然而，为了避免放射性脊髓病，必须降低靠近脊髓的剂量，这可能会影响对转移性脊柱疾病的治疗，这类疾病有明显的硬膜外脊髓压迫（SOSG 硬膜外脊髓分类评分 1c-2-3），或者在既往治疗部位附近的骨质和脊髓再次发生硬膜外复发（见第 11 章）。这些区域的剂量不足以维持对脊髓转移瘤的控制，被认为是脊柱立体定向放射治疗的主要缺点，同时也表明了需要进行联合治疗。事实上，计算出的脊髓单次的最大安全辐射剂量是 14 Gy，当对某部分治疗容积输送的辐射小于 15 Gy 时，会出现大多数治疗失败。这些观察结果强调了在进行脊柱立体定向放疗之前，明确分离肿瘤边缘和脊髓十分重要，以便向整个肿瘤边缘提供必要的 15 Gy，而不会有脊髓毒性的风险（Conti 等，2019；Lovelock，2010；Chang 等，2016）。

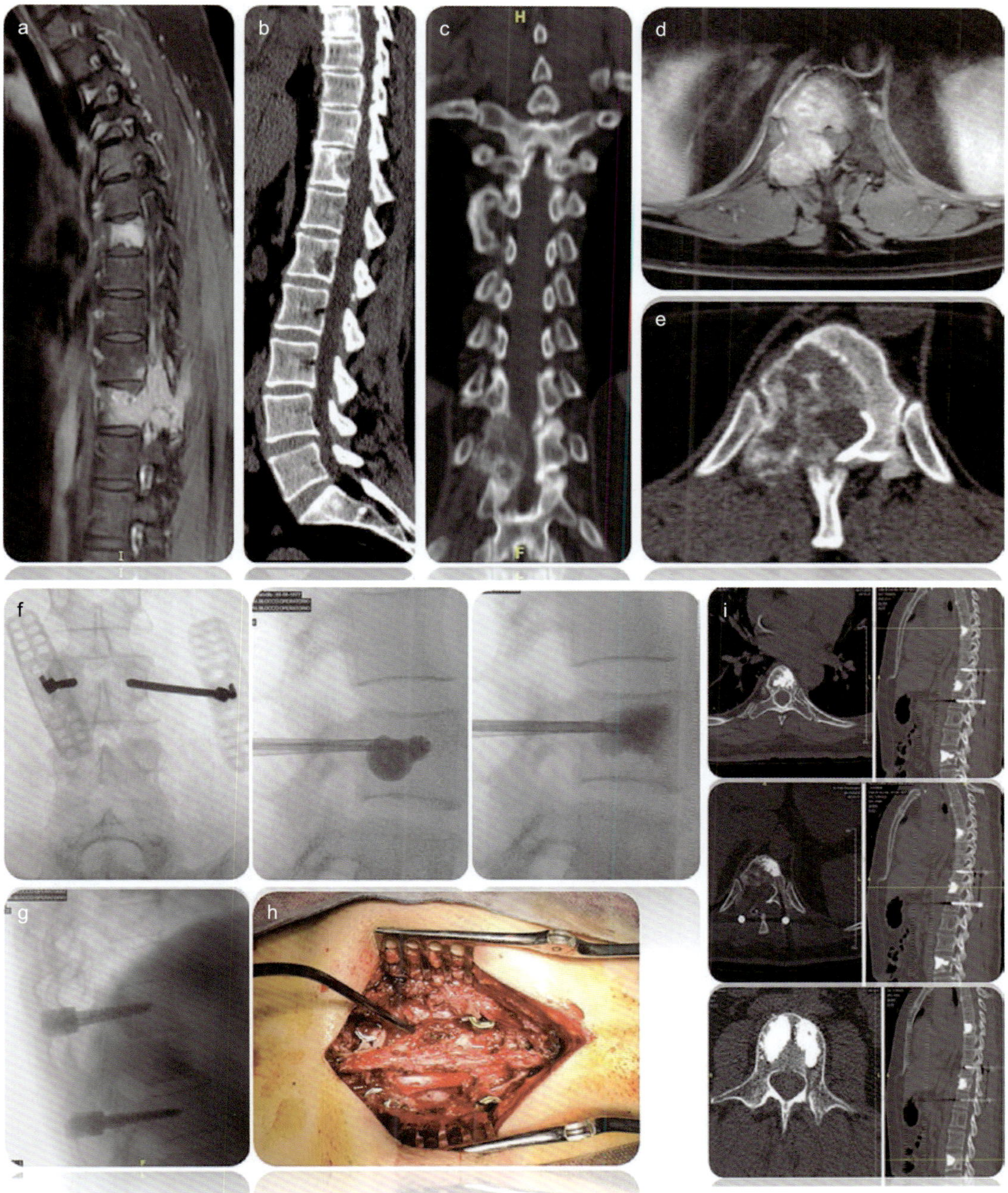

图 12.10　39 岁女性患者，乳腺癌脊柱转移。T11 发生症状性压缩骨折伴硬膜外压迫（SOSG 硬膜外脊髓分级评分为 2 分），胸 7 和腰 3 椎体同时受累。患者的 Tokuhashi 评分为 8 分，SINS 评分为 11 分，VAS 评分为 9 分。（a）矢状位磁共振 STIR 序列；（b）矢状位 CT 扫描；（c）冠状位 CT 扫描；（d）磁共振轴位 STIR 序列；（e）CT 轴位平扫；（f）在胸 7 和 L3 进行了球囊后凸成形术；（g、h）术中视图，T11 处进行开放椎板切除术、硬膜囊减压术，T10 ~ 12 进行后路螺钉固定；（i）术后 3 个治疗节段的矢状位和轴位 CT 扫描。术后患者的疼痛症状和神经功能均有明显改善，出院时 VAS 评分 3 分。患者在术后进行放疗，在接受治疗后存活了 23 个月

强烈建议在重度脊髓压迫和力学不稳定的情况下，对放射性拮抗性肿瘤患者进行手术固定和减压。Patchell 等在 2005 年的一项前瞻性随机试验中首次为这一建议提供了可靠的统计学证据（Patchell 等，2005）。

鉴于这些前提，现代治疗转移性脊柱疾病的方法总结概括为“分离手术”，这意味着在不尝试广泛切除肿瘤的情况下，手术恢复肿瘤和脊髓之间的

表 12.2 NOMS 决策框架

神经功能	肿瘤性质	力学稳定性	全身情况	治疗方法
轻度硬膜外压迫 / 无脊髓病	放射敏感性肿瘤	稳定	-	常规体外放疗
轻度硬膜外压迫 / 无脊髓病	放射敏感性肿瘤	不稳定	-	固定后常规体外放疗
重度硬膜外压迫 ± 脊髓病	放射敏感性肿瘤	稳定	-	常规体外放疗
重度硬膜外压迫 ± 脊髓病	放射敏感性肿瘤	不稳定	-	固定后常规体外放疗
轻度硬膜外压迫 / 无脊髓病	放射拮抗性肿瘤	稳定	-	脊柱立体定向放疗
轻度硬膜外压迫 / 无脊髓病	放射拮抗性肿瘤	不稳定	-	固定后脊柱立体定向放疗
重度硬膜外压迫 ± 脊髓病	放射拮抗性肿瘤	稳定	能够耐受手术	脊髓减压 / 固定后脊柱立体定向放疗
重度硬膜外压迫 ± 脊髓病	放射拮抗性肿瘤	稳定	不能耐受手术	常规体外放疗
重度硬膜外压迫 ± 脊髓病	放射拮抗性肿瘤	不稳定	能够耐受手术	脊髓减压 / 固定后脊柱立体定向放疗
重度硬膜外压迫 ± 脊髓病	放射拮抗性肿瘤	不稳定	不能耐受手术	固定后常规体外放疗

轻度硬膜外压迫：0 ~ 1 分；重度硬膜外压迫：2 ~ 3 分（*Laufer et al., Laufer et al. the NOMS framework: Approach to the treatment of spinal tumors. Oncologist 18: 744-751, 2013 with permission*）

解剖距离，并在重建后进行脊柱立体定向放疗。

这项技术最初由 Bilsky 等在 2000 年提出，其有效性随后在接下来的 10 年中被一些作者证实（Conti 等，2019；Bilsky 等，2000；Moulding 等，2010；Laufer 等，2013；Gerszten 和 Monaco，2009）。

分离手术通常包括使用显微外科技术对硬膜囊进行环形减压。减压的目的是在硬膜囊和肿瘤之间建立一个 2 ~ 3 mm 的通道，以便进行高辐射剂量的脊柱立位定向放疗，并尽量减少脊髓的暴露。此外，可在减压水平的上方和下方经皮固定椎体，以提供生物力学稳定性，防止术后脊柱后凸形成。在许多病例中，通过后路减压、椎体强化手术及后路器械固定，然后对前方剩余的肿瘤病变进行脊柱立体定向放射治疗，可以成功地避免前路椎体切除术（Gerszten 等，2009；Zuckerman 等，2016；Moussazadeh 等，2014；Chang 等，2016）。一些作者认为，在治疗脊柱转移性疾病方面，只进行内固定不进行融合是可以接受的手术方法。即使从后外侧入路进行部分椎体切除术，不放置椎间融合器，只进行脊柱后路内固定不进行融合，术后出现硬件故障或进展性畸形的风险也很低。术后脊柱立体定向放射治疗提供了持久的局部肿瘤控制率，与脊柱立体定向放射治疗轻度硬膜外压迫的结果相似。Rock 等报道，在开放手术后接受脊柱立体定向放射治疗，局部控制率为 92%（Rock 等，2006）。

Amankulor 等进行了一项回顾性分析，在 2004 年至 2011 年期间，对 318 名患者进行了后外侧减压和后路钉棒固定，但没有进行前路补充固定，平均随访时间 399 天，存活者未出现内固定故障，在 7 年的研究期间，共有 78% 的患者死亡，只有 9 名患者（2.8%）出现了内固定故障的迹象和症状，需要对固定器械进行翻修。椎体壁切除的患者和钉棒初始长度大于 6 个连续脊柱节段的患者出现症状性固定失败的风险显著增加，具有统计学意义（Amankulor 等，2014）。

Drakhshandeh 等分析了 27 例接受“分离手术”的患者，分离手术由椎板切除术和后路脊柱内固定组成。在椎体切除术中，只有不到 50% 的椎体被移除，没有放置前路固定器械，24 例（89%）患者接受了术后放疗。随访期间进行术后 CT 检查，内固定失败的标准是内固定位置发生改变、椎弓根螺钉拔出、脊柱力线对齐改变或进行性畸形。在平均随访 12 个月的临床评估期间，这些患者均不需要再次手术进行内固定翻修、移除或替换，也没有发现内固定所导致的疼痛或神经功能障碍（Drakhshandeh 等，2018）。

Barzilai 等报道了一组 88 例的临床病例，在长期存活的癌症患者（至少 24 个月）中，脊柱固定手术治疗中内固定故障的发生率为 12.5%（Barzilai 等，2019）。

在这种情况下，开放后凸成形术可能是一种

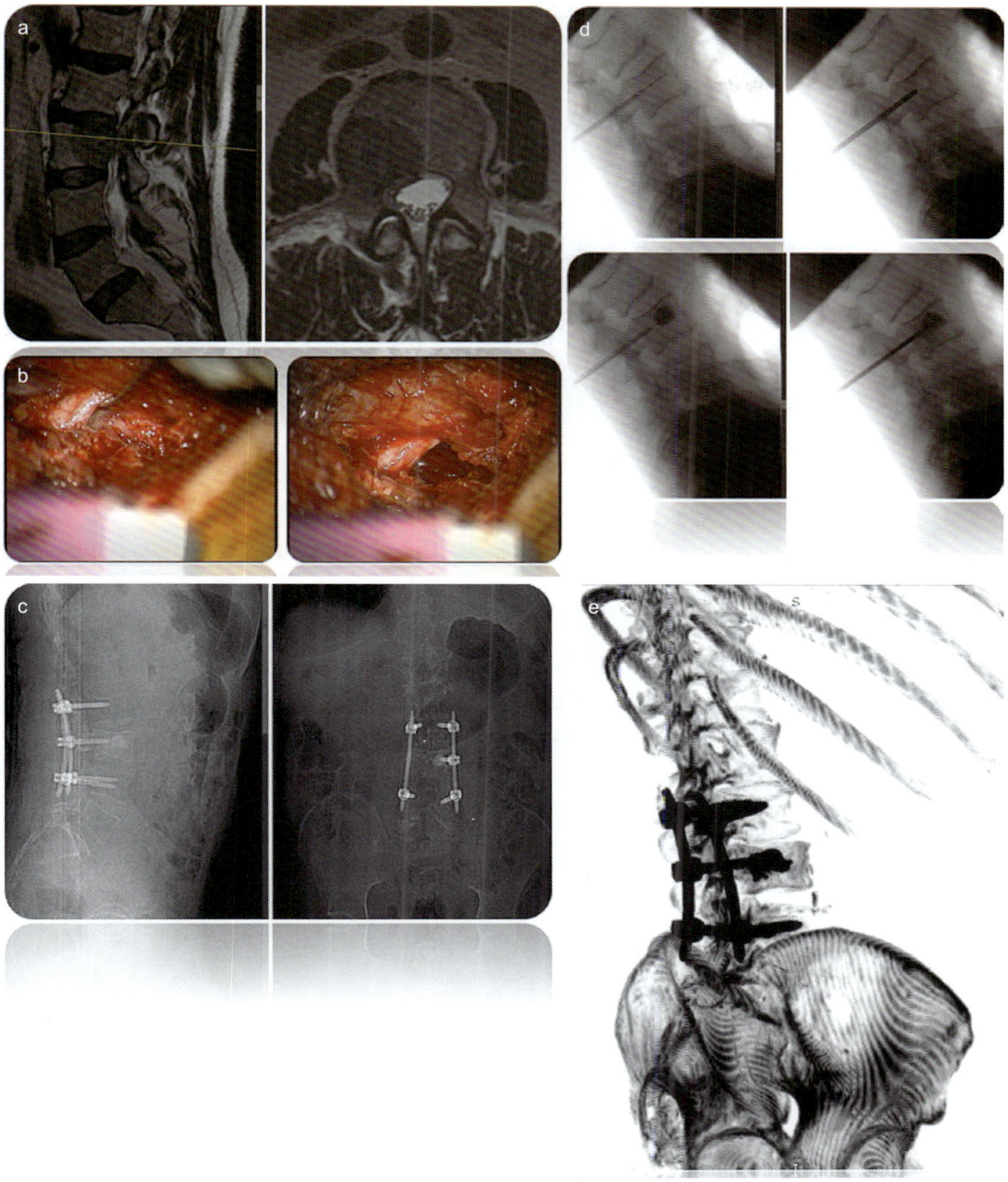

图 12.11　63 岁男性患者，肺腺癌伴有症状性 L3 椎体转移。肿瘤组织累及椎体后部、椎弓根、L3 棘突及硬膜外侧隐窝。Tokuhashi 评分为 8 分，SINS 评分为 8 分。患者主诉右侧有明显的根性疼痛（L3），VAS 8/10。全身 CT 检查未发现其他内脏转移。（a）矢状位和轴位磁共振 T2 加权像；（b）在 L3 行单侧半椎板切除术，同时行右侧椎弓根切除术、部分椎体切除术、L3 神经根和硬膜囊减压；（c）左侧球囊后凸成形术的术中透视；（d、e）侧位和正位 X 线片及术后 CT 三维重建，显示 L2 ~ L4 短节段经皮稳定，左侧椎弓根切除，L3 椎体硅胶材料填充。术后患者的疼痛明显减轻（VAS 2/8），患者在术后接受脊柱立体定向放射治疗和化疗，术后存活了 10 个月且没有再次出现脊柱相关疾病

非常有用的外科辅助手段，对于有硬膜外压迫的患者（根据脊柱肿瘤研究组设定的标准，硬膜外脊髓分级评分≥1 c），可以安全有效地进行减压手术（Barzilai 等，2018a；Weitao 等，2012；Moulding 等，2010；Gerszten 等，2005；Virk 等，2017；Bilsky 等，2010；zhang 等，2016）。

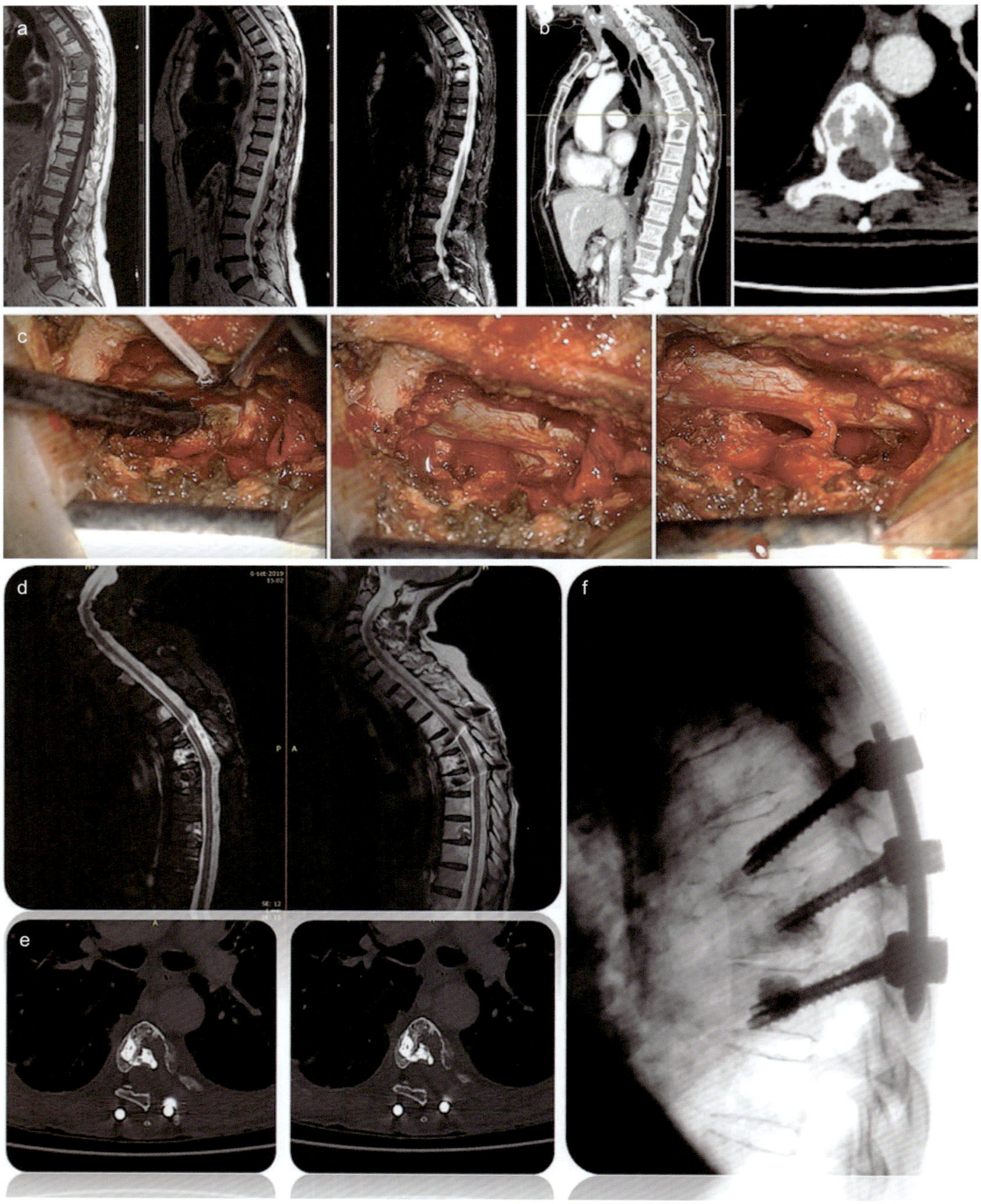

图 12.12　71 岁女性患者，乳腺癌合并脊柱转移。(a) 矢状位磁共振 T1、T2 和 STIR 序列；(b) 矢状位和轴位 CT 扫描，在第 6 胸髓处可观察到症状性脊柱转移伴硬膜外压迫 (SOSG 硬膜外脊髓分级评分 2 分)。Tokuhashi 评分为 10 分，SINS 评分为 10 分，VAS 评分为 8 分；(c) 术中视图显示在第 6 胸髓处行左侧半椎板切除术，同时行右椎弓根切除术、椎体部分切除术、神经根和硬膜囊减压；(d) 术后矢状位磁共振 T2 和 STIR 序列；(e) 术后轴位 CT 扫描和 (f) X 线侧位片显示手术的结果和后路进行了 T5 ~ T6 及 T7 左侧椎弓根的固定。患者疼痛明显缓解 (VAS 2/10)，术后患者的活动能力得到改善，患者随后进行了放疗，在开放球囊后凸成形术治疗后存活了 21 个月

12.6 预测量表在转移性脊柱疾病中的作用

改良 Tokuhashi 评分和 Tomita 评分历来被用于评估转移性脊柱疾病患者的生存期，通常是治疗计划的基础。但对于预期生存期小于 6 个月的患者（改良 Tokuhashi 评分≤8），目前还没有可用于指导治疗决策的标准。这一人群具有高度的异质性，包括有严重神经功能障碍的濒死患者、临床状况尚可但患有难治性神经根病或背痛的晚期全身性疾病的患者以及无临床症状但即将出现脊柱失稳的患者。Bouras 等最近对 88 名 Tokuhashi 评分≤8 的转移性脊柱疾病患者进行了回顾性研究，这些患者因其他方式无法治疗的剧烈疼痛、神经功能缺损和（或）脊柱不稳定接受了微创手术治疗。据他们的研究报道，严重并发症的总体发生率为 9.1%，平均生存时间为 11 天，41% 的患者临床症状和神经功能立即得到改善，55% 的患者表现出持续良好的预后。值得注意的是，在这一特定亚组的患者中，Tokuhashi 评分并没有被证明对手术治疗的获益具有预测意义，因此作者得出结论，对于预后评分较差、不适合进行开放手术的特定患者，可以考虑采用微创手术治疗（Bouras 等，2018；Kumar 等，2017；Lee 等，2015）。Hessler 等对 76 名肺癌脊柱转移并接受手术治疗的患者进行研究，他们发现改良 Tokuhashi 评分与实际生存期的一致率为 67.1%，表明该评分系统已不适用于脊柱转移瘤治疗的最新进展。一些肺癌脊柱转移患者可存活 1 年以上，50 岁以下、腰椎发生转移及未瘫痪的患者预后相对较好（Hessler 等，2011）。

Katagiri 等最近提出了一种新的评分系统，根据原发病灶的激素依赖性对乳腺癌和前列腺癌评分进行了修改，并根据分子靶向药物的使用和实验室数据的纳入对肺癌评分进行了修改。在一项 808 例患者的研究中，总分为 0 ~ 3 分组 2 年的生存率为 77.8%，总分为 4 ~ 6 分组 1 年的生存率为 49.3%，6 个月的生存率为 74.0%，总分为 7 ~ 10 分组 6 个月的生存率为 26.9%（Katagiri 等，2014）。

尽管过去在不同研究中得到了验证，但近年来主要技术和系统的癌症治疗进展缺乏整合，这可能使标准的生存预测模型部分过时。目前，许多肿瘤，如非小细胞肺癌、肾癌、乳腺癌和黑色素瘤的预后可能与其基因亚型密切相关而非其他因素。脊柱立体定向放射治疗、微创手术技术、靶向分子治疗和免疫疗法已显著改善了大多数实体肿瘤和血液系统恶性肿瘤的总体及无进展生存率，但它们的作用方式尚未完全明确（Barzilai 等，2018a；Bouras 等，2018；Choi 等，2017）。

基于这些原因，并考虑到目前可选择多种的治疗方法，脊柱外科医生比以往任何时候都更需要与肿瘤科医生和放射治疗师密切合作，以准确评估患者的预后并根据其具体需要制订脊柱治疗目标。

（张鹏超　王德全　译
赵　丹　王　凯　审校）

参考文献

Altaf F, Weber M, Dea N, et al. Evidence-based review and survey of expert opinion of reconstruction of metastatic spine tumors. Spine. 2016;41(20S):S254–62.

Amankulor NM, Xu R, Iorgulesco JB, et al. The incidence and patterns of hardware failure after separation surgery in patients with spinal metastatic tumors. Spine J. 2014;14:1850–9.

Barzilai O, Fisher CG, Bilsky MH. State of the art treatment of spinal metastatic disease. Neurosurgery. 2018a;82:757–69.

Barzilai O, McLaughlin L, Amato MK, et al. Minimal access surgery for spinal metastases: prospective evaluation of a treatment algorithm using patient-reported outcomes. World Neurosurg. 2018b;120:e889–901.

Barzilai O, McLaughlin L, Lis E, et al. Outcome analysis of surgery for symptomatic spinal metastases in long-term cancer survivors. J Neurosurg Spine. 2019;26:1–6.

Barzilai O, Bilsky M, Laufer I. The role of minimal access surgery in the treatment of spinal metastatic tumors. Global Spine J. 2020;10(2S):79S–87S.

Berenson J, Pflugmacher R, Jarzem P, Zonder J, Schechtman K, Tillman J, et al. Ballon kyphoplasty versus non-surgical fracture management for treatment of painful vertebral body compression fractures in patients with cancer: a multicentre, randomized controlled trial. Lancet Oncol. 2011;12:225–35.

Bilsky MH, Boland P, Lis E, Raizer JJ, Healey JH. Single stage posterolateral transpedicle approach for spondylectomy, epidural decompression, and circumferential fusion for spinal metastases. Spine. 2000;25:2240–50.

Bilsky MH, Laufer I, Fourney DR, Groff M, Schmidt MH, Varga PP, Vrionis FD, Yamada Y, Gerszten PC, Kuklo TR. Reliability analysis of the epidural spinal cord compression scale. J Neurosurg Spine. 2010;13(3):324–8.

Boszczyk BM, Bierschneider M, Schmid K, Grillhosl A, Robert B, Jaksche H. Microsurgical interlaminary

vertebro-and kyphoplasty for severe osteoporotic fractures. J Neurosurg Spine. 2004;100:32–7.
Bouras T, Zairi F, Arikat A, Vieillard MH, Allaoui M, Assaker R. Decision making for the surgical treatment of vertebral metastases among patients with short predicted survival. World Neurosurg. 2018;111:e573–80.
Bouza C, Lopez-Cuadrado T, Cediel P, Saz-Parkinson Z, Amate JM. Ballon kyphoplasty in malignant spinal fractures: a systematic review and meta-analysis. BMC Palliat Care. 2009;8:12.
Burton AW, Mendoza T, Gebhardt R, Hamid B, Nouri K, Perez-Toro M, et al. Vertebral compression fracture treatment with vertebroplasty and kyphoplasty: experience in 407 patients with 1156 fracture in a tertiary cancer center. Pain Med. 2011;12:1750–7.
Chang JH, Shin JH, Yamada YJ, et al. Stereotactic body radiotherapy for spinal metastases. What are the risks and how do we minimize them? Spine. 2016;41(20S):S238–45.
Chen I, Yang H, Tang T. Unilateral versus bilateral balloon kyphoplasty for multi-level osteoporotic vertebral compression fractures: a prospective study. Spine. 2011;36(7):534–40.
Chew C, Craig L, Edwards R, Moss J, O'Dwyer PJ. Safety and efficacy of percutaneous vertebroplasty in malignancy: a systematic review. Clin Radiol. 2011;66:63–72.
Choi D, Bilsky M, Fehlings M, Fisher C, Gokaslan Z. Spine oncology and metastatic spine tumors. Neurosurgery. 2017;80:S131–7.
Conti A, Acker G, Kluge A, Loebel F, Kreimeier A, Budach V, Vajkoczy P, Ghetti I, Germano AF, Senger C. Decision making in patients with metastatic spine. The role of minimally invasive treatment modalities. Front Oncol. 2019;9:915.
Donnelly DJ, Add-El-Barr AA, Lu Y. Minimally invasive muscle sparing posterior only approach for lumbar circumferential decompression and stabilization to treat spine metastasis-technical report. World Neurosurg. 2015;84(5):1484–90.
Drakhshandeh D, Miller JA, Fabiano AJ. Instrumented spinal stabilization without fusion for spinal metastatic disease. World Neurosurg. 2018;111:e403–9.
Fisher CG, Di Paola CP, Ryken TC, et al. A novel classification system for spinal instability in neoplastic disease: an evidence-based approach and expert consensus from the spine oncologic study group. Spine. 2010;35:E1221–9.
Fourney DR, Schomer DF, Nader R, et al. Percutaneous vertebropalsty and kyphoplasty for painful vertebral body fracture in cancer patients. J Neurosurg. 2003;98(suppl 1):21–30.
Fuentes S, Metellus P, Pech-Gourg G, Adetchessi T, Dufour H, Grisoli F. Open kypho- plasty for management of metastatic spine fracture. Neurochirurgie. 2007;53:49–53.
Fuentes S, Blondel B, Metellus P, Adetchessi T, Gaudart J, Dufour H. Open kyphoplasty for management of severe osteoporotic spinal fractures. Neurosurgery. 2009;64(5 suppl 2):350–4.
Garg AK, Shiu AS, Yang J, Wang XS, Allen P, Brown BW, Grossman P, Frija EK, McAleer MF, Azeem S, Brown PD, Rhines LD, Chang EL. Phase 1/2 trial of single-session stereotactic body radiotherapy for previously unirradiated spinal metastases. Cancer. 2012;118(20):5069–77.
Gerszten PC, Monaco EA. Complete percutaneous treatment of vertebral body tumors causing spinal canal compromise using transpedicular cavitation, cement augmentatio, and radiosurgical technique. Neurosurg Focus. 2009;27(6):E9.
Gerszten PC, Germanwala A, Burton SA, Welch WC, Ozhasoglu C, Vogel WJ. Combination kyphoplasty and spinal radiosurgery. A new treatment paradigm for pathologial fractures. Neurosurg Focus. 2005;18(3):E8.
Gerszten PC, Mendel E, Yamada Y. Radiotherapy and radiosurgery for metastatic spine disease: what are the options, indications, and outcomes? Spine. 2009;34(22 Suppl):S78–92.
Gokaslan ZL, York JE, Walsh GL, McCutcheon IE, Lang FF, Putnam JB Jr, et al. Transthoracic vertebrectomy for metastatic spinal tumors. J Neurosurg. 1998;89:599–609.
Hessler C, Vettorazzi E, Madert J, et al. Actual and predicted survival time of patients with spinal metastases of lung cancer: evaluation of the robustness of the Tokuhashi score. Spine. 2011;36(12):983–9.
Hsiang J. An unconventional indication for open kyphoplasty. Spine J. 2003;3:520–3.
Husain ZA, Sahgal A, Chang EL, Maralani PJ, Kubicky CD, Redmond KJ, Fisher C, Laufer I, Lo SS. Modern approaches to the management of metastatic epidural spinal cord compression. CNS Oncol. 2017;6(3):231–41.
Jacobs WB, Perrin RG. Evaluation and treatment of spinal metastases: an overview. Neurosurg Focus. 2001;11(6):e10.
Kasperk C, Haas A, Hillengass J, Weiss C, Neben K, Goldschmidt H, Sommer U, Nawroth P, Meeder PJ, Wiedenhöfer B, Schmidmaier G, Tanner M, Neuhof D, Nöldge G, Grafe IA. Kyphoplasty in patients with multiple myeloma a retrospective comparative pilot study. J Surg Oncol. 2012;105(7):679–86.
Katagiri H, Okada R, Takagi T, et al. New prognostic factors and scoring system for patients with skeletal metastasis. Cancer Med. 2014;3(5):1359–67.
Klimo P Jr, Schmidt MH. Surgical management of spinal metastases. Oncologist. 2004;9:188–96.
Kumar N, Malhotra R, Zaw AS, Maharajan K, Naresh N, Kumar A, et al. Evolution in treatment strategy for metastatic spine disease: presently evolving modalities. EJSO. 2017;43:1784–801.
La Maida GA, Sala F, Callea G, Capitani D, Singh S. Efficacy of unipedicular balloon kyphoplasty for treatment of multiple myeloma vertebral lesions. Asian Spine J. 2011;5:162–8.
Laufer I, Rubin DG, Lis E, et al. The NOMS framework: approach to the treatment of spinal metastatic tumors. Oncologist. 2013;18:744–51.
Laufer I, Iorgulesu JB, Chapman T, et al. Local disease control for spinal metastases following "separation surgery" and adjuvant hypofractio- nated or high-dose single fraction stereotactic radiosurgery: outcome analysis of 186 patients. J Neurosurg Spine. 2014;18:207–14.
Lee MJ, Dumonsky M, Cahill P, Stanley T, Park D, Singh K. Percutaneous treatment of vertebral compression fractures: a meta-analysis of complications. Spine. 2009;34(11):1228–32.
Lee CH, Chung CK, Jahng TA, et al. Which one is a valuable surrogate for predicting survival between Tomita and Tokuhashi scores in patients with spinal metastases? A meta-analysis for diagnostic test accuracy and

individual participant data analysis. J Neurooncol. 2015;123(2):267–75.

Lovelock DM. Correlation of local failure with measures of dose insufficiency in the high-dose single-fraction treatment of bony metastases. Int J Radiat Oncol Biol Phys. 2010;77:1282–7.

Marco RAW, Meyer BC, Kushwaha VP. Thoracolumbar burst fractures treated with posterior decompression and pedicle screw instrumentation supplemented with balloon-assisted vertebroplasty and calcium phosphate reconstruction. J Bone Joint Surg Am. 2010;92(Suppl 1):67–76.

McGirt MJ, Garcés-Ambrossi GL, Parker SL, Sciubba DM, Bydon A, Wolinksy JP, et al. Short-term progressive spinal deformity following laminoplasty versus laminectomy for resection of intradural spinal tumors: analysis of 238 patients. Neurosurgery. 2010;66:1005–12.

Mendel E, Bourekas E, Gerszten P, et al. Percutaneous techniques in the treatment of spine tumors: what are the diagnosis and therapeutic indications and outcomes? Spine. 2009;34(22 Suppl):S93–S100.

Moulding HD, Elder JB, Lis E, et al. Local disease control after decompressive surgery and adjuvant high dose single-fraction radiosurgery for spine metastases. J Neurosurg Spine. 2010;13:87–93.

Moussazadeh N, Laufer I, Yamada Y, Bilsky MH. Separation surgery for spinal metastases: effect of spinal radiosurgery on surgical treatment goals. Cancer Control. 2014;21(2):168–74.

Papanastassiou ID, Eleraky M, Murtagh R, et al. Comparison of unilateral versus bilateral Kyphoplasty in multiple myeloma patients and the importance of preoperative planning. Asian Spine J. 2014a;8(3):244–52.

Papanastassiou ID, Filis AK, Gerochristou MA. Controversial issues in kyphoplasty and vertebroplasty in malignant vertebral fractures. Cancer Control. 2014b;21:151–7.

Patchell RA, Tibbs PA, Regine WF, et al. Direct decompressive surgical resection in the treatment of metastatic epidural spinal cord compression caused by metastatic cancer: a randomized trial. Lancet. 2005;366:643–8.

Pompili A, Caroli F, Crispo F, Giovannetti M, Raus L, Vidiri A, Telera S. Unilateral laminectomy approach for the removal of spinal Meningiomas and schwannomas: impact on pain, spinal stability, and neurologic results. World Neurosurg. 2016;85:282–91.

Rock JP, Ryu S, Shukairy MS, Yin FF, Sharif A, Schreiber F, Abdulhak M, Kim JH, Rosenblum ML. Postoperative radiosurgery for malignant spinal tumors. Neurosurgery. 2006;58(5):891–8.

Ruiz Santiago F, Chinchilla AS, Alvarez LG, Abela ALP, Castellano Garcia MM, Lopez MP. Comparative review of vertebroplasty and kyphoplasty. World J Radiol. 2014;6(6):329–43.

Sahgal A, Roberge D, Shellenberg D, et al. The Canadian Association of Radiation Oncology scope of practice guidelines for lung, liver and spine stereotactic body radiotherapy. Clin Oncol (R Coll Radiol). 2012;24:629–39.

Singh K, Heller JG, Samartzis D, Scott Price J, An H, Yoon ST, Rhee J, Ledlie JT, Phillips FM. Open vertebral cement augmentation combined with lumbar decompression for the operative management of thoracolumbar stenosis secondary to osteoporotic burst fractures. J Spinal Disord Tech. 2005;18:413–9.

Song CW, Kim MS, Cho LC, Dusenbery K, Sperduto PW. Radiobiological basis of SBRT and SRS. Int J Clin Oncol. 2014;19(4):570–8.

Steinmann J, Tingey CT, Cruz G, Dai Q. Biomechanical comparison of unipedicular versus bipedicular kyphoplasty. Spine. 2005;2:201–5.

Sundaresan N, Steinberger AA, Moore F, Sachdev VP, Krol G, Hough L, Kelliher K. Indications and results of combined anterior-posterior approaches for spine tumor surgery. J Neurosurg. 1996;85(3):438–46.

Tancioni F, Navarria P, Pessina F, Marcheselli S, Rognone E, Marcosu P, et al. Early surgical experience with minimally invasive percutaneous approach for patients with metastatic epidural spinal cord compression (MESCC) to poor prognoses. Ann Surg Oncol. 2012;19(1):294–300.

Telera S, Gorgoglione N, Raus L, Vidiri A, Villani V, Pace A, Fabi A, Crispo F, Castiglione M, Sperduti I, Boccaletti R. Open Kyphoplasty for metastatic spine disease: a retrospective clinical series. World Neurosurg. 2019;127:e751–60.

Thibault I, Chang EL, Sheehan J, et al. Response assessment after stereotactic body radiotherapy for spinal metastases: a report from the SPIne response assessment in neuro-oncology (SPINO) group. Lancet Oncol. 2015;16:e595–603.

Tomeh AG, Mathis JM, Fenton DC, Levine AM, Belkoff SM. Biomechanical efficacy of unipediicular versus bipedicular vertebroplasty for the management of osteoporotic compression fractures. Spine. 1999;24:1772–6.

Virk MS, Han JE, Reiner AS, Mclaughlin LA, Sciubba DM, Lis E, Yamada Y, et al. Frequency of symptomatic vertebral body compression fractures requiring intervention following single-fraction stereotactic radiosurgery for spinal metastases. Neurosurg Focus. 2017;42(1):E8.

Wang Z, Wang G, Yang H. Comparison of unilateral versus bilateral balloon kyphoplasty for the treatment of osteoporotic vertebral compression fractures. J Clin Neurosci. 2012;19(5):723–6.

Weitao Y, Qiqing C, Songtao G, Jiaqiang W. Open vertebroplasty in the treatment of spinal metastatic disease. Clin Neurol Neurosurg. 2012;114:307–12.

Wenger M, Markwalder TM. Surgically controlled, transpedicular methyl methacrylate vertebroplasty with fluoroscopic guidance. Acta Neurochir. 1999;41:625–31.

Wise JJ, Fischgrand JS, Herkowitz HN, et al. Complication, survival rates and risk factors of surgery for metastatic disease of the spine. Spine. 1999;24:1943–51.

Yamada Y, Katsoulakis E, Laufer I, et al. The impact of histology and delivered dose on local control of spinal metastases treated with stereotactic radiosurgery. Neurosurg Focus. 2017;42:E6.

Zuckerman SL, Laufer I, Sahgal A, Yamada YJ, Schmidt MH, Chou D, Shin JH, Kumar N, Sciubba DM. When less is more: the indications for MIS techniques and separation surgery in metastatic spine disease. Spine (Phila Pa 1976). 2016;20(Suppl 20):S246–53.

第 13 章 新型短程放疗技术和射频消融术

13.1 短程放疗技术

短程放射治疗是一种放射治疗，利用天然或人造的放射性同位素或放射性核素植入人体内部器官，以治疗癌变组织，其目的是向肿瘤细胞提供高剂量的辐射，而不损害邻近的正常组织。短程放射治疗是通过直接在肿瘤内部或附近植入一个封闭的放射源来完成的。这种技术是有效的、安全的，而且发生并发症的风险很低。放射性植入物可以是含有放射性物质的针或管。短程放射治疗可以使用固体放射源，如“种子”或液体胶体的放射性同位素，这些放射源可以暂时或永久植入。

此外，短程放射治疗分为高剂量率或低剂量率，这取决于每小时的剂量传递，它可以作为单独的治疗或作为辅助治疗，结合外部放射治疗和其他治疗方式，如手术或化疗。

短程放射治疗过程有两个不同的阶段，通过导管、针或其他特殊射频（短程放射治疗器）插入放射元素，以及将放射性物质（活性物质或治疗剂）装入导管或直接进入组织。

可拆卸的植入物，主要用于治疗口腔、舌、喉咙和鼻咽部的癌症，植入物被放置在癌症区域，并在适当的剂量下移除，最常使用的放射性物质是铱 -192。目前，间质性短程放射治疗被常规用于治疗许多肿瘤，并已成为美国早期前列腺癌的标准治疗方式。在世界范围内，已有报道讨论了使用碘 -125 放射性粒子治疗脑肿瘤、实体肿瘤（包括肺、肝、胰腺、宫颈癌）和转移性脊柱肿瘤以及其他恶性肿瘤（Peiffert 等，2018；Guedea，2014）。

脊柱转移是一种危险的肿瘤并发症。脊柱转移患者经常出现癌症引起的剧烈疼痛、病理性椎体压缩骨折（VCFs）、脊髓受压和神经系统恶化，这些会影响患者的总体生存率，降低患者的生活质量（Liu 等，2016；Rogers 等，2002）。

体外放疗和最近发展起来的脊柱立体定向放射治疗是脊柱照射治疗的主要形式。脊柱立体定向放射技术的发展和整合已经改善了脊柱转移性疾病的治疗决策。安全有效地实施脊柱立体定向放射治疗是微创固定技术、强度调节图像引导放疗传输系统及规划软件方面取得进步的结果。不同的研究表明，以高剂量（每分量＞10 Gy）的辐射照射肿瘤，不仅能像标准放疗那样通过双链 DNA 断裂杀死肿瘤细胞，而且还能对肿瘤血管系统造成显著的损害（Barzilai 等，2018）。由于靠近脊髓的区域放射量不足，硬膜边缘是放疗后肿瘤复发的主要位置（Zuckermann 等，2018）。尽管脊柱立位定向放射技术在进步，但脊髓毒性仍然是一个问题，特别是围绕硬膜周围生长、作为靶点接受放疗的肿瘤，其解决措施高度依赖于设备（线性加速器的功能、治疗计划系统优化程序、人员经验）（Emami 等，1991；Lovelock 等，2010；Ryu 等，2007；Yamada 等，2008）。

因此术中短程放疗技术提供了合理的解决方案，即使用短程放射源向硬膜边缘提供治疗性辐射剂量（Willett 等，2007）。短程放射治疗在 40 多年前引入，即使技术在进步，提供了新的治疗选择和放射性粒子植入方式，但仍很少用于治疗转移性脊柱肿瘤（Zuckermann 等，2018）。

当可能需要永久放置放射源时，碘 -125、磷 23 和铱 125/192 是更常用的放射性物质（如脊髓肿瘤中）。近 30 年来，碘 -125 放射性粒子植入已被用于头颈部、肺、胰腺和前列腺癌的治疗，大量研究证实这种植入是一种安全有效的恶性肿瘤治疗方法（Zhang 等，2009；Anglesio 等，2005；Martínez-Monge 等，2008；Wang 等，2011a，b；Xue 等，2005；Zhongmin 等，2010；Zuckermann 等，2018；Xie 等，2015）。

1965 年首次生产的人造放射性同位素碘 -125，至今仍被用于短程放射治疗（Wallace，2000）。通过电子捕获自然衰变为 125Te 的激发态粒子，其中 93% 的衰变能量转化为 X 射线和电子束，而 7% 的衰变能量以伽马射线的形式释放（Xie 等，2015）。

因此，碘 -125 被认为是一种低能量放射性同位素，可以向附近的组织提供较高剂量的辐射，具有良好的治疗效果，对脊髓、肠道、肝脏等高危器官的组织损伤最小。

碘 -125 的半衰期约为 59 天。选择碘植入物的原因包括相对安全、治疗时间短、辐射暴露低、持续地累积辐射、辐射剂量高且均匀分布在脊柱周围的治疗区域。碘 -125 在最初的几个半衰期时，能破坏大部分肿瘤细胞，且放射性同位素的半值层约为 0.25 mm，这使得操作人员更容易受到保护（Corbett 等，2001；Grimm 等，2001）。与其他形式的放射治疗相比，碘 -125 粒子具有以下优点：①使肿瘤细胞停止在静止状态并促进细胞凋亡来持续杀死癌细胞；②在短距离内衰减，可以在肿瘤内保持较高的累积剂量（高达 160 Gy）；③相对长效的内照射，最长可达 180 天；④根据肿瘤的不对称生长进行选择性植入；⑤在治疗目标体积之外，剂量随距离迅速下降。碘 -125 粒子的辐射距离仅约为 1.7 cm，活性范围为 0.5 ~ 0.8 mCi，从而限制了对周围健康组织的潜在伤害（Jian 等，2013；Wang 等，2010，2011a，b，2015；Zhongmin 等，2010；Zhang 等，2016；Xie 等，2015）。

在间质性植入碘 -125 粒子治疗癌症时，植入后 5 ~ 7 天内疼痛显著改善（Xie 等，2015）。辐射可直接损伤神经组织，并间接引起辐射区域血流灌注下降和周围神经末端传导阻滞，导致电生理麻醉，停止疼痛通路的冲动传导。

碘 -125 通过低剂量连续照射对肿瘤产生的杀伤作用，可以用不同的机制来解释，这些机制均可导致细胞凋亡和死亡。①诱导 DNA 双链损伤，阻断细胞的复制能力；②细胞水平活性调节失衡，细胞环境紊乱，分解的代谢产物积累；③水分子电离产生的自由基被激活，其具有较高的反应活性，可以改变细胞正常的化学反应，从而损伤 DNA，诱导膜磷脂和膜酶的过氧化反应（Xie 等，2015）。

Yang 等在两个不同的随机对照试验中评估了椎体成形术和植入碘 -125 放射性同位素粒子的短程放射治疗对混合性脊柱转移癌的疗效（Yang 等，2009，2013）。第一项研究对 80 名成骨细胞转移性脊柱肿瘤的患者，进行了单纯椎体成形术与椎体成形术后联合短程放疗的比较。在椎体强化术后立即植入间质性碘 -125 粒子（平均 6.5 个粒子 / 椎体）。作者报告，在 6 个月的随访中，两组的 VAS 疼痛评分和 KPS 评分较基线均有所改善，但联合治疗组的结果明显更好。在 1 年随访中，单纯椎体成形术治疗组有 6 名患者出现复发性椎体疼痛，两组之间的肿瘤进展时间为 9.0 个月 *vs.* 8.9 个月，1 年生存率为 82.5% *vs.* 80%，两组间无显著差异（Yang 等，2009）。

在第二项随机对照试验中，Yang 等对 50 名成骨细胞转移性脊柱肿瘤患者进行了椎体成形术联合碘 -125 放射性粒子短程放疗（平均 10.5 个粒子 / 椎体），对另外 50 名患者进行了标准放疗，比较两组之间的治疗效果。其中根据病例的严重程度，外放射治疗方案包括不同的分次剂量，总剂量从 25 Gy 到 46 Gy 不等。

联合治疗组在随访 1 周时疼痛强度评分已较基线有明显改善，而单纯放疗组在随访 1 个月前疼痛强度评分均未下降，随访 6 个月时平均 VAS 评分仍明显高于联合治疗组。使用生命质量量表 QLQ-30 对患者进行生活质量评估，也得到了类似的结果，在 1 年的随访中，联合治疗组无椎体压缩骨折发生，而放疗组发生 10 例，其中 3 名患者出现截瘫（Quality Ontario Health Technology，2016；Yang 等，2013）。

这种联合手术的主要局限性在于转移性椎体的溶骨性损伤，以及植入的碘 -125 粒子的空间分布经常不理想，导致注射在体内的骨水泥体积较少。

Yang 等首先建立了班纳（Banna）迷你猪模型，模拟经皮椎体成形术后植入碘 -125 粒子的情况。所有班纳猪均未发生放射脊髓病，病理分析未见明显的细胞损伤（Yang 等，2012）。

Li 等对 29 例椎体溶骨性转移瘤患者分别进行了椎体成形术联合多针碘 -125 粒子间质植入术和椎体成形术联合碘 -125 单针间质植入术，并对结果进行了比较。术后 3 个月的临床获益和疾病控制率，多针组明显优于单针间质植入组。在KPS评估方面，多针组的临床获益率和术后3个月的疾病控制率均明显更好。这些优越的结果被认为与多针组注射的骨水泥体积更大，放射性粒子的空间分布更好有关（Li等，2014）。

Zhang等的研究表明，局部短程放射治疗的疼痛缓解率为95%，所有患者的平均控制时间为12.5个月（95%CI为8～15.5个月）。3个月、6个月和12个月的累积局部控制率（定义为影像学上没有明显的肿瘤进展）分别为100%、95%和60%。所有患者的平均生存时间为16个月（95%CI为13～27个月）。6个月和12个月的累积生存率分别为100%和78.8%。碘-125粒子植入没有导致死亡或并发症。随访期间未见发热、感染、放射性骨坏死、放射性粒子向其他组织器官迁移等严重并发症。同时使用CT和MRI图像来精确勾勒肿瘤边缘。在CT引导下的植入方案中，穿刺点的位置是根据椎弓根的角度来确定的，同样，穿刺点与棘突的距离、皮肤到椎弓根的深度都是通过CT成像来确定的：调整针尖的方向，使碘-125粒子达到理想的分布。在针的放置过程中，注意针与大血管和脊柱保持至少1 cm的距离，并将碘-125粒子放置在彼此之间距离0.5～1.0 cm的位置上（Zhang等，2016）。

Zuckerman等最近就疼痛控制、死亡率、局部疾病控制和总生存率等方面，对间质短程放疗治疗脊柱肿瘤的结果进行了荟萃分析。对1985年至2016年的15项回顾性和前瞻性研究进行分析，共包括370例患者，均来自中国和美国。短程治疗的最常见适应证是：既往治疗无效的转移性脊柱疾病（41%），不能耐受化疗的患者（21%）和不能耐受开放手术的患者（21%）。在大多数情况下，放射性粒子植入选用碘-125放射性同位素，47%的病例联合了椎体强化手术。该综合回顾表明，患者的局部肿瘤控制率在接受此类治疗后为18%～27%，疼痛和活动状态有显著改善。作者得出结论：短程治疗是可行的治疗方案，应在所有主要的癌症治疗中心应用（Zuckermann等，2018）。

鉴于人体脊髓的尺寸较小，在脊髓内注射放射性同位素时，需要确定一个误差少、分布范围最大、精准度较高的治疗区域。因此针头放置的精准度要求必须通过CT和MRI成像获得：①所有患者均处于俯卧位，以尽量减少不同患者的解剖差异；②使用相同的成像参数，以获得最佳的图像分辨率。特别是切片厚度≤1 mm时，要求具有数字重建X线摄影图像（DRR），该图像可与C臂X线透视系统生成的计算X线摄影图像（CR）相媲美。通过这种方式，外科医生可以在实时引导下准确地规划行针轨迹。

目前正在开发新的设备，以便在椎体内安全、可靠和十分精确地部署放射性同位素种子。以此为例，我们介绍了由作者之一（Laura Raus）构思和设计的装置。

新型短程治疗方法（therapeutic brachytherapy approach，NTBA）是一种基于经皮短程放疗结合标准椎体成形术的治疗方法，适用于脊柱转移性疾病患者。该方法手术风险低，出血量小或无出血量。该方法通过被称为“BIP系统”的特殊设备进行，用于经皮组织间短程治疗，特别适用于治疗包括血液和恶性软组织肿瘤在内的骨转移。该手术可用于既往手术但未完全切除肿瘤或癌症复发的患者、多处或单处病灶不适合进行消融手术治疗的患者，或用于一般情况差、癌症特征（肿瘤的浸润结构复杂）不符合手术条件的患者。

“BIP系统”是Tema Sinergie S.p.A公司研发的自动注射器，用于经皮椎体间近短程放射治疗，将碘-125粒子永久植入椎体，对操作人员具有全面的防护。经椎弓根或椎弓根外通路注射放射性粒子，注射后立即在同一针道进行椎体成形术。NTBA是一项专利技术。“BIP系统”在美国受授权专利保护（发明人和申请人为Laura Raus博士，专利号为：US9844683B2；CN104822416B）、CN104822416B、EP2925407b1）。目前为止，该系统还未在人体上应用，但测试其疗效的临床试验有望在不久的将来启动。

该装置由手持式主体和主体内放射性粒子屏蔽器组成，配备在操作过程中释放一个或多个放射性粒子到驱动线的可旋转滚筒（图13.1）。

与常规体外放疗相比，新型短程治疗方法的预期临床效果体现在以下几个方面：①整体治疗时间较短；②独特的经皮途径，可在椎管内植入碘-125粒子同时进行椎体成形术；③与传统放疗相比，剂量输送更有效和安全，因为现场释放使

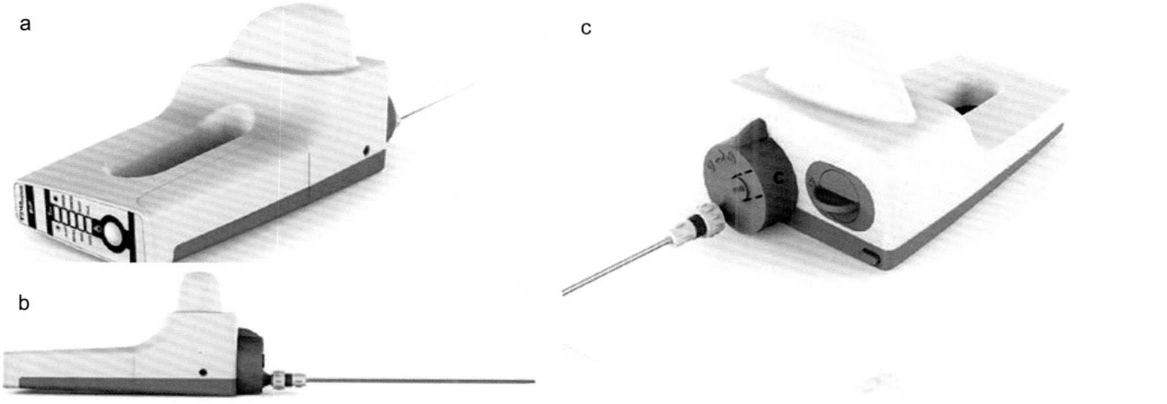

图 13.1　BIP 系统是一种自动注射器，用于经皮间质短程放射治疗，可将碘 -125 粒子永久植入椎体。该装置由以下部分构成：(a) 手持式主体；(b) 于上述主体内的放射性粒子屏蔽器；(c) 一个可旋转的滚筒，在操作使用期间，可将一个或多个放射性粒子释放到驱动线上

其有可能给予更高的局部治疗剂量；④剂量分布更均匀：通过适当的粒子植入，使放射剂量分布均匀，并根据椎体转移的大小和形状进行设计；⑤不良反应较轻：与传统放疗不同，NTBA 的放射性剂量与放射性粒子距离的平方成反比，周围健康组织暴露较少，从而降低了不良反应的发生率和严重程度；⑥短程放射治疗对肾细胞癌、结肠癌、非小细胞肺癌、肝癌、黑色素瘤、肉瘤和甲状腺肿瘤等通常耐放射的肿瘤也有疗效。

新型短程治疗的过程由三个连续的步骤组成：①目标定位和规划。②植入。③植入后规划。

13.1.1　目标定位和规划

初始阶段需要 2 ~ 3 周的时间，然后才能进行放射性粒子植入，包括以下步骤。首先，通过三维 CT、Pet-CT 或 MRI 等适当的成像技术对需要治疗的骨病变区域进行成像研究，然后制订下一步放疗计划。收集到的图像被传输到放疗计划制定系统(Treatment Planning System，TPS)，TPS 允许临床工作人员 (通常是放射肿瘤学家、放射科医生、肿瘤学放射治疗师等) 通过特殊的软件来勾画出目标病灶的体积。工作人员与手术操作者一同确定临床目标体积 (CTV)，操作者将根据放射性粒子植入的数量和位置决定最佳的手术策略。基于上述考虑，下一阶段是模拟 / 规划，由主管人员小组 (一名肿瘤放疗学家、一名核医学科医生和一名医学物理学家) 进行治疗剂量规划。最优的剂量分布应保证病变部位被所需的剂量覆盖，同时向健康组织输送尽可能小的辐射剂量，并保护关键器官 (主要是脊髓)。通过放射性粒子的活性、数量和位置这 3 个参数来确定最优剂量。

这些选择都是在 TPS 提供的模拟工具上进行，其中包括与 3 组参数值相对应的剂量分布算法。同时，TPS 系统能够订购放射性粒子、了解其活性 (在 0.8 ~ 2 mCi 之间变化)、确定植入的确切时间和数量。然后将定好的放射性粒子运送到临床中心装载和灭菌 (图 13.2 和图 13.3)。

13.1.2　植入

TPS 系统通过生成不同百分比的、预测肿瘤消退的等剂量曲线和 MPD (90 ~ 130 Gy) 剂量 - 体积直方图来确定需植入的碘 -125 粒子的数量和位置，MPD 直方图用于计算临床目标体积 (planned target volume，PTV)。PTV 需比肿瘤整体体积大 0.5 ~ 1.5 cm，被 90% 的等剂量曲线所覆盖。此外，风险器官 (OAR) 的剂量分布也是通过 TPS 数据 (包括三维重建 CT、Pet-CT 及磁共振成像) 计算的。

在手术室或放射介入室内，对患者进行局部麻醉或其他适宜的麻醉方式，使用 C 臂设备透视经皮进行放射性粒子植入。对椎体正位和侧位进行透视检查，在与关节突垂直的方向做 1 个或 2 个皮肤切口 (通常约 10 mm)。该方法采用俯卧位，最好是在透射线床上进行。“一步到位”穿入

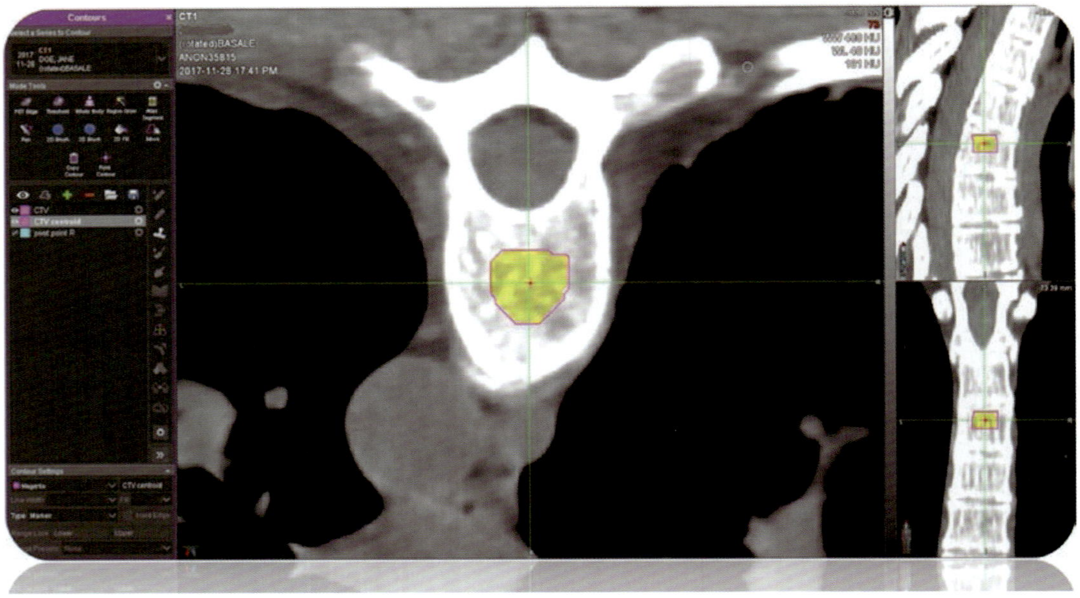

图 13.2 定位椎体病变的成像数据应包括 CT 扫描和磁共振扫描以及其他成像方式，这些图像被传送到治疗计划系统（TPS），该系统生成一个 3D 模型，精确测定每个待治疗病变的大小、形态和边缘，并精确规划椎弓根进入椎体的最佳行针轨迹

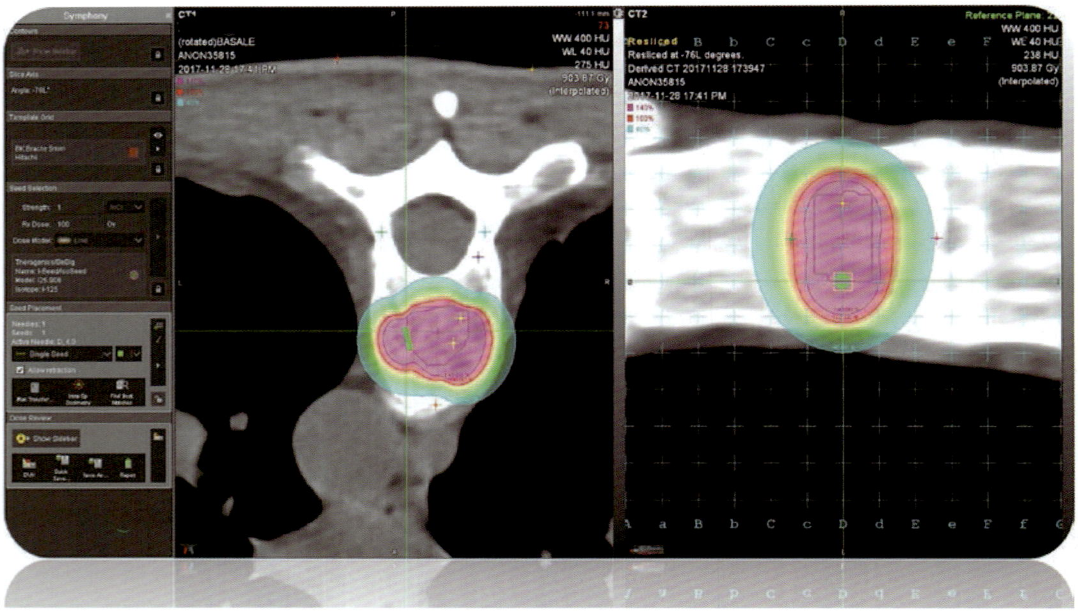

图 13.3 设计 TPS 提供了专门的工具来模拟和设计过程，以优化辐射剂量分布，治愈病变，同时保护处于危险中的健康器官。这是通过选择和微调每个粒子的活动、数量和位置来实现的。TPS 实时计算相应的剂量分布，并将其显示在解剖 3D 模型上，从而优化结果，随后报告每个粒子的位置，并参考解剖特性提供相关距离

工作套管，使其远端刚好超过椎体后壁（通过侧位 X 线图像进行验证），之后拔出针芯。这时，通过活检针或其他设备从椎体中提取样本进行病理学检查，以明确病变性质（通常已在术前经其他方法确认）。每个放射性粒子的正确位置由 TPS 决定，外科医生在 CT 重建的放射影像上，通过 TPS 系统将透视中可见的针尖位置（在 0° 和 90° 时获得）与每个放射性粒子计划的位置进行比较（图 13.4）。一旦定位和放置，放射性粒子将被“困在”椎体的骨小梁结构内，随着时间的推移没有移位

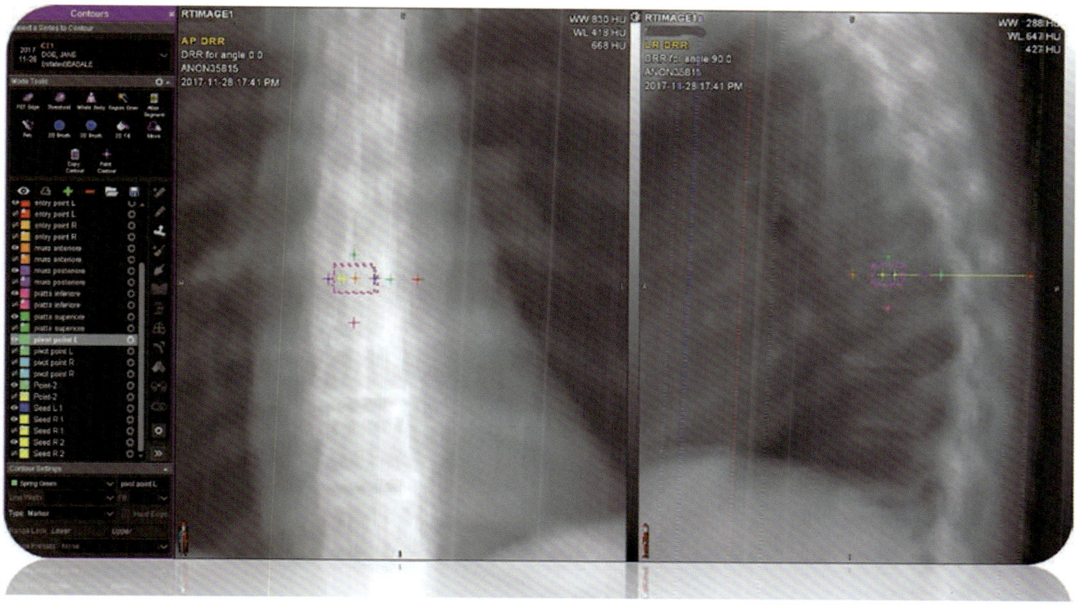

图 13.4　给予镇静和局部麻醉后，在穿刺点切开半英寸的皮肤。套管针经椎弓根入路进入椎体，按照先前规划的轨迹，引导短程放射治疗的粒子注射针头。比较 TPS 生成的计划 DRR 图像与实时荧光透视图像，确定合适的粒子定位，之后，医生使用标准的椎体成形术工具，进行椎体成形术，向椎体填充材料（PMMA 或硅），一旦完成粒子定位和填充材料沉积，放射性粒子将被困在骨小梁结构中，不会移位

的可能。之后外科医生将使用标准的椎体成形术器械进行椎体成形术。椎体成形术后，患者保持仰卧位监测 1 小时或 2 小时，随后允许轴向负荷和活动。

新型短程治疗方法可以给病理性椎体提供治疗剂量的辐射，同时提高其机械稳定性。以同样的步骤，第二次注射放射性粒子覆盖 CTV 的剩余部分，以便 TPS 系统计算累积的最终剂量。

13.1.3　术后规划

几天后必须进行植入后剂量评估，主要检查放射性粒子的实际和有效位置。

为了更好地评估，需采集一组新的 CT 图像并发送给 TPS 系统，TPS 系统通过特定工具识别放射性粒子，计算相应的剂量分布（需粒子的实际位置），评估与术前植入计划相关的差异，正如文献中已经指出的，椎体成形术能防止放射性粒子的移位（图 13.5）。

13.2　射频消融术

体外放疗是转移性脊柱疾病局部治疗和疼痛缓解的金标准，50%～80% 的患者可以减轻疼痛，多达 1/3 的患者疼痛能完全缓解。但体外放疗也受到辐射剂量、迟发性、症状缓解时间不持续以及耐辐射型肿瘤的出现等因素限制。对这些潜在危险的患者来说，手术切除、重建或稳定脊柱在技术上具有挑战性。围手术期的发病率和术后较长的恢复时间可能会延迟或中断全身治疗，因此手术治疗通常适用于预后较好、出现脊髓损伤、已发生或即将发生病理性骨折的患者。

经皮热凝消融术（射频消融术、低温消融术、微波消融术）是最近发展起来的、治疗骨转移癌的微创方法，被越来越多地实践用于介入肿瘤学。热凝消融手术的主要适应证包括：治疗疼痛性骨转移瘤、治疗难治性肿瘤或不适合常规方法治疗的肿瘤、控制局限性转移性疾病、预防骨折或神经系统并发症发生以及治疗激素活性的转移灶。热凝消融通过在靶向肿瘤内部产生低温（20℃ /40℃）或高温（>60℃）进而破坏肿瘤组织，引起细胞死亡（Moynagh 等，2018）。

射频消融术是一种标准的治疗方式，用于治疗转移性肝癌、肾癌、肺癌和骨肿瘤，最初报道于 1998 年（Dupuy 等，1998；van Amerongen 等，2019；Leto，2019）。

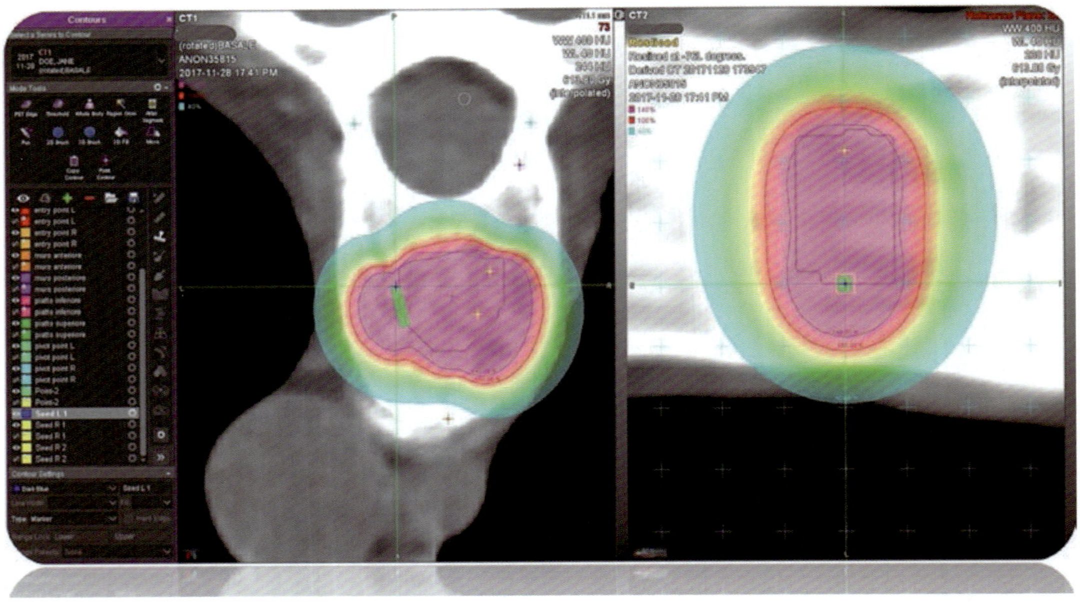

图 13.5 术后规划在植入术后，应进行剂量检查，以评估粒子定位是否准确。为此，需要获取一个新的 CT 图像数据并发送给 TPS 系统，根据实际的粒子位置对比治疗计划，计算有效剂量分布

射频消融术最初用于治疗脊柱骨样骨瘤，最近也被用于治疗疼痛性椎体转移瘤，通常与椎体成形术（VP）或球囊后凸成形术（BKP）联合使用。

“消融”是指通过使用化学制剂（乙醇、乙酸）或局部输送某种形式的能量（射频、低温射频、微波、激光或超声波）对肿瘤进行局部破坏。

射频消融术是一种经皮手术，将射频电极经皮插入受累椎体，向目标病灶输送高频交流电（375～600 khz），消融区域内的带电分子在射频针尖端周围振荡，从而产生摩擦热。

热效应、目标组织的导电性能均与电极的特性有关。当局部组织的温度达到 60～100℃时，会发生蛋白质变性，继而发生凝固性坏死。研究者发现肿瘤坏死程度随肿瘤大小而有显著差异，小肿瘤（≤5 cm）平均坏死率为 76%±23%，大肿瘤（5～15 cm）平均坏死率为 59%±22%。

射频消融针管的插入技术与椎体成形术和后凸成形术类似，需在连续的透视或 CT 图像引导下经椎弓根插入。

传统观念认为，由于椎体后方病变与脊髓和神经根在解剖学上非常接近，因此应避免使用射频消融术（Barzilai 等，2020）。

影响神经系统热损伤程度的因素，包括绝对温度、热效应持续时间、距离消融区边缘的距离、椎体皮质是否完整及神经纤维的类型。（Cazzato 等，2019）在消融过程中，输注 0.9% 的生理盐水可以有效地扩大坏死区域，生理盐水作为一种液体电极，其电导率较血液和软组织的电导率更高。此外，若使用高浓度的 NaCl 溶液（6%～36%），电导率将进一步增加（Rybak，2009）。

维持在椎体中心的内冷电极可最大限度地减少炭化和神经结构热损伤的可能性。脑脊液空间本身对神经毒性有保护作用。在传统的单极射频消融系统中，最多可以使用三个探头，工作时要按顺序切换电极温度，同时需要接负极板来完成电路循环和能量消散。新型的双极射频消融系统不再需要接负极板，并使用了内置热电偶。可同时使用两个探头工作而不需要切换。双极射频探针使用确定的治疗模式，创建精确的、可预测的消融区域，大小可达 2～3 cm，这在治疗重要结构邻近病变时十分重要（Moynagh 等，2018；Goetz 等，2004）（图 13.6）。

一些作者建议将射频消融术和椎体强化技术相结合，治疗脊柱转移性疾病，因为它们具有协同的治疗作用。有报道称少数患者在术后 3～6 个月接受射频消融术和后凸成形术治疗，能显著降低疼痛评分，改善生活质量。尽管已有证据表明

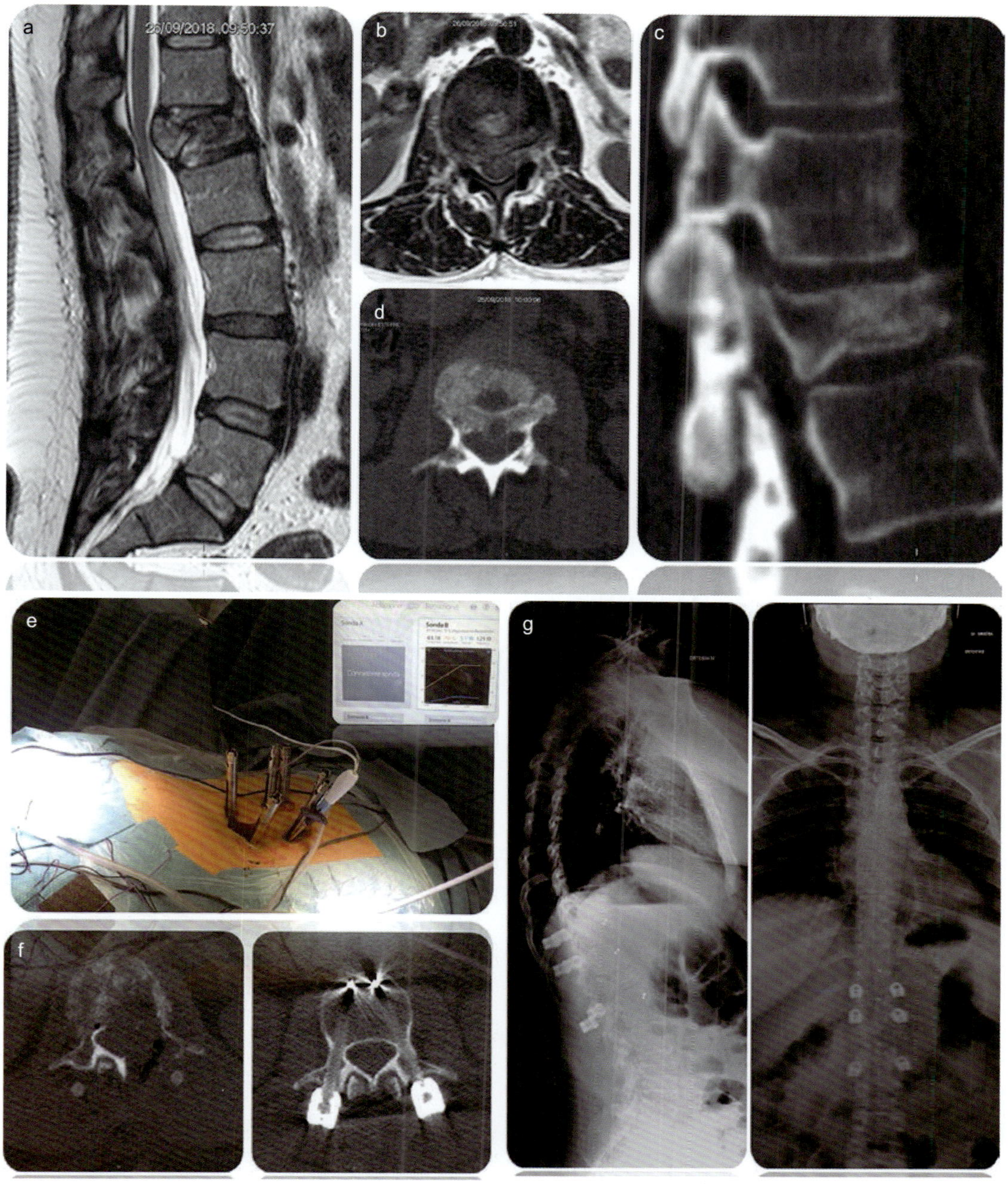

图 13.6　一名 L1 椎体转移合并硬膜外压迫（ESCC 分 2 级）的患者：（a）矢状位磁共振 T2 加权序列；（b）轴位磁共振 T2 加权序列；（c）矢状位 CT 平扫；（d）轴位 CT 平扫；（e）射频消融术联合外科手术的术中视图；（f）术后轴位 CT 平扫；（g）术后 X 线侧位片和正位片显示术后单侧脊髓减压和短节段后路固定

射频消融术在局部肿瘤控制方面能提供一些短期的好处，但其应用还需要进一步的研究。联合手术通常选择球囊后凸成形术，因为它出现骨水泥渗漏率低于椎体成形术（Katonis 等，2009；Wallace 等，2016a；Kam 等，2017；Anchala 等，2014）。

一项针对疼痛性骨转移的前瞻性多中心研究显示，在射频消融术后 1 个月和术后 3 个月疼痛显著减轻，精神状态改善（Dupuy 等，2010）。

理论上，将射频消融术与椎体强化技术相结合的优势包括：①提供快速的疼痛缓解，射频对骨膜上的感觉神经纤维产生破坏作用，抑制疼痛传播。此外，PMMA 或其他填充材料产生机械稳定作用，进一步帮助疼痛评分的改善；②加强抗肿瘤活性。射频消融术对产生肿瘤坏死因子 -α

（TNF-α）、白细胞介素（IL-1 和 IL-6）等神经刺激性细胞因子的肿瘤细胞有很强的分解作用，PMM 因其化学性质和热特性，被认为对肿瘤细胞具有直接的毒性作用；③强化技术可以稳定椎体，并防止椎体进一步塌陷引起潜在的神经损伤；④射频消融术在高度血管化的转移性肿瘤中诱导血管坏死和血栓形成，可降低骨水泥强化术中出现症状性血管渗漏的风险。

为了扩大消融面积，射频电极可在受累性椎体内放置两次。在射频消融术后对一些患者进行病理学检查，显示肿瘤细胞数量减少，伴有弥漫性坏死。

射频消融术的治疗目标应该是消融整个病变椎体，病椎体积在磁共振 T2 加权像或 STIR MRI 上表现为高强化信号，在 T1 加权像上表现为高信号，射频消融病椎边缘 3 mm 的范围，进一步防止肿瘤细胞扩散。在多数情况下，磁共振可以检测到邻近椎体中可能导致患者疼痛的隐匿性转移。根据制造商已确认的数据，可获得每个特定输送装置的消融面积大小和配置，并确定达到最佳治疗所需的消融周期数。较大的肿瘤可能需要多次重复消融，椎体外侧的小肿瘤可以通过单椎弓根入路完全消融，矢状位上超出椎体中线的肿瘤则需要双侧重复消融以达到足够的范围。

射频消融术和椎体强化术通常在透视引导下进行，透视很容易实现并能提供实时的指导、高效地评估针头位置和立即识别是否发生骨水泥渗漏。透视的主要缺点是不能看到目标病灶。因此，透视图像必须与手术前的横断面图像相关联，以确认目标病灶已被消融。此外，在术前和术中识别椎体节段，对解释潜在的解剖变异十分重要，例如多余的肋骨和移行的腰骶椎解剖结构。CT 引导的主要优点是，可详细地显示相关解剖结构的横断面，进而可以将穿刺针准确地放置在目标病灶、硬膜外腔或神经孔内，以实现热保护。CB-CT 图像可通过双平面平板荧光透视设备获得，同时具有 CT 成像和透视引导的优势（Anchala 等，2014）。

最近，带导航的、内置热电偶的双极射频电极已经问世，通过测量射频区域周边的温度，利用预先确定的出厂数据，在术中实时监测射频区域的大小。电极的导航端通过同一个入口位置向不同的方向衔接，这有利于在具有挑战性的位置接触病变，特别是在靠近椎体后方的位置，能实现更大的区域消融。此外，双极射频电极可通过双椎弓根入路同时进行双侧消融，形成更大的、相汇合的射频区域。射频消融术主要用于治疗溶骨性病变，因为（成骨性）硬化性骨病变的含水量低，固有阻抗高，这使射频电路无法产生足够高的温度，无法确保细胞死亡，可能会使射频消融术无效。

射频消融术的局限性包括：消融区域边界无法通过 CT 可视化，手术相关疼痛以及消融治疗后疼痛频繁增加。文献提出脊柱肿瘤射频消融的标准目标温度为 70℃。但是这种温度是在电极尖端测量的，实际在消融区域外围的温度可能更低。

13.2.1 适应证和禁忌证

当疼痛持续存在、已采用最大剂量放疗但疾病仍然进展时或对全身治疗、镇痛药治疗不起效时，脊柱转移性疾病可选用射频消融术治疗，以减轻患者疼痛，局部控制肿瘤进展。

对于病变部位在椎体前方且不累及软组织的转移性脊柱疾病，该技术可优先考虑。放疗和射频消融术相结合也被提议用于放疗不敏感性肿瘤。

转移性脊柱疾病多学科工作组建议，有以下情况的患者不应考虑经皮脊柱热凝消融治疗：①无症状的脊柱转移；②患者的生理状况差；③预期寿命小于 6 个月或发生内脏转移；④不稳定的病理性椎体压缩骨折；⑤出现硬膜外脊髓压迫（Wallace 等，2015）。

在目标消融部位周围半径 1 ~ 1.5 cm 范围内，避免出现脊髓或其他重要结构，以防止非目标消融的间接损害。其他禁忌证包括活动性骨或血流感染，患者不能耐受所需麻醉水平，或不能通过适当的经皮入路到达目标病灶。

消融方式的选择取决于肿瘤的位置、大小和成分（溶骨性、成骨性或混合性）（Dupuy 等，2000）。成骨性病变更适合采用冷冻消融和微波消融治疗，因为硬化骨的高阻抗会使射频消融（RFA）失效。对于伴有骨外软组织成分的脊柱肿瘤，冷冻消融也是首选治疗方法，因为冷冻消融的范围在 CT 上更容易被识别。MRI 引导可以更精确清晰地辨识肿瘤的边缘，缺点是目前兼容 MRI 的消融设备很少（Moynagh 等，2018）。

虽然还没有比较试验来验证联合治疗的优越性，而且联合治疗的长期疗效也还没有得到证实，但这项技术也可成为其他微创姑息治性治疗的有效辅助手段。

13.2.2 手术技术

骨和软组织肿瘤的热凝消融是痛苦的，需要适度的镇静甚至全身麻醉，特别是在预计有技术挑战性的脊柱消融时，以尽量减少患者的活动和潜在的并发症。

患者取俯卧位，皮肤消毒后，做两个小切口进入椎弓根。建议使用两个 C 臂设备进行双平面透视，以更好地观察穿刺针的位置和填充材料的分布。CB-CT 的图像可通过双平面平板荧光透视设备获得。

在严格的透视控制下，两根活检穿刺针经椎弓根穿入受累的椎体，获得组织标本进行病理学检查。

然后通过针管将 17 号内冷电极（针尖 1 cm，长度 15 cm）插入椎体，进行射频消融。净消融时间通常为 8 ~ 10 分钟，能级为 60 W，目标温度为 80 ~ 90℃。

消融治疗后，拔出射频针，插入后凸成形术球囊并充气，尝试部分复位塌陷的椎体。最后，像往常一样准备好骨水泥，然后在透视下，小心地将骨水泥注入椎体内球囊形成的空腔中，当治疗靠近关键的神经结构病变或消融可能涉及大量邻近非目标骨骼肌肉时，应考虑在围手术期使用短效类固醇激素，以尽量减少消融后出现水肿相关疼痛或神经功能障碍。

13.2.3 文献综述

多项研究表明射频消融联合经皮椎体成形术能安全有效地治疗转移性脊柱肿瘤（Schaefer 等，2003；van der Linden 等，2007；Hoffmann 等，2008；Torreggiani 等，2017；Toyota 等，2005）。此外，在经皮椎体成形术前行射频消融术可使肿瘤细胞凝固性坏死，在病变椎体中形成消融间隙，有利于骨水泥的注射，降低骨水泥渗漏的总体发生率。另外也有研究表明，在射频消融术和手术相结合的情况下，转移性脊柱肿瘤患者的疼痛缓解率可达 100%（Gronemeyer 等，2002；Nakatsuka 等，2004；Kam 等，2017）。在这些研究中，术中或术后早期均未观察到与脊柱射频消融相关的并发症，包括神经结构损伤、皮肤烧伤、感染或出血等，也未报告所谓的“消融后综合征”，包括术后长达 1 周的低热、肌痛和乏力。

在一项回顾性多中心研究中，Anchala 等在术后 1 周、1 个月和 6 个月间使用双极导航射频电极，对 96 例转移性脊柱肿瘤患者（共 128 个椎体）进行治疗，其中 92 例患者联合了椎体强化术，所有患者施行了热防护措施并显著缓解了疼痛（大多数患者的 VAS 评分改善，阿片类药物使用减少），并且没有出现严重并发症（Anchala 等，2014）。

在一项回顾性研究中，Wallace 等使用射频消融术（双极导航电极）联合椎体强化术治疗 55 例椎体转移患者，在术后 3 个月、6 个月和 1 年，分别有 89%、74% 和 70% 的患者实现了局部肿瘤控制（平均随访 34 周），没有出现严重并发症，也没有临床证据表明出现转移性脊髓压迫（Wallace 等，2016a）。

在一项多中心前瞻性研究中，Bagla 等报道，对 50 例脊柱转移患者进行了射频消融术联合椎体强化术治疗（共 69 次射频消融，96% 的患者进行了椎体强化），结果显示患者的疼痛和脊柱畸形显著减少，功能状态和生活质量显著改善，并且无并发症发生（Bagla 等，2016）。

Cazzato 等的研究表明，与单独进行射频消融术相比，射频联合椎体强化治疗可增加疼痛缓解率。在他们的分析中，当消融、椎体增强和放疗同时作用于同一目标椎体时，能获得最佳的姑息治疗效果（Cazzato 等，2019）。

Clarencon 等对 24 例伴有疼痛性骨转移的患者进行了 6 个月随访，比较经皮射频消融术联合或不联合经皮椎体成形术在疼痛缓解、功能恢复和局部复发方面的效果。基于多变量分析，他们未发现椎体成形术在缓解疼痛方面有任何额外的好处。主要并发症发生率为 12.5%（3/24），5 名患者局部肿瘤复发或进展。作者得出结论，使用射频消融术治疗骨转移，在疼痛缓解和功能恢复方面有较好的效果，肿瘤的局部复发率也相对较低（Clarencon 等，2013）。

Prezzano 等在一项对 28 例患者的回顾性研究中报道，与单独进行射频消融术相比，射频消融术联合放疗可提供更好的局部肿瘤控制（平均 8.2 个月随访时，复发率分别为 9.1% 和 47.1%）。两种方案均能有效缓解疼痛。但该研究存在局限性，原发肿瘤之间存在组织学差异（Prezzano 等，2019）。

最后，Di Staso 等研究表明，对于同一种骨转移，与单纯进行放疗相比，射频消融术联合放疗不会降低复发率（Di Staso 等，2011）。

Zhang 等对 15 名肺癌脊柱转移的患者，在后路减压手术之后，进行了射频消融联合椎体强化手术，并评估其疗效。他们认为肺癌患者适合行姑息性手术治疗，因为既往报道肺癌发生骨转移的平均生存期很短。在他们的研究结果中，并发症的发生率较低，2 例患者发生无症状渗漏，分别有 1 例患者出现尿路感染和伤口感染。手术后，除 1 例患者外，所有患者的疼痛情况、生活质量和神经功能均显著改善。该研究中患者的平均生存时间为 11 个月（Zhang 等，2020）。

综上所述，即使关于这种联合治疗的方法（射频消融术＋椎体强化术＋放疗）在文献中获得的数据仍然有限并且置信级别较低，但无论是在缓解疼痛还是局部肿瘤控制方面，使用联合治疗都能获得最好的临床效果，因此有必要对该课题继续进行前瞻性研究（Wallace 等，2015）。

13.2.4　并发症

据报道，射频消融治疗肝脏病变后的并发症发生率为 10%。相反，在脊柱消融中并发症的发生率还没有明确的数据。

经皮脊柱热凝消融术最重要的潜在并发症是脊髓和神经根损伤，分别导致脊髓病变和神经根症状。大多数的神经热损伤病例是短暂的，可通过经椎间孔或硬膜外注射类固醇激素和长效麻醉剂进行治疗。

在脊柱热凝消融过程中尽量减少潜在的热损伤，目前的方法包括实施隔热措施以及使用温度、神经监测设备。通过灌注常温或者低温的液体和水分离技术实现隔热，使危险结构周围的温度发生改变。射频消融过程中的水分离应使用非离子型溶液，如 5% 葡萄糖溶液。盐水溶液会增加电导率，导致消融区扩大并形成等离子力场。向硬膜外腔或神经孔注入二氧化碳可有效地隔离神经结构。除隔热措施外，还可以将热电耦式温度计放置在危险结构附近（通常为神经出口处或硬膜外腔）以进行连续的、精确的实时温度监测。在临床实践中，一旦温度达到 45℃（高温）和 10℃（低温），就会主动启动热保护措施。脊柱热凝消融期间，通过运动和躯体感觉诱发电位振幅进行神经生理监测和神经电刺激（Tsoumakidou 等，2013）。

诱发电位振幅和潜伏期的降低，预示即将发生神经损伤，提示应在消融过程中进行积极的主动热保护措施或改良操作方式。

热消融可以削弱骨骼强度，特别是在治疗前椎体、椎弓根病变或巨大肿瘤时，存在消融相关骨折的潜在风险，可通过椎体强化术降低此类风险。

骨水泥渗漏到椎管、硬膜外腔或神经出口可加重椎管或神经出口狭窄相关的疼痛，甚至使脊髓受压。渗出的骨水泥聚合放热效应也可造成脊髓热损伤，并且若渗漏进入下腔静脉或奇静脉系统也会造成骨水泥肺栓塞。

皮肤烧伤和神经血管损伤是经皮热凝消融的主要并发症，文献报道的风险为 5%～7%。精准评估射频区域的边界可将皮肤损伤的风险降至最低，手术过程中可主动采取一些皮肤热保护措施，如用温盐水浸泡过的纱布覆盖皮肤表面。双极射频消融术本身没有皮肤烧伤的风险，而在单极射频消融术中，使用更宽、更多的接地垫可降低皮肤损伤的风险（Dupuy 等，2010；Goetz 等，2004）。

13.2.5　术后评估

增强 MRI 是转移性脊柱肿瘤治疗后影像学评估的首选方式。除非患者出现新发疼痛，否则在术后 6～8 周后进行检查，因为要等待患者炎症消退。消融通常会形成一个凝固性坏死腔，腔内缘充血，外缘为肉芽组织，逐渐演变为血管纤维化。在 MRI 上，消融体积的信号强度取决于硬化骨、残余血管和黄骨髓以及出血产物的相对组合，但通常是通过缺乏增强来确定的。椎体增强术后，骨水泥在所有脉冲序列上产生低强度信号。消融产生典型的凝固性坏死腔，内缘为出血性充血，外缘为肉芽组织，逐渐向血管纤维化发展。在磁共振成像上，消融体积的信号强度取决于硬化骨数量、残余血管和黄骨髓以及出血组织的相对组合，通常通过不增强显影确定。椎体强化术后，骨水泥在所有序列上为低信号影。

常用的疗效评价方法，如《实体肿瘤疗效评价标准》和《世界卫生组织癌症治疗结果报告手册》，由于肿瘤细胞坏死而不适用于消融治疗。通过影像学预处理成像，将治疗前的肿瘤体积与射频后未强化的体积相比较，以此判断治疗是否充分。残留或复发的肿瘤通常表现为 T2 高信号或强化的结节状软组织，沿消融区域边缘分布，最常出现在椎弓根和椎体后方，因其潜在神经损伤的风险而无法进行侵袭性消融。值得注意的是，肉芽组织或血管纤维化也有相同的磁共振影像特征（Gervais 和 Arellano，2011）。此外，消融后血管纤维化可能持续数年，与肿瘤进展相似。在这种情况下，PET/CT 或 PET/MRI 有助于鉴别高代谢肿瘤和血管纤维化，后者通常不具有高代谢活性。当肿瘤进展的临床评估和影像学表现不一致时，应在进一步放射治疗、手术或调整全身化疗方案前进行组织采样。

13.3　低温消融术

闭合性经皮低温消融术通常使用液氮和氦气，通过焦耳 - 汤姆逊效应（加压气体，当气体膨胀时会导致温度下降），快速降低探针尖端的温度。快速与邻近组织产生冷凝反应，形成一个膨胀的冰球，随后逐渐融化形成一个跨细胞膜的渗透梯度（Gage 和 Baust，2007；Weld 和 Landman，2005；Lim 等，2012）。

细胞外结冰导致细胞内与细胞外的电解质相对失衡，细胞内的水向细胞外渗透转移，造成细胞脱水。细胞内的电解质浓度增加和细胞内结冰会使胞酶系统、细胞器和细胞膜受损。冷冻和解冻过程都会改变渗透梯度和造成细胞膜损伤。-40℃或更低的温度必定会导致细胞死亡。

目前，在脊柱中使用的低温探针，直径从 1.2 mm 到 2.4 mm 不等。根据预先确定的出厂数据，生成可预测的射频区域，并进行至少一个循环的消融治疗（冷冻 - 主动解冻 - 冷冻，通常为 10 分钟、5 分钟、10 分钟）。当单独使用 13 ~ 17 G 的低温探针时，通常可产生一个长 5.5 cm、直径为 3.5 cm 的冰球。目前的系统允许 8 个或 20 个低温探头同时使用，当探针同时使用时，可以获得相当大的冰球。低温消融术通常用于有较大软组织成分的脊柱转移，或涉及椎体后方的较大病变。与热凝消融相比，经皮图像引导的低温消融可以更清晰地显示治疗边缘。低温产生的冰球在软组织中可见，在 CT 上使用标准窗作为衰减区，在 MRI 序列上为低信号影。低温引起的坏死（-20℃到 -40℃）通常发生在距冰球外缘 3 ~ 5 mm 深的内部，冰球周围的软组织一般不会受到低温损伤（0℃）（Gage 和 Baust，2007）。

低温消融的优点包括：①在软组织中形成一个低衰减的冰球，通过 CT 很容易识别，冰球外的组织不会受到低温损伤；②与射频消融或微波消融相比，术中和术后疼痛较轻；③能够在不同方向使用多个低温探针来实现消融区域的叠加。

骨内结冰在 CT 上可能不可见，尤其是成骨细胞病变。通常建议在骨与肿瘤或肿瘤与软组织边界处放置低温探针，探针之间的距离为 1 ~ 1.5 cm。

冰球周围外缘的温度相当于 0℃，通常不足以实现肿瘤永久性破坏。细胞死亡确认发生在离冰球边缘 3 mm 深的区域，所以冰球应延伸到肿瘤边缘以外。低温探针可与磁共振兼容使用，磁共振引导的优点包括：组织对比度分辨率高、骨内冰球显示更好，减少电离辐射，以及可以绘制实时的温度记录表。

Tomasian 等对 14 例患者（共 31 个脊柱转移）进行了低温消融治疗，他们采取了低温保护措施，其中 96.7% 的患者局部肿瘤得到控制，疼痛明显缓解，在术后 1 周、1 个月和 3 个月内，镇痛药使用量减少，未发生严重并发症。在 10 个月的随访中，96.7% 的病例没有肿瘤进展的放射学征象（Tomasian 等，2016）。Wallace 等使用低温消融治疗了 56 名肌肉骨骼转移的患者，其中包括 16 例椎体病变。他们报道在术后 1 天、1 周、1 个月、3 个月时随访，均有明显的疼痛缓解，治疗后 3 个月（90%）、6 个月（86%）、12 个月（79%）均有局部肿瘤控制。然而，有关椎体病变的具体数据并没有单独报告。没有记录出现严重的并发症（Wallace 等，2016b）。

磁共振引导的低温消融是一种治疗转移性脊柱疾病的微创方案。在硬膜外疾病中，大多数患者在治疗后，肿瘤缩小或在随访时停止生长。此外，消融术后疼痛可明显改善。低温消融术要求平均住院时间短且手术风险低，考虑到这些条件，许多患者无法成为标准治疗的理想人选。Moses 等使用先进的成像手术设备治疗了 14 名脊柱转移患者，在 CT 和 MRI 引导下进入椎管并对低温射频进行实时监测。他们报道 71% 的硬膜外疾病患者表现出稳定的或减轻的放射学疾病负担。63% 的患者观察到骨再生，疼痛在消融后明显减轻。没有出现任何并发症，而且在这些患者中，手术方法是安全的，否则这些患者就不是标准治疗的理想人选（Moses 等，2020）。

13.4 微波消融术

微波消融是一种新型的基于热疗的方法，它利用口径为 13 ~ 17 G 的微波天线，向目标组织发送电磁微波（900 ~ 2450 MHz）（Moynagh 等，2018）。微波引起水分子振荡，产生摩擦热和组织凝固性坏死。普遍认为，微波消融受组织可变阻抗和灌注介导的组织冷却的影响较小，所以能使肿瘤内温度更高，使消融区域更大更均匀、组织穿透性更好，使用一根天线即可更高效地进行消融治疗。这些特性可在成骨细胞病变治疗方面，提供更好的疗效，如避免使用负极板，减少皮肤烧伤的总体风险。此外，最新一代微波消融设备中的天线管冷却系统消除了反向加热的风险（Kurup 和 Callstrom，2010；Moynagh 等，2018）。然而，当该技术应用于脊柱损伤时，向大面积消融区域快速输送高功率微波（高达 100 W），可能会造成周围过热导致神经损伤，这将是一个缺点。虽然在 CT 上经常能发现低衰减的消融组织，但消融区域的边缘并不清楚，这也是脊柱微波消融的一个缺点。

在一项回顾性研究中，Kastler 等用微波消融成功治疗了 20 例（17 例）脊柱转移患者（9 例联合椎体强化术）。他们报告说，17 名患者中有 16 人在消融治疗后疼痛显著减轻，随访时间为 1 天、1 周、1 个月、3 个月和 6 个月，无严重并发症发生（Kastler 等，2014）。在一项单机构的回顾性研究中，Pusceddu 等报道了 37 例骨转移患者（35 例）的微波消融治疗结果，其中包括 12 例脊柱病变，所有患者在消融后 1 周、1 个月、6 个月（那时还存活的患者在消融后 1 年）均实现了局部肿瘤控制，疼痛明显缓解，行走能力得到改善。作者报告没有严重并发症发生（Pusceddu 等，2016）。

虽然在 CT 扫描上无法识别微波消融区域，但该手术通常还是在 CT 引导下进行，因为直型微波天线的使用需要 CT 横断面确认放入目标病灶内的准确位置。常规 CT 或 CB-CT 也可在椎体强化术中提供硬膜外或椎间孔骨水泥渗漏的即时横断面定位。

13.5 总结

消融方式的选择取决于肿瘤的位置、大小和成分（溶骨、成骨或混合）。椎体前外侧和后外侧病变可通过传统的直型射频电极、低温探针和微波天线经椎弓根入路进入，而椎体后正中部的肿瘤只能通过导航射频电极经椎弓根入路进入。低温消融和微波消融能较好地治疗成骨细胞型病变，因为硬化骨的高阻抗会使射频消融术失效。对于有骨外软组织成分的脊柱肿瘤，低温消融是首选的治疗方法，因为在 CT 上可以更好地确定低温消融的体积。

微创成像引导下的经皮脊柱热凝消融技术在不断发展，在脊柱转移患者的治疗中，已证实了其安全性和有效性。随着这些技术在临床实践中的作用逐渐扩大，外科医生和介入放射科医生应该熟悉适应证，操作技术，潜在的并发症，以及这些技术的最新进展，以获得最佳的患者照顾。要特别注意手术技术的细节，包括消融方式的选择、热保护、治疗的充分性和消融后成像，这些细节决定着患者的预后转归。

（张鹏超　王德全　译
赵　丹　王　凯　审校）

参考文献

Anchala PR, Irving WD, Hillen TJ, et al. Treatment of metastatic spinal lesions with a navigational bipolar radiofrequency ablation device: a multicenter retrospective study. Pain Physician. 2014;17:317–27.

Anglesio S, Calamia E, Fiandra C, et al. Prostate brachytherapy with iodine-125 seeds: radiation protection issues. Tumori. 2005;91(4):335–8.

Bagla S, Sayed D, Smirniotopoulos J, et al. Multi-center prospective clinical series evaluating radiofrequency ablation in the treatment of painful spine metastases. Cardiovasc Intervent Radiol. 2016;39:1289–97.

Barzilai O, Fisher CG, Bilsky MH. State of the art treatment of spinal metastatic disease. Neurosurgery. 2018;82:757–69.

Barzilai O, Bilsky MH, Laufer I. The role of minimal access surgery in the treatment of spinal metastatic tumors. Global Spine J. 2020;10(2 Suppl):79S–87S.

Cazzato RL, Palussière P, Auloge P, Rousseau C, Koch G, Dalili D, et al. Complications of percutaneous bone tumor cryoablation: a 10-year experience radiology. Radiology. 2019;291:521–8.

Clarencon F, Jean B, Pham HP, et al. Value of percutaneous radiofrequency ablation with or without vertebroplasty for pain relief and functional recovery in painful bone metastases. Skeletal Radiol. 2013;42(01):25–36.

Corbett JF, Jezioranski JJ, Crook J, Tran T, Yeung IW. The effect of seed orientation deviations on the quality of 125I prostate implants. Phys Med Biol. 2001;46(11):2785–800.

Di Staso M, Zugaro L, Gravina GL, et al. A feasibility study of percutaneous radiofrequency ablation followed by radiotherapy in the management of painful osteolytic bone metastases. Eur Radiol. 2011;21(09):2004–10.

Dupuy DE, Safran H, Mayo-Smith WW, Goldberg SN. Radiofrequency ablation of painful osseous metastatic disease. Radiology. 1998;209:389.

Dupuy DE, Hong R, Oliver B, Goldberg SN. Radiofrequency ablation of spinal tumors: temperature distribution in the central canal. Am J Roentgenol. 2000;175:1263–6.

Dupuy DE, Liu D, Hartfeil D, et al. Percutaneous radiofrequency ablation of painful osseous metastases: a multicenter American College of Radiology Imaging Network trial. Cancer. 2010;116(04):989–97.

Emami B, Lyman J, Brown A, et al. Tolerance of normal tissue to therapeutic irradiation. Int J Radiat Oncol Biol Phys. 1991;21(1):109–22.

Gage AA, Baust JG. Cryosurgery for tumors. J Am Coll Surg. 2007;205:342–56.

Gervais DA, Arellano RS. Percutaneous tumor ablation for hepatocellular carcinoma. AJR. 2011;197:789–94.

Goetz MP, Callstrom MR, Charboneau JW, et al. Percutaneous image guided radiofrequency ablation of painful metastases involving bone: a multicenter study. J Clin Oncol. 2004;22(02):300–6.

Grimm PD, Blasko JC, Sylvester JE, Meier RM, Cavanagh W. 10-year biochemical (prostate-specific antigen) control of prostate cancer with (125) I brachytherapy. Int J Radiat Oncol Biol Phys. 2001;51(1):31–40.

Gronemeyer DH, Schirp S, Gevargez A. Image-guided radiofrequency ablation of spinal tumors: preliminary experience with an expandable array electrode. Cancer J. 2002;8:33–9.

Guedea F. Perspectives of brachytherapy: patterns of care, new technologies, and "new biology". Cancer Radiother. 2014;18(5–6):434–6.

Hoffmann RT, Jakobs TF, Trumm C, et al. Radiofrequency ablation in combination with osteoplasty in the treatment of painful metastatic bone disease. J Vasc Interv Radiol. 2008;19:419–25.

Jian L, Zhongmin W, Kemin C, Yunfeng Z, Gang H. MicroPET-CT evaluation of interstitial brachytherapy in pancreatic carcinoma xenografts. Acta Radiol. 2013;54(7):800–4.

Kam NM, Maingard J, Kok HK, et al. Combined vertebral augmentation and radiofrequency ablation in the management of spinal metastases: an update. Curr Treat Options Oncol. 2017;18:74.

Kastler A, Alnassan H, Aubry S, Kastler B. Microwave thermal ablation of spinal metastatic bone tumors. J Vasc Interv Radiol. 2014;25:1470–5.

Katonis P, Pasku D, Alpantaki K, Bano A, Tzanakakis G, Karantanas A. Treatment of pathologic spinal fractures with combined radiofrequency ablation and balloon kyphoplasty. World J Surg Oncol. 2009;7:90.

Kurup AN, Callstrom AM. Ablation of skeletal metastases: current status. J Vasc Interv Radiol. 2010;21(8 Suppl):S242–50.

Leto G. Current status and future directions in the treatment of bone metastases from breast cancer. Clin Exp Pharmacol Physiol. 2019;46:968–71.

Li T, Li J, Wang Z, Liu B, Han D, Wang P. A preliminary comparative clinical study of vertebroplasty with multineedle or single-needle interstitial implantation of (125) I seed in the treatment of osteolytic metastatic vertebral tumors. Spine. 2014;20(4):430–5.

Lim CT, Tan LB, Nathan SS. Prospective evaluation of argon gas probe delivery for cryotherapy of bone tumours. Ann Acad Med Singapore. 2012;41(8):347–53.

Liu SM, Wang HB, Sun Y, Shi Y, Zhang J, Huang MW, Zheng L, Lv XM, Zheng BM, Reilly KH, Yan XY, Ji P, Wu YF, Zhang JG. The efficacy of iodine-125 permanent brachytherapy versus intensity-modulated radiation for inoperable salivary gland malignancies: study protocol of a randomised controlled trial. BMC Cancer. 2016;16:193.

Lovelock DM, Zhang Z, Jackson A, et al. Correlation of local failure with measures of dose insufficiency in the high-dose single-fraction treatment of bony metastases. Int J Radiat Oncol Biol Phys. 2010;77(4):1282–7.

Martínez-Monge R, Pagola M, Vivas I, López-Picazo JM. CT-guided permanent brachytherapy for patients with medically inoperable early-stage non-small cell lung cancer (NSCLC). Lung Cancer. 2008;61(2):209–13.

Moses ZB, Lee TC, Huang KT, Guenette JP, Chi JH. MRI-guided cryoablation for metastatic spine disease: intermediate-term clinical outcomes in 14 consecutive patients. J Neurosurg Spine. 2020;17:1–6.

Moynagh MR, Kurup AN, Callstrom M. Thermal ablation of bone metastases. Semin Intervent Radiol. 2018;35:299–308.

Nakatsuka A, Yamakado K, Maeda M, et al. Radiofrequency ablation combined with bone cement injection for the treatment of bone malignancies. J Vasc Interv Radiol. 2004;15:707–12.

Peiffert D, Coche-Dequéant B, Lapeyre M, Renard S. Curiethérapie des cancers de la tête et du cou : synthèse des recommandations européennes et principales indications [Brachytherapy for head and neck cancers]. Cancer Radiother. 2018;22(4):359–66.

Prezzano KM, Prasad D, Hermann GM, Belal AN, Alberico RA. Radiofrequency ablation and radiation therapy improve local control in spinal metastases compared to radiofrequency ablation alone. Am J Hosp Palliat Care. 2019;36(5):417–22.

Pusceddu C, Sotgia B, Fele RM, Ballicu N, Melis L. Combined microwave ablation and cementoplasty in patients with painful bone metastases at high risk of fracture. Cardiovasc Intervent Radiol. 2016;39:74–80.

Quality Ontario Health Technology. Vertebral augmentation involving Vertebroplasty or Kyphoplasty for cancer-related vertebral compression fractures: a systematic review. Ont Health Technol Assess Ser. 2016;16(11):1–202.

Rogers LC, Theodore N, Dickman CA, Sonntag VKH, Thomas T, et al. Surgery and permanent 125I seed paraspinal brachytherapy for malignant tumors with spinal cord compression. Int J Radiat Oncol Biol Phys. 2002;54(2):505–13.

Rybak LD. Fire and ice: thermal ablation of musculoskeletal tumors. Radiol Clin North Am. 2009;47:455–69.

Ryu S, Jin J, Jin R, et al. Partial volume tolerance of the spinal cord and complications of single-dose radiosurgery. Cancer. 2007;109(3):628–36.

Schaefer O, Lohrmann C, Markmiller M, et al. Technical innovation. Combined treatment of a spinal metastasis with radiofrequency heat ablation and vertebroplasty. Am J Roentgenol. 2003;180:1075–7.

Tomasian A, Wallace A, Northrup B, Hillen TJ, Jennings JW. Spine cryoablation: pain palliation and local tumor control for vertebral metastases. Am J Neuroradiol. 2016;37:189–95.

Torreggiani WC, Munk PL, Lee MJ, Chandra RV, Asadi H. Combined vertebral augmentation and radiofrequency ablation in the management of spinal metastases: an update. Curr Treat Options Oncol. 2017;18:74.

Toyota N, Naito A, Kakizawa H, Hieda M, Hirai N, Tachikake T, Kimura T, Fukuda H, Ito K. Radiofrequency ablation therapy combined with cementoplasty for painful bone metastases: initial experience. Cardiovasc Intervent Radiol. 2005;28:578–83.

Tsoumakidou G, Garnon J, Ramamurthy N, Buy X, Gangi A. Interest of electrostimulation of peripheral motor nerves during percutaneous thermal ablation. Cardiovasc Intervent Radiol. 2013;36:1624–8.

van Amerongen MJ, van der Stok EP, Fütterer JJ, Jenniskens SFM, Moelker A, Verhoef C, Grünhagen DJ, de Wilt JHW. Results after simultaneous surgery and RFA liver ablation for patients with colorectal carcinoma and synchronous liver metastases. Eur J Surg Oncol. 2019;45(12):2334–23397.

van der Linden E, Kroft LJ, Dijkstra PD. Treatment of vertebral tumor with posterior wall defect using image-guided radiofrequency ablation com- bined with vertebroplasty: preliminary results in 12 patients. J Vasc Interv Radiol. 2007;18:741–4.

Wallace RE. Empirical dosimetric characterization of model I125-SL 125iodine brachytherapy source in phantom. Med Phys. 2000;27(12):2796–802.

Wallace AN, Greenwood TJ, Jennings JW. Radiofrequency ablation and vertebral augmentation for palliation of painful spinal metastases. J Neurooncol. 2015;124:111–8.

Wallace AN, Tomasian A, Vaswani D, Vyhmeister R, Chang RO, Jennings JW. Radiographic local control of spinal metastases with percutaneous radiofrequency ablation and vertebral augmentation. Am J Neuroradiol. 2016a;37:759–65.

Wallace AN, McWilliams SR, Connolly SE, et al. Percutaneous image-guided cryoablation of musculoskeletal metastases: pain palliation and local tumor control. J Vasc Interv Radiol. 2016b;27:1788–96.

Wang JJ, Yuan HS, Li JN, Jiang YL, Tian SQ, Yang RJ. CT-guided radioactive seed implantation for recurrent rectal carcinoma after multiple therapy. Med Oncol. 2010;27(2):421–9.

Wang Z, Lu J, Liu T, Chen K, Huang G, Liu F. CT-guided interstitial brachytherapy of inoperable non-small cell lung cancer. Lung Cancer. 2011a;74(2):253–7.

Wang Z, Lu J, Liu L, et al. Clinical application of CT-guided 125I seed interstitial implantation for local recurrent rectal carcinoma. Radiat Oncol. 2011b;6(1):138.

Wang Z, Lu J, Zhang LY. Biological effects of low-dose-rate irradiation of pancreatic carcinoma cells in vitro using 125I seeds. World J Gastroenterol. 2015;1(8):2336–42.

Weld KJ, Landman J. Comparison of cryoablation, radiofrequency ablation, and high-intensity focused ultrasound for treating small renal cell tumors. BJU Int. 2005;96:1224–9.

Willett CG, Czito BG, Tyler DS. Intraoperative radiation therapy. J Clin Oncol. 2007;25(8):971–7.

Xie L, Chen Y, Zhang Y, Yang Z, et al. Status and prospects of percutaneous vertebroplasty combined with 125I seed implantation for the treatment of spinal metastases. World J Surg Oncol. 2015;13:119.

Xue J, Waterman F, Handler J, Gressen E. Localization of linked 125I seeds in postimplant TRUS images for prostate brachytherapy dosimetry. Int J Radiat Oncol Biol Phys. 2005;62(3):912–9.

Yamada Y, Bilsky MH, Lovelock DM, et al. High-dose, single-fraction imageguided intensity-modulated radiotherapy for metastatic spinal lesions. Int J Radiat Oncol Biol Phys. 2008;71(2):484–90.

Yang Z, Yang D, Xie L, Sun Y, Huang Y, Sun H, et al. Treatment of metastatic spinal tumors by percutaneous vertebroplasty versus percutaneous vertebroplasty combined with interstitial implantation of 125I seeds. Acta Radiol. 2009;50(10):1142–8.

Yang Z, et al. Pathological impairments induced by interstitial implantation of 125 I seeds in spinal canal banna mini-pigs. World J Surg Oncol. 2012;10:48.

Yang Z, Tan J, Zhao R, Wang J, Sun H, Wang X, et al. Clinical investigations on the spinal osteoblastic metastasis treated by combination of percutaneous vertebroplasty and 125I seeds implantation versus radiotherapy. Cancer Biother Radiopharm. 2013;28(1):58–64.

Zhang LL, Ma L, Tian JH, Ren YY, Yang KH. (125)I versus (103)Pd brachytherapy for low risk prostate cancer: a systematic review. Ai Zheng. 2009;28(8):872–8.

Zhang L, Lu J, Wang Z, Cheng Y, Teng G, Chen K. Clinical efficacy of computed tomography-guided iodine-125 seed implantation therapy in patients with advanced spinal metastatic tumors. Onco Targets Ther. 2016;9:7–12.

Zhang C, Han X, Li L, et al. Posterior decompression surgery and radiofrequency ablation followed by Vertebropalsty in spinal metastases from lung cancer. Med Sci Monit. 2020;26:e925169.

Zhongmin W, Yu L, Fenju L, Kemin C, Gang H. Clinical efficacy of CT-guided iodine-125 seed implantation therapy in patients with advanced pancreatic cancer. Eur Radiol. 2010;20(7):1786–91.

Zuckermann SC, Lim J, Yamada Y, Bilsky MH, Laufer I. Brachytherapy in spinal tumors: a systematic review. World Neurosurg. 2018;118:E235–4.

第14章 椎体成形术和后凸成形术的未来发展

尽管椎体成形术（VP）和球囊后凸成形术（BKP）已被广泛验证并用于治疗骨质疏松性、创伤性和病理性椎体骨折，但未来的技术发展有望提高其安全性、有效性和准确性。

实际上，最近发表的一些报告评估了应用与增强现实（augmented reality，AR）技术和人工智能（artificial intelligence，AI）技术相关的椎体成形术治疗椎体压缩骨折的可行性、准确性、安全性和患者的辐射暴露率。

增强现实技术（AR）是一种新型的导航技术，可将虚拟的三维解剖数据实时叠加到现实世界的二维视觉图像上。应用CT、CBCT或MRI采集三维立体数据，并用一种特定的规划软件生成虚拟设备轨迹，然后运用各种技术将虚拟的三维解剖结构或轨迹叠加到视觉表面解剖结构上，进而创建一个融合的实时AR图像（Andress等，2018）。这种视觉导航技术理论上可以在不需要术中透视的情况下实现（Elmi-Terander等，2016）。

人工智能（AI）软件进一步实现了自动标记，即使用由计算机算法链接的靶向标记生成安全、精准的行针轨迹和动态补偿。

Fritz等评估了在5具人类尸体中进行25例手术时，使用增强现实图像覆盖导航在1.5 Tesla下进行MRI引导椎体成形术的可行性。在这项研究中，定位穿刺针需要6个（范围3～9个）MRI控制步骤。在所有病例中，针尖最后的位置和骨水泥位置均合适，针尖最后的位置的目标误差为（6.1±1.9）mm（范围：0.3～8.7 mm），计划的针尖位置与骨水泥沉积中心之间的距离为4.3 mm（范围：0.8～6.8 mm），单阶段椎体成形术所需的时间为16分钟（范围：11～21分钟）（Fritz等，2014）。

在40项脊柱体模试验中，Abe等表明在术后CT扫描中使用AR技术，可以改善轴向位和矢状位的穿刺角度误差。作者报告了5例使用AR引导椎体成形术治疗椎体压缩骨折患者的结果，他们没有发现椎弓根断裂或PMMA渗漏，术后CT扫描轴面穿刺角度误差为2.09°±1.3°，矢状面为1.98°±1.8°（Abe等，2013）。

一项前瞻性平行随机开放试验比较了2组10例椎体压缩骨折患者，他们分别接受了AR/AI引导下的椎体成形术和标准X线透视下的椎体成形术治疗。两组在手术准确性、并发症和非预期效应方面没有显著差异。AR/AI组套管针放置的平均时间（642±210 s；范围：300～963）显著高于标准X线透视组（336±60 s；范围：240～438；P=0.001）。通过剂量-面积乘积（DAP）和X线透视时间评估患者的辐射暴露率，AR/AI组明显低于标准透视组［分别为（182.6±106.7）mGy cm^2，（5.2±2.6）s *vs.*（367.8±184.7）mGy cm^2，（10.4±4.1）s；P=0.025，0.005］（Auloge等，2020）。

Racadio等也得到了相似的结果。他们报道与X线/CT引导相比，AR引导的辐射量降低了37%（包括术前和术后的CT扫描），当排除术后CT辐射时，辐射量减少至49%（Racadio等，2016）。

同任何新技术一样，AR/AI引导技术也需要一个比常规手术更长的学习周期。

如果AR/AI引导技术普遍运用于脊柱外科手术，鉴于它们能减少患者和外科医生辐射暴露率的可能，尤其是大部分时间处于辐射下的多阶段手术，AR/AI引导技术将成为治疗椎体压缩骨折的一个转折点。

另一个不断发展的研究领域是填充材料。事实上，已经提出了在椎体成形技术中替代PMMA的生物材料。这些材料包括具有生物活性的PMMA、玻璃陶瓷和聚氨酯泡沫。

作为PMMA功能添加剂的人工矿化胶原（mineralized collagen，MC）是一种仿生骨移植替代品，具有与天然骨基质相似的成分和微观结构（Qiu 等，2015）。

与纯无机羟基磷灰石相比，MC 具有生物可吸收性和更好的骨传导性（Arabmotlagh 等，2014）。添加到 PMMA 后，MC 可以下调弹性模量，显著提高生物相容性，在动物实验和临床研究中都能增加 PMMA 在骨修复中的骨整合，减少了邻近节段骨折和渗漏现象（Wang 等，2017a；Zhu 等，2019）。

生物活性玻璃材料因其优异的生物相容性、生物活性、力学性能和骨传导性，已被公认为是未来骨水泥的替代品（Bocarti 等，2017）。与 PMMA 和以 CP 为基础的复合材料相比，生物活性玻璃骨水泥可改善兔股骨髁临界骨缺损的骨再生（Zhu 等，2017）。一项针对 256 名患者的随机对照试验评估了 PMMA 与几乎没有放热反应的非吸收性生物活性复合材料之间的差异。该研究显示，生物活性复合材料的并发症发生率、发热反应发生率及患者疼痛水平的改善程度与骨水泥相比并无差异，然而，生物活性复合材料更容易发生渗漏（Bae 等，2012）。

一种将纤维蛋白纳入海藻酸盐水凝胶并包裹人类骨髓间充质干细胞（MSCs）的支架已经实践用于干细胞骨注射。在制备和注射过程中，使用微纤维进行递送和保护骨髓间充质干细胞。注射后，微纤维降解，释放包裹的细胞参与细胞迁移和组织再生。在大鼠下颌骨缺损中观察到稳健的骨再生和完全的骨桥接。在含有水凝胶的骨传导材料中添加 MSCs 细胞可以增强生物材料的多功能性。在兔颅骨大段骨缺损的骨再生研究中，开发了一种由纳米羟基磷灰石和富血小板纤维蛋白颗粒包裹间充质干细胞的复合材料，并发现它能可加强骨的再生修复。

在体外和体内研究了一种含有 CP 纳米颗粒的可注射热敏甲基纤维素水凝胶，与单独使用甲基纤维素复合材料相比，它有更好的骨再生率（Kim 等，2018）。

在壳聚糖三磷酸分子中加入二氧化硅纳米粉末可增强成骨细胞的生长和增殖，被开发用于兔模型中注射，在家兔模型中观察到膝关节软骨下骨病变的再生增强（Wang 等，2017c）。

最近，实验者已对硬度可调的聚氨酯泡沫的生物力学和生物相容性进行了测试，以评估这种新型填充材料降低在 VP 术后发生邻椎骨折风险的可行性。调整聚氨酯泡沫的硬度能显著影响填充椎体的力学性能。这一特性使外科医生能够根据不同年龄和性别的人体松质骨来调整聚氨酯泡沫的硬度，以实现为每个患者量身定做最佳的强化材料，从而防止邻近椎体骨折的发生。PU 泡沫还表现出良好的细胞相容性（Jiang 等，2018）。此外，PU 泡沫可以与具有骨重塑和血管生成的生物活性玻璃混合，以促进骨愈合。展望未来，非降解 PU 泡沫可用于治疗老年性椎体压缩骨折，而可生物降解的 PU 泡沫可用于治疗年轻患者的创伤性椎体骨折。

最近开发了同时含有聚乙烯醇（PVA）纤维和羧甲基纤维素（CMC）的磷酸钙骨水泥（CPC）配方，目的是在保持其骨相容性的同时克服磷酸钙骨水泥在承重方面表现出的脆性。力学分析表明，添加了间充质干细胞的磷酸钙骨水泥是一种易于注射的化合物，似乎在保持其力学性能的同时减少了骨水泥渗漏的风险。经 CMC 和 PVA 纤维处理的椎体，它的生物力学性能与经 PMMA 处理的椎体性能相似，这表明具有羧甲基纤维素的聚乙烯醇纤维对磷酸钙骨水泥强化值得在临床前期进一步研究（Lacerda 等，2020）。

未来，定制的、可生物吸收和促进骨形成的填充材料可用于椎体成形术和后凸成形术，治疗不同类型的椎体压缩骨折，防止相关并发症的发生和患者的住院花费。

（张鹏超　王德全　译
赵　丹　王　凯　审校）

参考文献

Abe Y, Sato S, Kato K, et al. A novel 3D guidance system using augmented reality for percutaneous vertebroplasty: technical note. J Neurosurg Spine. 2013;19(4):492–501.

Andress S, Johnson A, Unberath M, et al. On-the-fly augmented reality for orthopedic surgery using a multimodal fiducial. J Med Imaging (Bellingham). 2018;5(2):021209.

Arabmotlagh M, Bachmaier S, Geiger F, et al. PMMA-hydroxyapatite composite material retards fatigue of augmented bone compared to augmentation with plain PMMA: in vivo study using a sheep model. J Biomed Mater Res B Appl Biomater. 2014;102:1613–9.

Auloge P, Cazzato RL, Ramamurthy N, et al. Augmented reality and artificial intelligence-based navigation during percutaneous vertebroplasty: a pilot randomized clinical trial. Eur Spine J. 2020;29(7):1580–9.

Bae H, Hatten HP Jr, Linovitz R, et al. A prospective randomized FDA-IDE trial comparing Cortoss with PMMA for vertebroplasty: a comparative effectiveness research study with 24-mont follow-up. Spine (Phila Pa 1976). 2012;37:544–50.

Boccardi E, Ciraldo FE, Boccaccini AR. Bioactive glass-ceramic scaffolds: processing and properties. MRS Bull. 2017;42:226–2232.

de Lacerda SS, Pinto JC, Jansen J, et al. Tough and injectable fiber reinforced calcium phosphate cement as an alternative to polymethylmethacrylate cement for vertebral augmentation: a biomechanical study. Biomater Sci. 2020;8(15):4239–50.

Elmi-Terander A, Skulason H, Soderman M, et al. Surgical navigation technology based on augmented reality and integrated 3D intraoperative imaging: a spine cadaveric feasibility and accuracy study. Spine (Phila Pa 1976). 2016;41(21):E1303–11.

Fritz J, U-Thainual P, Ungi T, et al. MR-guided vertebroplasty with augmented reality image overlay navigation. Cardiovasc Intervent Radiol. 2014;37(6):1589–96.

Jiang H, Sitoci-Ficici KH, Reinshagen C, et al. Adjustable polyurethane foam as filling material for a novel Spondyloplasty: biomechanics and biocompatibility. World Neurosurg. 2018;112:e848–58.

Kim MH, Kim BS, Park H, Lee J, Park WH. Injectable methylcellulose hydrogel containing calcium phosphate nanoparticles for bone regeneration. Int J Biol Macromol. 2018;109:57–64.

Qiu ZY, Cui Y, Tao CS, et al. Mineralized collagen: rationale, current status, and clinical applications. Materials (Basel). 2015;8:4733–50.

Racadio JM, Nachabe R, Homan R, et al. Augmented reality on a C-arm system: a preclinical assessment for percutaneous needle localization. Radiology. 2016;281(1):249–55.

Song Y, Zhang C, Wang P, et al. Engineering bone regeneration with novel cell-laden hydrogel microfiber-injectable calcium phosphate scaffold. Korean J Couns Psychother. 2017;75:895–905.

Wang X, Kou JM, Yue Y, et al. Clinical observations of osteoporotic vertebral compression fractures by using mineralized collagen modified polymethylmethacrylate bone cement. Regen Biomater. 2017a;4:105–9.

Wang X, Li G, Guo J, et al. Hybrid composites of mesenchymal stem cell sheets, hydroxyapatite, and platelet-rich fibrin granules for bone regeneration in a rabbit calvarial critical-size defect model. Exp Ther Med. 2017b;13:1891–9.

Wang B, Liu W, Xing D, et al. Injectable nanohydroxyapatite-chitosan-gelatin micro-scaffolds induce regeneration of knee subchondral bone lesions. Sci Rep. 2017c;7:1–12.

Zhu T, Ren H, Li A, et al. Novel bioactive glass based injectable bone cement with improved osteoconductivity and its in vivo evaluation. Sci Rep. 2017;7:3622.

Zhu J, Zhang K, Luo K, et al. Mineralized collagen modified polymethyl methacrylate bone cement for osteoporotic compression vertebral fracture at 1-year follow-up. Spine (Phila Pa 1976). 2019;44(12):827–38.